肺脏三论

刘荣奎 著

学苑出版社

图书在版编目（ＣＩＰ）数据

肺脏三论 / 刘荣奎著 . —北京：学苑出版社，2023.6
ISBN 978-7-5077-6675-2

Ⅰ . ①肺… Ⅱ . ①刘… Ⅲ . ①肺病（中医）—中医疗法 Ⅳ . ① R256.1

中国国家版本馆 CIP 数据核字（2023）第 089196 号

出 版 人：洪文雄
责任编辑：黄小龙
出版发行：学苑出版社
社　　 址：北京市丰台区南方庄 2 号院 1 号楼
邮政编码：100079
网　　 址：www.book001.com
电子邮箱：xueyuanpress@163.com
联系电话：010-67601101（营销部）、010-67603091（总编室）
印 刷 厂：廊坊市海涛印刷有限公司
开本尺寸：787 mm × 1092 mm　1/16
印　　 张：24
字　　 数：418 千字
版　　 次：2023 年 6 月第 1 版
印　　 次：2023 年 6 月第 1 次印刷
定　　 价：198.00 元

学术委员会

作者介绍

刘荣奎，济南市中医医院原副院长，主任医师，二级岗位，享受国务院政府特殊津贴。山东中医药大学兼职教授，博士生导师，山东省"五级师承"导师，全国老中医药专家学术经验继承工作指导老师，山东省名中医药专家，山东省名老中医药传承工作室专家，山东中医重点专科肺病专业学科带头人，山东省济南市中西结合防治重大呼吸疾病临床研究中心学术带头人，济南市杰出中医药人才，济南市科技拔尖人才，兼职国家、省、市相关学术团体主任委员、副主任委员、委员若干，"荣耀医者"国医杰出贡献奖获得者。

主持科研项目7项，多次获政府奖励；出版著作5部；发表学术论文30余篇；获发明专利3项。

从医近40年来，致力于临床一线工作，对内科常见病、疑难杂症的中医治疗有独特见地。提出肺脏记忆理论、肺热论及肺脏不洁论三大理论，丰富和发展了中医辨证体系，并以肺热论为理论指导，以肺病科医师及学生为主体形成了"城顶学术流派"，创立了济南市中医医院"冬病夏治"这一特色诊疗方法。

前　言

　　中医药是具有原创优势的科技资源，也是我国实现自主创新颇具潜力的领域。坚持中医药的自主创新，需要每个中医人的不懈努力。我从事中医事业近40年，致力于间质性肺炎、肺癌、慢性阻塞性肺疾病、顽固性哮喘的深入研究，取得了一定成绩，同时对内科其他疑难杂症均积累了丰富的经验。我在长期的临床一线实践中，通过大量的临床观察，提出了独具特色的新理论——刘氏肺脏三理论，包括"肺热论""肺脏记忆理论""肺脏不洁论"。

　　"肺热论"提出肺病急性期以"热"为辨证基础，根据肺热表里、轻重程度的不同，将肺系病分为"温""热""火""炎""毒"五种证型。阐述了疾病由表及里、由浅入深、由轻到重、由简单到复杂的病理发展过程，提出辨证论治方案，同时对应理法方药，以指导临床应用，方便、实用、效佳。"肺热论"属于病证结合模式下的横向研究范畴，使我们对肺热的辨证有了全面、系统的把握。

　　"肺脏记忆理论"提出肺脏是有记忆性的，包括时间、环境、季节、物质等方面。且发病次数越多、时间越久，记忆性越强。此理论不仅从现代研究得到多方面的印证，同时在中医整体观、时间观、空间观等方面亦能证实其科学性。在"肺脏记忆理论"指导下提出预防疾病的最佳时间及方法，减少发病次数及程度直至不发病，为预防和治疗这一类疾病提供了典范。

　　"肺脏不洁论"提出肺为娇脏，易感外邪；病理产物，易于积聚，是为不洁；内生之物，是为不洁；代谢之物，是为不洁；肺脏不洁，波及其他脏腑。故肺脏为清虚之体，为不洁之脏。因此，肺系病证候多为实证或虚实夹杂之证，多以清、下、汗、吐为治疗方法。

　　在三大理论指导下，形成了学术流派——城顶流派，以便深入研究三大理论，为中医理论添砖加瓦，造福更多患者。

　　本书耗时两年余完成，是对我近40年临证经验、学术思想的一次详尽的全面总结，是对中医学理论体系的创新与发展，不仅促进了肺系理论的研究与发展，也对肺系疾病的临床诊断与治疗具有指导意义。

2023年春

目 录

中医论肺

第一章　肺的生理

第一节　肺的解剖

一、中医对于肺脏的解剖的认识

中医学中的"肺"代表了整个呼吸系统的功能，从解剖位置和形态描述来看，中医学中的"肺"也包括现代解剖学的肺。

关于肺的位置，《灵枢·九针》云："肺者，五脏六腑之盖也。"所谓"盖"及"华盖"，均系形容位置最高之意。"肺在鬲上也"（《难经·三十二难》），古人认识到肺脏位于横膈上的胸腔，而且对与肺脏相邻的器官也做了描述，如《经络汇编》云："悬雍之下，舌之后，咽、喉二窍，同出一脘，异涂施化，二道并行，各不相犯。喉在前，主出纳，名吸门；其管坚空，其硬若骨，连接肺本，为气息之路，呼吸出入，下通心肺之窍，以激诸脉之行，此气管也。"

关于肺的形态，古人也有很全面的认识。明代章潢《图书编》引《脏腑全图》说："喉管下有肺两叶。"清代王清任《医林改错》说："肺两叶大面向背，上有四尖向胸，下一小片亦向胸，肺管下分为两杈，入肺两叶，每杈分九中杈，每九中杈分九小杈，每小杈长数小枝，枝之尽头处，并无孔窍，其形仿佛麒麟菜。"

关于肺的结构，《难经·四十二难》提出肺的结构有"六叶两耳"，《经络汇编·脏腑联络分合详说》云："肺有两大叶，六叶两耳，中有二十四空，虚如蜂窠，下无透窍，故吸之则满，呼之则虚，一呼一吸，消息自然，无有穷也。"由于古代不可能大规模开展人体解剖研究，故肺有六叶的记载，不能成为否认中医肺有解剖学基础的依据，或有可能观察的正是肺叶异常者。肺有二十四空，可能指的是叶段支气管腔。因限于条件，古人凭肉眼直观只能辨认出尸体肺叶及段支气管等较大管腔，至于数量上是否正好是二十四空，今人不能苛求古人。这些叶与段支气管管腔使肺看上去确如空的蜂窝，下接更细的细支气管、毛细支气管，直到肺泡为止，没有出口。古代记载为"虚如蜂窠，下无透窍"，反映了肺脏结构的特点。

二、西医对于肺解剖的认识

西医学中的肺仅是人体的一个器官，并不包括功能在内。

关于肺的位置，现代解剖学的叙述是，肺位于胸腔内，纵隔的两侧，左右各一，上经气管、支气管与喉、鼻相连。

对于肺的形态，肺呈圆锥形，左右两肺都分为上部的肺尖、下部的肺底、外侧的肋面及三个面交界处的前、后、下三缘。肺质轻松柔软，富有弹性，肺内含有空气，能浮出水面。

肺的结构，左肺由斜裂分为上、下二个肺叶，右肺除斜裂外还有一水平裂将其分为上、中、下三个肺叶。支气管入肺后反复分支，愈分愈细，形成许多树枝状的分支，这些分支的结构与气管相似，但随其管径变小，管壁变薄，软骨环逐渐变小，平滑肌则相对地逐渐增加。分支到细支气管口（口径在2mm以下的小管）时，管壁的软骨环消失，管壁几乎全部由平滑肌构成，它的收缩和舒张影响着细支气管口径的大小，从而控制进出肺内的气体量。细支气管再分支到呼吸性细支气管时，其管壁的某些部位向外突出，形成肺泡。肺泡负责进行体内外的气体交换。胎儿降生前，肺无呼吸功能，构造致密，比重大于1，入水则下沉。降生后开始呼吸，肺泡内充满空气，呈海绵状，比重小于1，故可浮于水中。

综上所述，可以有根据地说：中医所说的肺在解剖学的位置、形状、结构等同现代解剖学所记载的肺基本相同。但中医学所说的肺与人体不尽一致，是由于古代中医学在严禁剖视人体的封建时代，多借观察动物的肺的情况来推及人肺，其他如中医所说肝的分叶也与猪等动物相同。这种情况或现象是可以理解的，对人体的认识有许多问题往往是先通过对动物观察和实验开始的。

第二节　肺的生理功能

一、肺主气，司呼吸

古人通过肺脏形体的观察研究，发现肺藏于胸廓，有"二十四空，虚如蜂窠，下无透窍"，与口鼻喉等通气的组织器官结构相通，可视的呼吸运动与藏有肺脏的胸部起伏活动密切相关，从而提出了"肺藏气""肺者，气之本"等肺主气、司呼吸的主要功能。肺主气，包括主呼吸之气和主一身之气两个方面。

1. 肺主呼吸之气　肺主呼吸之气是指肺通过呼吸运动，吸清呼浊，实现体内外清浊之气的交换。不断地呼吸吐纳，促进气的生成，从而保证了人体新陈代谢的正常运行，维持人体的生命活动。所以《医宗必读·改正内景脏腑图》说："肺叶百莹，谓之华盖，以复诸脏。虚如蜂窠，下无透窍，吸之则满，呼之则虚，一呼一吸，消息自然。司清浊之运化，为人身之橐龠。"这里"橐龠"是古代冶炼用以鼓风吹火的装备，犹今之风箱，以此来类比肺的呼吸运动。

中医学认为，呼吸运动不仅靠肺来完成，还有赖于肾的协作。肺为气之主，肾为气之根，肺主呼，肾主纳，保持呼吸的深度，一呼一纳，一出一入，才能完成呼吸运动。

2. 肺主一身之气　肺主一身之气是指肺有调节、主司全身各脏腑之气的作用，即肺通过呼吸而参与气的生成和调节的作用。"人身之气，禀命于肺，肺气清肃则周身之气莫不服从而顺行。"（《医门法律·肺痈肺痿门》）肺主一身之气的生理功能主要体现在以下几方面。

（1）主宗气：《灵枢·邪客》云："宗气者，积于胸中，出于喉咙，以贯心脉而行呼吸焉。"肺主宗气，主要表现在两个方面。

①主宗气的生成：宗气由清气和谷气汇聚而成，肺在其形成过程中起着关键性作用。一方面，自然界清气进入肺脏，通过肺的肃降作用透肺进胸。正如《医学衷中参西录·升陷汤》说："盖谓吸入之气，虽与胸中不相通，实能隔肺膜透过四分之一以养胸中大气。"另一方面，胃中水谷之气通过胃络"虚里"上注于胸中与清气汇合，经肺气化合生成宗气。《素问·平人气象论》说："胃之大

络，名曰虚里，贯膈络肺，出于左乳下，其动应衣，脉宗气也。"《医学衷中参西录》释之曰："按虚里之络，即胃输水谷之气于胸中以养大气之道路。"故宗气是肺气化合清气和谷气的产物，肺气之强弱直接影响宗气生成量之多少。

若肺气虚，宗气生成不足，则见少气不足以息、语言低微、身倦乏力等气虚不足的症状。如《灵枢·本神》说："肺气虚……少气。"《灵枢·海论》云："气海不足，则气少不足以言。"以其病本在肺，故《素问·通评虚实论》指出"气虚者肺虚也"。

②主宗气的运行：宗气积于胸中，赖肺气宣降布达上下，《灵枢·刺节真邪》云："宗气留于海，其下者注于气街，其上者走于息道。"肺气宣发，则宗气上达，"走于息道"；肺肃降，则宗气下行，"注于气街"，从而发挥"贯心脉、行呼吸、行血气、资先天"的作用。如果肺失宣降，使宗气运行紊乱，积郁胸中，不得布达，则会失去"贯心脉""行呼吸"之用，可见胸膈满闷、呼吸不利，甚则心脉瘀阻等症。《内经》在多篇中对此均有论述，如《灵枢·刺节真邪》曰："宗气不下，则脉中之血，凝而留止。"《灵枢·本神》云："肺气实则喘喝胸盈仰息。"以其病本在于肺失宣降，故《素问·至真要大论》说："诸气膹郁，皆属于肺。"

（2）主营卫之气

①主营卫的生成：《灵枢·营卫生会》云："人受气于谷，谷入于胃，以传于肺，五脏六腑，皆以受气，其清者为营，浊者为卫。"这是对营卫之气生成过程的最好说明。饮食物经过"入于胃"，在脾的参合下，化生为水谷精微，但终未分出气、血、津液。当饮食物由脾既"传于肺"，在肺内与大自然清气相汇，经肺气化合乃成营气和卫气，此始称水谷精微。可见，营卫之气来源有二，一为水谷精微，一为自然界清气，生成的器官是肺。《内经》对此论述较多，如《灵枢·营卫生会》曰："中焦亦并胃中，出上焦之后，此所受气者，泌糟粕，蒸津液，化其精微，上注于肺脏，乃化而为血……故独得行其经隧，命曰营气。"

②主营卫的运行：营气沿十二经脉运行，始于手太阴肺经而又终于手太阴肺经，肺经制节着营气的运布。肺宣降正常，则营气一日五十周于身；否则，可致营气运行紊乱。如《素问·生气通天论》云："营气不从，逆于肉理，乃生痈肿"，即属于这一病理变化，可用宣肺之"汗"法治疗，《素问·五常政大论》所谓"汗之则疮已"道理即在于此。

卫气不循经脉运行，其流布有内外两大区域。肺宣发，则卫气达表布于肌肤腠理，如《灵枢·痈疽》有"上焦出气，以温分肉而养骨节，通腠理"；肺肃降，则卫气行里散于胸腹诸腔，如《灵枢·平人绝谷》有"上焦泄气，出其精微，慓悍滑疾，下焦下溉诸肠"。若肺宣降失常，制节无权，使卫气运行逆乱，则变证诸端。如肺不宣发卫气于表，则"气不荣而皮毛焦"（《灵枢·经脉》）；肺不肃降，卫气逆乱于胸腹，如"卫气之留于腹中，蓄积不行，菀蕴不得常所，使人支胁胃中满，喘呼逆息"（《灵枢·卫气失常》）等，皆此之变。上述诸症，要在理肺，肺气一畅，则卫气运行无阻，而病自能除。

（3）主清阳之气：清阳，乃轻清阳和之气，指精纯清润的一类物质，其功能主要是温润头面诸窍，以使视听言嗅灵敏无误。《素问·阴阳应象大论》云："清阳出上窍"，《灵枢·邪气脏腑病形》说："其精阳之气上走于目而为睛，其别气走肺的生理于耳而为听"。然清阳欲发挥温运之功，须赖肺气宣发相助，《灵枢·阴阳清浊》云："手太阴独受阴之清。其清者，上走空窍。"肺宣发清阳上行清窍，于是，听声发音，感受无穷，诚如《素问·六节藏象论》所说："五气入鼻，藏于心肺，上使五色修明，音声能彰。"

若肺气虚弱，或邪扰于肺，不能宣发清阳于头面清窍，可见鼻塞、耳鸣耳聋、头晕目眩，或目赤、鼻干、咽痛等症，总分虚、实两类。虚者清阳不升，如"肺气虚则鼻塞不利""上气不足，脑为之不满，耳为之苦鸣，头为之苦倾，目为之眩"等。实者清阳郁而化火，如《医学准绳六要》说："痰火郁于上焦胸中，肓膜之上，上窍不通，则元门闭密而鼻不闻香臭，口不知味，或耳聋目昏。"然无论虚证、实证，总以治肺为先。

肺主一身之气和呼吸之气，实际上都隶属于肺的呼吸功能。肺的呼吸调匀是气的生成和气机调畅的根本条件。如果肺的呼吸功能失常，势必影响宗气的生成和气的运动，那么肺主一身之气和呼吸之气的作用也就减弱，甚则肺丧失了呼吸功能，清气不能入，浊气不能出，新陈代谢停止，人的生命活动也就终结了。所以说，肺主一身之气的作用，主要取决于肺的呼吸功能。但是，气的不足和升降出入运动异常，以及血液运行和津液的输布排泄异常，亦可影响肺的呼吸运动，而出现呼吸异常。

二、肺主行水

肺主行水理论来源于《内经》，《素问·经脉别论》云："饮入于胃，游溢精气，上输于脾，脾气散精，上归于肺，通调水道，下输膀胱，水精四布，五经并行。合于四时五藏阴阳，揆度以为常也。"阐述了肺在水液代谢中的作用，说明了肺具有推动水液输布和排泄的作用，是疏通和调节水液运行的通道。由于肺为华盖，体内居位最高，参与调节体内水液代谢，所以《血证论·肿胀》又称肺为"水之上源"。肺主行水的生理功能，是通肺气的宣发和肃降来实现的。

1. 通过肺气的宣发，一方面使水液向上向外布散到全身，外达皮毛，"若雾露之溉"，充养润泽和护卫各种组织器官；另一方面使一部分被机体代谢利用后的废水和剩余的水液，通过皮肤汗孔以蒸发和排汗的形式排出体外。津液随肺气的宣发作用外达肌表、体窍，濡养肌表。肺在体合皮毛，肺的通调水道功能正常，则肌肤濡润，腠理开合有度，津液在卫气的作用下生成汗液并排出体外。并且通过肺的呼吸作用，呼出大量的水气，以协助维持体内外水液平衡。肺失宣发，可致水液向上向外输布失常，出现无汗、全身水肿等症。

2. 通过肺气的肃降作用，一方面使水液向下向内输布以充养和滋润体内的脏腑组织器官，另一方面使大部分被机体代谢利用后的废水和剩余的水液不断的向下输于肾，经肾和膀胱的气化作用，生成尿液排出体外。如果外邪袭肺，肺气失于宣肃，则肺将失其主水的功能，水道不调，水液输布和排泄障碍。内伤及肺，肺失肃降，可致水液不能下输其他脏腑，浊液不能下行至肾或膀胱，出现咳逆上气、小便不利或水肿。

肺气的宣发和肃降，不但能使水液运行的道路通畅，而且在维持水液代谢平衡中发挥着重要的调节作用。如果肺气宣降功能失常，肺主行水功能失常，水道不调，则可出现水液输布和排泄障碍，如痰饮、水肿等，临床上多用"宣肺利水"法来治疗此类疾病，往往收到很好的疗效。

三、肺朝百脉

"肺朝百脉"首见于《素问·经脉别论》，曰："食气入胃，浊气归心，淫精于脉，脉气流经，经气归于肺，肺朝百脉，输精于皮毛。"然而关于"肺朝百脉"，历代医家有不同的看法。

1. 朝即"朝会"之义　唐代王冰注释为"经气归宗，上朝于脉，肺为华盖，位复居高，治节由之，故受百脉之朝会也。由此故肺朝百脉，然乃布化精气，输于皮毛矣"；其后，诸如马莳、张景岳、吴崐、张志聪、高士宗及李中梓、姚止庵等历代《内经》注家都秉承王氏之说，将其称为"肺受百脉之朝会"或"百脉朝会于肺"。比较著名的有明代张介宾在其《类经·藏象类》中曰："精淫于脉，脉流于经，经脉流通，必由于气，气主于肺，故为百脉之朝会，皮毛为肺之合，故肺经输矣"；明末李中梓在《内经知要》中云："注于经脉，必流于经，经脉流通，必由于气，气主于肺，而为五脏之华盖，故为百脉之朝会"；清代姚止庵在《素问经注节解》释曰："言血之精华，既化而为脉，而脉已有气，流行于十二经络之中，总上归于肺。肺为华盖，贯通诸藏，为百脉之大要会，故云朝百脉也"。上述医家对"朝"字的注释源于该字的本义。"朝"是由表"早晨"之义引申而成"朝见、朝会"之义。

2. 肺"潮"百脉　工景明等医家认为"朝"仅解释为"朝向"似有欠缺，还应作"潮动"理解，即"肺潮百脉"，肺使百脉中的气血按一定的时间秩序如潮汐样运行而布达周身之意，并从肺及其相关结构、肺的生理功能等方面，分析了以下四条依据。

（1）肺脉实为全身百脉之气血运行的起始部位。肺主气，司呼吸，是体内外气体交换的场所。清浊之气通过肺的呼吸功能才得以交换，而后富含清气的血液在宗气的作用下由肺开始经百脉布达周身，实现其助心行血的作用。另外，肺主气，气行血，肺通过宗气贯心脉而实现其助心行血的作用，而宗气的生成与肺密切相关。

（2）古老的经络理论为"肺朝（潮）百脉"奠定了结构基础。脏腑通过经脉而相互络属，到达肺的经脉，除手太阴肺经外，还有手阳明大肠经、手少阴心经、足厥阴肝经、足少阴肾经。经脉中之气血即是始于肺，通过经脉而输送至五脏六腑的。

（3）人类的生物节律与太阳、月亮、地球及星辰运动的相对位置有关。人体十二经脉在不同的时间里有不同的生理变化及反应，即是由于月球引力的改变及月亮的不同光照而引起的。月亮的潮汐样变化，不仅引起了地球及其生物的液体潮，也由此而出现了相应的气体潮和固体潮。《素问·灵兰秘典论》指出："肺者，相傅之官，治节出焉"，此"治节"即指肺可使呼吸运动、血液运行及津液的代谢有节奏、有规律地进行。肺脉为全身百脉之气血运行的起始部位，肺在主气运血的同时，也调节着津液的代谢，肺的这种结构和生理决定了肺是连接月球与人体气血运行"似潮汐节律"的一个重要桥梁。

（4）子午流注学说在时间上佐证了肺使气血如潮汐样运行的规律。源于"天人相应观"的中国古代时辰生物学明确指出："人与天地相参也，与日月相应也"（《灵枢·岁露》），宇宙中日月星辰的运动变化，会导致地球上各种生物出现周期性的节律变化。人体经脉中气血的运行，随自然界阴阳消长变化而有其昼夜的盛衰周期，犹如流水之灌注。经脉于中焦"受气取汁"后，化赤为血而上注于肺，于"寅时自手太阴肺经开始，按十二经脉的流注秩序，逐经依次相传，至丑时终于足厥阴肝经，寅时又由肝经复注于肺经，如此周而复始，循环不休。肺经为经脉中气血流注的始端，肝经则为其流注的终端"。气血流注于某一经脉时，该经即如潮汛之涨；而气血离去时，该经又如潮汛之落。

肺潮动百脉的观点，不仅印证了《素问·五脏生成》所言"诸血者，皆属于心，诸气者，皆属于肺，此四肢八溪之朝夕（潮汐）也"的理论，而且与现代生物学中人体生物钟之潮汐理论相吻合。

3. "肺调百脉" 孙孝忠认为，该句中的"朝"乃"调"之假借字，"肺朝百脉"即"肺调百脉"。认为两字有古音及语境上均有较好基础。古音方面，在中古时期，"调"为定母萧韵，"朝"为澄母宵韵。根据清代钱大昕"古无舌上音"的理论，中古澄母是由上古定母分化而来，即为同母。而幽、宵二韵又是旁转，故"调"与"朝"在上古时读音极近，具通假之条件。此外，两字通假在古文中可见，如"未见君子，怒如调饥"（《诗经·周南·汝坟》）。《毛传》曰："调，朝也。"郑玄《笺》曰："未见君子之时，如朝饥之思食。"在语境方面，"调"在《素问》中凡五十余见，均为"调节、调理、调治、调和"之义，如通调水道（《经脉别论》）、调其阴阳（《骨空论》）、调之分肉（《调经论》）、内外调和（《生气通天论》）等。可见，"调"在上古绝非生字僻义。《说文》即释："调，和也"。将"肺朝百脉"作"肺调百脉"训解，意即经气归于肺，肺得以其气而调百脉也。

以上三种对"朝"字的解释，在本质上并不矛盾，只是各有侧重，且又相互补充，可谓仁者见仁，智者见智。作者认为，肺通过朝会百脉，进一步发挥对肺的调节与调和作用，使肺能有节律地潮动和运行，将气血输布全身。"肺朝百脉"的功能可体现在助心行血、调节脉管、维持人体生物节律等多个方面，肺对"脉"的调节作用可发生在许多环节。生理上，"肺朝百脉"是对肺与血、肺与脉相互作用的高度概括；病理上，"肺朝百脉不利"同样可变生诸证。

四、肺主治节

中医藏象理论中"肺主治节"出自《内经》，《素问·灵兰秘典论》记载："肺者，相傅之官，治节出焉"，这是中医学藏象理论的重要组成部分。

"肺主治节"强调肺与人体五脏的统筹关系，是中医整体观念的体现。明代马莳在《黄帝内经素问注证发微》中写道："肺与心皆居膈上，经脉会于太渊，死生决于太阴，故肺为相傅之官，佐君行令，凡为治之节度，从是而出焉。"说明肺在施行治节的环节中，是通过"朝百脉"的途径，以宣发、肃降的方式，来完成"主气""司呼吸""通调水道"等生理功能及与其他脏腑的协调作用，最终方能"上焦开发，宣五谷味，熏肤、充身、泽毛，若雾露之溉"。因此"治节"功能的实现，需要气血津液、各个脏腑经络的共同发挥。反之，在病理状态下，即功能失调时，一旦统令不行或行令有误，就会导致整体功能的失常。同样的，当各脏腑的病变，亦能通过"朝百脉"而反逆至肺，加重治节失常状态。肺主治节的作用，主要体现于以下三个方面。

1. 调节呼吸节律 肺的呼吸运动，有节律地一呼一吸，呼浊吸清，对保证呼吸的调匀有着极为重要的作用。《灵枢·天年》谓："呼吸微徐，气以度行。"通常情况下，肺主治节使呼吸节律与脉搏节律构成1∶4的比例。肺脏吐故纳新，主生成诸气，合成宗气，宗气走息道，贯心脉，协助心主血脉，作为联结心肺功能的中心环节或中介。宗气的运行具节律性，并受呼吸节律调控，参与心搏节律的形成和维持。正因为这样，不但心搏节律和肺密切相关，而且心率和呼吸频率之间还存在着一定的比例，比如《灵枢·动输》的一呼一吸（一息）脉动四次，《难经·一难》关于一呼一吸（一息）脉行六寸的比例等。

此外，还可以适应机体变化需要，调节呼吸的节律和深度。当机体在某些情况下对自然界清气需求增加或肺中待排出浊气增多时，肺则相应调节呼吸运动加深加快。如人在增加运动量或情绪激动时，机体对自然界清气的需求量和产生的浊气量都增加，这时通过肺的治理调节，呼吸加深加快，充分吸入清气和排尽浊气，维持机体运动状态及情绪激动状态下的气体交换。当人体由运动或激动状态趋于平静时，机体对清气的需求和产生的浊气逐渐减少，肺则调节呼吸运动逐渐趋于平稳。当机体恢复平静时，呼吸运动也随之恢复到通常相对稳定的节律。

2．对津液分布的调节　《素问·经脉别论》载："水液上归于肺，通调水道，下输膀胱，水精四布，五经并行。"肺、脾、肾、三焦及膀胱协作完成人体水液代谢。肺通过宣发和肃降功能对于津液分布进行调节：肺宣发作用推动津液向上、向外输布，代谢后以汗的形式由汗孔排泄；肺的肃降作用，将上部水津向下输送、下达于肾，并成为尿液生成之源，经肾的气化，将代谢后的水液化为尿贮存于膀胱而排出体外。肺气这一功能作用与春夏季节卫气从皮肤散泄相一致。春夏时节肺气调控津液向上向下输布增加，使皮肤外泄津液载卫气增多，卫气调控腠理的开合，使汗液经腠理排泄增多。此外，肺脏宣发过甚且肃降不够，致水道下行不利，则溲便见少，如春夏之季的生理性尿量减少，汗泄增多。相反，当气温骤降、湿度较大时，肺脏宣发受制，肃降增强，水道通利下行、溲便见多，如秋冬两季的生理性尿量增多和汗泄减少。

3．肺对其他脏腑的调节　肺主宣发肃降和"朝百脉"促进心行血的作用，是血液正常运行的必要条件；肺的宣发肃降和通调水道，有助于脾的运化水液功能，防止内湿的产生；肺主降，肝主升，肺与肝相互协调共同调畅人体气机；肾主水的功能也有赖于肺的宣发肃降和通调水道，肺失宣肃会累及肾而至尿少甚至水肿；肺与大肠相表里，大肠的传导赖于肺的肃降功能，肺气不降津液不能下达，则可见大便秘结；卫气有赖于肺的宣发而外达皮毛，从而行使防御功能；肺在体合皮，皮肤有赖于肺输布精气得到充养；肺开窍于鼻，鼻的通气和嗅觉也依靠于肺气的作用，肺气宣畅，呼吸平和，鼻窍通畅，才能知香臭。

因此，肺主治节，实际上是对肺的主要生理功能的高度概括。肺主治节是在肺主气的前提下，肺通过宣发肃降和通调水道等生理功能，对人体脏腑功能、气血津液运行变化的节律和周期性变化起到节制、协调和制约作用，使人体达到气血通畅、脏腑功能和谐、阴平阳秘的状态。使机体达到的一种"周期和节律和谐有序的状态"。故《类经·藏象》曰："肺主气，气调则营卫脏腑无所不治。故曰治节出焉。""治节"是人体气血顺畅，脏腑和谐的整体表现，是肺作为"相傅之官"协调、制约十二官生理功能的结果，体现了肺在十二官中的特殊地位。

第三节　肺的生理特性

一、肺为华盖

盖，即伞。华盖，原指古代帝王的车盖。肺位于胸腔，居五脏的最高位置，有覆盖诸脏的作用，肺又主一身之表，为脏腑之外卫，故称肺为"华盖"。《素问·病能论》说："肺者藏之盖也"，《灵枢·九针论》说："肺者，五脏六腑之盖也。"吴克潜的《大众医药·卫生门》谓："肺居五脏最高之部位，因其高，故曰盖。因其主气，为一身之纲领。恰如花开向荣，色泽流霞，轻清之体，华然光采，故曰华盖。"所以，肺为华盖是对肺在五脏中位居最高和保护脏腑、抵御外邪、统领一身之气作用的高度概括。

由于肺位最高，且通过气管、喉、鼻直接与外界相通，因此，肺的生理功能最易受外界环境的影响。如自然界风、寒、暑、湿、燥、火"六淫"之邪侵袭人体，尤其是风寒邪气，多首先入肺而导致肺卫失宣、肺窍不利等病变，由于肺与皮毛相合，所以病变初期多见发热恶寒、咳嗽、鼻塞等肺卫功能失调之候。由此可知，五脏之中，外感之邪侵犯人体，首先犯肺。故肺为诸邪易侵之脏。

二、肺为娇脏

宋元方书《鸡峰普济方·咳嗽》中记载："古人言肺病难愈而喜卒死者，肺为娇脏，怕寒而恶热，故邪气易伤而难治。"经文献考证，这是有关"肺为娇脏"的最早记载。后于清代康熙年间顾松园《顾氏医镜·格言汇撰》谓："人之声音，出自肺金……盖人肺金之气，夜卧则归藏于肾水之中……此一脏名曰娇脏，畏热畏寒。"自此，始有"娇脏"一说。清代段玉裁《说文解字注·马部》称："骄，俗制娇。"故有理论认为"娇"通"骄"字，"娇"寓"骄"之意。本文只取"娇脏"论。肺为娇脏，主要表现在以下三个方面。

1. 从生理结构上讲，肺脏"清虚娇嫩"

（1）肺脏清虚，吸之则满，呼之则虚，是肺主气司呼吸的结构基础。《素问·

太阴阳明论》和《难经·三十三难》均称"肺得水而浮"。现代解剖学表明肺质软而轻，呈海绵状，富有弹性，内含空气，比重小于1，故浮水不沉。

（2）肺脏娇嫩，从其脏器质地来看比较柔软、湿润光滑而富有弹性与延展性，充气时尤见空虚、单薄、娇嫩柔软。正如吴敦序所说："肺叶娇嫩，通过口鼻直接与外界相通，且外合皮毛，易受邪侵，不耐寒热，故有娇脏之称。"

2. 从发病角度上来说，肺为娇脏是指肺脏清虚娇嫩而易损　肺为清虚之体，且居高位，为诸脏之华盖，百脉之所朝，外合皮毛，开窍于鼻，与天气直接相通；六淫外邪侵犯人体，不论是从口鼻而入，还是侵犯皮毛，皆易于犯肺而致病。叶天士《温热论》中的开篇之语即为"温邪上受，首先犯肺，逆传心包"。他脏之寒热病变，亦常波及于肺，以其不耐寒热，易于受邪，凡其他脏腑的病变易上及于肺。元代滑寿在《难经本义·四十九难》中提出："肺主皮毛而在上，是为嫩脏，故形寒饮冷则伤肺。"陈修园在《医学三字经·咳嗽第四》说："肺为脏腑之华盖，呼之则虚，吸之则满，只受得本然之正气，受不得外来之客气，客气干之则呛而咳矣；只受得脏腑之清气，受不得脏腑之病气，病气干之亦呛而咳矣。"清代程钟龄的《医学心悟·咳嗽》也提到："肺体属金，譬若钟然，钟非叩不鸣，风寒暑湿燥火六淫之邪，自外击之则鸣，劳欲情志，饮食炙煿之火自内攻之则亦鸣。"

现代医家吕维柏指出，娇就是娇嫩的意思，肺虽属金，但反不如肝木刚强。称肺为娇脏，是因为肺既怕火，也怕水；既怕热，也怕寒；而且还怕燥。因为肺脏能为诸多的病邪所侵犯，因而称为娇脏。故无论外感、内伤或其他脏腑病变，皆可累及于肺而为病，加之肺是唯一与外界相通的脏腑，外邪入侵，必首当其冲。

可见，肺之"易损"并非仅仅指外邪易犯，亦是言其发病因素及致病途径之多重。故《不居集》曰："肺为娇脏，所主皮毛，最易受邪"，《理虚元鉴》云："肺气一伤，百病蜂起，风则喘，寒则嗽，湿则痰，火则咳，以清虚之府，纤芥不容，难护易伤故也。"

3. 从治疗用药上讲，肺系疾病的治疗当以"治上焦如羽，非轻不举"为原则，用药以轻清、宣散为贵　尤其是久咳气喘之人，治疗多使用滋润调和之剂，缓而图之，过寒过热过润过燥之剂皆所不宜。正如徐灵胎在《医学源流论·伤风难治论》也指出："肺为娇脏，寒热皆所不宜。太寒则邪气凝而不出，太热则火烁金而动血，太润则生痰饮，太燥则耗精液，太泄则汗出而阳虚，太涩则气闭而邪结。"

综上所述，肺脏"清虚娇嫩"指肺清虚不容纤芥，质地娇嫩；"易损"指外感、内伤及他脏病变等多途径多因素均可伤及肺而为病，尤其是外邪侵袭，肺首当其冲；在治疗上，肺不耐慓悍攻伐之剂，治疗肺系疾病时，用药需灵活配伍以达到祛邪而不伤正的目的。故正确理解"肺为娇脏"这一理论对于肺系疾病及肺系相关疾病的防治工作有着重要的指导意义。

三、肺主宣肃

"宣"谓宣发，即宣通和发散之意，《医学实在易》有云："气通于肺脏，凡脏腑经络之气，皆肺气之所宣"；"肃"谓肃降，清肃下降之意，肺在五行属金，清肃是金的属性之一，故有"金气清肃"之说。

宣发与肃降为肺气机升降出入运动的具体表现形式。肺位居上，既宣且降，又以下降为主，方为其常。肺气必须在清虚宣降的情况下能保持其主气、司呼吸、助心行血、通调水道等正常的生理功能。

1. 肺主宣发　是指肺气向上升宣和向外布散的功能。其气机运动表现为升与出。其生理作用，主要体现在三个方面。

（1）吸清呼浊。肺通过本身的气化作用，经肺的呼吸，吸入自然界的清气，呼出体内的浊气，司体内清浊的运化，排出肺和呼吸道的痰浊，以保持呼吸道的清洁，有利于肺之呼吸。

（2）输布津液精微。肺将脾所转输的津液和水谷精微，布散到全身，外达于皮毛，以温润、濡养五脏六腑、四肢百骸、肌腠皮毛。

（3）宣发卫气。肺借宣发卫气，调节腠理之开阖，并将代谢后的津液化为汗液，由汗孔排出体外。

宣发功能正常对保证人体气液代谢，维护人体生命活动正常有重要的影响，对人体的免疫功能也起着十分明显的调节作用。肺的宣发又为其发挥清肃和下降功能的前提。肺合于皮毛，司腠理开合，人体皮肤是抵御外邪的一道屏障。宣发功能正常，卫气达于皮毛，腠理致密则易拒邪于外。

肺为娇脏，不耐寒热，无论何邪侵犯肺脏都易使肺失宣发和宣通，导致肺气闭塞、郁闭、输布失常，从而影响其他脏腑功能。肺的宣发障碍，一方面可出现鼻塞、流涕、呼吸不利、咳喘、胸闷等症；另一方面由于不能很好地宣发卫气，可出现腠理闭塞无汗，邪不能外达；若因肺气虚，布散无力，卫外失司，可致腠理疏松，出现自汗，易感外邪；如肺失宣发造成布散津液功能减弱，可使津液停滞于肺而成痰，甚则溢于肌肤而为水肿。

宣发功能障碍又影响肺的清肃与下降功能。肺与大肠相表里，肺气失于宣畅也可影响大肠排泄糟粕的功能。肺失宣发、通畅，治当宣肺。李时珍言："壅者塞也，宣者通也、散也。"即指此。宣肺是指宣散和宣通肺气的方法。肺受邪则肺气郁滞，故宜使肺气疏达通畅，据此，临床上常用"提壶揭盖法"，即通过宣发肺气，治疗小便不通、大便闭塞之症。

2. 肺主肃降　是指肺气有清肃下降的功能，其气机运动形式为降与入。其生理作用，主要体现在四个方面。

（1）吸入清气。肺通过呼吸运动吸入自然界的清气，肺之宣发以呼出体内浊气，肺之肃降以吸入自然界的清气，宜宣宜肃以完成吸清呼浊、吐故纳新的作用。

（2）输布津液精微。肺将吸入的清气和由脾转输于肺的津液和水谷精微向下布散于全身，以供脏腑组织生理功能之需要。

（3）通调水道。肺为水之上源，肺气肃降则能通调水道，使水液代谢产物下输膀胱。

（4）清肃洁净。肺的形质是"虚如蜂窠"，清轻肃净而不容异物。肺气肃降，则能肃清肺和呼吸道内的异物，以保持呼吸道的洁净。

肺喜清肃，一旦肺的洁净状态受到破坏，则会直接影响肺的生理功能，出现各种症状。《医贯》曰："肺为清虚之脏，一切不容，毫毛必咳。"故各种内外之邪气及异物犯肺均可影响肺的肃降。如肺失清肃影响了肺主气、司呼吸、通调水道等功能，则可见呼吸不利、咳嗽、气逆、水肿、痰饮内阻、小便不利等症状；肺气壅塞或肺失清肃或腑气不通，大便秘结也可直接影响肺气的顺利下降，而出现肺气上逆的症状，如咳嗽、气急、胸闷、喘息等；若影响到通调水道的功能则可出现如小便不利、痰涎壅盛等症；若久病及肾则可出现面色黧黑、皮毛枯槁之象，出现呼吸浅急、动则喘甚等肾不纳气的症状。

肺气的宣发和肃降，是相反相成的矛盾运动。在生理情况下，相互依存和相互制约；在病理情况下，则又常常相互影响。所以，没有正常的宣发，就不能有很好的肃降；没有正常的肃降，也会影响正常的宣发。只有宣发和肃降正常，才能使气能出能入，气道畅通，呼吸调匀，保持人体内外气体之交换，才能使各个脏腑组织得到气、血、津液的营养灌溉，又免除水湿痰浊停留之患，才能使肺气不致耗散太过，从而始终保持清肃的正常状态。如果两者的功能失去协调，就会发生肺气失宣或肺失肃降的病变。

四、肺喜润恶燥

肺气通于秋，燥为秋之主气，内应于肺。六淫致病因素中，最易伤及肺阴的就是燥邪。《临证指南医案》云："燥为干涩不通之疾……始必伤人上焦气分。"林珮琴在《类证治裁》中解释道："今析言之，燥在上，必乘肺，为燥嗽。"因为肺脏喜清肃濡润，内燥则最伤津，而外燥自口鼻、皮毛而入后多劫伤肺津，均使肺脏失去温润的环境，影响了肺宣发肃降的功能，肺失肃降，故发疾病，出现干咳少痰，或痰少而稠、难于咳出，甚则出现痰中带血、胸痛喘逆等症。

第四节　肺的生理联属

一、肺主皮毛

"肺主皮毛"最早见于《素问·痿论》"肺主身之皮毛"。"皮毛"为一身之表，包括汗腺、皮肤与毫毛等组织，有分泌汗液、调节水液代谢、调节呼吸和抵御外邪之功能，是人体抵抗外邪的屏障。肺主气，助心行血，通过其宣发作用，将来源于水谷精微的卫气敷布于体表，温养肌肤，润泽皮毛，司汗孔开合，护卫肌表，防御外邪。保证皮毛充分发挥其正常的生理功能，并防止外邪由表及里，内侵于肺。可见皮毛的功能是受肺气支配主宰的。"肺主皮毛"高度概括了肺与皮毛的多种关联。

1. 肺对皮毛的作用　肺主宣发，布散卫气以温养皮毛。卫气能够温养皮毛的基础是肺主气。《素问·经脉别论》说："食气入胃，浊气归心。淫精于脉，脉气流经，经气归于肺，肺朝百脉，输精于皮毛，毛脉合精"，指出肺宣发精气以充养皮毛，"输精于皮毛"保证了皮毛发挥其正常的生理功能。《灵枢·本藏》

云："卫气者，所以温分肉、充皮肤、肥腠理、司开阖"，又云："卫气和则分肉解利，皮肤调柔，腠理致密矣"，可见卫气有护肌表、御外邪、养皮毛等功能。《灵枢·经脉》曰："太阴者，行气温于皮毛者也"，提示肺通过宣发作用使卫气布散于周身，温养皮毛。

由此可见，肺与皮毛紧密相连，凡肺之生理功能正常者，其皮肤致密，毫毛光泽，抵御外邪侵袭的能力亦较强；而肺气虚者，皮毛无泽，卫外不固，多汗而易感冒，致皮肤疾患和肺系疾病。

2. 皮毛对肺的作用　皮毛的生理功能包括调节呼吸、调节水液代谢及体温、抵御外邪的屏障作用。皮毛对肺的作用主要体现在以下三个方面。

（1）皮毛能够调节体内外气体交换，辅助肺的呼吸功能：《素问·生气通天论》称汗孔为"气门"，是营卫之气出入身体的通道，随着气门开合，皮毛能够调节体内外气体交换，辅助肺的呼吸功能。清代医家唐容川在《中西汇通医经精义》中明确指出皮毛有"宣肺气"的作用，谓："皮毛属肺，肺多孔窍。皮毛尽是孔窍，所以宣肺气，使出于皮毛以卫外也。"从组织结构的相似性角度来说明皮毛助肺调节呼吸的功能。现代研究证实，肺与皮毛在组织结构上同源，《读医随笔·卷一·升降出入论》云："鼻息一呼，而周身八万四千毛孔皆为之一张；一吸，而周身八万四千毛孔皆为之一翕。"形象而生动地论述了皮毛的呼吸功能。

（2）皮毛辅助肺调节水液代谢：皮毛通过其作为"玄府"的作用，辅助肺调节水液代谢和体温。《素问·水热穴论》曰："所谓玄府者，汗孔也。"《黄帝内经太素·温暑病》认为玄府就是腠理，谓："所谓玄府者，汗空……汗之空名玄府者，谓腠理也。"《简明中医辞典》解释："腠理泛指皮肤、肌肉、脏腑的纹理及皮肤、肌肉间隙交接处的结缔组织。分皮腠、肌腠、粗理、小理等。是渗泄体液、流通气血的门户，有抗御外邪内侵的功能"。

通过生理状态下的观察，古人得出结论，腠理皮毛具有排泄汗液的功能。同时认为肺卫司腠理开阖，《素问·举痛论》曰："寒则腠理闭，气不行，故气收矣。炅则腠理开，荣卫通，汗大泄。"《灵枢·五癃津液别》曰："天暑衣厚则腠理开，故汗出。……天寒则腠理闭，……水下留于膀胱，则为溺与气。"可见天气的变化影响皮毛腠理的开合。

而气是司汗孔开合的关键。卫气开合腠理、排泄汗液的功能需依赖于肺气的宣发，所以肺脏调节和控制着皮毛的排汗功能。《灵枢·决气》云："上焦开发，宣五谷味，熏肤、充身、泽毛，若雾露之溉"，即是说肺宣发布散水液到全身，到达皮肤通过汗孔排出的生理过程。可见皮毛发汗的过程是肺行使其调节水液代谢过程的主要环节。同时皮肤通过汗孔的开合排泄汗液，泄越卫气，起到了调节体温的作用。《素问·生气通天论》曰："体若燔炭，汗出而散。"肺气宣发卫气于皮毛，调节着汗孔的开合，亦调节着汗液的排泄和体表的温度。

（3）皮毛防御外邪侵袭：皮毛是机体御邪的第一道屏障。《素问·皮部》曰："是故百病之始生也，必先于皮毛，邪中之则腠理开，开则入客于络脉，留而不去，传入于经，留而不去，传入于腑，廪于肠胃。"指出邪气侵袭人体时，首犯皮毛，进而由外往里入侵。《素问·咳论》云："皮毛先受邪气，邪气以从其合也。"指出寒邪侵犯机体首先由皮毛入，进一步则侵犯肺脏。

"肺合皮毛"是肺与皮毛多种关联的高度概括，肺与皮毛共同完成主司呼吸、调节体液代谢、维持正常体温、防御外邪侵袭的功能。在生理上，肺与皮毛互相配合，互相协同，不可分割。在病理上，肺与皮毛互相呼应，相互反馈，相互影响。外邪从人体皮毛而入，肺先受之；肺脏自病，肺虚主皮毛失职，肺不能输精于皮毛，则皮毛憔悴枯槁；肺虚主皮毛失司，则抗御外邪的屏障作用低下，邪气容易入侵。在治疗上，许多肺系疾患可以从皮毛论治，某些皮毛病同样可以治肺而收功。

二、肺开窍于鼻

1. 鼻肺的生理关系　鼻是气体出入的通道，与肺直接相连，所以称"鼻为肺之窍"。《素问·阴阳应象大论》说："肺主鼻……在窍为鼻。"《素问·金匮真言论》说："西方白色，入通于肺，开窍于鼻。"均阐述了鼻与肺的官窍与脏腑之络属关系。中医学把肺的附属器官如气管、喉、鼻道等连成的呼吸道，统称肺系。主要生理功能是司呼吸、助发音、主嗅觉。肺气贯通于整个肺系，上达鼻窍，肺气充沛，肺系功能正常，肺鼻协调，共同完成肺气之"宣"与"降"的功能，使精气、卫气上注清窍，鼻窍得以濡养，护卫而通利，嗅觉敏锐。故《灵枢·脉度》说："肺气通于鼻，肺和则鼻能知臭香矣。"《严氏济生方·鼻门》说："夫鼻者，肺之所主，职司清也，调适得宜，则肺脏宣畅，清道自利。"

2. 鼻肺的病理关系　肺与鼻生理上息息相关，病理上亦相互关联。鼻病多源于肺，肺病可因于鼻。当肺气失常，不能宣发肃降而上逆；或肺虚津少，鼻窍失养；或肺气虚弱，腠理疏松，卫表不固，鼻窍易感外邪，均可致鼻病。临证中，更可见诸多鼻病日久，可致肺疾之证，如鼻衄、鼻渊等证久病不愈，可见咳嗽、哮喘等症，均提示了鼻病与肺的关系。如《灵枢·本神》说："肺气虚则鼻塞不利少气。"提出了肺虚鼻病；《脉因证治》亦说："鼻为肺之窍，同心肺，上病而不利也。有寒有热，寒邪伤于皮毛，气不利而壅塞。热壅清通，气不宣通。"阐述了肺实鼻病。《严氏济生方·鼻门》说："夫鼻者，肺之候……其为病也，为衄，为痈，为息肉，为疮疡，为清涕，为窒塞不通，为浊脓，或不闻香臭。此皆肺脏不调，邪气蕴积于鼻，清道壅塞而然也。"《医学摘粹》亦说："鼻病者，手太阴之不清也。"说明了鼻病多由于肺病的关系。鼻病及肺者，如《辨证录·咳嗽门》说："夫肺窍通于鼻，肺受风寒之邪，而鼻窍不通者，阻隔肺金之气也。"

总之，临床上肺与鼻关系密切，如果鼻部病变不能得到很好改善，则肺部始终处于一个易感状态。鼻在正常状态不仅可抵御外邪，另外还会使邪气黏聚胶着在局部，成为致病源，使得病邪一有机会即下传，引起肺部新感或宿疾复发。因此，肺病不治鼻或鼻病不治肺都非治疗良策。

三、肺在液为涕

鼻涕，是鼻黏膜的分泌液，属于津液的范畴，肺精、肺气的作用是否正常，亦能从鼻涕的变化中反映出来。如肺精、肺气充足，则鼻涕润泽鼻窍而不会外流。如果寒邪袭肺，肺气失宣，肺的精津被寒邪所凝而不化，则鼻流清涕；肺热亢盛，可见鼻流黄浊涕，或涕中带血；如果燥邪犯肺，肺的精津受损，鼻涕分泌不足，又可见鼻干而痛。

四、肺在志为悲（忧）

《内经》中对于肺之志有两种说法：一种认为肺之志为悲；一种认为肺之志为忧。虽然悲和忧分属七情，意义稍有差别，但当两者作为致病因素影响人体功能时是基本相同的，所以将忧和悲同归属于肺之志。清代医家翁寿承认为："若夫悲者，有所哀痛而然也，悲则气消……以悲与忧相类，皆属不遂其心也。"肺脏在情志变化中起着重要的作用，肺脏气血是悲忧情志变化的物质基础，而悲忧情志是肺脏功能活动的表现形式之一。

1. 悲忧的概念　悲是指人得不到喜爱的人或物或者是自己的愿望不能实现时的情绪体验。忧是指忧虑担心，是指提前感应到不开心的事情有可能发生，而表现出的忧心忡忡，难以排解的情绪状态，或者是面对困难不能解决，导致情绪低落并伴有自卑感的一种心境。悲忧是每个人都会产生的情志活动，人体能够承受的范围内悲忧情志对人体功能的正常发挥意义重大。悲哀和忧伤虽属不良性情志刺激，但在正常范围内，是不会引起人体发病的。《素问·生气通天论》曰："阴平阳秘，精神乃治。"说明当人处于平和状态时，各项功能均可正常发挥；一旦失去这种平衡，人体就会产生不适，甚至导致疾病。当"悲（忧）"情志出现"失衡"时，人又缺乏移情易性的能力，这种过度的悲忧便会影响人体生理功能的发挥，最终导致疾病。

2. 悲忧的影响　悲忧皆属肺志，由肺精、肺气化生而成，反映的是肺的生理功能，是人体正常的情绪、情感反应。但当人体处于过度悲哀或忧伤时，则属不良的情志变化，此时可能会损伤肺精、肺气，或影响肺气的宣发、肃降功能。

（1）悲则气消：《素问·举痛论》曰："悲则气消"。悲为七情之一，在五行中属金行，金之特性是肃杀、收敛；气消，指肺气消损。悲则气消，是说悲哀太过，就会导致肺气消损。原文谓："悲则心系急，肺布叶举，而上焦不通，荣卫不散，热气在中，故气消矣。"张志聪说："气郁于中则热中，气不运行，故潜消也。"可见，悲则气消，是由于心藏神，悲为肺志，过悲则心系挛急，肺叶胀大上举而功能失调，肺失宣发，则营卫之气壅遏于上焦，气郁化热，热邪耗伤肺气所致。

《素问·宣明五气》说："精气并于肺则悲。"这是指在正常情况下，外界刺激引起人产生悲哀的情志时，人体内脏的精气就相对地集中于肺，于是肺产生悲哀情志变化。如果过度刺激作用人体，悲哀的情志呈持续状态，超过人体所能承受的范围，便会使肺气耗伤而为病，荣卫之气不能布散，滞于肺中，久而化热，更耗肺气，所以《素问·举痛论》在原文中解释说："悲则心系急，肺布叶举，而上焦不通，荣卫不散，热气在中，故气消矣。"即阐明了化热耗气的机制。当然，在临床上也有悲哀太甚不化热而直接耗散肺气者，这就要看患者的素体状况和病程的长短，又不可拘泥于郁而发热一端。悲哀太过，既可因哭泣呼号而耗伤肺气，而导致气短太息，又可使心肺之气收敛，使气机不畅，而致意志消沉。悲哀过甚者，待其哀伤之后，常感觉到神疲乏力，萎靡不振，怠惰思卧，此均为悲则气消的临床表现。

悲（忧）则气消，悲忧作为七情致病因素主要还是影响肺脏的气机，肺脏气机紊乱，影响肺脏宣发肃降的生理功能，从而导致肺脏疾病的产生。

（2）忧则气聚：忧则气聚是指强烈、持久的忧愁会使肺气耗伤，从而导致气机调节功能失常，表现为闷闷不乐、少气倦怠、郁郁烦躁等。忧归肺属金。《三因极一病证方论》中说："遇事而忧……忧伤肺，其气为聚。"因忧伤肺，气机失调，或气衰不行而致的疾病，治宜疏泄条达，散其聚气。在临床中，忧郁会导致疾病的产生，反之疾病亦会加重忧郁的程度。忧郁属于不良的情志刺激，如果长时间处于这种状态，不利于疾病的恢复，甚至会使病情加重，产生各种兼证。

（3）悲（忧）伤肺：肺在志为悲忧，但过度的悲忧还是归属于不良情志刺激，在影响全身气机的同时，更主要的还是影响肺脏的气机。王冰注"虽（肺）志为忧，过则损也"。《黄帝内经太素》中有："忧则气乱伤魄，魄伤则肺伤也"，此处将悲忧伤肺更进一步具体化了，认为"伤魄"即会导致"悲忧伤肺"。过度的悲忧导致了肺脏气机的紊乱，从而影响了肺脏正常的生理功能的发挥，导致了"气乱伤魄"。

（4）悲（忧）导致气血阴阳逆乱：《内经》认为过度的情志刺激会伤血耗气，使气血逆乱，最终导致疾病的发生。《素问·调经论》说："喜则气下，悲则气消，消则脉虚空……故曰虚矣。"这说明"悲"太过对气血的不良影响，主要表现在三个方面：一是损耗气血，会导致虚证的产生；二是气血逆乱，会导致急性病症的产生；三是气滞血瘀，会导致虚实夹杂病证的产生。《素问·痿论》曰："悲哀太甚，则包络绝，包络绝则阳气内动，发则心下崩数溲血也"，说明异常的情志刺激会阻滞经络，影响经络沟通表里、通行气血的功能，从而损伤包络而为病。

（5）影响病情转归：有学者指出："一切对人不利的影响中，最能使人短命夭亡的就要算是不好的情绪和恶劣的心境，如忧虑、悲伤、怯懦、憎恨等。"过度的情志刺激会使病情加重甚至使病情急剧恶化。"悲（忧）则气消"，悲忧伤肺，影响肺的功能，易导致气滞，气为血之帅，气滞则影响体内津液等精微物质的正常运行，若悲忧不已，导致气机不畅，从而影响正常物质的化生，影响病情的转归。

肺主气司呼吸。精神、思虑等活动以气为物质基础，肺气充足，则气血充沛，精神活动正常。若肺气虚弱，生化不足，则神失所养，机体对外界不良刺激的耐受性下降，则会出现一系列精神神经异常的症状。"诸气膹郁，皆属于肺"，肺气虚患者容易出现悲忧之症。反之，忧愁和悲伤能使肺气不断地消耗和郁结。《素问·上古天真论》说："恬淡虚无，真气从之，精神内守，病安从来。"故养生调摄注重肺气，悲忧之患重视从肺论治。

五、肺在季应秋

"肺应秋"是指肺的生理功能随着秋季气候的变化而呈现出相应的变化规律，在《内经》中有多处论及，如《素问·六节藏象论》指出："肺者，为阳中之太阴，通于秋气。"《素问·四气调神大论》曰："秋三月，此谓容平。天气以急，地气以明。早卧早起，与鸡俱兴；使志安宁，以缓秋刑；收敛神气，使秋气平；无外其志，使肺气清，此秋气之应，养收之道也。"时至秋令，自然界的阳气渐收，阴气渐长，即"阳消阴长"的过渡阶段。此时，肺的主气、司呼吸、主通调水道、主皮毛等功能在秋季表现出与气候相适应的一系列变化，从而维持机体内环境的稳态，达到阴阳的平衡。主要体现在以下几个方面。

1. 调控宣肃功能以应秋　主要表现在对津液代谢和卫气布散的调节方面。肺的本性以肃降为主，在其秋季当旺之时，则肃降功能表现较强，正是肺气旺于秋的表现。夏季阳气旺盛，气候炎热，人体温度升高，肺的宣发功能相对增强而肃降作用减弱，表现为皮肤出汗增多，卫气向上向外发越，这样有利于热量发散以维持机体的温度平衡；秋季阴长阳消，外界温度转凉，为适应气候的变化，肺的宣发功能减弱而肃降作用增强，表现为皮肤腠理致密，汗孔闭合，卫气外散减少，从而温煦和保护机体脏腑，减少汗液的排泄以抵御秋季干燥气候的影响；另一方面，肺的肃降作用增强，津液向下、向内输布增多，废液下流，则表现为小便量增多。

2. 调控皮毛汗孔开合以应秋　皮毛为一身之表，包括皮肤、汗孔与毫毛等组织，有分泌汗液、润泽皮肤、调节呼吸和抵御外邪等功能。秋季天气转凉，肺的肃降功能增强，卫气趋向于里，皮毛腠理致密，以利于阳气的敛藏、养蓄，从而适应秋季季节的寒凉特性。

3. 调控呼吸深浅以应秋　春夏季节，人体心肝阳气发越，功能活动旺盛，以适应春生夏长的节律。而此功能的建立需要有外界清气的参与和人体脾胃为其提供水谷精微等营养物质作为基础。肺在气体的分布和运行上起着至关重要的作用，主要表现在呼吸的深浅和气体的分布上。

首先，春夏季节呼吸表浅，清气和水谷精微等营养物质直接通过手太阴肺经走入心肝，为其新陈代谢提供物质来源；另一方面，呼吸轻浅也有利于人体气血的在肌表的运行，促进人体阳气的生长和为肢体活动提供能量来源。此所谓"春夏养阳"；进入秋季以后，外界气候变凉，心肝功能活动减弱，皮肤腠理致密，体表血液循环减少，不再需要过多的营卫之气。此时肺肃降作用增强，表现在呼吸变慢加深，心脏搏动慢而有力，这样更有利于血液和气体循行，保护和滋养脏腑器官，此所谓"秋冬养阴"。

可见，肺通过调控呼吸深度的变化间接影响了荣卫之气在人体内外上下的分布，从而与自然界气候变化相适应。

4. 调控精神情志以应秋　七情与五脏有密切的关系，人体情志活动是以脏腑中的气血阴阳为物质基础。《素问·天元纪大论》曰："人有五脏化五气，以生喜怒思忧恐"，即五脏化五气，生五志。外界环境的变化对人体气血阴阳具有一定的影响，而这又可以导致人体精神情志发生变化。古希腊名医希波克拉底（公元前460—公元前337）则明确指出了季节转换可影响人的情绪，导致疾病的发生。

基于此，《素问·四气调神大论》提出了情志养生的方法，即随着季节的变化调整自己的情志以适应春生、夏长、秋收、冬藏的规律。如进入秋季后气候转冷，大自然呈现出一派收引的趋势，此时人应该收敛自己的精神，不要使其过分张扬，使情志保持平静调和的状态，以利于阳气的收敛，如"秋三月，此谓容平，天气以急，地气以明，使志安宁，以缓秋刑，收敛神气，使秋气平，无外其志"，以使精神情志的变化与季节气候相适应。

六、肺藏魄

肺藏魄是肺的主要生理功能之一，也是中医学重要理论之一。

《说文解字》注解到："魄，阴魂也"，因魄由气血化生并濡养的阴精，在阴阳之中属阴，故为阴神。魄是指依附于形体的精神，是精神活动的主要组成部分。《灵枢·本神》云："故生之来谓之精，两精相搏谓之神……并精出入谓之魄。"人之始生，源于父母生殖之精，两精相合产生新生命时就产生了神，是生命活动的总体现，魄是以精为物质基础的与生俱来的生理本能，是人身非条件反射性的感觉和动作，如视觉、听觉、眨眼等，都是魄的功用。《左传·昭公七年》云"人生始化为魄"，魄为阴神，宅居于肺，肺气足则魄有滋养依附，魄随精血敷布输注，外盈肌肤肢窍，内注经脉脏腑，故外能觉肌肤痛痒，感受言语，听音辨色，内可助呼吸心动，气血运行，清浊出入。

肺气充盛，主气功能正常，则气血调和。魄神主要藏于肺气之中，肺气盛，则精足魄旺。《灵枢·本神》曰："并精而出入者谓之魄。"肺合皮毛，主一身之表，肺在五行属金，魄为金之精。魄是形体中感知、运动本能，所谓形中有气，知觉存焉，《灵枢·本神》曰："肺藏气，气舍魄"，说明肺主气、司呼吸功能正常，宗气推动血脉运行有力，气血旺盛，化生濡养精气，精足则魄强。魄汗指肺经所出之汗，《素问注证发微》曰："肺经内主藏魄，外主皮毛，故所出之汗，亦可谓之魄汗也"，说明肺藏魄，主魄汗，人之体汗与肺脏功能相关。

魄为肺之神，是神的重要组成部分，受心神主宰。肺藏魄，更是神的外在体现，是人的精神活动。魄作为神的组成部分，其功能受到损伤会引起一系列机体方面的病变。肺魄受伤则会神乱发狂，行为失常，皮毛憔悴，《灵枢·本神》中论述道："肺喜乐无极则伤魄，魄伤则狂，狂者意不存人，皮革焦，毛悴色夭，死于夏。"可以看出，魄神失常不仅造成精神病变，同样会造成形体病变。

七、经络联属

《灵枢·经脉》云："肺手太阴之脉，起于中焦，下络大肠，还循胃口，上膈属肺，从肺系横出腋下，下循臑内，行少阴心主之前，下肘中，循臂内上骨下廉，入寸口，上鱼，循鱼际，出大指之端；其支者，从腕后直出次指内廉，出其端。"即该经起自中焦，向下联络大肠，回过来沿着胃的上口贯穿膈肌，入属肺脏，从肺系（气管、喉咙）横行出胸壁外上方（中府），走向腋下，沿上臂前外侧，行于手少阴心经和手厥阴心包经的外面，至肘中（尺泽）后再沿前臂桡侧下行至寸口（桡动脉搏动处），又沿大鱼际外缘出拇指桡侧端（少商）。其支脉从腕后桡骨茎突上方（列缺）分出，经手背虎口部至示指桡侧端（商阳）。脉气由此与手阳明大肠经相接。该经发生病变，主要表现为胸部满闷，咳嗽，气喘，锁骨上窝痛，心胸烦满，小便频数，肩背，上肢前边外侧厥冷，麻木酸痛等症。

肺经在十二经脉中有特殊地位，因为十二经脉气血运行始自于手太阴肺经。理由如下：

1. 肺经是气血运行的起点　经脉在中焦受气后，上注于肺，自手太阴肺经开始，逐经依次相传至足厥阴肝经，再复注于手太阴肺经，首尾相贯，如环无端，构成十二经循环，十二经脉是气血运行的主要通道，气血系由中焦水谷精气所化，经脉在中焦受气，上注于肺。因此，肺经是气血运行的起点。

2. 气血由脾胃（后天之本）所化，然均有肺来参与　人体之气来源于先天之精所化生的先天之气（即元气）、水谷之精所化生的水谷之气和自然界的清气，后两者又合称为后天之气（即宗气），三者结合而成一身之气。脾胃为生气之源，脾主运化，胃主受纳，共同完成对饮食水谷的消化吸收。脾气升转，将水谷之精上输心肺，化为血与津，水谷之精及其化生的血与津液，皆可化气，统称为水谷之气，布散全身脏腑经脉，成为人体之气的主要来源，所以称脾胃为生气之源，肺为生气之主，主司宗气的生成，在气的生成过程中占有重要地位。一方面，肺主呼吸之气，通过吸清呼浊的呼吸功能，将自然界的清气源源不断地吸入人体内，同时不断地呼出浊气，保证了体内之气的生成及代谢；另一方面，肺将吸入的清气与脾气上输水谷精微所化生的水谷之气两者结合起来，生成宗气。若肺主气的功能失常，则清气吸入减少，宗气生成不足，导致一身之气衰少。《素问·经脉别论》谓："食气入胃，浊气归心，淫精于脉，脉气流经，经气归于肺，肺朝百脉。"《灵枢·营气》谓："谷入于胃，乃传之肺，流溢于中，布散于外，精专者行于经隧，常营无已，终而复始，是谓天地之经。"《灵枢·营卫生会》："人受气于谷，谷入于胃，以传与肺，五藏六府皆以受气。"也即脾胃为生气之源，肺为生气之主。

《灵枢·决气》曰："中焦受气取汁，变化而赤是谓血"，说明中焦脾胃受纳运化饮食水谷，吸取其中的精微物质，即所谓"汁"，其中包含化为营气的精微物质和有用的津液，两者进入脉中，变化而成红色的血液。营气和津液是血液化生的主要物质基础，而营气和津液都是由脾胃运化转输饮食水谷精微所产生的，故脾胃为血液生化之源。脾胃运化水谷精微所化生的营气和津液由脾向上升输于心肺，与肺吸入的诸气相结合，贯注心脉，在心气的作用下变化而成红色血液。清代张志聪《侣山堂类辨·辨血》："血乃中焦之汁……奉心化赤而为血。"《灵枢·营卫生会》云："此所受气者，泌糟粕，蒸津液，化其精微，上注于肺脉，乃化而为血"，也指出了肺脏在化生血液中的重要作用。

3. 宗气推动血液运行　由脾胃运化的水谷之精所化生的水谷之气与肺从自然界吸入的清气相结合生成的宗气，积聚于胸中，能上走息道，助肺行呼吸，也能贯心脉助心行血。气血的运行，心搏的力量和节律等皆与宗气有关。宗气充盛则脉搏徐缓，节律一致而有力；反之，则脉来躁急，节律不规则，或微弱无力。由于宗气的生成离不开肺脏的作用，生成之后积聚于胸中，胸中为肺脏之所在，而宗气又推动血液运行，气血籍宗气推动而在十二经脉中运行全身，故十二经脉之气血运行始于手太阴肺经。

4. 肺是气体交换的场所　通过肺的呼吸作用，不断吸进清气，排出浊气，吐故纳新，实现机体与外界环境之间的气体交换，以维持人体的生命活动。人体十二经脉中运行的气血流注于肺，经肺的呼吸，进行体内外清浊之气的交换，然后再通过肺气宣降作用，将富有清气的血液通过百脉输送到全身。正是由于肺是气体交换的场所，将经脉中气血完成体内外清浊之气的交换，故十二经脉之气血运行始于手太阴肺经。

综上所述，由于手太阴肺经起于中焦；中焦脾胃为气血生化之源，水谷之气化生的津液与营气，"上注于肺脉，乃化而为血"，肺脏在气血生化中具有重要作用；由肺吸入清气与脾胃化生之水谷之气结合生成的宗气是推动血液在经脉中运行的重要动力；肺是气体交换的场所，完成经脉中气血体内外清浊之气的交换，将富有清气的血液通过百脉输送到全身，因此可以确定，十二经脉气血运行始自手太阴肺经。

八、肺与五色、五味、方位的关系

肺在五色上是白色，在味为辛，方位在西方，肺部疾病都会引起面色发白，另外肺与大肠相表里，经络走向下络大肠，所以一般肺部疾病也会引起大肠的表现，如排便的异常，是很多肺病患者便秘的原因。

第二章　肺脏与其他脏腑的关系

第一节　心肺相关

心肺同居上焦，横膈之上，位置相邻，经脉相连，由此心肺之间的功能必然是密切相关的。《素问·灵兰秘典论》曰："心者，君主之官也，神明出焉。肺者，相傅之官，治节出焉。"说明心肺之间的"君相"关系。心主血，肺主气；心主行血，肺主呼吸，心与肺的关系主要体现以下几个方面。

一、肺主气，维持心脏正常功能活动

《素问·五脏生成》指出："诸气者，皆属于肺"，即肺有主司人体宗气、营卫之气生成的作用，肺主气，在心脏正常功能活动中发挥着重要作用，清代刘清臣《医学集成·心跳》云："心系于肺，肺为华盖，统摄大内。肺气精，则心安；肺气扰，则心跳。"

1. 肺主宗气，是心气的组成部分之一　心气是一身之气分布于心的部分，是心脏功能活动的原动力，是推动和调控心脏搏动、脉管舒缩及精神活动的一类极细微的物质。心气一部分由心精、心血化生，另一部分则由宗气中贯心脉、行血气的那部分化生。心气是靠宗气来供养的，而宗气则是由肺吸入的自然界清气与脾转输的水谷之精气结合而成。因此，宗气为肺所主。肺的呼吸功能正常有利于宗气的生成与运行，从而间接影响心气功能的发挥。

肺的呼吸功能失常，宗气生成减少，可导致心肺之气不足，心肺二脏功能也不能得到正常的发挥，凡呼吸、心搏、视听、语言、声音、肢体运动及心神脑力等皆可因失于宗气的推动而表现异常。正如张锡纯《医学衷中参西录》所言：

"有呼吸短气者，有心中怔忡者，有淋漓大汗者，有神昏健忘者……有胸中满闷者，有努力呼吸似喘者。"

2. 肺主营卫之气，是心主血的物质基础　《灵枢·营卫生会》云："人受气于谷，谷入于胃，以传于肺，五脏六腑，皆以受气，其清者为营，浊者为卫。"当水谷精微由脾"上传于肺"，在肺内与大自然清气相汇，经肺气化合乃成营气和卫气，营卫之气，实乃肺气，营气之源为宗气，在肺中生成。

营气是血液化生的主要物质，《灵枢·营卫生会》说："中焦亦并胃中，出上焦之后，此所受气者，泌糟粕，蒸津液，化其精微，上注于肺脉，乃化而为血……故独得行其经隧，命曰营气。"营气入于肺脉中化为血液，在心气的推动作用下周行全身，发挥营养和濡润作用。因而肺脏在化生血液中有重要作用。后世本草专著《本草述钩元·山草部》也记载"盖肺阴下降于心胃，即气之所以化血者……肺因司气，而气者血之帅，即肺气下降入心，俾离中之坎下归于胃，变化精微，而为血。"血液的生化过程需有心肺的共同参与，心气充沛，心阳温煦有力，营气和津液才能化赤为血；肺气宣发肃降功能正常，才能输布精微，助心化血。

因此，肺病会影响心血的生成，临床中治疗血虚病证时，常常注意调补心肺功能，也源于此。

二、肺朝百脉，助心行血

关于"肺朝百脉"，历代医家对"朝"有不同的理解（不再赘述），对于"肺朝百脉"的任何见解，在本质上是并不矛盾的，只是理解的侧重点不同。笔者认为"肺朝百脉"是对气血关系的高度概括，而且从"肺朝百脉"中可以看出心肺之间存在着密切关系，它是认识心肺之间密切联系的桥梁。

血液的正常运行需要心气的推行，心气包含宗气，宗气是心气功能发挥的动力保障。宗气由肺所主，运行全身的血液，必然上归于肺，通过肺的呼吸运动吸入自然界的清气，呼出体内的浊气，使流经肺脉的血液得以实现气体交换，又在宗气的推动下运行到全身，因而，肺通过宗气实现其"朝百脉"的作用，若肺气不足，则宗气的生成也不足，进而导致"宗气不下，脉中之血凝而留止"（《灵枢·刺节真邪》），临床多出现心悸、怔忡、短气、喘息的病症。

肺主行血的理论与现代医学中肺的血液循环理论十分相似。现代医学认为，进入肺的血流量是双重的：一为肺循环，为其功能支，全部右心室的输出血流进入肺动脉，逐次进入肺毛细血管，并与肺泡相连，然后集成肺静脉而汇入左心房；二为支气管动脉营养支，它主要来自胸主动脉，有的来自肋间、锁骨上或乳内动脉，入肺后与支气管伴行，收纳各级支气管的静脉血，最后经上腔静脉回右心室。可见，在科学技术条件极不发达的情况下，古人能够提出"肺辅心行血"的理论，确是以解剖所见之"肺朝百脉"为依据的。

以这种心肺相关的理论做指导，临床上对于血行不畅所致的疾病，除用活血化瘀的药物外，也常辅以行气、益气之品。如冠心病属于中医之"胸痹""真心痛"范围，其发生发展与心肺气虚、瘀血阻滞密切相关，多为"本虚标实"的病证。该病多伴有不同程度的心肌缺血、缺氧征象，其轻者可见胸闷、憋气、心悸等症状；其重者多为典型的心绞痛或心肌梗死。治疗时不仅要活血化瘀，更应补益心肺之气，使气行则血行，"血至气亦至"。大量的临床试验证明，将活血化瘀兼补益心肺之气的方法运用于冠心病的治疗中，确实起到了良好疗效。

三、肺主治节，保证心有"节"

生命活动是有节律性的，如心搏之数，呼吸之节，呼吸节律与心搏节律维持在正常范围。肺主治节的功能可以调节呼吸节律，肺脏有节律地自主呼吸运动，还通过宗气（走息道）贯心脉，参与心搏节律的形成与维持，所以心搏节律和肺密切相关，如《素问·平人气象论》曰："胃之大络，名曰虚里，贯膈络肺，出左乳下，其动应衣，脉宗气也……乳之下，其动应衣，宗气泄也。"而且心率和呼吸频率之间存在着一定的比例，构成4:1的比例，如《灵枢·动输》的一呼一吸脉动4次，"肺气从太阴而行之，其行也，以息往来，故人一呼脉再动，一吸脉亦再动。呼吸不已，故动而不止"。《难经·一难》关于一呼一吸行六寸的比例。"肺与心皆居膈上，经脉会于太渊，死生决于太阴，故肺为相傅之官，佐君行令，凡为治之节度。"肺通过宗气，主持心脏搏动的强弱，节律是否整齐。若肺气虚，宗气生产减少，无力助心行血，出现面色㿠白、体倦、肢体活动不便、心脏搏动无力或节律失常等症，均体现了肺与血脉循环的关系。

四、经络相关

《灵枢·经脉》云："心手少阴之脉，起于心中，出属心系，下膈络小肠。

其支者，从心系上挟咽，系目系，其直者，复从心系却上肺，下出腋下，下循臑内后廉，行太阴心主之后，下肘内，循臂内后廉，抵掌后锐骨之端，入掌内后廉，循小指之内出其端。"以上所言，"行太阴心主之后"，谓手少阴心经其经之直者，复从心系退上通肺，与肺发生联系，行手太阴肺主之后，向下出于腋下极泉。说明其直行的经脉又从心脏所系的脉络向上至肺，然后再向下横行至腋下而出。其手太阴肺经与手少阴心经存在彼此联络和沟通的关系。

五、五行相关

心属火，在志为喜，肺属金，在志为悲忧。由于火能胜金，喜可胜悲忧，故心与肺为相克之脏，即火克金，心与肺五行关系为火克金，正常情况下，肺金受心火温煦，心火和煦，温养肺金，是肺脏功能正常发挥的必要条件；心火赖肺金清肃，使心火不至于过亢，如《石室秘录》云："心克金也，而心火非金不能生，无金则心无清肃之气矣。然而肺金必得心火以生之也，火生金，而金无寒冷之忧。"当这种平衡遭到破坏，则两脏之气必见偏颇，常表现为火旺伐金、金燥侮火、金弱火旺、火弱金旺、火衰金冷等证。

1. 火旺伐金 《冯氏锦囊秘录·卷九》："心火太盛，必克金。"明代李中梓《内经知要》谓："心传肺者，为火克金，曰死阴，不过三日死。"心火传于肺多表现为：心烦咽干、口干、咳血、鼻衄、痰多等症状。心肺同居膈上，心火原本就容易克制肺金。明代张景岳认为"火病于心而并于肺"，因肺在志为悲，可引起"悲妄"；火逼血而妄行，可引起鼻衄。龚廷贤注意到心肺病理上相互影响与火、痰两个病理因素有密切关系，"火者痰之根，静则伏于脾土，动则发于肺金"。心火炼液为痰，所以说火是痰之根，肺主通调水道，宜润宜畅，火邪、痰浊皆不利肺金之清肃，痰火动则肺发痰嗽，所谓"水澄则清，水沸则浑。小儿痰嗽，乃心火克制肺金"。

由于心火乘肺临床常见，不少医家总结效验，积累了针对性的方药。如《奇效良方》谓："人参平肺散，治心火干肺，传为肺痿，咳喘嗽呕，痰涎壅盛，胸膈痞满，咽嗌不利。"《证治准绳》谓："心移热于肺传为膈消是也，舌上赤裂，大渴引饮，少食，大便如常，小便清利，知其燥在上焦，治以流湿润燥，以白虎加人参汤主之。"由此也可见心肺在病理上密切的相互关系。

2. 金燥侮火 是指肺金之气太过，不受心火的制约，反乘伤心火。心本属火，心病易生火热，若肺气太过，"气有余便是火"，心火也为之灼，在临床所见咳嗽、咯吐黄痰、喘促气粗、便干等肺热壅盛症状的同时，同时有心烦不寐、面赤舌红或口舌生疮等心经热盛症状。

3. 金弱火旺　是指因肺金本脏虚弱，而表现心气相对偏盛或心邪实盛的病变。如肺阴虚证，因肺的阴液耗伤，肺失滋润，肃降无常，故可见咳喘少痰或无痰，口、鼻、皮肤干燥，五心烦热，盗汗等；同时，阴虚内热，热极化火，虚火扰乱心神，神不守舍，又肺脏与其他脏腑的关系见心悸、怔忡、心烦、失眠、舌红少津、脉细数等。

4. 火衰金冷　心阳不足，肺失温煦，可发为肺冷，肺冷则气机升降失常。唐宗海《医经精义》曰："心火不足，则下泄，上为饮咳，皆不得其制节之故也。唯制心火，使不太过，节心火不使不及，则上气下使，无不合度。"心气不足则神伤，神伤则心失五脏之主，肺金亦为之影响。明代李中梓《内经知要》谓："悲生于心，故心系急，并于肺，则肺叶举。不通不散，则气壅而为水，火主刑金，金主气，故气消也。"《症因脉治》曰："心虚劳伤之症，惊悸恍惚，神志不定，心痛咽肿，喉中介介如梗，实则毛焦发落，唇裂舌赤，烦热咳逆，此心劳之症也。"

第二节　肝肺相关

肺为相傅之官，治节出焉，位居上焦，为阳中之阴脏，其气肃降；肝为将军之官，谋虑出焉，位居下焦，为阴中之阳脏，其经脉由下而上贯膈注于肺，其气升发，体内肝升肺降，以维持气机正常。肝肺两脏在生理上关系密切，病理上也是互相影响，密切相关。如《知医必辨》言："人之五脏，唯肝易动而难静，其他脏有病，不过自病，抑或延及别脏，乃病久而生克失常所致；唯肝一病即延及他脏。"肝肺生理病理功能的相关有以下几点。

一、经络相连

《灵枢·经脉》曰："肝足厥阴之脉……其支者，复从肝，别贯膈，上注肺。"且十二经脉的气血循环流注顺序是起于肺经，止于肝经，肝经与肺经首尾相连，使十二经脉气血循环流注生生不息，从而维持人体正常的生理功能。若肝之气血失损，沿经下传，伤及于肺，可见金失常态。

二、五行制化

在五行之中，肝性生发，喜条达，类似木之升发、生长的特性，同气相求故五行属木。肺性清肃下行，与金之刚硬、收敛的特性相通，故属金。生理情况下，肺金克肝木，木能生火，火能克金，如此相克互制，从而使木火不燃，木气升发，繁茂自荣；而金亦不亢不衰，清肃自润，宣降如常。正如《素问·宝命全形论》中所云："木得金而伐，金得火而缺。"

金木相生相克关系失常，则诸病由生。

1. 木火刑金　肺属金，为清虚之体，性喜清润，最畏火。清代邹澍《本经疏证》中说："肺为娇脏，既恶痰涎之裹，尤畏火炎之砾。"陈修园云："肺为脏腑之华盖，只受得脏腑之清气，受不得脏腑之病气，病气干之，亦呛而咳矣。"肝气过急，郁久化火，上逆侮肺；或肝经实热，湿热内壅；禀赋薄弱，或劳欲久病，或温邪耗伤肺之气阴，母病及子，下及肾水，耗伤肝肾之阴，而肝肾乙癸同源，肺肾金水相生，真阴亏虚，肝之阴血不足，刚亢之性失其柔和之体，则虚火内生，上犯肺金，引起咳喘。清代名医王九峰曰："肝脏阴虚阳僭，是以呛咳咽痛，动劳则喘。"

可见，若肝之阴血不足，阴虚阳亢，虚火上炎，亦可灼伤肺阴，因肺喜润而恶燥，肺阴亏虚，肺失濡润，灼津为痰而致咳喘。若肺阴本虚，或肺气阴两虚之体，木旺更易侮金犯肺。若本有木火刑金之势，肺又感受外邪，风火相煽，则咳喘发作更甚。

2. 木叩金鸣　肺居高位，司呼吸，主肃降；肝主疏泄，其气升发；两者相互制约，升降有序，维持其生理功能。叶天士《临证指南医案·虚劳·王案》中："人身左升属肝，右降属肺，当两和气血，使升降得宜。"今肺病气郁，失其清肃之令，不足以制约强肝，则肝木反乘肺金，以致出现咳嗽频作，胁肋胀痛，胸闷气逆，咳血，易怒，弦诸症。如《医学实在易·哮证》所云："哮喘之病，动怒动气亦发。"肝气横逆犯肺，固可并发胁痛，尤在泾曾有云："久咳胁痛，不能左侧，病在肝，逆在肺。"然而肺咳而木郁侮土，亦可见腹中作痛之症。故用疏肝平降之品，克制强肝，一以疏解肺之气郁，一以畅调脾胃，则咳嗽诸症可以自除。

三、气机升降

肝升于左，肺藏于右，是对肝肺两脏功能特点的高度概括。肝肺气机一升一降，使肝肺二脏的生理功能得以实现。《临证指南医案》云："人身气机合乎天地自然，肺气从右而降，肝气从左而升，升降得宜，则气机舒展。""肝升""肺降"相辅相成，是人体气机正常升降运动中的关键。周学海云："肝者，贯阴阳，统血气，居真元之间，握升降之枢者也。世谓脾胃为升降之本，非也。脾者，升降之所经；肝者，发始之根也。"肝肺升降对脾升胃降有促进作用，与"脾升胃降"相互为用，共同调节气机的升降。

肝肺两脏在气机运动上存在着相互制约、相互协调的关系，肝升肺降相因，处于动态平衡之中，共同调节人体气机，维持脏腑气机的协调运转。《医碥·五脏生克说》云："气有降则有升，无降则无升"，肝气升发因于肺气之肃降，同时，借肺气的清肃下行，使肝之升发不致太过。若肺失肃降，金不制木，肝之升发无制而反相侮，疏泄功能失常，在咳嗽的同时可出现两胁不舒或疼痛、头晕痛等症；若肝气升之不及，肺气肃降功能失职，可见胸闷、喘息、便秘等症；若肝升太过，升腾无制，而致木火刑金，肺降失职，多见咳逆上气，咳嗽痰黄甚则咯血等病理表现。

四、输调水道

肺居位最高为水之上源，肺气的肃降可使上焦的水液源源下输，直至于膀胱而使小便通利，《素问·经脉别论》曰："脾气散精，上归于肺，通调水道，下输膀胱。"肝主疏泄，调畅三焦气机，能协助调节水液代谢。如"治水必治气，气行则水行""气化则湿化"的论治思想，进一步肯定了肝主疏泄在调节水液代谢方面的重要作用。

赵献可《医贯》有云："七情内伤，郁而生痰。"说明情志失调可导致痰饮内生，从而诱发咳喘，而情志失调又多责之于肝气不舒。因此，肝与痰饮的关系也是非常密切的。肝主疏泄，有通利三焦，疏通水道的作用。若肝气郁结，疏泄失职，津液失布，凝而成痰；或肝郁化火，郁火灼津，炼液成痰；肝气郁滞，横克脾土，脾失健运，水湿内聚酿液为痰。此皆因肝郁而生之痰，可谓之"郁痰"。而肺为贮痰之器，郁痰上贮于肺，壅滞肺气，不得宣降，遂发为咳喘。故《医贯》曰："或七情内伤，郁而生痰，一身之痰，皆能令人喘。"

五、气血运行

气与血关系密切，肺主气，主治节，治理调节全身之气，其性肃降；肝藏血，主疏泄，调节全身之血，其性升发。肺气的肃降可使心血归藏于肝，而肝体阴而用阳，肝得滋养，则可制约涵养肝阳，使肝阳不亢，肺主治节周身之气，肝司调节全身之血；肺调节全身之气的功能需靠血的濡养，而肝向周身各处输送血液之功又赖气的推动。人之周身气血流行，实赖肝肺气机调畅。肝肺二脏，一升一降，一温一凉，一主血一主气，对人身气血调畅至关重要。

唐容川说："木气冲和条达，不致遏抑，则血脉得畅。"肝为藏血之脏，调节血量，又性喜条达，调畅气机。若情志不畅，若肝气郁滞，必血行不畅，导致瘀血停于体内，经络不通而致血瘀气滞。肺主气，助心行血，气阻血停于胁或血瘀阻肺必致气出纳受阻，气逆而作咳喘，伴见胸窒和胸胁刺痛，甚则不能转侧，痛甚咳益剧，吸气咳尤加，更重者则咳血。《医宗必读·喘》曰："肝脉若搏，因血在胁下，令人喘逆。"唐容川《血证论·瘀血》亦明确指出："瘀血乘肺，咳逆喘促。"施治当以化瘀为要，佐以肃肺。

六、风摇钟鸣

风为百病之长，善行而数变，临床上哮喘发病多骤发骤止，反复发作，与风邪致病特点极相符合。风有外风、内风之分，外风始受于肺，内风肇始于肝。因此，风与肝肺的关系是最为紧密的。肝肺功能的失常，容易导致风胜致病，引发哮喘。

肺主表，司皮毛腠理之开合，风邪侵袭人体，首先犯肺。《素问·太阴阳明论》曰："伤于风者，上先受之"，说明风性轻扬上升，先入肺卫。《杂病源流犀烛·感冒源流》云："风邪袭人，不论何处感受，必内归于肺"，也说明了风邪必然会侵袭肺卫。外风自口鼻、皮毛而入，而咽喉、鼻为肺之门户，气体出入升降之通道，外风可沿之侵袭肺系，导致营卫失和，肺失于宣发与肃降，可致感冒、咳嗽之肺系疾病，终致风摇钟鸣，哮喘发作。

内风的生成离不开肝，外风侵袭也可以直接侵袭肝脏致病，而肝的生理功能失常也会引发风胜动摇的疾病。可以说，肝主风，肝为风木之脏，主春之升发，肝体阴而用阳，如果肝阴（血）不足，则容易导致肝阳偏亢，肝阳化风；或因肝之阴血亏虚，血燥生风，阴虚风动而内风上扰，摇钟而鸣者，故《临证指南医案·咳嗽门》曰："肝风妄动，旋扰不息，致呛无平期。"若本为虚风内伏之体，肺又感受外邪，非但金不能平木，反由外风引动内风上冲于肺，荡击肺金而作鸣者则更为多见。

曾世荣在《活幼口议·病证疑难·风痰隐久》中有云："风者，肝主之，肝稍有不和，则风所由纵……痰之与风……流行于经络之由，传变他疾。所有风痰相袭，或作喘，或作喘息……临于肺则咳嗽。"可见，哮喘的发病机制可概括为：素体肝血亏虚，风阳偏亢，外风袭肺引动内风，风摇钟鸣，肺失宣降而发病。

因此，临床上要防治哮喘，可以从肝肺脏腑功能的调理上来论治，采用"肝肺同治"的原则，以"调肝理肺"为基本治法，"调肝"旨在疏肝气，解肝郁，息肝风，滋肝阴，使肝气得舒，肝用得畅，而气机调畅，肝气不得郁滞，风痰无以化生，无犯肺致哮之虞；"理肺"则旨在宣肺敛肺等，使气得宣肃，外邪得解，又不致发散太过，一散一收，使肺之气机出入有致，呼吸自如，哮无以出。通过"调肝"和"理肺"的方法，从而有效遏制哮喘的发作。

第三节　脾肺相关

肺为华盖，为人体后天之"天"，《灵枢·九针论》有云："五脏之应天者肺，肺者五脏六腑之盖也。"脾为后天之"地"，《素问·太阴阳明论》云："脾者土也。"地气必须上升，天气又必须下降，天地合气，方能化生万物。因此，脾肺之间存在着密切的关系，脾肺的相关性在生命也发挥着重要的生理作用。

一、经络相关

肺脾同属太阴，两者经络相连。一方面，手太阴肺经起于中焦脾胃，肺与脾胃由经络相连，是脾胃之气所生，如《灵枢·经脉》曰："肺手太阴之脉，起于中焦，下络大肠，还循胃口，上膈属肺。"另一方面，肺经经脉的正常循行，与中焦脾胃经络之气的推动密切相关，《灵枢·动输》中言："胃为五脏六腑之海，其清气上注于肺，肺气从太阴而行之。"

肺脾两脏经络相连，故肺脾两脏有病则常常相互影响。临床上，肺病可以及脾，《素问·痹病》说"肺痹者，烦满，喘而呕。"即是说肺之痹邪可以通过经脉之于脾胃，导致脾气不运、胃气上逆，从而引起呕吐。脾病也可及肺，《素问·咳论》也认为"其寒饮食入胃，从肺脉上至于肺则肺寒，肺寒则外内合邪因而客之，则为肺咳"。外来寒邪随饮食入胃，先阻遏脾胃阳气，伤及中焦经气，寒气通过经络传于肺，肺气被束，宣降失常，气逆而咳。

二、五行相关

脾属土肺属金，两者为母子之脏，肺主气而脾益气，肺所主之气来源于脾。脾胃主受纳、腐熟水谷，为气血生化之源，但气血的运行亦有赖于肺气的推动，必先上注于肺，才能流注于十二经脉，营养五脏六腑、四肢百骸。

从肺与脾的关系而言，脾是根本。李中梓云："肺气受伤者，必求之于脾土"，张璐亦云："脾性喜温喜燥，而温燥之剂不利于保肺，肺性喜凉恶燥，而凉润之剂不利于扶脾，两者并列而论，脾有生肺之机，肺无扶脾之力。"这是对脾肺关系的进一步论述。

根据脾肺之间的相生关系，张仲景以"培土生金"的思想创立了从脾论治肺部疾病的方剂——麦门冬汤，麦门冬汤治疗"肺胀咳逆上气"，方中除用麦门冬滋肺阴、降肺气之外，加入人参、大枣、粳米、甘草等甘温濡润之品，补益脾气，以生津液，使脾旺而生化有源，上润于肺，配合麦冬滋养肺胃之阴的功效，蕴含阳生阴长之理，从而达到补土生金的效果，有助于肺经、肺气、肺阴的恢复。此虽不是脾虚引起的肺胀咳逆，但张仲景用虚则补其母，从脾治肺，培土以生金，足见其对脾肺关系的深刻理解。

李东垣认为，"脾胃一虚，肺气先绝"，对于肺脾虚寒之证，可用甘温培土生金法，代表方如黄芪建中汤和补中益气汤及其合方。除甘温健脾益气之外，依据培土生金法之方剂的药性不同，还可分为甘平、甘凉几种。如对于肺脾同虚的气虚证，宜用甘平培土生金法；对于肺胃阴虚而有虚热之症，宜选用甘凉培土生金法。

可见，"培土生金"的内涵实际是通过调理后天之本脾胃的功能，使气血生化有源，脏腑功能得以恢复正常。"培土"的意思是"调理"，不能仅是"补益"。补脾的方法也并不仅限于补益脾气，也包括了温中健脾、调和脾胃、健脾益胃、滋养脾胃之阴等多种治法。

三、气机相关

1. 气的生成　肺主气司呼吸，吸入自然界的清气；脾主运化，将饮食物转化为水谷之精并进而化为谷气，清气与谷气在肺中汇为宗气，宗气与元气再合为一身之气。因元气由先天之精化生，而先天之精的量一般固定不变，故一身之气的盛衰，主要取决于宗气的盛衰。

脾胃运化的水谷精微，需通过肺气宣降输布全身；肺所需的营养物质，又依赖脾的运化作用以生成。脾与肺功能正常并相互协调，宗气才能不断地生成，以"走息道行呼吸，贯心脉行气血"，营养脏腑官窍与四肢百骸。《灵枢·五味》云："谷始入于胃，其精微者，先出胃之两焦，以溉五脏，别出两行营卫之道。其大气之传而不行者，积于胸中，命曰气海。出于肺，循喉咽，故呼则出，吸则入。"故有"肺为主气之枢，脾为生气之源"之说。

临床上，肺与脾任何一脏的虚弱，都会导致宗气亏虚，形成气短乏力、咳嗽咳痰、腹胀便溏等症状。正如《医方集解·补养之剂第一》所云："脾者，万物之母也，肺者，气之母也，脾胃一虚，肺气先绝。脾不健运，故饮食少思，饮食减少，则营卫无所资养。脾主肌肉，故体瘦面黄，肺主皮毛，故皮聚毛落，脾肺皆虚，故脉来细软也。"

2. 气的运行　肺主司一身之气，《医学实在易》："气通于肺脏，凡脏腑经络之气，皆肺气之所宣。"肺主气，主司一身之气的运行；同时，肺主治节，对全身的气机有调节作用。肺呼吸的节律均匀一致，各脏腑经络之气运动亦协调一致。脾位于中焦，是一身气机升降的枢纽。《素问·刺禁论》曰："肝生于左，肺藏于右，……脾为之使，胃为之市。"即人体气机的升降出入，均有赖于脾胃的转枢功能。枢纽所司，则当升者升，当降者降，以维持精微的运化与敷布及其全身的气机升降运动，因此脾胃为枢是生命活动的重要环节，同时脾胃为枢的功能活动也必须达到正常生命活动的需求。因此在气的运行方面，肺与脾共同调节，也是相互协调作用。

四、水液代谢

肺与脾在人体水液代谢方面，生理上相互协助，病理上相互影响。

肺为"水之上源"，肺气宣降以行水，使水液正常地输布与排泄；脾气运化，散精于肺，使水液正常地生成与输布，故为"水液代谢中枢"。《素问·经脉别论》曰："饮入于胃，游溢精气，上输于脾，脾气散精，上归于肺，通调水道，下输膀胱……"人体的水液通过脾胃的运化，形成"水精"，由脾气上输于肺，通过肺的宣发肃降而布散周身及下输肾和膀胱。因此，生理上肺脾两脏协调配合，相互为用，是保证津液正常输布排泄的重要环节。肺重点在调节水之道路，而脾重点在维持水之转化，两者是相辅相成的，水液正常转化也有利于水液道路的正常运行，而水液道路的通畅更有利于水液的转化。

从病理方面来讲，"脾为生痰之源，肺为贮痰之器"。若脾失健运、气不化水，则湿聚成痰，停留于肺，临床可见咳喘、痰多清稀等肺系病证；若肺气虚弱或邪气束肺，宣肃失常，内生痰湿日久也会伤及脾阳。因此在治疗中上焦痰饮病时往往脾肺同治，道理就在于此。

五、血液运行

血的运行主要赖气的推动作用。血在脉管中运行而不至逸出脉外，又是缘于气的固摄作用，所以血的正常运行，决定于气的推动作用及固摄作用之间的协调平衡。肺的朝会百脉及脾的统血功能正是两者的有机结合。肺通过朝百脉的作用，推动血液在脉管中正常运行；脾气统摄血液，可使血液在脉管内运行，而不至于出血。

六、营卫相合

《灵枢·营卫生会》曰："人受气于谷，谷入于胃，以传与肺，五脏六腑，皆以受气，其清者为营，浊者为卫。"营气与卫气的产生，与肺及脾胃有密切联系，"营出于中焦……此所受气者，泌糟粕，蒸津液，化其精微，上注于肺脉，乃化而为血……命曰营气。卫出于上焦，上焦出于胃上口，并咽以上，贯膈而布胸中"，说明了营卫之气来源于饮食水谷，营气出自中焦脾胃，卫气出自上焦肺脏。因此有"肺主卫，脾主营"一说。

生理上，脾与营属阴，肺与卫属阳，两者相互依存不可分割。《灵枢·五味》亦说："谷始入胃，其精微者，先出于胃之两焦，以灌五脏，别出两行，营卫之道。"脾胃化生之水谷精微，是营卫气血的主要物质基础。由此可见，营气与血液共行脉中，滋养全身；卫气行于脉外，温煦机体，固护肌表。营卫失和，卫气不足时，机体易于感冒，常用玉屏风散加味治疗。玉屏风散是固补卫气，预防感冒的方剂，其义即是补脾肺。正如《杂病源流犀烛·卷十二》所说，"肺主气，脾生气，故伤风虽肺病，而亦有关于脾。脾虚则肌肉不充，肺虚则六府不闭，皆风邪之所由以入也。"

第四节　肺肾相关

肺司呼吸，肾主纳气；肺为水之上源，肾为主水之脏；肺在五行属金，肾在五行属水。肺与肾之间的联系主要体现在经脉相连、金水相生、水液代谢、呼吸运动四个方面。

一、经脉相连

《灵枢·经脉》曰："肾足少阴之脉，起于小指之下……其直者，从肾上贯肝膈，入肺中，循喉咙，挟舌本"，"少阴属肾，肾上连肺"，说明肺肾两脏通过经络相联系。《难经》曰："督脉者，起于下极之俞，并于脊里，上至风府，入属于脑，上巅循额，至鼻柱，阳脉之海也。"而肺开窍于鼻，故肺肾两脏亦通

过鼻部相联系。据此，肺肾两脏经脉相连，经气互通，生理上密切配合，病理上密切相关。

二、金水相生，阴阳相资

肺在五行属金，肾在五行属水，金能生水。《素问·阴阳应象大论》曰："肺生皮毛，皮毛生肾"，何梦瑶《医碥·五脏生克说》曰："肺受脾之益，则气愈旺，化水下降，泽及百体，是为肺金生肾水"，《杂证会心录》谓："肾与肺，属子母之脏，呼吸相应，金水相生……肺属太阴……金体本燥，通肾气而子母相生。"

肺金为肾水之母，肺阴充足，下输于肾，使肾阴充盈，肾阴为诸阴之本，肾阴充盈，上滋于肺，使肺阴充足。肾阳为诸阳之本，肾阳充足，资助肺阳，推动津液输布。肺主气，即肺将自然界吸入的清气与脾胃化生的水谷精气合而为宗气，为精气的产生提供物质基础。肾主藏精，精气充足，方可使先天之精不损，后天之精充盛，使肾有所藏。

肺脏之病，或虚或实，病久多致肺气亏虚抑或肺阴不足，肾无实证，肾阴不足、肾阳亏虚均可致病。肾阳亏虚，蒸腾气化失司，肺气温化不足，是为子病及母，陈士铎在《石室秘录》中说："命门，先天之火也，肺得命门而治节，无不借助命门之火而温养之。"肾阳虚衰，无力温助肺阳，肺阳亦虚，宣发无力，津液不能四布，停聚肺中为痰为饮，壅塞气道，如陈修园《医学从众录》中所指："痰之本，水也，源于肾；痰之行，气也，贮于肺。"老年久病咳喘病证，常为肺肾阳虚，临床治疗咳喘、痰饮病证时，多温补肺肾之阳，肺肾同治，以期饮化喘平，即所谓的"母能令子壮，子能令母实"。肺燥阴虚，肺津不能下养肾阴，金不生水，母病及子，肾阴匮乏，肾津不能上滋肺阴，而致肺阴不足，或致虚火灼肺，《医医偶录》所曰："肺气之衰旺，全恃肾水充足，不使虚火炼金，则长保清宁之体。"

三、水液代谢

"肺为水之上源，肾为水之下源"，肺肾二脏相互依托，共同完成水液代谢。

肺主行水，肺气宣发，向上向外布散津液；肺气肃降，向下输送津液至肾，并将代谢后的浊液下输膀胱。肾本身就是一个水脏，对水液有直接蒸化作用，且对整个水液代谢过程中的各个器官都有调节、推动、促进作用。水液代谢过程中，由人体从外界摄入到胃、大肠、小肠的水液，经脾气的转输，上行于肺，经肺气的宣发，清者布散周身，浊者由肺气的肃降作用下输至肾与膀胱。同时，肺的宣发肃降和通调水道，有赖于肾阳的推动作用；反之，肾的主水功能，亦有赖于肺的宣发肃降和通调水道。此外，肾与膀胱相表里，主小便；肺在体合皮，其华在毛，为水之上源，两者分别通过小便与汗液共同完成体内水液的排泄。肺肾两脏的功能正常，相互配合，是保持水液代谢平衡的重要条件之一。

病理上，肺肾功能失调，水液输布排泄障碍，聚水而成内湿之邪，可致水肿、痰饮等疾病的发生，如《素问·水热穴论》论水肿曰："其本在肾，其末在肺，皆积水也"，张介宾《景岳全书·肿胀》云："其本在肾，……其标在肺。"临床对水液代谢障碍出现的水肿、痰饮等病证，在上宣肺利水，提壶揭盖，即《内经》"开鬼门"之法，《医学源流论》所说"开上源以利下流"，在下温补肾阳，滋补肾阴，填补肾气，肺肾同治，以求水道通调。

同时，肺肾水液输布排泄障碍，产生的痰饮水湿之邪也会上犯于肺，导致肺失肃降，出现一系列咳痰喘之证，《景岳全书》中言："夫痰即水也，其本在肾，其标在脾"，"治痰者，必当温脾强肾，以治痰之本，使根本渐充，则痰将不治而自去矣"。由此可知，痰的形成与肾关系密切，治痰若只专注于肺脾，则难除痰之根，故治当肺肾同治。如寒痰所患，则息迟而气微，痰量多，涎如清水，此治以补肾阳之药，再辅补肺气之品使肾气足，由此温阳纳气，痰必自降；痰热内阻，则息数气粗而喘急，痰黏色黄，此当清金化痰，辅以滋肾阴之味润金，使痰祛而肺不燥。

四、呼吸运动

肺主气司呼吸，肾主纳气，两者共同完成呼吸运动。

肺主呼吸之气，是指通过肺气的宣发与肃降运动，吸清排浊，实现机体与外界环境之间的气体交换。肾主纳气，是指肾气摄纳肺所吸入的清气，保持吸气的深度，防止呼吸表浅。肺司呼吸，依赖肺的肃降功能，但要维持吸气的深度，还须依赖肾气的摄纳。从人体脏腑气机升降理论来说，位于上者，以下降为顺，位于下者，以上升为和，肺居上焦，其气清肃，下降于肾，肾居下焦，其气升腾，上济于肺，摄纳、潜藏肺所肃降之气，肺肾两脏，气机和调，升降相因，呼吸乃作也。故而《类证治裁·喘证》云："肺为气之主，肾为气之根，肺主出气，肾主纳气，阴阳相交，呼吸乃和"，《医宗必读》则认为："肾为脏腑之本，十二脉之本，呼吸之本。"

病理上肺肾互相影响，肾气亏虚，摄纳无权，不能潜藏肺所吸入的清气；外邪犯肺，肺失肃降，久伤肾气，肾不纳气，都可导致呼吸表浅、气短喘促、呼多吸少等表现，赵献可《医贯》认为："真元耗损，喘出于肾气之上奔，平日若无病，但觉气喘，非气喘也，乃气不归元也"，王肯堂在《证治准绳》中亦云："肺虚则少气而喘，若久病仍迁延不愈，由肺及肾，则肺肾俱虚。或劳欲伤肾，精气内夺，根本不固，皆使气失摄纳，出多入少，逆气上奔而发喘。"临床治疗肺胀、喘证等肺系疾病时，肺肾同治，疗效显著。

第五节　肺胃相关

肺与胃两者仅一薄横膈膜之距，肺位膈上，胃居膈下，喉咙既是呼吸之气出入肺之门户，又是饮食入胃必经之道，"喉咙者，气之所以上下者"，外邪可循喉咙同时入侵肺胃两脏，不仅如此，与胃相连之食管也居胸中，与肺系相邻。因此，肺胃之间关系密切。

一、经络相关

肺胃一膜相隔，经络相连，手太阴肺经之脉"起于中焦，下络大肠，还循胃口，上膈属肺"，"中焦亦并于胃中"。《灵枢·营卫生会》云："足阳明胃经起于鼻，……循喉咙，……入缺盆，下膈属胃"，《灵枢·脉度》云："肺气通于鼻"，由此可见，肺胃不仅在解剖位置上密切相关，而且通过经络相互关联。《素问·咳论》在谈到咳嗽时说："其寒饮食入胃，从肺脉上至于肺，则肺寒，肺寒则外内合邪，因而客之，则为肺咳。"即吃了寒冷的饮食，寒气在胃循肺脉上行于肺，肺亦因此而受寒。《素问·平人气象论》指出："胃之大络，名曰虚里，贯隔络肺，出于左乳下，其动应衣，脉宗气也"，这种"虚里"的特殊诊法，也说明肺胃一脉贯通。

二、母子相生

从五行角度来讲，胃属土，肺属金，两者为母子关系，纳布相助，阴液互滋。肺胃均有喜润恶燥之特性，肺为娇脏，其体清虚，性喜清润，可宣散津液，润泽和滋养各个组织器官。胃主受纳水谷，喜润恶燥。《临证指南医案》认为"阳明燥土得阴始安……胃喜柔润"，胃润是胃中的饮食得以腐熟、通降的必要条件。

生理状态下，胃之水谷精微通过脾之散精作用而至于肺，肺始得水精滋润，其又通过宣降把精微气血散布至胃，胃始得精微滋养。两者互相维系，密不可分。

病理状态下肺燥不能将津液宣降至胃而致胃伤；胃热也可上灼肺金，胃燥使源泉干涸，致肺无以受气，临证若见喉痛唇干、口热如烧或作干呕是肺胃同病，由胃火炽盛、灼伤肺阴所致。

三、气血化生

天地之气通肺胃，气味相合生气血。天地之气通过口鼻进入人体，首先入肺胃，经肺胃共同作用才能化生有形之气血。《素问·经脉别论》云："饮入于胃，游溢精气，上输于脾，脾气散精，上归于肺，通调水道，下输膀胱。"《灵枢·营卫生会》云："中焦亦并胃中，出上焦之后，此所受气者，泌糟粕，蒸津液，化其精微，上注于肺脉，乃化而为血，以奉生身"，《灵枢·营气》言："营气之道，内谷为宝，谷入于胃，乃传于肺，流溢于中，布散于外，精专者行于经隧……"《灵枢·动输》言："胃为五脏六腑之海，其清气上注于肺，肺气从太阳而行之……"可见后天精气的滋养是人体生长发育的基本条件，肺与胃缺一不可，胃化精微为生气之源，肺主宣发为气之主，气血化生与肺胃相关。

肺胃病变常导致气血衰少或失常，如后天饮食失调、劳倦太过、思虑不解，则伤脾胃，或肺气不利，治节失常，气病及血，使气血化源不足，导致气虚血亏，机体失养。例如，脾胃虚弱，母不生子，肺金易感邪受病。《脾胃论·脾胃盛衰论》中说："肺金受邪，由脾胃虚弱不能生肺，乃所生受病也。"肺主皮毛，主宣发卫气，然而"胃为卫之源"，"卫出中焦"，若脾胃虚弱，可引起卫外功能低下，易受外邪侵袭，故凡卫外不固，不仅是肺气虚弱，而且每缘于化源之胃气先虚。

四、水液代谢

肺胃两脏在体内水液代谢之中起到重要的作用。《素问·经脉别论》云："饮入于胃，游溢精气，上输于脾，脾气散精，上归于肺，通调水道，下输膀胱。"肺主肃降，通调水道；胃主受纳，化生津液，两者又共同主司津液的生成与输布，然痰湿的形成，多因气与水湿。胃为化源，肺主布津，若胃能和降而不上逆，肺气自可通调肃降水津；反之，胃失和降，则肺不布津，必致水湿停滞胃中而为痰为饮，复可上逆壅肺而为咳变，故陈修园云："盖胃中水谷之气，不能如雾上蒸于肺而转输诸脏，只是留积胃中，随热气而化为痰，随寒气而化为饮，而胃中既为痰饮所滞，而输肺之气亦必不清而为诸咳之患矣。"

五、肺胃同降

肺胃以和降为顺。从气机升降角度来分析，肺主肃降，胃主通降，同主降气，"降"为肺气、胃气运行形式和方向的共同性，参与维系人体脏腑气机升降出入相对平衡的状态。肺与胃相助为用，肺主气，其肃降为胃之通降之基础；而胃之通降也是肺之肃降之必要条件。肺欲收，胃喜降。虽然肺司宣降，宣降相因，但肺气通于金，以收敛为务，以肃降为主。胃为六腑之一，"六腑者，传化物而不藏"，其气主降，以通为用，胃气和顺通降。两者的相互协助是全身气机调畅的重要方面，肺气下行可助胃气和降通顺，传送糟粕；胃气和顺通降，可以助肺气下行，黄元御《素灵微蕴》中言："胃降则肺气亦降，故辛金不逆。"肺又与大肠相表里，大肠主传送糟粕，胃气下降，助大肠传导糟粕，大便排出是胃气降浊的延续。相反，肺清肃下降可助胃之谷浊下行以助消化吸收，"魄门亦为五脏使"，大便通调则有利于胃气和肺气的肃降。

肺胃的相互协助又是全身气机调畅的重要方面，肺降能防肝升太过克伐胃土；胃降助脾升清，气机枢转灵活，肺宣降道路畅通无阻，整个机体浑然一体，和谐共济，胃有降才有入，肺有降才能宣，肺胃相协，排泄糟粕，调畅气机促进代谢保证生命活动的正常进行。

肺胃之气的下降在生理状态下相互协调，病态时又能互为其害。如肺失肃降，则腑气不通，胃纳呆滞，出现脘腹胀痛、便秘等症；若胃失和降，气机不畅，可致肺气上逆而见喘促、胸满等症，临床上常见到嗳气、呕吐、泛酸的患者伴有咳喘等肺部症状。

第六节　肺与大肠相关

《华佗神方》一书中华佗治咳嗽要诀，孙思邈评注："肺与大肠相表里，肺疾则大肠之力不足，故便不畅，或便后失力，上无感，下不应也。若大肠过疾，则肺之鼓动力受阻，故气常不舒，或增咳嗽。干不强，枝亦弱也。先生治咳嗽，而用吐剂，知其化脏毒，侵于腠理耳。视若甚奇，实则无奇也。"第一次明确提出了"肺与大肠相表里"的说法。

肺与大肠相表里，即肺与大肠是通过经脉的络属而构成表里关系，肺气的肃降，有助于大肠传导功能的发挥；大肠传导功能正常，则有助于肺的肃降。两者的相关性主要表现在以下几个方面。

一、经络相关

"肺与大肠相表里"源于《灵枢·本输》云："肺合大肠，大肠者，传导之府"，"肺手太阴之脉，起于中焦，下络大肠，还循胃口，上膈属肺……其支者，以腕后直出次指内廉，出其端"，又曰："大肠手阳明之脉，起于大指次指之端……下入缺盆，络肺，下膈，属大肠。"从条文中可以看出，手太阴与手阳明的经脉表里相通，互相络属，这是"肺与大肠相表里"关系的内在属性之一和实现表里关系的沟通基础。肺与大肠之间还通过络脉、经别、六合关系加强相互体表、体内关系以及循环路径上表里相贯。

同时在《内经》中也认识到肺与大肠病理上的传变。如肺病及肠的传变，在《素问·咳论》中有"肺咳不已，则大肠受之，大肠咳状，咳而遗矢"，说明肺病久之则邪沿经下行，影响大肠的传导之功，开合失司，出现遗矢等症，肺病及肠。再如《素问·皮部论》曰："是故百病之始生也，必先于皮毛，邪中之则腠理开，开则入客于络脉，留而不去，传入于经，留而不去，传入于腑，廪于肠胃。"说明外邪袭表，由皮毛腠理、络脉、经脉进而影响肠胃的病变过程。

二、通调气机

"肺者，相傅之官，治节出焉。"肺气宣降正常则有助大肠传导有节。一方面，肺气肃降，通调气机，下助大肠传导糟粕。正如唐容川《医经精义·脏腑之官》所说："大肠之所以能传导者，以其为肺之腑。肺气下达，故能传导。"另一方面，肺气肃降，通调津液到大肠，使大肠润而不燥，以利传导糟粕，故唐容川又说："肺气传输大肠，通调津液，而主制节，制节下行，则气顺而息安……大便调。"

若肺气虚而无力推动，则肺气壅遏肃降不能，可使大肠传导迟缓，而引起排便困难，正如《妇人大全良方·卷八》说："肺主气，肺气不降，则大肠不能传送。"若痰热闭肺，不能通调津液于大肠，则招致肠燥腑气不通，引起便秘，正如《石室秘录·卷三》说："大便闭结者，人以为大肠燥甚，谁知是肺气燥乎？肺燥则清肃之气不能行于大肠，而肾经之水仅足自顾，又何能旁流以润溪涧哉。"若肺热移于大肠而使大肠传导功能失职，则可引起泻利，故《医经精义·卷上》说："大肠痢证，发于秋金之时，亦是肺金遗热于大肠。"

"大肠者，传导之官，变化出焉。"大肠是传化糟粕之腑，大肠传导正常，腑气通畅，气机调顺，启闭有度，则有助于肺的宣降。正如《医精经义·上卷》所说："肺合大肠，大肠者，传导之腑……谓传导肺气，使不逆也。"《医旨绪余·下卷》亦说："肺色白，故大肠为白肠，主传送浊秽之气下行，而不使上干于心肺，所谓传泻行道之腑也。"

若大肠传导障碍，积滞不通，糟粕内阻，也会使肺失于宣降，如阳明腑实，燥屎内结，腑气不通，气机上逆，则可影响肺主宣降，出现便秘腹满而喘咳等证。《灵枢·四时气》说："腹中肠鸣，气上冲胸，喘不能久立，邪在大肠。"对于邪热壅盛的肺病采用所谓"釜底抽薪""引热下行"之法，既给邪气以出路，又通畅腑气，从而恢复肺的正常肃降。《伤寒论》说"阳明病，……短气，腹满而喘，……手足濈然汗出者，此大便已硬也，大承气汤主之。"因实热壅结于里，腑气不通，影响气机，不得通降，故见短气、腹满而喘，治宜攻下，荡涤大肠，使腑气通则肺气降，肺气降则喘息平。

三、水液代谢

肺主通调水道，为"水之上源"，大肠主津，为传导之官，两者在机体津液代谢方面相辅相成。

大肠主津，指的是大肠通过对水分的重新吸收、参与机体水液代谢的功能。机体津液代谢的正常的运行离不开肺与大肠的相互配合。肺与大肠在机体津液代谢方面生理上相辅相成，病理上相互影响。肺主宣发与肃降，输布津液于下以濡润肠道，保证机体水液代谢的正常进行；大肠主津，濡养肠道以通畅腑气，有益于肺气之肃降和通调水道功能的正常发挥。

病理上，肺主通调水道的功能受损，进而肺病及肠，导致大肠传导功能出现障碍，临床上出现便秘或腹泻等胃肠道症状；大肠主津的功能异常，水液代谢失衡，肠燥津亏，腑气不通，进而肠病及腑，影响肺气的肃降功能，导致临床上出现咳嗽、喘憋、胸闷等肺系症状。《金匮要略》中将"水走肠间，沥沥有声"者谓之"痰饮"。肺与大肠相表里，经脉互相络属，"肠间水气不行于下，以致肺气郁于上"，故易发胸闷、咳喘等肺系症状，这属于津液代谢失常肠病及肺的表现。大肠主津功能失常，肠中水气逆于心肺，出现心悸、咳喘、胸闷等"水凌心肺"之证。临床治疗上以荡涤水饮，利水泻肺为法。

此外，临床上从表现于外的皮肤的症状可推测内在大肠疾病的病理性质。如皮肤干燥者多伴大便干燥的症状，这是由于大肠津枯，不能输布于肺，皮肤不得液之濡养，津亏化燥而出现皮肤干燥、干咳等临床表现。

四、阴阳相合

阴阳是对相互关联的事物或者现象对立的双方属性的概括。有学者从阴阳角度阐释肺与大肠之间的对立统一关系，这也是肺与大肠阴阳运动性的体现。

肺与大肠的阴阳关系主要体现在以下两个方面：第一，从脏腑的解剖形态与功能特点而言，肺为脏属阴，大肠为腑属阳。第二，肺与大肠的经脉相互络属，循行位置内外相对。两者经脉相互络属，同时通过经别、络脉加强阴阳两经的联系。经络是循行血气的通道，肺与大肠阴阳两经相互络属以行气血，共同维持人体内气血阴阳的顺畅循行。可见，肺与大肠阴阳互助，相合而为用。

五、共司排浊

肺为水之上源，排泄汗液，通过宣发，调控腠理开合，使津液敷布于体表，调节汗液的排泄。同时，肺和尿液排泄有关，因为腠理开闭、汗液排泄由肺调控。肺气肃降，将水液下输至膀胱，经肾的气化与膀胱的转输作用，形成尿液而排出体外。此外，肺呼出浊气，清除肺及呼吸道中的痰浊等异物，浊气或从口鼻而出，或由皮毛而出，从而维持呼吸道的洁净，有助肺司呼吸。

肺与大肠同气，气化相通。肺呼出浊气，大肠排出矢气。大肠通过矢气，将体内的废气排出。同时，大肠将糟粕传至魄门而排出。大肠将肺气下输的水液重吸收，保持机体的水液平衡，通过粪便排出部分水液。因此，肺主行水功能正常，有助于大肠主津。肺津能够下行滋润大肠，利于粪便的通行。

可见，肺与大肠均能清除人体的废物，体现了"清空"的特性，通过共同排浊，保持人体的洁净，也是"金曰从革"的具体体现。

第七节　肺与膀胱相关

肺与膀胱相通出自《医学入门·脏腑总论》，书引《脏腑疏凿论》云："肺与膀胱相通，肺病宜清利膀胱水，后用分清利浊，膀胱病宜清肺气为主，兼用吐法。"肺与膀胱的关系甚为重要，一为太阴，一为太阳，一脏一腑，经属不同，但关系密切，现浅议如下。

一、经气相通

肺属于手太阴经脉，膀胱属于足太阳经脉，其气行于脉外，由肺布散于全身，太阳膀胱经气，经一身营卫行体表，所以膀胱经气能助肺通行卫气于体表，肺与膀胱在布卫输津、宣气行水、抵御外邪等生理作用方面紧密相连、相互配合。在病理上，两者也相互关联，早在《灵枢·经脉》中论手太阴肺经病变时就指出："气盛有余则肩背痛，风寒汗出，中风，小便数而欠，气虚则肩背痛寒，少气不足以息，溺色变。"肩背为膀胱经所过，小便频而欠，溺色变都是膀胱病证，可见肺经有病可影响膀胱经。

二、津液代谢

肺与膀胱，在生理上密切相关，其主要表现在肺与膀胱相连，共同维护人体正常的津液代谢。

《素问·经脉别论》云："饮入于胃，游溢精气，上输于脾，脾气散精，上归于肺，通调水道，下输膀胱，水精四布，五经并行"，正充分说明了肺与膀胱在津液代谢中的重要性。肺主通调水道，水液由肺下输膀胱，膀胱经过气化作用，将其中的废物以尿的形式排出体外。膀胱的气化功能正常，有赖于肺主治节功能的正常。肺主气，为诸气之主司，总司人体的气化功能，肺正常地宣发和肃降，水液才能正常地下输膀胱，膀胱气化功能得以正常发挥。同样，膀胱气化功能的正常，由肺下输膀胱的津液得以正常下达，水液运行畅通，若膀胱功能失职，水液停留下焦，则水气上逆影响肺气的肃降功能。肺与膀胱相通，是以气为媒介，以三焦为道路而相关联的。清代唐容川《医经精义》云："肺主通调水道，下输膀胱，其路道全在三焦油膜之中。"这里所指的"三焦油膜"，正是肺与膀胱气化相通之路也。

如果肺主治节失常，膀胱气化则不利，津液排泄就会异常。如肺气失于宣发或肃降，肺气郁闭则膀胱气化无权，而为尿闭、遗溺，或水肿，若肺为邪热所伤，热盛伤津耗液，肺金燥热，金不生水，不能下输水液于膀胱，则膀胱气化无源，同样可致津液排泄之异常。抑若肺气虚弱，不能主司诸气则膀胱气化无力，致使津液输布排泄功能异常。李东垣对此认识颇为精当，其云："如小便遗失者，肺气虚也，宜安卧养气，禁劳役，以黄芪、人参之类补之。"尤在泾亦同此识，在《金匮翼·小便不禁》云："有肺脾气虚不能约束水道而病，为不禁者，宜补中益气汤为属。"因肺中虚寒而致遗尿者，《金匮要略·肺痿肺痈咳嗽上气》曰："肺痿吐涎沫而不咳者，其人不渴，必遗尿，小便数，所以然者，以上虚不能制下故也。此为肺中冷。"治宜温肺复气，可选甘草干姜汤加减。肺阴亏虚，小便短涩，《血证论·脏腑病机论》曰："肺中常有津液润养其金，故金清火伏。若津液伤……水源不清而小便涩。"肺中津液匮乏，化源不足，无液输布于下，小便生成减少，则小便短涩。症见小便短涩不畅，形体消瘦，面色潮红，干咳少痰，舌干红，脉细数，治宜滋阴润肺，可选沙参麦冬汤或百合固金汤加减。《医述·卷九》曰："热在上焦气分，便闭而渴，乃肺中伏热不能生水，膀胱绝其化源，宜用淡渗之药，泻火清金，滋水之化源。"故宜清肺热，利水道。亦有因邪气闭肺，肺失宣降所致癃闭，可用"提壶揭盖"法，或催吐，或取嚏而获效。《丹溪治法心要》亦云："气虚、血虚、实热、有痰，吐之以提其气，气生则水自降下，盖气承载其水也。"

　　膀胱气化不利，亦可导致肺主治节功能的失常。膀胱本为"州都之官"，气化正常，则水液之排泄正常而下源通利，下源通利则上源为之正常；膀胱气化功能失常，下源不利，则肺之通调水道功能亦因之而失常，肺失治节。近贤秦伯未说："膀胱不利，则肺气不达"，正是对膀胱气化不利影响至肺的精妙概括。

三、气机升降出入的关系

　　根据脏腑经络的升降学说，肺与膀胱同主降，肺气降，则能通调水道，下输膀胱；膀胱之气下降，则能保持小便通利。若肺气不降，则膀胱气阻而为癃闭，因"肺为上焦，膀胱为下焦，上焦闭则下焦塞"（《名医类案·淋闭门》）。若膀胱气阻，则肺气逆，而出现咳喘气急之症，《景岳全书·癃闭》明确指出："小便不通是癃闭，此最危最急症也……再入上焦则为喘。"

第八节　肺与小肠相关

　　肺主气，司呼吸，有通调水道，下输膀胱的功能，可调节气之升降出入，如肺气不降，通调失利，则可导致肠道气机失调，小肠传送转化功能失常的病机改变，出现腹胀满闷、大便不畅等临床症状。反之，小肠气滞，也可导致肺气不降，宣肃失司，出现肺气上逆、咳嗽等症状。

　　《素问·咳论》谓："五脏六腑皆令人咳，非独肺也。"可见，五脏六腑的病变发展皆能导致肺之气机失调而引起咳嗽。《素问·咳论》又谓："心咳之状，咳则心痛，喉中介介如梗状，甚则咽肿喉痹……五脏之久咳，乃移于六腑……心咳不已，则小肠受之，小肠咳状，咳而失气，气与咳俱失。"如久久不愈，病邪就会循经络内传于小肠，引起小肠气机紊乱，传化失司，转化精微的功能失调，精微不足，气血津液之散布亦减少，则出现咳嗽。

第九节　肺脑相关

论述肺和脑的文献并不多，但是临床上肺病及脑或者脑病及肺者却并不少见，肺与脑的关系其实是紧密相连的，小议如下。

一、肺脑经络相通

《灵枢·经别》曰："手太阴之正，别入渊腋少阴之前，入走肺，散之大肠，上入缺盆，循喉咙，复合阳明。"清楚地说明手太阴肺经的经别在喉咙沿着手阳明大肠头面，这就使得手太阴肺经经气与脑相通。《灵枢·经脉》在论及手少阴心之脉时说："其支者：从心系，上夹咽，系目系。其直者，复从心系，却上肺。"这里手少阴心经"系目系"，与脑相连，同时手少阴心经"复从心系，却上肺"使得心肺气血相通，从而手太阴肺经通过手少阴心经和脑相通。在论及足少阴肾经时说："其直者，从肾上贯肝膈，入肺中，循喉咙，挟舌本。"足少阴肾经"挟舌本"上了头，同时又"入肺中"与手太阴肺经脉相通，这也说明手太阴肺经通过足少阴肾经与脑间接地相通。在论及足厥阴肝经时说"与督脉会于巅""其支者：复从肝别贯膈，上注肺"，这里足厥阴肝经在肺脑之间建起了联系的桥梁。

以上的经脉循行都直接或者间接地加强了肺和脑之间的联系。需要说明的是，五脏六腑之精气都上头面以奉养元神，强调了脑的主宰地位，而诸多经脉与肺相连，也突出了肺作为"相傅之官"的重要性。

二、肺脑生理相连

1. 肺主一身之气，气是神明活动的基础　全身的气由肺吸入的自然之气、脾胃运化的水谷之气、肾元真之气组成，但是人身主要靠肺的呼吸之气。《素问·六节藏象论》说："肺者，气之本，魂之处也。"《素问·五脏生成》说："诸气者，皆属于肺。"都清楚地说明了肺在人体气的生成方面的决定性作用。脑作为神明之主宰，更是依赖气的温煦、濡养、推动来维持自己的生理活动。气足则神旺，气闭或气脱则神亡。

2. 肺朝百脉，脉中气血奉养脑中元神　经脉中的气血在濡养全身生命活动的过程中其所含的营养精微物质是逐渐减少的，所以必须进行气体交换以呼浊吸清，吐故纳新，也必须吸收脾胃转输的水谷精微物质才能继续濡养生命活动。《素问·经脉别论》说："脉气流经，经气归于肺，肺朝百脉，输精于皮毛"；"饮入于胃，游溢精气，上输于脾，脾气散精，上归于肺；通调水道，下输膀胱"。这些经文表明肺不仅是气体交换的场所，也是水谷精微物质交换的场所。经过物质交换的经脉气血濡养着全身脏腑器官，也濡养着精明之府的脑及其功能。

3. 肺藏魄，属于脑中元神　《内经》认为，精神活动的产生是以五脏的功能活动为基础的，故将其分而为五，其存在及其功能活动从属于五脏。但是人的精神、意识、感觉、认知运动，虽然在脏腑方面各有所主，其最根本控制中枢是在脑。脑为精神意识和思维活动的枢纽，所以神、魂、魄、意、志都统摄于脑中元神的范围。

4. 脑总司脏腑神机，调控着肺的生理活动　五脏六腑各有所司，而人体生理活动的正常进行只有在各脏腑有机协调之下才能完成，而控制和协调各脏腑使之有序化和谐化以达到人体正常状态的器官就是脑。清代吴谦在《医宗金鉴》中云："头为诸阳之首，位居至高，内涵脑髓，脑为元神之府，以统全身者也。"这说明人的五脏六腑的生理活动受着元神的调控。所以肺的生理功能也离不开元神的控制和协调。脑神机失用则肺主气司呼吸、朝百脉等功能不能正常进行。

三、肺脑病理相关

温热邪气侵犯上焦时，如果温邪过于亢盛，就可以从肺直接传至心包，如春温、风温等。叶天士《温热论》里说："温邪上受，首先犯肺，逆传心包。"描述的就是温邪侵犯肺卫后，不顺传阳明气分，直陷心包出现的高热、神昏、谵语、肢厥、舌绛等由肺直接伤及心窍、脑窍的临床表现。

肺脏慢性疾患时肺的气血阴阳俱虚，痰浊、瘀血、水饮等毒物丛生，导致肺气膨满不能敛降，变证丛生，从而出现咳、喘、痰、满、发绀、心悸、气短、肿、神昏、谵语等。如肺胀病后期阶段，出现神昏谵妄、撮空理线就是典型的由肺演变至脑的病变。中风急症患者常在神志改变的基础之上伴有痰涎壅盛，呼吸表浅而急促，或者呼吸深长而鼾声如雷、口唇发绀等，最后往往就是由于呼吸和心跳停止而死亡。这种情况下，西医在抢救过程中常常行气管切开术或呼吸机辅助呼吸，其中，吸痰是一个重要而常规的环节。这是脑之元神受蒙神机失用危及肺的典型表现。脑之元神受蒙会影响到肺的诸多功能：影响到肺的主气司呼吸功能就出现呼吸的深度和节律的改变，同时也影响了肺的清肃功能而出现痰浊内生，喉中痰鸣，痰涎壅盛；影响到肺朝百脉、通调水道的功能就会导致气体交换和营养物质的交换不能正常进行，产生了痰浊、水饮、瘀血等病理产物。一方面这些病理产物是脑病影响了肺功能的结果，另一方面痰浊、水饮、瘀血等作为病理因素又影响到脑、心和其他脏腑的功能，更进一步加重了心、脑的损害，导致病人身体全面衰竭，迅速危及生命。

第一部分 中医论肺

参考文献

［1］衡先培，马丽.金水相生学说浅析［J］.河南中医，1998，18（1）：17-18，20，64.

［2］秦玉龙."肺为娇脏"探析［J］.浙江中医杂志，1999，34（6）：27-28.

［3］王景明，张振勇.对"肺朝百脉"的再认识［J］.云南中医学院学报，2000，23（2）：7-9.

［4］贺绍文，上官建辉.中医论"肺"的解剖生理[A].中国中西医结合学会基础理论研究专业委员会.全国中医藏象研究创新思路学术研讨会论文汇编[C].全国中医藏象研究创新思路学术研讨会，2001：1.

［5］郑杨，林琳，张静.心肺相关理论探讨［J］.辽宁中医学院学报，2002，4（2）：84-85.

［6］段延萍，周杰，高连印.肺胃相关论探析［J］.陕西中医，2003，24（12）：1104-1106.

［7］胡剑北.中医肺脏实体研究［J］.中医文献杂志，2005，23（2）：26-28.

［8］张光霁.论十二经脉气血运行始自手太阴肺经［J］.中华中医药杂志，2006，21（12）：717-718.

［9］李磊."肺与大肠相表里"理论的临床意义研究［D］.南京中医药大学，2007.

［10］杨文思."肺主皮毛"理论的文献研究［D］.北京中医药大学，2008.

［11］杨文思，蒋燕，刘红艳，等.《内经》"肺主皮毛"的理论探奥[A].中华中医药学会.中华中医药学会第九届内经学术研讨会论文集[C].中华中医药学会第九届内经学术研讨会，2008：6.

［12］徐巍华."肺应秋"适应性调控机制的理论和实验研究［D］.北京中医药大学，2008.

［13］李耀辉，姜良铎.肺脑相关论［J］.北京中医药大学学报，2008，31（7）：443-444.

〔14〕陈冠达.中医肺脏功能的理论及其与脏腑的相关性研究〔D〕.湖北中医学院，2009.

〔15〕王晓.中医肝肺关系的相关性研究〔D〕.山东中医药大学，2009.

〔16〕王颖.中医脾肺相关的理论研究〔D〕.福建中医学院，2009.

〔17〕彭世桥.膀胱不约从肺论治探讨〔J〕.世界中西医结合杂志，2009，4（7）：531-532.

〔18〕赵艳华，徐坤福.从肝肺相关论治肺系疾病〔J〕.光明中医，2011，26（7）：1486-1487.

〔19〕李斌，王飞，葛玉霞，等.肺胃相关理论及其临床应用〔J〕.河南中医，2012，32（3）：276-278.

〔20〕王婕琼，王传博，李泽庚.肺主悲忧探讨〔J〕.中医研究，2013，26（10）：1-2.

〔21〕张伟，张晓蕾.浅谈悲（忧）伤肺〔J〕.中医药学报，2013，41（1）：4-6.

〔22〕赵敏，周艳艳，陈会敏，等."肺肾相关"的理论探讨〔J〕.湖北中医药大学学报，2013，15（6）：38-39.

〔23〕孟庆岩，张庆祥.肺藏魄相关问题探讨〔J〕.山东中医药大学学报，2014，38（4）：311-312.

〔24〕孟庆岩.基于"肺与大肠相表里"古代文献数据库的津液相关理论的研究〔D〕.山东中医药大学，2014.

〔25〕李小娟，窦钊."金水相生法"治疗呼吸系统疾病的研究进展〔J〕.继续医学教育，2014，28（4）：73-75.

〔26〕刘佳羽，陈震霖，李绍林.肺为娇脏研究评析〔J〕.环球中医药，2015，8（7）：817-819.

〔27〕方莉，王传博，王婕琼，等.肺朝百脉主治节理论研究评述〔J〕.中国中医基础医学杂志，2016，22（2）：149-151，164.

〔28〕杨振霖.悲（忧）伤肺理论的古代医案整理研究〔D〕.云南中医学院，2016.

〔29〕文钢，乌云木其尔，魏小东.肺藏魄理论刍议〔J〕.世界最新医学信息文摘，2016，16（47）：195.

〔30〕孙宇鹏，张伟.从"肺脑相关"论治慢性阻塞性肺疾病合并认知障碍

〔J〕.中医药信息，2016，33（2）：24-26.

〔31〕刘玉金，贾振华.心肺相关源流探析〔J〕.中国中医基础医学杂志，2017，23（6）：741-743，753.

肺 热 论

第三章 《内经》热病学

第一节 《内经》热病要览

一、热病概念与分类

1. 热病概念分析 "热病"一词见于《素问·热论》《灵枢·热病》等篇。《内经》将由外邪引起的,以发病急、传变快、热象明显、病程较短为特征的一类疾病,通以"热病"称之。谓之热病,是以症状特点来命名,因为发热是外感病的共同特征和主要症状,故泛称外感病为"热病",又叫"外感热病"。

从诸多方面分析,"热病"应属于病名概念。原因有三:其一,《素问》和《灵枢》都有以"热病"命名的篇章,可知热病是一个专题;其二,《素问·热论》明确指出"今夫热病者,皆伤寒之类也",表明伤寒是热病的一种存在形式;其三,《素问·热论》《素问·刺热》《素问·评热病论》《灵枢·热病》诸篇所论述的病证均为热证,又多冠以"热病"字样,可知热病是以病证性质属热而得名,字面意义与其内涵相一致,故谓热病乃病名概念。

从《内经》十数篇热病的篇章来看,各篇所论之病虽各有特点,其称谓或曰热病,或曰伤寒,或曰温病(病温),或曰病暑,但其外感外热则一。热病之名显然是取自疾病有明显的热象,"热病"实可包罗不同名称的多种发热疾病,堪为外感发热疾病的总称。《内经》中的各种热病皆有发病急、传变快和病程短的特点,又有别于内伤发热之证。由此推及,一些篇章所载的疟、肠澼、痉、病风、风热病、湿热病等,也当属于热病的范畴。也就是说,热病是伤寒、温病、暑病、风热病、湿热病、疟、痢、肠澼、痉病、病风、发黄及疫病的总称。

2. 热病名"伤寒"之辨 伤寒一词,首见于《内经》。《素问·热论》曰:

"今夫热病者，皆伤寒之类也。"明确指出一切外感热病，皆属于伤寒的范畴。《内经》将外感热病命名为伤寒，是从病因角度而言。对伤寒病因的认识，历代注家分歧甚大，可概括为以下两种。

（1）病因是指寒邪。如杨上善《太素·卷二十五·热病决》注"斯之热病，本因受寒伤多，亦为寒气所伤，得此热病，以本为名，故称此热病，伤寒类也"。明确指出，伤寒是由于伤于寒邪引起的外感性热病。

（2）病因是包括寒邪的四时邪气。如王冰补注《黄帝内经·素问》说："寒者冬气也，冬时严寒，万类深藏，君子固密，则不伤于寒，触冒之者乃名伤寒。其伤于四时之气皆能为病，以伤寒为毒者，最乘杀厉之气，中而即病，名曰伤寒，不即病者，寒毒藏于肌肤，至夏至前变为温病，夏至后变为热病。然其发热，皆为伤寒致之，故曰热病者伤寒之类也"。认为伤寒是伤于四时邪气引起的外感性热病，而四时邪气中以寒邪为毒，最乘杀厉之气。张志聪《素问集注》又注"盖论外因之热病也，太阳之气主表，阳明之气主肌，凡外淫之邪，始伤表阳，皆得阳气以化热。"故曰："凡热病者，皆伤寒之类也"。张琦《素问释义》曰："热病即温病，冬不藏精，热自内发，复感春时风露之邪而成，与伤寒之所因不同，故曰伤寒之类也。"

考究外感热病取名"伤寒"的理由，一是人体感受寒邪则发热，即"人之伤于寒也，则为病热"，因而从病因名"伤寒"，从症状名"热病"；二是太阳为寒水之经，六经之藩篱，统摄人身营卫，外邪伤人，太阳寒水之经首当其冲，若从病位外感病可名"伤寒"；三是外感发热性疾病之因为六淫邪气，用寒邪代称六淫诸邪则外感热病可取名"伤寒"。

但纵观《内经》通篇所论热病，"热病皆伤寒之类"，仅表明《热论》篇作者的视野所及伤寒居多而他种热病较少，或据"人之伤于寒也，则为病热"，将外感发热疾患皆判为寒邪所引起，伤寒病遂成为热病的代表。代表终归仅是代表，它不能取代全局，变为总称。因此，无论如何亦难将"今夫热病者，皆伤寒之类也"演绎成伤寒有五，热病仅其一的格局。抑或《难经》此说并非源自《内经》，而是另有所本。

3．热病分类　《内经》热病的分类方法主要有病因分类、经脉分类和脏腑分类。

（1）按病因分：风邪所致热病主要有疠风、劳风、风厥、风疟、风病发黄、痉病、寒热。寒邪所致热病有寒热、伤寒。温热所致热病有热病、温病、大热病、阴阳交。暑邪所致热病有伤暑、病暑、暑湿黄疸、煎厥。湿邪所致热病有湿热、黄疸。时疫所致热病有霍乱、肠澼。

（2）按经脉分：太阳热病、阳明热病、少阳热病、太阴热病、少阴热病、厥阴热病。

（3）按脏腑分：心热病、肝热病、脾热病、肺热病、肾热病。

《素问·热论》以六经为纲，将热病的众多复杂的证候分经归类，提出了六经辨证分型法。"伤寒一日，巨阳受之，故头项痛、腰脊强……"不仅指出了热病由表入里之传次规律，并提纲挈领地阐明了每一经的主证，此法一般适宜于热邪侵犯经脉且症情较轻者的辨证分型。

《素问·刺热》又以五脏为纲，提出了脏腑辨证分型法。不仅论述了每一脏和与其相表里腑的热证临床表现，并且还阐明了五脏热病"先""热争""气逆"三个病理发展阶段，此法适宜于热邪内犯脏腑且症情较重者的辨证分型。

《内经》热病学总结了上古以来外感热病诊治实践，在热病的发生、证候、转归和防治诸方面皆有翔实的记载，形成了初步的理论和原则。《内经》将由外邪引起的，以发病急、传变快、热象明显、病程较短为特征的一类疾病通称为"热病"。从诸多方面分析，《内经》的"热病"应属于病名概念。《内经》中的热病范围较广，包括伤寒、温病、暑病、寒热病、疟病、肠澼、黄疸、劳风、五脏热病及概称热病而未具详名者。鉴于本书主要论述的是肺病诊治理论，故下文主要分论与"肺"密切相关的肺热病、伤寒、温病、暑病、寒热病、劳风等。

二、肺热病

1. 热病根据热邪所在部位的不同，表现出各种不同的症状。

（1）热邪在皮，表现为"先肤痛，窒鼻充面"。杨上善曰："窒鼻，鼻塞也。充面，面皮起也。肤痛、鼻塞、面皮起，皆是肺合皮毛热病者也。"马漪认为"今热病之始，肤痛、鼻塞、面赤充然而浮，乃病在于皮也"。

（2）热邪在脉，表现为"先身涩，倚而热，烦悗，干唇口嗌""肤胀口干，寒汗出"。马蒔曰："今热病之始，其身涩滞，倚着而热，心则烦闷，唇口与嗌皆干，乃病在于脉也。"张景岳曰："涩，燥涩也。倚，身无力也。兼之热而烦闷，唇口与嗌俱干者，邪在血脉，心经病也。……肤胀口干，寒汗出，亦为脉之为病也。"

《内经》中也论述了热邪在肉、筋、血脉、骨、髓、胃、脾肾等部位的症状和体征，鉴于本书主要论述肺热，故以上部分暂不详细论述。

2. 五脏热病之肺热病　《内经》中的热病，按肝、心、脾、肺、肾五脏分类，又可分为肝热病、心热病、脾热病、肺热病和肾热病五种，《素问·刺热》篇详细论述了五种热病的症状。其中肺热病描述如下：肺热病是以发热恶寒、喘咳、胸膺背痛为主证的病证。其临床表现为"先淅然厥，起毫毛，恶风寒，舌上黄，身热。热争则喘咳，痛走胸膺背，不得大息，头痛不堪，汗出而寒"。张景岳云："肺主皮毛，热则畏寒，故先淅然恶风寒，起毫毛也"。"热争于肺，其变动则为喘为咳。肺者胸中之藏，背者胸中之府，故痛走胸膺及背，且不得息也"。

《内经》中也论述了其他四脏的情况，在此不一一详述。

三、伤寒、温病、暑病等

1. 伤寒　《素问·热论》所称的"热病"，因其感受寒邪而发，故以导致疾病的主要原因"寒"作为病名而别称"伤寒"，即"伤于寒"之意。这种伤寒，当系《内经》时代曾广泛流行的一种热性病，故有"今夫热病者，皆伤寒之类也"之语。杨上善《黄帝内经太素》已明确指出，伤寒是由于伤于寒邪引起的外感性热病。

《素问·热论》中的伤寒，以六经分类热病的证候，其证候主要表现为热证与实证。太阳经感受寒邪，出现"头项痛，腰脊强"。张景岳曰："巨阳，足太阳也，为三阳之表，而脉连风府，故凡病伤寒者多从太阳始。太阳之经，从头项下肩膊，挟脊，抵腰中，故其为病如此，所以头项痛、腰脊强之证见矣。"张志聪曰："太阳之气主皮毛，故伤寒一日，太阳受之。阳气在上，故头项痛。背为阳，故腰脊强。"

《素问·热论》也论述了伤寒的从太阳经往其他经的传变，暂不详述。

《素问·热论》所述伤寒，其发生与流行可能延续到东汉建安时期，或在建安时期出现了新的大流行。张仲景的家族"宗族素多，向余二百。建安纪年以来，犹未十稔，其死亡者，三分有二，伤寒十居其七。"这是张仲景增广《素问·热论》而为《伤寒论》的实践基础。

2. 温病　《内经》中关于"温"及"病温"的论述比较分散，现汇总如下：《素问·生气通天论》曰："冬伤于寒，春必温病。"《素问·金匮真言论》

曰："故藏于精者，春不病温。"《素问·平人气象论》曰："人一呼脉三动，一吸脉三动而躁，尺热曰病温。"《素问·热论》曰："凡病伤寒而成温者，先夏至日者为病温，后夏至日者为病暑。"《素问·玉版论要》曰："脉短气绝死，病温虚甚死。"《素问·阴阳别论》曰："二阳俱搏，其病温，死不治。不过十日死。"《灵枢·论疾诊尺》曰："冬伤于寒，春生瘅热。""尺肤热甚，脉盛躁者，病温也。"

《内经》所谓温病，属热病之一，指人体冬季感受寒邪，寒邪潜伏体内，郁久化热，至来年春夏季复感春温之气而发病，即后世所谓的"伏气温病"。

温病与伤寒得病之由均为感受寒邪，但是伤寒感而即发，温病每伏而后发。如王冰云："夫伤于四时之气，皆能为病，以伤寒为毒者，最为杀厉之气，中而即病，故曰伤寒。不即病者，寒毒藏于肌肤，至春变为温病，至夏变为暑病。"吴昆云："冬时中于寒邪，即病者名曰伤寒；不即病者，寒毒藏于肌肤，至春变为温病，至夏变为热病，此热病之辨也。"雷丰《时病论·卷之一》说："推温病之原，究因冬受寒气，伏而不发，久化为热，必待来年春分之后，天令温暖，阳气弛张，伏气自内而动，一达于外，表里皆热也。其证口渴引饮，不恶寒而恶热，脉形愈按愈盛者是也"。

3. 暑病　暑病的条文在《内经》原文的多个篇章中有论述，现整理如下：

因于暑，汗，烦则喘喝，静则多言。体若燔炭，汗出而散。——《素问·阴阳应象大论》

天暑地热，则经水沸溢；卒风暴起，则经水波涌而陇起。夫邪之入于脉也，寒则血凝泣，暑则气淖泽。——《素问·离合真邪论》

凡病伤寒而成温者，先夏至日者为病温，后夏至日者为病暑，暑当与汗皆出，勿止。——《素问·热论》

气虚身热，身之伤暑。——《素问·刺志论》

暑为夏令炎热的气候，"天暑地热，则经水沸溢"，故《素问·移精变气论》言："往古人居禽兽之间，动作以避寒，阴居以避暑。"暑性炎热升散，易伤津耗气，又为外感六淫之一，是夏季的时令邪气，故有《灵枢·口问》"夫百病之始生也，皆生于风雨寒暑，阴阳喜怒，饮食居处"，《素问·至真要大论》"夫百病之生也，皆生于风寒暑湿燥火"，《素问·调经论》"其生于阳者，得之风雨寒暑"，《素问·疟论》"此皆得之夏伤于暑，热气盛"之说。

伤于夏季之暑邪，即可发为暑病，其症状为"汗，烦则喘喝，静则多言。

体若燔炭，汗出而散""气虚身热"。张仲景《金匮要略》"太阳中热者，暍是也。其人汗出恶寒，身热而渴也。"其中的"暍"即为暑病。张景岳在《景岳全书·暑证》中详细归纳了感受暑邪所致暑病的症状，并将其称之为"阳暑"。其云"阳暑者，乃因暑而受热者也"。在仲景，即谓之中暍。凡以盛暑烈日之时，或于长途，或于田野，不辞劳苦，以致热毒伤阴，而病头痛烦躁，肌体大热，大渴大汗，脉浮气喘，或无力以动证。此以暑月受热，故名阳暑。

暑病亦有因感寒而致者。《素问·热论》曰"凡病伤寒而成温者，先夏至日者为病温，后夏至日者为病暑。"即冬季感受寒邪，郁而化热，至夏至后发为暑病。杨上善注"冬伤于寒轻者，夏至以前发为病温；冬伤于寒甚者，夏至以后发为病暑。"成无己《注解伤寒论》卷二："中而即病者，名曰伤寒；不即病者，寒毒藏于肌肤，至春变为温病，至夏变为暑病。"后世医家在此观点之上，进一步提出了伏邪为病的观点，丰富了温病学的理论。

张景岳在《景岳全书·暑证》中，又提出了"阴暑"的概念。他说"暑本夏月之热病，然有中暑而病者，有因暑而致病者，此其病有不同，而总由于暑……阴暑者，因暑而受寒者也。凡人之畏暑贪凉，不避寒气，则或于深堂大厦，或于风地暑阴，所以乍寒乍热之时，不谨衣被，以致寒邪袭于肌表，而病为发热头痛，无汗恶寒，身形拘急，肢体酸痛等证。此以暑月受寒，故名阴暑。"扩大了暑病的范畴。

4. 寒热病　寒热病是发热与恶寒交替发作的疾病，《内经》中所列寒热多指由于外邪侵袭皮肤、肌肉、骨髓，并内舍于相应脏腑，实质上是一个病理变化阶段。皮寒热、肌寒热、骨寒热代表着深浅不同的层次。

《内经》用阴阳之间的哲学关系来解释寒热这一普遍的自然现象，并将四时气候的寒温变化与人体生命活动的生、老、病、死结合起来，以阴阳理论加以概括，即所谓"阳胜则热，阴胜则寒"。事物的寒热属性包含于阴阳之中，寒为阴，热为阳，阴阳之间既对立又统一。《内经》用"阴胜则阳病，阳胜则阴病"来概括寒热之间相互制约的关系，用"阴平阳秘，精神乃治"来概括寒热之间的动态平衡关系，用"阴阳离决，精气乃绝"来概括寒热之间的变动与亢害关系。

引起寒热的因素多以风寒为主，在皮则卫气被郁，正邪交争而发"皮寒热"；在肌肉邪正交争剧烈而发"肌寒热"；邪气伤及足少阴肾经，阴精受损，邪热亢胜而发"骨寒热"；影响内脏可见"肺寒热"。人体正气虚弱并遇特殊的时令邪气侵袭，可造成病变流行，表现为传染性，而有"凛病寒热"和"淋露寒热"之名。

5. 劳风 《素问·评热病论》曰："黄帝曰：劳风为病何如？岐伯曰：劳风法在肺下，其为病也，使人强上冥视，唾出若涕，恶风而振寒，此为劳风之病。帝曰：治之奈何？岐伯曰：以救俯仰，巨阳引精者三日，中年者五日，不精者七日，咳出青黄涕，其状如脓，大如弹丸，从口中若鼻中出，不出则伤肺，伤肺则死也。"

《素问·评热病论》论述了四种热病的变证，劳风是其一。高世栻曰："评热，论热病之变证。风厥、劳风、肾风、风水，皆热病之变。"劳风得名之由，原于劳而受风之因。吴昆曰："劳风，劳而受风也。"劳风是由于形劳体虚，外感风邪，邪气入里化热，内蕴肺中所致。症见恶风振寒、强上冥视、唾出若涕，甚至"咳出青黄涕，其状如脓，大如弹丸"。关于本证，吴昆注曰："盖肺受风热熏蒸，为喘为逆，不能俯首，是以强上。冥视者，风热既盛，令人羞明，故冥目而视也。肺中津液为风热蒸灼稠黏，故唾出若鼻中之涕。肺主皮毛，肺既受伤，则脏真之气不足以充皮毛，故恶风振寒。"此病后世亦称之为风热病、劳风咳，有时亦简称风咳。如巢元方《诸病源候论》谓："风热病者，风热之气先从皮毛入于肺也。肺为五脏上盖，候身之皮毛。若肤腠虚，则风热之气先伤皮毛，乃入肺也，其状使人恶风寒战，目欲脱，涕唾出，候之三日内及五日内，不精明者是也，七八日微有青黄脓涕如弹丸大，从口鼻内出为善也，若不出则伤肺，变咳嗽唾脓血也"。《儒门事亲》谓："劳风咳，其状如脓，大如弹丸，亦风咳也。"

劳风之病可为非传染性热病的代表。

第二节 《内经》热病理论

一、热病病因病机

1. 热病病因 病因是破坏人体相对平衡而导致发病的原因。《内经》的病因理论，来自对患者病史的询问和对发病时临床表现的分析、辨别、归纳和总结，是把患者发病时的表现同发病前的体内外环境的某些变化联系起来思考所做出的一种推论。有关热病致病因素，《内经》首先强调"百病之始生也，皆生于风雨寒暑，清湿喜怒"（《灵枢·百病始生》）。"百病之始生也，皆生于风雨寒暑，阴阳喜怒，饮食居处，大惊卒恐"（《灵枢·口问》）。这是中国古代天人相应、天人合一理论在医学中的体现。人受制于天地自然，也依赖于社会生活，人的众多疫病便是人未能适应自然适应社会的结果。按《内经》多篇所载，六气六淫确系热病的主要致病因素。在正常情况下，风、寒、暑、湿、燥、火六气分别主管四季。《内经》以六气为三阴三阳之本，故又名六元。感此六气为病者，皆属伤寒、温病一类急性热病。

（1）风邪：作为邪气的虚风、贼风，致病百端，热病亦是其一。《素问·风论》曰："风者，百病之长也，至其变化，乃为他病也，无常方，然致有风气也。""风之伤人也，或为寒热，或为热中，或为寒中，或为病风，或为偏枯，或为风也……风气藏于皮肤之间，内不得通，外不得泄，风者善行而数变，腠理开则洒然寒，闭则热而闷，其寒也则衰食饮，其热也则消肌肉，故使人怢慄而不能食，名曰寒热。"综上指出，六淫之邪侵入肌表，莫不缘风气以入，故风为百病之始。风善行而数变，风邪侵入，可变化为各种不同的疾病，风邪侵入，腠理开则恶寒，腠理闭则发热，说明外感风邪后可出现寒热。

从风邪引起的热病来看，风邪袭表致"寒热病"，如"因于露风，乃生寒热"（《素问·生气通天论》）。风邪循阳明入脾胃可发黄疸，如"风气与阳明入胃，循脉而上至目内眦，其人肥则风气不得外泄，则为热中而目黄"（《素问·风论》）。风邪循太阳客于血脉可致"病风"，即"风气与太阳俱入，行诸脉俞，散于分肉之间，与卫气相干，其道不利，故使肌肉膹胀而有疡，卫气有所凝而不行，故其肉有不仁也。疠者，有荣气热胕，其气不清，故使其鼻柱坏而色败，皮肤疡溃，风寒客于脉而不去，名曰疠风，或名曰寒热"（《素问·风论》）。虚邪贼风侵袭肺造成"劳风"，症见"使人强上冥视，唾出若涕，恶风而振寒"（《素问·评热病论》），其病愈迟早取决于年龄的大小，也即精气的盛衰状况。风邪藏于皮肤之内，肠胃之外，经脉之中与卫气相迫发为"风疟"，即"夫疟疾皆生于风"（《素问·疟论》）。上述诸证即提供了邪风侵犯人体后，发为热病的例证。

（2）寒邪：《灵枢·岁露论》曰："四时八风之中人也……寒则皮肤急而腠理闭。"由于腠理闭，阳气不得外泄而浮于表，可见发热，故《素问·生气通天论》曰："因于寒，欲如运枢，起居如惊，神气乃浮……体若燔炭，汗出而

065

散。"指出伤于寒以后，阳气当如运枢以外应。《素问·热论》曰："人之伤于寒也，则为病热，热虽甚不死，其两感于寒而病者，必不免于死。"说明热病之名是基于病证性质而形成的，而造成外感热证的病因有寒气和虚风、贼风的不同，如《素问·热论》指出了"人之伤于寒也，则为病热"。而热证的形成机制又有多端，如《素问·水热穴论》提到"帝曰：人之伤于寒而传为热，何也？岐伯曰：夫寒盛则生热也。"说明寒证可逐渐转化为热证，这就反映了寒气的致病特点，在临床上这种现象是常见的。然而，也确有伤寒初起便现热象，而不见寒热转化之证，或时间短暂寒象不甚明显，但这与热由寒转化而来的机制并不矛盾，仍应视为由寒演变而致。《内经》把由寒形成的热病命曰伤寒、病温与病暑。病温和病暑只是发病时间有不同，都是伤于寒形成的热病，与伤寒同类，如《素问·热论》曰："凡病伤寒而成温者，先夏至日者为病温，后夏至日者为病暑。"

除伤寒、温病之外，寒邪侵袭皮肤、肌肉、骨髓，并内舍于相应脏腑，则会出现皮寒热、肌寒热和骨寒热等证。

（3）暑邪：《素问·生气通天论》曰："因于暑，汗，烦则喘喝，静则多言。"指出感受暑邪后，汗出而烦，喘喝有声；因暑热影响神明，气伤神虚，而见多言；《灵枢·岁露论》曰："暑则皮肤缓而腠理开"，指出暑邪伤人有汗出的特点。因汗多则伤气，故《素问·举痛论》说："炅则腠理开，荣卫通，汗大泄，故气泄矣"，《素问·刺志论》曰："气虚身热，得之伤暑。"《素问·金匮真言论》曰："夏暑汗不出者，秋成风疟。"《素问·五常政大论》云："大暑以行，寒热胕肿"。《素问·六元正纪大论》云："四之气，溽暑至，……民病寒热，嗌干黄瘅。"《素问·至真要大论》云："炎暑至，……呕逆烦躁，腹满痛溏泄，传为赤沃。"

综上，暑为夏季主气，乃火热所化，伤人可见一派阳热症状，可引起"热中""暑病""寒热""黄疸""赤沃"（同痢疾），暑热内伏，秋风外束可发为"风疟"。

（4）湿邪：《素问·生气通天论》曰："因于湿，首如裹，湿热不攘，大筋软短，小筋弛长，软短为拘，弛长为痿。"《素问·至真要大论》曰："诸痉项强，皆属于湿。"可见，伤于湿邪化热可发为湿热病、黄疸和痉病，出现肌肉弛长之痿、筋脉拘挛之痉、湿热蕴结之发黄等症。对于因伤于湿而致发热者记载较少，然后世医家对伤于湿而引起发热的认识逐渐增多，如《金匮要略》有"病者一身尽痛，发热，日晡所剧者，名风湿"之说；李东垣《脾胃论》则有湿热成痰、肺金受邪论，并以肺热叶焦则生痿蹙为依据，认为在六七月间，燥金感受湿热之邪，而绝肾水生化之源，以致痿厥之病大作，在湿热壅肺时则有发热表现。明代戴思恭《证治要诀》说："伤湿为病，发热恶寒，身重自汗，骨节疼痛，小便秘涩，大便多泄"，也说明湿邪作为六淫之一可致发热。

（5）温热火邪：《素问·五运行大论》曰："南方生热，热生火……其在天为热，在地为火……其性为暑"，说明热、火、暑三者同性。《素问·至真要大论》曰："诸热瞀瘛，皆属于火""诸躁狂越，皆属于火"，说明热病、神昏、抽掣、躁动、发狂等与火邪有关。外感暑邪是火证、热证，其他外来的致病因素，也可转变为火，故刘河间说"六气皆能化火"。

温热火邪是《内经》外感热病最主要的致病因素，可发为五脏热病、阴阳交、温病、热病、大热病。

（6）疫气时邪：《内经》将某些具有流行、传染性的热病称为疫病，但在病因上仍然认为是六气之病。后世认为是感受非时之气。如《诸病源候论·时气候》说："时行病者，是春时应暖而反寒，夏时应热而反冷，秋时应凉而反热，冬时应寒而反温，其非时而有其气，是以一岁之中，病无长少，率相似者，此则时行之气也"。《疫疠病候》云："其病与时气温热等病相类，皆由一岁之内，节气不和，寒暑乖候，或有暴风疾雨，雾露不散，则民多疾疫，病无长少，率皆相似，如有鬼疠之气，故云疫疠病。"

《内经》中所论此类热病主要有疟疾、鼠瘘寒热、肠澼、赤沃、赤白、霍乱等。

2. 热病发病　人体内部脏腑之间的生理活动，由于某些因素的影响，使原来处在相对平衡的状态遭到破坏，而引起疾病的发生，这一过程称之为"发病"。关于外邪的传入途径，除沿皮毛渐次深入脏腑外，还应注意到《内经》已提出"五气入鼻，藏于心肺，心肺有病，而鼻为之不利也"（《素问·五脏别论》），"天之邪气，感则害人五脏，水谷之寒热，感则害于六腑"（《素问·阴阳应象大论》），此中已隐约道出了邪气侵入的另一重要途径——自口鼻入肺及五脏。

有关人体自身的未病状态，《内经》主要以脏腑的阴阳协调来说明这一平衡状态，如《素问·生气通天论》提出"阴平阳秘，精神乃治"。反之，阴阳偏盛，则可出现疾病，病机属性有寒热的不同，如《素问·阴阳应象大论》云：

"阴盛则阳病，阳盛则阴病，阳盛则热，阴盛则寒。"脏腑的阴阳失调过程反映机体与病因之间的关系，即正邪关系。《素问·通评虚实论》云："邪气盛则实，精气夺则虚"，说明随着正邪的消长，机体反映出两类不同的病机与证候，即所谓虚证与实证。而在疾病过程中，正气的盛衰又是决定疾病发生、发展、转归的关键，即使是祛邪也要达到扶正之目的。就《内经》热病的发病，概括以下三个方面。

（1）正虚是发病的根本：《灵枢·百病始生》指出："风雨寒热，不得虚，邪不能独伤人。卒然逢疾风暴雨而不病者，盖无虚，故邪不能独伤人。此必因虚邪之风，与其身形，两虚相得，乃客其形。"《素问·八正明论》指出："以身之虚，而逢天之虚，两虚相感，其气至骨，入则伤五脏。"都说明发病的过程必因正虚而后外邪方能乘虚而入，此外虚邪贼风与机体之虚两虚相得，才能客于形体而发病。《素问·评热病论》所谓"邪之所凑，其气必虚"，《素问·刺法论》所补充的"五疫之至，皆相染易……不相染者，正气存内，邪不可干"等，均说明人体正气的抗邪能力的主导作用和邪气侵袭的条件作用。"两虚相得"意谓必须具备虚邪与正虚两个条件，才会导致发病。外感热病的发病，"冬伤于寒，春必病温"（《素问·生气通天论》），又提出"藏于精者，春不病温"（《素问·金匮真言论》）。事实正是如此，外伤于邪，内不藏精，正是温病发生的必要条件。因此，"两虚相得"概括了发病过程中正气和邪气的地位及其相互关系，体现了《内经》发病观的一大特色。

具体而言，正气指机体脏腑精、气、血、津液及它们的功能活动，而这些又总的表现在整个机体的对内调节平衡能力和对外环境的适应能力。"邪"是作用于机体的一切不利因素，包括自然界的气候、地理、社会环境等对机体的侵袭损害作用。邪与正是一对矛盾，邪胜则正负，人就陷于疾病状态，正胜则邪却，人就趋于健康。人生存于自然、社会环境之中，不可避免地受邪气侵袭，机体要维持健康，就必须依赖正气来与之抗衡，这样的邪与正的相互作用，即后世所称的"邪正斗争""正邪相搏"。由此观之，邪正斗争贯穿人的生命全过程。

（2）体质因素与发病：体质是受先天禀赋和后天环境影响而表现出来的个体特性。《灵枢·寿夭刚柔》说："余闻人之生也，有刚有柔，有弱有强，有短有长，有阴有阳。"即人们在其生长发育过程中可以显示出刚柔、强弱、高低、阴阳等功能与形态上十分显著的个体差异。不同体质的人对不同的致病因子的易感性不同，在发病条件相似的情况下，由于体质不同，其发病情况迥然而异。《灵枢·论勇》说："有人于此，并行而立，其年之长少等也，衣之厚薄均也，卒然遇烈风暴雨，或病，或不病"。在同样的年龄、衣着、时间、地点，感受同样的外邪，有的人发病了，而有的人却安然无恙，就是因为体质有强弱的不同。同样条件下，弱者得病，强者不病。

人的易感性和耐受性有如此大的差别，根本的原因是由体内脏腑的大小、强弱、厚薄决定的。《灵枢·本脏》说："五脏皆坚者，无病；五脏皆脆者，不离于病"。邪气侵入人体后，常随其人素体阴阳的盛衰，或化而为寒，或蕴而为热。《素问·风论》说："风之伤人也，或为寒热，或为热中，或为寒中，或为厉风，或为偏枯，或为风也，其病各异"。在发病者之中，又有病此病彼之不同。如《灵枢·五变》说："一时遇风，同时得病，其病各异""肉不坚，腠理疏，则善病风""五脏皆柔弱者，善病消瘅""小骨弱肉者，善病寒热"，可见不同的体质对病邪易感性不同。《灵枢·论痛》亦云："同时受伤，其身多热者易已，多寒者难已。"体质有阴阳虚实之殊，概言之，偏阳体质易发为热证、实证，多表现为"身多热"；偏阴体质易发为寒证、虚证，多表现为"身多寒"。"多热"为正邪交争激烈，正气有抗邪能力，故易愈；"多寒"为正气已伤，故难已。人的体质因素在发病过程中起着很重要的作用，体质不同对外邪的反应也不同，因此可有不同的发病过程。人的体质不同是"为病各异"的主要原因。

（3）伏气发病：古人认为外来病因与四时气候变化有关，故特别强调要适应四时。如《素问·生气通天论》云："苍天之气清净，则志意治，顺之则阳气固，虽有贼风，弗能害也，此因时之序。"说明顺应自然环境的变化就可以不发生外感一类的疾病。四时气候变化，风、寒、暑、湿、燥、火六气的异常，可发生各种急性热病（包括疫病）。

《内经》论温热病发病的季节性时，还注意到某些未能感而即发的情况。《素问·生气通天论》曰："春伤于风，邪气留连，乃为洞泄；夏伤于暑，秋为痎疟；秋伤于湿，上逆而咳，发为痿厥；冬伤于寒，春必病温。"《素问·阴阳应象大论》曰："冬伤于寒，春必病温；春伤于风，夏生飧泄，夏伤于暑，秋必痎疟；秋伤于湿，冬生咳嗽。"《素问·热论》曰："凡病伤寒而成温者，先夏至日者为病温，后夏至日者为病暑。"考究《内经》伏邪发病理论的提出，是为了说明发病形式的多样性，解释疾病初起即见复杂的里证或表里同病等病情，同时也是论证病邪性质可以向其对立面转化，即"重阴必阳，重阳必阴"的道理。由《内经》奠定的伏邪发病理论的精神实质，不在于感邪后是否即时发病，或多久才发病，而在于从疾病初起的证候特征去区分其发病类型，判断浅深轻重及复杂程度，从而为准确的诊断治疗提供依据。《内经》认为外感六淫之邪，可以使邪气留恋，延缓发病，成为后世伏邪为病的由来。

后世伏邪学说的意义不仅在于说明感邪后发病的迟早，更重要的是区别温病初起的不同证型。一般认为，急性热病在初起阶段出现表证并解表后热退，或病程较短，症状轻微者，称之为新感；如一发病即是显露里热炽盛，很快化燥伤阴，病程较长，症状严重者，称之为伏邪。如临床上出现表证后变化迭出、病程延长，症状危重者，这种类型则称为新感引动伏邪。由于同样得病，有的症状轻微，有的症状严重，古人以内有伏热来解释，于是创立了伏邪学说。伏邪发病同《内经》所论的"阴阳俱感""中外皆伤"等观点及体质学说有一定的内在联系。

二、热病诊断与辨证方法

1. 热病诊察方法　《内经》中诊断热病的方法颇多，其中较重视诊五色、脉络、按尺肤、察寸口脉、验齿和观汗。

（1）望色察络：面部五色有浮沉、清浊、微甚、泽夭、散抟、上下的变化，是人体病邪、病位、病性及病情的外在表现，面部分属不同的脏腑器官所主，其色泽的改变相应于相关脏腑的强弱盛衰，即"五色之见也，各见其色部"（《灵枢·五色》）。外感热病的面色，当以"黄赤为热"（《素问·举痛论》），"热多则淖泽，淖泽则黄赤"（《素问·经络论》）。五脏之荣华皆见于颜面，通过望五色可进一步诊断其病发于何脏。《素问·刺热》指出："肝热病者，左颊先赤；心热病者，颜先赤；脾热病者，鼻先赤；肺热病者，右颊先赤；肾热病者，颐先赤。"说明面部之色泽的变化可以较早反映热病的先兆，从而把握治热病的主动权。

热病的诊察还可以观察络脉色泽变化。如《灵枢·经脉》指出"凡诊络脉……赤则有热"，《灵枢·论疾诊尺》亦谓"诊血脉者，多赤多热"。由于络脉内通经脏，外连肌表，脏腑经络气血的变化影响络中气血，热则气血淖泽而络脉满溢，所以脉色"赤而为热"成为热病诊断的大法。如《素问·痿论》云："心热者，色赤而络脉溢"，《灵枢·经脉》曰："胃中有热，鱼际络赤"等。体表络脉之色变，在幼儿最为明显，后世医家遂将络脉色诊发展成为小儿疾病常用诊法。

（2）按尺切脉：论疾诊尺，从外测内，判定病形，是《内经》诊断疾病的又一特点，这一特点在测候热病上充分体现出来。在尺肤上有五脏六腑的分部，从尺肤的寒热滑涩判断病处及疾病的寒热与津液的盈亏。《灵枢·论疾诊尺》所云：“肘所独热者，腰以上热；手所独热者，腰以下热；肘前独热者，膺前热；肘后独热者，肩背热；臂中独热者，腰腹热。”《内经》中，诊热病按尺肤，常与脉相参，如“脉尺粗常热者，谓之热中”“尺肤热甚，脉盛躁者，病温也”“人一呼脉三动，一吸脉三动而躁，尺脉曰病温”（《素问·平人气象论》）。《难经》又言：“脉数，尺之皮肤亦数；脉急，尺之皮肤亦急；脉缓，尺之皮肤亦缓。”说明尺肤与脉在多数情况下相一致。

（3）验齿察舌：验齿是热病中一种不可忽略的诊法，尤其是温病学派，特别强调验齿的重要性。其实，在《内经》中已载有这一诊法的萌芽，古人已注意到热病观察牙齿的枯润、色泽具有判断寒热盛衰、津液盈亏、精气多少的作用。如阳盛则身热无汗，呼吸喘粗，若“齿干以烦闷，腹满者，死”。《灵枢·寒热病》中辨寒热时，特别提示察齿与否以决定治疗方案及判断预后，“骨寒热者，病无所安，汗注不休，齿未槁，取其少阴于阴股之络，齿已槁，死不治”。《灵枢·论疾诊尺》又指出，热病发黄疸时，不仅色黄，小便黄，且“齿垢黄”。若热极生风时，则可见牙齿紧闭或打战。

《内经》所论热病各篇，多以舌的形态变化与疾病的关系为主。《素问·热论》曰：“五日少阴受之……故口燥舌干而渴。”《素问·刺热》云：“阳气有余，而阴气不足，阴气不足则内热；阳气有余则外热……舌焦唇槁，腊干嗌燥。”又云：“肺热病者，先淅然厥，起毫毛，恶风寒，舌上黄，身热。”反映热邪盛极，内外俱热，可见（黄）或黑。《素问·至真要大论》曰：“风淫所胜……舌本强。”《灵枢·热病》提出：“舌本烂，热不已者死。”说明热邪郁闭于内不解，营血热腐导致舌本烂。可见，《内经》重在对舌体本身质和态与疾病相关特性的观察，推测周身营卫气血、脏腑经络与舌体变化的关系，并作为临床诊病的依据，影响后世舌诊学。

（4）观察汗出：观察汗出情况也是《内经》诊热病的一个重要手段。《内经》已认识到，无汗多在热病初起，邪在皮毛，腠理闭塞，则见无汗恶寒。汗多，多为热盛阶段，常见热病“后三日中”，倘若热盛反无汗，则提示阳盛阴竭，无以作汗，为死证，故曰：“热病者，脉尚盛躁而不得汗者，死也。”多汗亦见于暑温，为主症之一。"因于暑、汗"，此为热病熏蒸，迫汗外泄。当然，有时热病汗出是正气来复的佳兆。

此外，察汗出后热退与否，可知热病的趋势。《素问·评热病论》指出，汗乃精气、正气，热病汗出热退，脉静身凉，表明邪气退却，病趋痊愈；若汗出复热脉躁疾，则为邪盛正衰，病情凶险。可见，热病过程中根据汗出与发热的关系，分析正气与邪气的力量对比，并以"能食"与否作为精气产生与汗液化生的主要标准，反映了胃气和津液在温热病发展过程中的重要作用。

2. 热病辨证方法

（1）五脏辨证方法：五脏是机体的核心，正如《素问·脉要精微论》所说"五脏者，中之守也"及"夫五脏者，身之强也"，故发生热病时也必然有五脏热病见证，并相应采取五脏辨证方法。《素问·刺热论》明确指出"肝热病者，……热争则狂言及惊，胁满痛，手足躁，不得安卧；……心热病者，热争则卒心痛，烦闷善呕，头痛面赤，无汗；脾热病者，……热争则腰痛，不可用俯仰，腹满泄，两颔痛；肺热病者，……热争则喘咳，痛走胸膺背，不得太息，头痛不堪，汗出而寒……"《灵枢·本神论》曰："是故五脏主藏精者也，不可伤，伤则失守而阴虚，阴虚则无气，无气则死矣。"所以，五脏热病有气逆则亡之虞。五脏辨证是《内经》诸种辨证方法之一，是热病辨证中不可缺少的一环。病温和病暑与伤寒同类，其辨证方法无二，理在其中。

（2）六经辨证方法：这一辨证体系实基于经脉脏腑，体现了伤寒的病变特点，《素问·热论》谓："三阴三阳，五脏六腑皆受病，荣卫不行，五藏不通，则死矣。"对于伤寒"两感"的特殊发病形式，相应的辨证方法则为表里阴阳经脉辨证，由于"两感"病变范围较广，病情笃重，故《素问·热论》曰："其两感于寒而病者，必不免于死。"

三、热病治则治法

1. 热病治疗理论

（1）早期治疗，控制病势：《素问·刺热》云："肝热病者，左颊先赤……虽未发，见赤色者刺之，名曰治未病。"《素问·刺疟》亦云："刺疟者，必先问其病之所先发者，先刺之"，并同时提出"无刺熇熇之热，无刺漉漉之汗……方其盛也，勿敢毁伤，刺其已衰，事必大昌"。均强调医者要善于发现热病的先兆症状，并及时针刺治疗，无疑对减轻和治愈该病有着重要的意义。

（2）泄热护阴，护胃守神：从《内经》对有关热病的论述中可以发现，不论是由哪种致病因素引起的热病，都是以热盛阴伤为病理特点的。因此，对于热病的治疗，《灵枢·热病》提出了"以泻其热而出其汗，实其阴以补其不足者"的治疗原则，即针刺阳经而使热随汗而出，针刺阴经而使其强盛，化生阴液以补其不足。对五脏热病及风厥等证的治疗，采取针刺表里两经或阴阳两经的方法，即是这一治则精神的体现。《素问·评热病论》治疗风厥采用"表里刺之，饮之服汤"以护汗源对"阴阳交"预后不良的"不能食""狂言"的分析，以及《素问·热论》两感伤寒"水浆不入，不知人，六日死。"均明示固护胃气以扶正，谨守神气，以保生机的重要性。

（3）攻邪养正，多法并举：根据病程的长短、病位的浅深、邪实的轻重程度，《内经》提出了实施针刺汗泄的一般准则。如《素问·热论》曰："其未满三日者，可汗而已；其满三日者，可泄而已。"另外，为了能取得针刺泻热和养阴的理想效果，《素问·水热穴论》与《灵枢·热病》分别列出常用穴，并注明其功能，为有效地泻热保津提供了保证。《灵枢·刺节真邪》推拿泻热的"推而散之"之法为"太热遍身，狂而妄见妄闻妄言，视足阳明及大络取之。虚者补之，血而实者泻之。因其偃卧，居其头前，以两手四指挟按颈动脉，久持之，卷而切推，下至缺盆中，而复止如前，热去乃止。"近代有不少运用针灸加推拿法退大热取效的报道，追溯其本，与《内经》不相离也。

其次，物理降温法在热病治疗中也起着重要的辅助作用。如《素问·刺热论》曰："诸治热病，以饮之寒水，乃刺之；必寒衣之，居止寒处，身寒而止也。"在针刺前给患者饮服清凉的饮料，使其卧于凉处，解衣散热，作为辅助疗法实现物理降温。

2．热病治疗方法

（1）针刺补泻：《内经》以刺法为通用治病手段，针刺治疗热病主要集中在《素问·刺热论》《灵枢·热病论》《素问·水热穴论》等篇，从取穴到针具、刺法等方面均有详细论述。

对表卫阳热，治当取头部督脉、膀胱经、胆经诸阳经之穴，随经施治，因势利导，泻热解表。如《灵枢·热病》曰："热病三日，而气口静、人迎躁者，取之诸阳，五十九刺，以泻其热而出其汗……"《素问·水热穴论》曰："头上五行行五者，以越诸阳之热逆也。"

胸肺之热取背部胸膺之穴，如《素问·刺热论》采用热病气穴以损阳泻热，"热病气穴，三椎下间主胸中热，四椎下间主膈中热，五椎下间主肝热，六椎下间主脾热，七椎下间主肾热"。同时表里同刺使内热外达，提出"肝热病者……刺足厥阴少阳。心热病者……刺手少阴太阳。脾热病者……刺足太阴阳明。肺热病者……刺手太阴阳明。肾热病者……刺足少阴太阳。"体现了"腧穴所在，主治所在""经脉所过，主治所及"，扶正祛邪，标本同治的取穴方法。

在针治热病的刺法方面，强调根据病位定刺之浅深，速刺疾出不宜留针，《灵枢·经脉》云："热则疾之。"《灵枢·热病》云："身热甚，阴阳皆静者，勿刺也，其可刺者，急取之。"出针勿按，摇大针孔，点刺出血，以泄邪热。《灵枢·经脉》言："凡刺寒热者皆多血络，必间日而一取之，血尽而止。"《素问·长刺节论》亦说："治寒热，深专者，刺大脏，迫脏刺背，背俞也，……与刺之要，发针而浅出血。"《素问·刺疟》专门讨论了各种针刺放血治疗寒热往来之疟疾的方法，均以出血为度。这些论述均说明对于热病特别是寒热往来的发热，可以采用浅刺出血的方法治之。

（2）药物补泻：《素问·至真要大论》所论六气致病用药法则，是针对外感六气致病，根据六气特点和六气辨证制订气味用药法则。《素问·藏气法时论》论及五脏苦欲补泻，按四时五行演变规律、脏腑病机制定五味用药法则，两者相辅相成，在热病的治疗用药方面具有较大的指导意义。

根据感受邪气的性质不同，在治疗中所适宜的气味也不一样。在《素问·至真要大论》中云："诸气在泉，风淫于内，治以辛凉，佐以苦，以甘缓之，以辛散之。热淫于内，治以咸寒，佐以甘苦，酸收之，以苦发之。湿淫于内，治以苦热，佐以酸淡，以苦燥之，以淡泄之。火淫于内，治以咸冷，佐以苦辛，以酸收之，以苦发之。燥淫于内，治以苦温，佐以甘辛，以苦下之。寒淫于内，治以甘热，佐以苦辛，以咸泻之，以辛润之，以苦坚之。"说明风淫，风温之邪之患，辛以疏风，凉以清热，佐药苦多寒凉，助辛温清解甘缓中补虚，缓和辛散太过之急，酸以泻肝气太过。热淫，以咸寒降火清热，佐药苦寒发泄里热，甘缓、酸收以防治热伤气阴。湿淫，燥能除之，以苦热燥湿，佐药酸辣泻肝，以护脾胃，淡渗利湿，使邪有出路。火淫，为热之极，为使邪有出路，以辛发汗解热，"体若燔炭，汗出而散"。燥淫，凉燥之邪为患，以辛温散之，温燥之邪为患，以苦寒清泄燥邪，佐药甘味润燥养阴，酸味敛阴生津，辛辣通气致津液。寒淫，以甘热温补肾阳，佐药苦味燥湿，湿去则肾坚，咸味入肾，辛能通气，以增强温肾利水功能。可见六气致病用药法则体现了药物气味与六淫的对应性、整体性、系统性原则及药物作用多重性特点。

　　根据病变所在的脏腑不同，在治疗中应选用不同气味的药物。《素问·至真要大论》中亦云："厥阴之胜，治以甘清，佐以苦辛，以酸泻之。少阴之胜，治以辛寒，佐以苦咸，以甘泻之。太阴之胜，治以咸热，佐以辛甘，以苦泻之。少阳之胜，治以辛寒，佐以甘咸，以甘泻之。阳明之胜，治以酸温，佐以辛甘，以苦泻之。太阳之胜，治以甘热，佐以辛酸，以咸泻之。"综上，对于病邪侵袭人体而引起的疾病，药物治疗主要以祛邪为主。《素问·至真要大论》云："寒者热之，热者寒之"。《神农本草经》也言："疗寒以热药，疗热以寒药"。根据这一原则，中药治病的过程，实际上是以苦寒类药物之气味消除温热病气，以辛温类药物之气味消除寒凉病气的过程。对于因正气虚弱而导致的疾病，药物治疗主要以补虚为主。《素问·阴阳应象大论》曰："形不足者，温之以气；精不足者，补之以味。"根据这一原则，对于人体虚证的治疗，主要以补气填精、温阳滋阴为主，从而达到调节人体阴阳平衡的结果。中药治病的过程即药物之气味祛除病气或培补正气的过程。

四、热病治疗禁忌与预后判断

　　1. 热病预后判断　　外感热病的预后和疾病的转归，关系到受邪的轻重、病位的浅深、病邪的性质、体质的强弱和抗病能力等多方面的因素。据《素问·热论》所述，则主要取决于两个方面。

　　（1）取决于正邪的盛衰。如"人之伤于寒也，则为病热，热虽甚不死。其两感于寒而病者，必不免于死""其不两感于寒者……大气皆去，病日已矣"。此文表明，伤于寒邪，病发热，其时正能抗邪，故热虽甚，不死；正能胜邪，大邪之气皆去者，则病日渐痊愈。而两感于寒而病者，则为邪恶胜正已衰，如高世栻《黄帝素问直解·热论》所说："其两感于寒而病者阳脉受寒，阴脉亦受寒，阴阳皆受，腑脏俱伤，故必不免于死。"

　　（2）取决于胃气的存亡。如"阳明者，十二经脉之长也，其血气盛，故不知人三日，其气乃尽，故死矣"。阳明属胃，为水谷气血之海，其血气最盛，诸经皆受气于阳明，故称阳明为"十二经脉之长"，《素问·血气形志》云："阳明常多气多血"，《素问·太阴阳明论》又云："阳明者，五脏六腑之海"，《素问·玉机真脏论》亦云："五脏者，皆禀气于胃，胃者五脏之本也"。若阳明之气尽，则气血之化源绝，诸脏腑经脉无所受气，而生命危矣。故高世栻《黄帝素问直解·热论》说："阳明多气多血，故其血气盛。不知人，则神气已绝；而阳明之气未绝，故不知人三日，其阳明之气乃尽，故死矣。"此外，《素问·热论》明确指出"水浆不入，不知人，六日死"。由此可知，热病的预后好坏，与阳明胃气的盛衰存亡有着极其重要的关系。

2. 热病调护与禁忌　在热病的治疗过程中调护是很重要的，其目的在于早日恢复正气。《素问·五常政大论》说："大毒治病，十去其六；常毒治病，十去其七；小毒治病，十去其八；无毒治病，十去其九；谷肉果菜，食养尽之，无使过之，伤其正也。"所谓"大毒""常毒""小毒""无毒"，指药物的峻烈和缓、有毒无毒。药物用于攻邪者，虽可祛邪，但亦可伤正，故在使用时要适可而止，余邪未尽之处，可以饮食调养之。《素问·脏气法时论》所说"毒药攻邪，五谷为养，五果为助，五畜为益，五菜为充，气味合而服之，以补精益气"，也是这个意思。但食尽养之，也要根据疾病的不同而有所宜忌。

·在热病的治疗中，还应注意遗热。《素问·热论》说："热病已愈，时有所遗者，何也？岐伯曰：诸遗者，热甚而强食之，故有所遗也。若此者，皆病已衰，而热有所藏，因其谷气相薄，两热相合，故有所遗也。帝曰：善。治遗奈何？岐伯曰：视其虚实，调其逆从，可使必已矣。帝曰：病热当何禁之？岐伯曰：病热少愈，食肉则复，多食则遗，此其禁也。"说明在热病的恢复过程中，饮食不当是引起食复的原因。热病患者体内本已邪热过盛，而正气必已受损。当其热盛之时，强进谷食，则谷气与邪热相搏结，而使热势更盛，久而热势不退，或退而不彻底；也有病势虽稍减，但热邪并未退尽之时，若饮食过多，尤其进食肉类等助热难化之物，便可使余热再起，而病复发。正如姚止庵所说："病热少愈，胃气尚虚，食肉难化，郁而助热，热病当复发如故矣。肉故不可多食，凡不可多食者多食之，则病热有所遗焉，当禁者也。"认为热甚时不宜食肉，亦不宜多吃，至于病瘥以后，自可谷肉果菜食尽养之。《素问·热论》这一谷食之气与热邪相合，而热遗不去或热病复发的理论，被历代医家所接受，并予以发挥，在临床实践中起着指导作用。

《内经》热病学理论，尤其是关于肺热的相关论述，对后世产生了深远的影响，比较典型的就是东汉张仲景创立的伤寒学及宋元明清时期的温病学，均对肺热有较系统论述。

第四章 《伤寒论》与肺热

第一节 《伤寒论》肺热病证表现

一、肺本身症状

肺本身症见咳嗽，甚至气喘、吐黄痰或脓血、胸闷、汗出、身热、烦躁等症，主要反映在麻黄杏仁甘草石膏汤证、麻黄升麻汤证、葛根黄芩黄连汤证、大青龙汤证、桂枝二越婢一汤证、栀子豉汤证、大陷胸汤（丸）证之中。如麻杏甘石汤证、葛根芩连汤证之"汗出而喘"；大青龙汤证、栀子豉汤证之烦躁；栀子豉汤证之"短气""胸中窒"等。

盖肺主呼吸，其作用堪当重要，但其作用完成需靠肺的两个基本功能，一是宣发，二是肃降。肺的功能众多，除主呼吸以外，还能通调水道、主全身之气、通调百脉、主皮毛、司鼻窍等，但这些功能的完成都离不开肺的宣发与肃降的基本功能，宣发与肃降是肺的最基本的功能方式。

肺的宣发，体现在三个方面：一是呼出体内浊气的过程；二是宣散精微物质到皮毛保持皮肤的滋润状态；三是皮肤的排汗现象，乃肺宣发卫气的结果。所以，一旦肺宣发失常，首先就会出现呼吸不利，胸闷，气短，喘气；或见皮肤干燥，甚至起皮屑，无汗或者汗出较多。

而肺之肃降，亦体现在三个方面：一是吸入清气的过程；二是保持呼吸道的洁净过程，如机体清理呼吸道中的痰涎等异物的过程即是肺气肃降的表现；三是大小便的正常排出。所以肺的肃降功能失常，就会出现吸气困难、气逆不降、咽有异物感、吐之不出、咽之不下、咳嗽或二便异常。

所以，肺的宣发与肃降是肺的基本功能，是肺要完成所有功能的基础，而肺是一娇脏，五行属金，最怕火刑，所以肺最容易被热所扰，形成肺热，影响到肺的宣发与肃降，于是出现咳嗽、气喘、吐痰黄稠之证。

《伤寒论》中最具代表肺热证者为麻杏甘石汤证，如第63条："发汗后，不可更行桂枝汤，若汗出而喘，无大热者，可与麻黄杏仁甘草石膏汤。"第162条："下后，不可更行桂枝汤，若汗出而喘，无大热者，可与麻黄杏仁甘草石膏汤。"太阳病发汗不当或误用下法，邪气入里化热，壅滞于肺，肺失宣降，其气上逆，故见咳喘；肺热迫津外泄，则汗出。临床上，肺部感染等病常常见到肺热的证候，临床多见有发热、咳喘、痰多而黄，如果得不到及时治疗，可能会危及生命，主用麻杏石汤加减。

《伤寒论》中栀子豉汤证为热扰胸膈所致，肺处胸膈，热扰肺气，其气壅滞，则轻者胸闷，重者胸痛。如第77条云："发汗，若下之，而烦热，胸中窒者，栀子豉汤主之。"第78条云："伤寒五六日，大下之后，身热不去，心中结痛者，未欲解也，栀子豉汤主之。"这里所说的"胸中窒""心中结痛"，即是胸闷、胸痛的表现，胸闷致呼吸困难如窒息之状，甚至心胸疼痛，为肺热气滞之重者，这在诸多肺病中相当常见。

《伤寒论》还谈到了另外一种肺热证候，热与水饮互结导致的结胸病变，即大结胸证，其中包含有肺热的病理机转，尤其是大陷胸丸证，实水饮邪热互结于肺所致。大结胸证，所表现部位较广，故名大结胸者。依《伤寒论》所云，大结胸有偏于中、偏于上、偏于下之不同表现。第135条"伤寒六七日，结胸热实，脉沉而紧，心下痛，按之石硬者，大陷胸汤主之"，为大结胸病偏于中者；第137条"太阳病，重发汗而复下之，不大便五六日，舌上燥而渴，日晡所小有潮热，从心下至少腹硬满而痛不可近者，大陷胸汤主之"，则为大结胸病偏于下者；第131条"结胸者，项亦强，如柔痉状，下之则和，宜大陷胸丸"，则为结胸病偏于上者，条文中"痉"，当为"痉"，柔痉即柔痉，仲景所言之柔痉，为汗出之项背强急之证，而在大陷胸丸证中，此柔痉为水饮与邪热结聚于肺所致，饮热结聚于肺，病位偏上，影响项部经脉，津液不布，经脉不舒，拘急不利；热迫津液外泄则汗出，故言"如柔痉状"。何以言此证为肺中饮热所为？试看大陷胸丸之组成，本方药用大黄、甘遂、芒硝、杏仁、葶苈子、白蜜共六味药物，为大陷胸汤加味而来，大陷胸汤由大黄、芒硝、甘遂组成，功用邪热逐水开结。所加之主要两位药物杏仁、葶苈子，皆入肺经，为利肺中水饮、开宣肺气之要药。据此判断，大陷胸丸证其病机为肺胃饮热所致，与肺胃寒饮之小青龙汤证对举，故大陷胸丸也可以用于呼吸系统疾病之属于饮热互结者。

二、咽喉症状

咽喉症状表现为咽喉干燥、疼痛、发痒，或喉咽不利，自觉喉中有痰，不易咯出，咽中有异物感，甚至出现唾脓血。

盖咽喉为肺胃之门户，肺中有热极易在咽喉中表现出来，咽喉干、痒、疼痛。而最令人不适者是觉喉中有痰或异物感，咯之不出，咽之不下，西医多以"慢性咽炎"而论，严重者中医称之为"梅核气"。这是肺中热邪干扰肺之肃降功能所致，火性上炎，易使肺不肃降，干扰其洁净呼吸道的作用，导致此证的发生。

因肺热而出现喉咽症状的，《伤寒论》有甘草汤证与桔梗汤证，为少阴病咽痛证之主要方证，《伤寒论》第311条云："少阴病，二三日，咽痛者，可与甘草汤。不差，与桔梗汤。"此二证叙证简略，只有咽痛一症，难以区分寒热，但以临床而言，咽喉疼痛多见肺中有热，况此二方皆用生甘草，后者具有清热解毒、利咽止痛之功。桔梗性平，功专宣开肺气，清利咽喉。桔梗与甘草相配，为用于肺气因热而咽喉不利之佳配，故有"甘草桔梗，专治喉咙"之俗称。本证咽喉疼痛属于肺热轻证，临床可伴见咽喉轻度红肿，故用甘草汤或桔梗汤清热解毒、宣肺利咽。

在肺热导致的咽喉疼痛证中，亦可由虚热上扰所致，《伤寒论》的猪肤汤证即属于此类。第310条云："少阴病，下利，咽痛，胸满，心烦，猪肤汤主之。"本证为少阴阴虚内热，循少阴经上扰于肺所致。少阴阴虚，邪热内迫大肠致传导失常则见下利；又同样因足少阴肾经"从肾上贯肝膈，入肺中，循喉咙，挟舌本"，虚热循经上炎，则见咽痛、胸满、心烦等症，故用猪肤汤以滋肾润肺。

三、皮肤症状

皮肤症状包括各种皮炎、皮疹、皮癣、面部痤疮等病。

肺外合皮毛，这种关系主要是建立在肺主呼吸功能之上的，肺主呼吸，皮肤也有呼吸作用，汗孔的开合是皮肤呼吸的主要形式，皮肤呼吸有辅助肺呼吸的作用，所以皮毛与肺紧密相连。在肺热的情况下，皮肤的呼吸受到影响，代谢废物不能顺畅地从汗孔而出，就会导致风疹（荨麻疹）、湿疹，甚至皮癣等各种皮肤病。所以，中医治疗皮肤病，从肺论治为常用之法，而其中以清肺热为多，张仲景《伤寒论》中的麻黄连翘赤小豆汤对此有非常好的疗效。

麻黄连翘赤小豆汤证见于《伤寒论》阳明病篇，为阳明病变证之一，第262条云："伤寒，瘀热在里，身必黄，麻黄连轺赤小豆汤主之。"以条文所述而言，本证基本病机为外有伤寒，内有湿热。外有伤寒不解，当有无汗、恶寒、头痛、身痒等症；内有湿热蕴结，则见发黄、心烦懊恼、小便不利、口渴等症。当然，也可以理解为带有表证的湿热证，因为原文中并没有说明太阳伤寒是否已经痊愈，故也可理解为"湿热在太阳经"。又因肺主皮毛，湿热在表，往往侵犯于肺，所以其病位又往往表现为湿热蕴结于肺。至于导致发黄的途径，则为湿热熏蒸，影响肝胆疏泄所致。

麻黄连翘赤小豆汤的配伍特点是：麻黄与连翘、赤小豆配伍，此为"对药"，为仲景清利肺中湿热而设。具体而言，麻黄发散肺中邪气；连翘清解肺中热毒，又有散结作用，适用于湿热蕴结之证；赤小豆，利水渗湿，令肺中湿热从小便而出；梓根白皮，即梓树的根皮，因是保护树种，现临床以桑白皮代之。桑白皮，具有清肺宣肺的作用。凡以皮入药的中药多归肺经，其理论依据为"肺主皮毛"，如桑白皮、地骨皮、陈皮、生姜皮、大腹皮等，其中尤以桑白皮清肺热最为有效，常用治肺热所致的咳嗽、哮喘、咽痛、鼻炎等呼吸系统疾病及痤疮、痒疹等皮肤病。桑白皮还兼具利水湿之功，可用治水肿、小便不利、发黄等症。所以，桑白皮即宣肺清热，又利水祛湿，集"开鬼门，洁净府"之功于一身，用于本方，实属恰当；其余生姜、甘草、大枣共调脾胃，若湿热壅盛，甘草、大枣亦可去之。

四、鼻窍症状

肺热可导致各种鼻部症状，如喷嚏、流涕、鼻痒、鼻衄、鼻干、鼻䐃等。

肺开窍于鼻，鼻与喉相通而连于肺，鼻与喉都是呼吸之门户，所以中医认为"鼻为肺之窍，喉为肺之门户"。正常情况下，鼻之嗅觉与喉部发音，皆离不开肺气的作用。所以，肺功能正常，呼吸畅通，鼻子的嗅觉就灵敏，声音就洪亮。如果肺中有邪气，特别是肺中有热的情况下，往往会上窜鼻窍，引起各种鼻部疾患，鼻痒、鼻干、鼻塞、流涕、鼻衄等，即西医所谓的各种鼻炎、鼻窦炎，甚至嗅觉的丧失。也就是说，只要涉及肺者，就可能有鼻窍的症状。

《伤寒论》中的桂枝汤证出现"鼻鸣干呕"，太阳伤寒中见有"呕逆"，就是太阳表邪影响到肺的缘故。所以，中医治疗鼻部的疾患，是治从于肺的。现在临床鼻炎患者日益增多，其中部分患者伴有嗅觉的缺失，而大凡伴有嗅觉缺失的鼻炎，多是肺热引起，这是因为人的嗅觉在热性的环境中容易降低。所以，针对此类疾患，临床上也多使用的麻黄杏仁甘草石膏汤治疗。如果肺热窜入血分，迫血妄行，则可出现鼻衄，可用麻杏甘石汤加清热凉血之品如白茅根、仙鹤草、藕节、侧柏炭等治疗。

五、大肠症状

肺与大肠相表里，所以肺中有热，常会下趋于肠，使大肠传导失常，导致腹泻的发生。《伤寒论》的葛根黄芩黄连汤证，就是在这种病机下发生的。第34条云："太阳病，桂枝证，医反下之，利遂不止，脉促者，表未解也，喘而汗出者，葛根黄芩黄连汤主之。"太阳病误用下法，邪气随之入里并化热，如果正气抗邪有力，则会见脉促。但如果见到喘而汗出，下利者，则为邪热困肺下趋于肠所致。肺中有热，其气上逆，故喘；肺热迫津外泄，故汗出；肺热下扰大肠，大肠传导失常，故下利。此上喘下利之证，其根本原因乃在于肺热的困扰，故治以葛根芩连汤以清肺与大肠之邪热。

讲到葛根芩连汤，世人皆曰治大肠热利之方，岂不知此方所治亦为肺热之证，大肠热利只是肺热趋于下的表现，故本证之下利，为伴有喘之下利，其涉肺之病机昭然。故方用葛根，发散肺中邪气，兼以升阳止泻；以黄芩直清肺热，兼能厚肠胃；黄连即助黄芩清热，又可厚肠止泻；甘草调和诸药。研究表明，本方不仅广泛用于治疗消化道炎症之腹泻，也被广泛用于治疗支气管肺炎、大叶性肺炎、肺脓肿、鼻窦炎等肺热疾病中。

第二节　《伤寒论》治肺之法

一、发汗解表，宣肺平喘

"太阳病，头痛，发热，身疼，腰痛，骨节疼痛，恶风，无汗而喘者，麻黄汤主之。"此论风寒之邪束表，而致肺气不宣之证，治以麻黄汤发散风寒、宣肺平喘。麻黄辛温，入肺与膀胱两经，发汗散寒，宣肺平喘为方中君药，配桂枝之辛温发汗解肌，通阳温经，更增发散风寒之力；杏仁苦温，入肺与大肠，苦降泄气，利肺平喘，并通过宣肺以助麻桂发汗解表；甘草和中护正，共成辛温发汗、宣肺平喘之剂。麻黄、桂枝、甘草的用量比例以3：2：1为最适当，反此则影响发汗之力。

二、清泄肺热，宣肺平喘

"发汗后，不可更行桂枝汤，汗出而喘，无大热者，可与麻黄杏仁甘草石膏汤。""下后，不可更行桂枝汤，若汗出而喘，无大热者，可与麻黄杏仁甘草石膏汤。"本条之"汗出而喘"为邪热壅肺，肺失清肃所致，是证除"汗出而喘"外，当有口渴、痰黄、苔黄、脉数等证，用麻黄杏仁甘草石膏汤旨在清泄肺热、宣肺平喘。

三、发汗解表，温肺化饮

"伤寒表不解，心下有水气，干呕，发热而咳，或渴，或利，或噎，或小便不利，少腹满，或喘者，小青龙汤主之。""伤寒，心下有水气，咳而微喘，发热不渴。服汤已渴者，此寒去欲解也，小青龙汤主之。"本证之咳喘，是由表寒内饮，寒饮射肺所致，外寒引动内饮，内外合邪，寒饮射肺，迫使肺气不得宣降，故见咳嗽或喘息。故用小青龙汤外散风寒，内化寒饮。但小青龙汤在临床之应用重在温化寒饮，故有表寒证者可用，无表寒证亦可用。小青龙汤是温化寒饮的一张名方，虽可外散寒邪，内蠲水饮，但主要作用在于蠲除内饮。因此《金匮要略》用其治疗溢饮、支饮、咳逆倚息不得卧。

四、解肌祛风，降气平喘

"喘家作，桂枝汤加厚朴、杏子佳。""太阳病，下之微喘者，表未解故也，桂枝加厚朴杏子汤主之。"此一为"新感引动宿疾"，外感风寒引发喘病宿疾，即所谓"喘家作"；一为太阳病误下以致肺气上逆作喘，都以桂枝加厚朴杏子汤主之，说明都是风寒表虚证而兼肺气上逆。是证当有汗出、恶风寒、痰白、口不渴、苔白等症。用桂枝加厚朴杏子汤以解肌祛风，降气平喘。陈亦人说："患者原来有喘病宿疾，外受风寒引起了喘病，这时除具有桂枝证外，还有气逆作喘。桂枝证自应治以桂枝汤，喘乃肺气上逆，则应加入宣降肺气之品以治喘，厚朴、杏仁长于宣降肺气，所以加用之。"

五、泄热平喘，清肠止利

"太阳病，桂枝证，医反下之，利遂不止，脉促者，表未解也；喘而汗出者，葛根黄芩黄连汤主之。"此论桂枝汤误下而致肠热下利之证治，热迫于肠则下利，热逆于肺则气喘，热迫津液外泄则汗出。是证以肠热下利为主，故以清肠止利为大法，肺与大肠为表里，肠热得清，肺热自可得泄，喘自可平。

六、通腑泻实，泄热平喘

"阳明病，脉迟，虽汗出，不恶寒者，其身必重，短气，腹满而喘，有潮热者，此外欲解，可攻里也。手足濈然汗出者，此大便已硬也，大承气汤主之……"此论阳明病肠腑燥实证之大承气汤证的证治，然由于肠腑燥实，燥屎阻结，气机壅滞，邪热迫肺，肺失清肃，是以证见"短气，腹满而喘"，"气不下行，则热邪因而上逆于肺，以致治节乖违。轻则短气，重则喘息，为母病及子之证。"治以大承气汤通腑泻实，腑气得以通降，肺气得以肃降，喘证自除。然肺与大肠相表里，通肠腑即可以泻肺热，温病学家吴又可曾谓"承气非专为结粪而设"，吴鞠通在《温病条辨》中更有"宣白承气汤"肺与大肠同治之法，可看作是对仲景这一治法在临床应用上的发展。

七、发越郁阳，清肺温脾

"伤寒六七日，大下后，寸脉沉而迟，手足厥逆，下部脉不至，喉咽不利，唾脓血，泄利不止者，为难治，麻黄升麻汤主之。"此论伤寒误下以致"邪陷阳郁，肺热脾寒"的证治，虽列于厥阴病篇，其病位实不在厥阴，而在肺与脾，是肺热脾寒之证，列此以与乌梅丸证等上热下寒证进行类证鉴别。治以麻黄升麻汤以发越郁阳，清肺温脾。本方的主要作用是发越郁阳，所以麻黄用量最重，与石膏、炙草相伍，寓越婢汤意。其次是升麻、当归，各用一两一分，升麻既能佐麻黄以散郁升清，与黄芩、天冬、知母相伍，又能清肺解毒；当归与葳蕤相伍，滋阴养血，并能防发越之弊。至于桂枝与芍药相伍，能和营解肌，白术与茯苓相伍，能运脾通阳，干姜与炙草相伍，又能温中祛寒。但这些药物的用量只有六铢，可见皆非主药，只能起到一些佐使作用。

八、泻肝救肺，平其乘侮

"伤寒发热，啬啬恶寒，大渴欲饮水，其腹必满。自汗出，小便利，其病欲解。此肝乘肺也，名曰横，刺期门。"此以五行学说阐述肝木乘侮肺金的证治。《伤寒论临床学习参考》说："肺主皮毛，通调水道，下输膀胱。肺病则毛窍为之闭塞，发热，啬啬恶寒。肺失肃降，不能通调水道，下输膀胱，水气为之不利，津液不得输布，所以渴而小便不利。水液内停，脾运受阻，故腹必满。金本克木，今肺气不利反受木侮，即'肝乘肺'也。'横'，指肝气横逆亢盛。治疗也用刺期门的方法，以泄肝木。"陈亦人说："本证既然由肝乘肺所致，那么，治病求本，自以治肝为首务，所以，也宜刺期门法。肝气不盛，肺的功能得到恢复，诸证即可除。就五行的关系来说，肝木反乘肺金，是侮其所不胜，所以名曰'横'。"

第五章　温病学与肺热证

温病肺热证多见于现代医学的肺部感染，尤其是急性期。在临床方面，当代中医学家运用温病学理论指导肺部感染的治疗取得了显著的疗效。

第一节　邪热犯肺，肺失宣降是肺热证的病理基础

温病肺热证大多是由于感受风热病邪引起的以肺失宣降、肺气郁滞为基本病机，病位在肺，病性属热的病证。初起以肺的功能失调为主，临床以发热、咳嗽、咳痰、喘急、胸痛、舌红、苔黄、脉数为主要见症；后期可表现为肺的实质损害，出现肺络受损，气阴耗伤等见症。

一、热邪犯肺是肺热证的形成原因

侵犯肺脏的热邪有风热、燥热等，但以风热病邪为多。因风为阳邪，其性升散、疏泄，善行而数变，其侵袭人体多从口鼻、皮毛而入。肺居高位，亦称华盖，肺叶娇嫩，又名之为娇脏。肺主皮毛，开窍于鼻且肺居高位，风邪袭人，首当其冲，所以肺热证初起以邪犯肺卫为主要病理改变。即叶天士所说的"温邪上受，首先犯肺"。

温邪犯肺，外则卫气郁闭，皮毛开合不利，内则肺气不宣，肃降失职，可表现为发热、微恶风寒或寒战、高热、咳嗽、头痛等肺卫见症。邪在肺卫阶段，邪浅病轻，若得到及时正确治疗，疾病易愈。王孟英说："温邪始从上受，病在卫分，得从外解，则不传矣。"但风为阳邪，热为火邪，风热侵袭人体，热变最

速，常常是卫分阶段比较短暂，热邪已传入气分而导致肺经邪热亢盛。一旦邪热阻肺，气失宣降，则出现身热、咳喘、胸痛、舌红、脉数等典型的肺热证临床表现。

风热外袭虽然是肺热证产生的原因，但正气亏虚则是发病的内因。"正气存内，邪不可干"，素体禀赋不足，久病正虚，年高体弱，正气不足则易感外邪，"邪之所凑，其气必虚"！

二、肺失宣降，气机郁滞是肺热证的病机关键

1. 邪热入肺，气失宣降　气机，是对人体气之运动的简称，它表现为升、降、出、入四种基本的运动形式，具体地体现在各脏腑组织的功能活动及其之间的协调关系上。肺主一身之气，肺主气的功能还体现在对气机升降的调节，而气的升降则以宣发肃降为基本形式。《临证指南医案》说肺"禀清肃之体，性主乎降，又为娇脏，不耐邪侵，凡六淫之气，一有所著，即能致病……最畏火、风"，外邪侵袭肺脏，首先影响到的是其肃降功能，使肺失清肃，进而使其宣降失常，气机郁滞。正如叶天士所言："邪著则失其清肃之令，遂闭塞不通爽矣"，"热郁则津液耗而不流，升降之机失度"，《丹溪心法》亦云："郁者，结聚而不得发越也，当升者不得升，当降者不得降，当变化者不得变化也，此为传化失常。"

2. 气机郁滞，因郁生热　邪热犯肺，不但使气机郁滞不畅，"因热致郁"，而且还可导致阳热怫郁，难以宣散发越，而致郁热内生，即"因郁致热"。正如叶天士所说："郁则气滞，气滞久则必化热。"肺气郁滞不宣，邪热不得外解，郁久必然使热势更盛。总之，郁由热生，热又因郁而增其壅遏之势。正如《医碥》中说："盖郁未有不为火者，火未有不由郁者。"

3. 郁热不除，变证丛生　血随气行，周流不停。肺主一身之气，气行则血行，气滞则血滞，肺气郁闭，失其宣畅透达之机，则气机不畅，久则必然影响到全身的血液运行，血液运行迟缓，容易产生瘀血。

肺主宣发，通调水道，肺气郁闭，气机不畅，气滞则水停，水液不行，聚而为痰。"津液者，血之余，行乎脉外，流通一身，如天之清露。若血浊气滞，则津聚而为痰，痰乃津液之变，遍身上下无处不到"，加之邪热壅肺，热邪煎灼津液，炼液为痰，痰热互结，阻滞气机。

热邪炽盛，迫血妄行，灼伤肺络使血溢脉外，引起出血。离经之血，又可成瘀。痰热、瘀血虽然为病理性产物，生成之后，又可成为致病之因，反过来加重气机郁闭，终致郁热、血瘀、痰凝胶结难解，病深难解。

在肺热证的病变过程中，郁热为"因"，血瘀、痰凝为"果"，一因多果，错综复杂。正如叶天士所说："郁则气滞，气滞久则必化热，热郁则津液耗而不流，升降之机失度，初则气分，久延血分。"

三、肺热证的发展亦按卫气营血传变

肺热证发生发展仍然遵循温病卫气营血传变规律。肺热证多由外感风热之邪引发，初起邪在卫分，卫分之邪不解即传入气分。气分证阶段，是肺热证的主要病理阶段，出现邪热郁肺、痰热壅肺、肺热腑实、肺热络伤等肺热证常见证型。此期持续时间长，为肺热证治疗的关键阶段，若在此期辨证准确，治疗得当，则病变可不传，趋向痊愈；若邪热过盛，正不胜邪，或失治误治，则热邪深入营血甚或逆传心包，出现多种危重证候。肺经郁热不解，可由气入血，损伤肺络而出现咯血、衄血见症；肺气郁闭，血流不畅，可见面唇青紫，舌有瘀斑见症。病情严重者热邪内陷心营，出现神昏谵语或昏聩不语的危重后果。若邪热太盛，正气不支，或汗出太过，阴液骤耗，脉微欲绝，为阴竭阳脱之危象。

第二节　温病肺热证的常见证型

热邪炽盛，内郁于肺，肺气上逆则咳嗽；炼液为痰，则痰稠色黄；清肃之令不行，则气喘息粗，呼吸困难。里热蒸腾，充斥体表则肌肤灼手；内灼阴津，则口渴欲饮；热扰心神，则心烦不安。若痰热交阻，壅滞肺系，气道不利，肺气郁闭，可见鼻翼翕动的危象；若热伤肺络，络损血溢，可致鼻衄、咯血；若痰热阻滞肺络，导致气滞血壅，络脉气血不得畅通，则出现胸痛，血腐化脓，则咳吐脓血腥臭痰。里热炽盛，津液被耗，肠失濡润则大便干结；化源不足，则小便短赤。舌红苔黄，脉象滑数，为里热或痰热的征象。故邪热郁肺、痰热壅肺、肺热腑实、肺热伤络是肺热证的常见证型。

一、邪热郁肺，肺气不宣

邪热犯肺，因热致郁，导致肺的宣降失调，气机郁滞，症见身热不解、咳逆气急鼻翕、口渴喜冷饮、有汗或无汗、咽痛、小便短赤、舌苔薄白或黄、脉浮数等。这一证候类型的病理变化以邪热郁肺，肺气不宣为主。

肺有热邪，故可见身热、口渴喜冷饮、脉数等症；气机郁滞，肺的宣发不畅则见无汗或少汗；肺气上逆则咳逆气急、鼻翕；肺失肃降，影响到大肠的传导功能则大便闭结。若热邪郁闭较甚，还可出现喘咳憋闷、气急、胸部膨胀等。同时，因气机不利可影响到血液的运行，可见到轻微的血行不畅见症，如口唇发绀。但以郁热见症为主，其他病理产物如痰、瘀虽然已经产生，但症状较轻，居于次要地位。

二、痰热壅肺，肺气阻塞

痰热壅肺证型之"痰"既可因热邪壅肺、气失宣降、不能布津而生，即因郁生痰，如《临证指南医案》所说痰"有因郁则气火不舒而蒸变者"；亦可因热邪煎灼，炼液为痰，即《玉机微义》所说："夫痰之为病，有因热而生痰者，热则熏蒸津液而成痰。"痰形成后又与热互结，停滞于肺，使肺气壅塞。痰虽为病理产物，但形成后又可成为致病之因，加重气机郁滞，使热邪更加炽盛，即"有因痰而生热者，痰则阻碍气道而生热"。素体阳虚，体内多痰或阴虚体质，虚火炼液为痰，宿痰伏肺，一旦感受热邪，则容易与宿痰互结，形成痰热壅肺。

痰壅肺证候类型，其病理变化为热壅、痰阻、气郁。临床可见：咳嗽气粗息促，或喉中有痰声，痰多黏滞或稠黄，咯吐不爽，或有热腥味，胸胁胀满，咳时引痛，身热面赤，口渴欲饮，舌质红，舌苔薄黄腻，脉滑数。痰热壅肺，故见咳痰色黄、黏稠不爽、身热面赤、口渴、舌红苔黄脉滑数。气机郁滞，故见咳嗽气粗息促，胸胁胀满，咳时引痛。

三、肺热腑实，肺失宣降

肺与大肠相表里，肺经病变可引起大肠传导功能失调。反之，大肠功能失调亦可引起肺的宣降功能失调。肺主宣发和肃降，通过宣发与肃降，使五谷精气布散周身，浊气下达于肠与膀胱，从而调节脏腑之气机。大肠为传导之官，排糟粕于体外，此功能赖于肺的肃降而完成，正如唐宗海《医经精义·脏腑之官》中云："大肠之所以能传导者，以其为肺之腑。肺气下达，故能传导。"现代研究亦证实了肺与大肠间存在着密切的生理病理联系，本书前文已经论述，在此不赘述。大肠传导不利，浊气不能降，反而上逆引起肺不肃降。肺热郁久不解，或误治失治，肺经邪热下传肠腑，与肠中糟粕结合，形成肺热腑实证。

肺热腑实证，其病理变化为热壅、腑实。临床表现为：咳嗽或喘，烦躁口渴，面赤唇焦，皮毛憔枯，便秘溲赤，舌红苔黄，脉滑数。邪热郁肺，肺气壅塞则见咳嗽、咳痰；大肠传导功能失调则见腹部胀满、大便闭结；由于肺和大肠相表里，两者病变常常同时并存，相互影响。肺气郁滞可致肠腑气壅，症见腹部胀满；反之，肠腑不通气逆于上，可见胸闷气喘。肺津亏虚，肠道失润，可见大便干涩；而肠中积热，上灼肺金，可见皮毛憔枯。

四、肺热络伤，肺气不畅

气分热邪不解，深入血分，损伤肺络，迫血妄行，则血溢脉外，造成出血，正如张景岳所说："血本阴精，不宜动也，而动则为病……盖动者多由于火，火盛则逼血妄行。"肺热络伤证型在出血的同时，亦可形成瘀血。

瘀血的形成途径主要有以下几种：离经之血则为瘀。唐容川指出"凡系离经之血……虽清血、鲜血、亦是瘀血"；邪热壅肺，气机不畅引起血行不畅，留滞而成瘀。诚如陈平伯说："热毒内壅，络气阻遏。热邪煎灼，津液损伤，血运不畅，亦可形成瘀血。"正如周学海所说："津液被火灼竭，则血行愈滞。"瘀血形成后积聚不散，热邪得以依附，热瘀互结，助长热势，使邪热更加伤人。柳宝诒所说的"留瘀化火"及张璐"瘀积发热，转增上炎之势"皆指此。如此形成肺热络伤证候，形成热盛伤络动血、气滞夹瘀的病理变化特点。临床可见身热不已、咳喘频作、胸部闷痛、痰黏而少、夹有血块血丝、咽干口燥、苔薄黄而干、舌质暗红或有瘀点、脉细数或微涩等症。

第三节　温病肺热证的治法

一、泄热为本，重在宣透

对肺热证而言，不但外邪初袭，以疏表透邪为原则，邪入气分，仍要注重宣透。一则肺以气机宣降为用，咳喘即为肺气失于宣降所导致；二则肺失宣降，肺气郁闭，因郁助热，化火成毒，生痰留瘀，而致变证丛生。因此，以辛散治肺不必拘泥于有无表邪。肺热表证，宜微辛轻透，表气得通，外邪自散。若表气郁闭轻浅，当如雷少逸《时病论》中说："惟冒为轻，只可以微辛轻剂治之。夫风冒于皮毛，皮毛为肺之合，故用紫苏、薄荷以宣其肺，皆用梗而不用叶，取其微辛力薄也。"若表郁较重，可少用辛温散其表，因温热邪气极易化火，辛温之药，不宜过用。若表邪得解，叶天士认为：至若身热，咳喘，有痰之症，以泻白散加辛凉宣透的前胡、牛蒡、薄荷之属，即肺热里证仍应注意辛散宣通肺气。同时应注意避免寒凉清肺之品凝滞气机，有碍辛透。若夹表湿，当先以苦辛温芳香之品散去表湿，使热外透可解，否则湿闭其热而内侵，病必重矣。

可见，肺热证治法以清泄为根本，辛散为特色，但亦不可辛散太过，正如章虚谷说："温邪为阳，则宜轻散，倘重剂大汗而伤津液，反化燥火，则难治矣。始初解表用辛，不宜太凉，恐遏其邪，反从内走也。"

邪热郁肺证型病理变化以热邪郁肺，肺气不宣为主，所以在治疗上针对其病理特点采用清泄肺热法。"清"乃清其热，清除病源，先其所因。即《素问·至真要大论》云："必伏其所主，而先其所因。""泄"乃开泄、宣开腠理，给邪气以出路。透邪外达，辛味药在所必用，因辛味药有向上向外行散的作用，正合"火郁发之"。但病位在肺，病性属热，故只宜使用微辛轻凉之品，如金银花、连翘、竹叶、薄荷、栀子、桑叶、桔梗等，轻清宣透，达邪外出。

热邪壅肺，肺气壅滞，郁热灼津为痰则形成痰热壅肺证型，病机以痰阻、热壅、气郁为主。治疗上应兼顾此三者，清肺化痰，调理气机，重在清肺热。热邪壅肺是致病之首因，痰因热生，必当先治其热，可用千金苇茎汤清热化痰、肃降肺气。方中苇茎为君，甘寒轻浮，善清肺热；臣以瓜瓣，清热化痰，利湿排脓，能清上彻下；薏苡仁甘淡微寒，上清肺热而排脓，下利肠胃而渗湿；桃仁活血逐瘀，润燥滑肠，与瓜瓣配合，可泄痰瘀从大便而解。

肺热腑实证以热壅、腑实为病机特点。因肺与大肠表里相关，上窍闭则下窍不通，下窍不通亦可影响上窍的宣发肃降。治疗时开上泄下并举，使上窍得宣，下窍得通。即《临证指南医案》所说："若郁热阻气，则用苦寒泄热，辛以开郁"，"但开降上焦肺气，上窍开泄，下窍自通矣"，方用凉膈散加减。方中连翘、黄芩、栀子、竹叶、薄荷清泄肺热，透热外达，使上窍得开；大黄、芒硝、甘草通便导滞，宣通下窍，全方共奏泻火通便、清上泻下之功。

肺热络伤证以邪热伤络动血、气滞夹瘀为病机特点。其中，邪热为致病之"因"，瘀血为病变之"果"。即一方面，热壅气滞，血行不畅为瘀；另一方面，热伤肺络，血行脉外，离经之血为瘀。治疗时应"审因论治"，首重祛除热邪，兼予凉血活血，方用清燥救肺汤加减。本方为清代喻嘉言创制，原方主治因肺燥所致之"诸气膹郁"，《素问·至真要大论》曰："诸气膹郁，皆属于肺。"说明其具有清宣肺气的作用。本方性味辛凉甘润微苦，属清宣肺燥之剂，具有清润肺脏燥热，补肺气，降逆止咳作用。邪热郁肺，肺脏气机郁滞、宣降失调，故方中以石膏、桑叶、杏仁、麻仁、枇杷叶宣降肺气以调达气机；热邪久羁，灼伤肺络，津伤气耗，故用参、草、麦冬、阿胶益气生津。然本方凉血活血力弱，临床应用时可适当加入一些凉血、活血、止血药，如茜草、紫草、茅根、三七之类。

二、治在上焦，不犯脾胃

肺热证与中焦阳明胃关系密切，特别是肺中阴液依赖胃中津液的滋养，即曹炳章说：养胃阴即救肺液；且胃气健运，也有益于药效的发挥。因此当注意"治上不犯中"。

肺热证病在上焦，多见高热不退，口渴引饮，或咳吐黄痰等热盛津伤、痰阻气滞的表现，治疗多予以寒凉清热药与行气化痰药，但若应用不当易损及中焦阳明胃气，从而影响疗效。因此，首先应避免寒凉清肺药用量过大，或使用药性沉降之品，或久煎味苦，或一次服药量过重，否则药物不作用于上焦肺反损伤中焦胃阳。正如吴鞠通在银翘散方后注中说："盖肺位最高，药过重则过病所。"若肺热证初起，津液不足，滋养肺中津液，同样要注意用药轻清上浮而达病所，如叶天士说，舌苔"若白干薄者，肺津伤也，加麦冬、花露、芦根汁等轻清之品，为上者上之也"。章虚谷注曰："肺位至高，肺液伤，必用轻清之品，方能达肺，若气味厚重而下走，则反无涉矣。"止咳化痰药中多温燥行气之品，过用或误用，易入中焦劫伤胃阴，则肺阴失养，阳无阴制，而肺热愈盛。如《温暑医旨》中说："如逢上焦，毫无中焦症者即厚朴不可加入；邪在上焦，勿犯中下，误加厚朴，药必不灵。"吴鞠通亦说："厚朴苦温，亦中焦药也。岂有上焦温病，首用中下焦苦温雄烈劫夺之品，先劫少阴津液之理！知母、黄芩，亦皆中焦苦燥里药，岂可用乎？"因此，在肺热证的治疗中，当谨记宋佑甫告诫："肺位最高，轻清乃得，若重浊与肺无益，而反伤及胃。"

三、益阴护阴，治肺要旨

外感温热邪气，最先伤及肺中阴液，阴液伤则邪热愈炽，宣肃愈加难行，气机愈加郁闭，借火热炎上之势上逆为喘，甚则传入营血分，或咳喘缠绵不解。因此，上焦肺热证治疗中当步步顾其阴液。若阴液失于顾护，如邵仙根说："入里极深，中焦俱病，阴液受戕，每多液涸内闭之候，宜救阴达邪。"或如柳宝诒所说："肺金藏阴已伤，不能速复，即使邪热得清，而内热干咳，绵延不愈，遂成上损，终致不救者，往往有之。"若初起舌苔薄白而燥，采用叶天士"上者上之"原则，于辛凉宣肺方中加入麦冬、花露、芦根汁等；若肺热日久，张畹香《温暑医旨》中说："上焦证日久怕化燥，用玄参、鲜生地、生芍、麦冬，入领邪外出药中。"若咳嗽久不能除，叶氏用川贝母三钱，炒黄色，入滋肺药中，三四剂咳即止，即甘凉咸寒、滋养肺阴可作为肺热证后期或恢复期的主要治法。

防止治疗时伤及肺阴，除合用养阴生津之品外，清热药的使用也应尽量选择清而不燥者，苦寒燥湿伤阴之品尤应注意。如王孟英曾说："若黄而已干，则桑皮、橘皮皆嫌其燥，须易栝蒌、黄芩，庶不转伤其液也。"吴鞠通在论及燥热伤肺证时说："至如苦寒降火，正治之药，尤在所忌。盖肺金自至于燥，所存阴气，不过一线耳，倘更以苦寒下其气，伤其胃，其人倘有生理乎？"其他温燥行气，消食化痰之品使用时更应慎重。

四、辨邪施治，治法有异

风热、暑邪、湿热、燥热等温邪皆可犯肺，导致肺热咳喘。治疗当在泄热宣肺平喘之基础上，审因论治。

如夏季暑邪迫肺所致咳喘宜涤暑宣肺，如《时病论》中以滑石、生甘草、青蒿、白扁豆、连翘、白茯苓、通草、西瓜翠衣组方，命名清凉涤暑方，加杏仁、蒌壳，治疗暑热初冒肌表，头晕、寒热、汗出而咳嗽的伤暑轻症或暑温初起，邪在上焦气分，右脉胜于左，或洪或数，舌苔微白，或黄而润，身热有汗，或口渴，或咳嗽；若暑热内盛，蒸迫肺脏，肺气上逆，见面垢喘咳，壮热心烦，口渴欲饮，蒸蒸自汗，脉浮洪有力，或洪数，治以清凉涤暑方去扁豆、通草，加石膏、洋参；若暑热留滞肺络，但咳无痰，咳声清高者，以《温病条辨》之清络饮加甘草、桔梗、甜杏仁、麦冬、知母主之。《湿热病篇》认为："暑邪入于肺络，宜葶苈、枇杷叶、六一散等味。"即葶苈引滑石直泻肺邪，则病自除；枇杷叶降肺气，配合六一散导暑湿下行，其中滑石是治暑咳的常用药。

如燥热袭肺，虽与风热袭肺有相似之处，但燥邪性似火热，所致肺热燥咳有发热、咽喉作痛、咳嗽胸痛、痰中兼血、舌红脉数等火热表现，且"燥盛则干"，易伤津液，秋季外感燥邪又在夏季大汗耗伤气阴之后，清泄肺中邪热就不应与风热伤肺同法，而应以辛凉甘润为治疗原则。一则辛性宣通肺气，如雷少逸说："肺得宣畅，则燥气自然解耳"，凉药以泄热，甘润以生津，既无燥热伤津之弊，又扶益正气以驱燥热，代表方为清燥救肺汤。俞根初《通俗伤寒论》指出："温燥凉润，宜用鲜桑叶、甜杏仁、瓜蒌皮、川贝等，清润轻宣为君。热盛者，加花粉、知母、芦根、菰根、金银花、池菊、梨皮、蔗皮等，热泄则肺气自清，肺清则气机流利，每多化津微汗而解。如咳痰不爽，甚则带血者，酌加竹沥、梨汁、藕汁、芦根汁、童便等，甘润咸降，以化痰而止血。若痰化而仍带血者，加犀角汁、鲜地汁等，重剂清营以止血。"可见，治疗燥热咳喘，无论泄热、化痰、凉血皆不离甘润之法，梨皮、蔗皮、桑叶、杏仁、川贝、梨汁、藕汁、芦根汁、鲜地汁等甘润之品最为常用，补益阴液而不敛邪，性凉甘润而又清解燥热。

若湿饮内停或暑湿滞肺所致肺热证，临床热象相对较轻，但因湿邪阻滞气机较重，咳嗽频剧，甚则气急喘促，治疗当在辛凉宣畅肺气的基础上予以清利淡渗逐湿。方如《温病条辨》之千金苇茎汤加滑石杏仁汤，方中以苇茎汤轻宣肺气，加杏仁、滑石利窍而逐热饮；又如杏仁汤方（杏仁、黄芩、连翘、滑石、桑叶、茯苓、白蔻皮、梨皮），用于"舌白渴饮，咳嗽频仍，寒从背起"的肺疟证，吴鞠通说："以杏仁汤轻宣肺气，无使邪聚则愈。"

五、辨别兼夹，因势利导

肺气不宣，津液不布，邪热煎灼，聚而成痰；热邪伤津，肺失肃降，大肠失润，燥屎内停；肺中络道蚕丛，邪热煎灼浓缩血液，血行不畅而致瘀；肺主肃降，胃主通降，两者一气相承，肺失宣降，则胃失通降，饮食积滞，化热灼肺。因此，肺热证中常兼有痰、瘀、燥屎、食滞，为邪热所依附，胶结留恋。开肺化痰、通腑泻下、活血化瘀、消食导滞等是清解肺热常用相兼的治法。

肺热多兼痰邪，热邪依附于痰邪留恋不解，而见痰热壅肺证，治疗当清肺化痰并重，痰去则热清。如陆子贤说：痰俱得宣化，"则肺胃之气热自清，而邪无留停之患"。但虽有痰邪，如厚朴、半夏、陈皮、枳实、神曲、大腹皮、山楂等消导行气之品亦不可妄用，如叶天士说："身热，咳喘，有痰之症，只宜肺药辛解。泻白散加前胡、牛蒡、薄荷之属，消食药只宜一二味。若二便俱通者，消食少用。"

攻下法既可助寒凉药清解肺热，又可藉通腑气以降肺气，有釜底抽薪之功，如戴天章说："在里宜下，使热从下泄，下法亦清法也。"如瓜蒌、杏仁、牛蒡子等即具开肺通下之双重功效。

瘀血与邪热呈胶结之势，柳宝诒说："热附血而愈觉缠绵，血得热而愈形胶固。"在治疗气分肺热证的方剂中使用活血化瘀药，有利于改善肺炎患者的微循环，调节机体免疫力，常用药为丹参、赤芍、牡丹皮、当归、山楂等。

食滞中焦，化热熏蒸肺脏，则加重发热咳痰症状，应辨清痰热在上焦或是中焦。纯在上焦未及中焦者，当以辛凉开泄为主，少佐化痰之品，消导发散、辛开苦泄等中焦药慎用，以防伤阴；若咳吐黄痰，脘闷不舒，苔黄垢滑腻，中后部尤甚，确系中焦夹有痰热积滞者，亦可少量加入辛散消导药。

第六章　"肺热"之来路

第一节　温邪

一、温邪

　　温为邪气致病，是生物性致病因素，其致病有耗气伤津、耗血动血、不能伏留、不与湿结等特征。温邪四时皆有，但是春季所发温病为正温。春季流行温邪常与风相兼，其发病为风温；夏季流行湿邪常与热相兼，其发病为温热（多称暑温，但是暑温是伪概念，其实质为温热）；秋季流行温邪常与燥相兼，其发病为温燥；冬季流行温邪为非时之气致病，由于温邪与寒邪是性质相反的两种邪气，所以其发病不能与寒邪相兼，冬季感受温邪致病是冬温，其致病不具有寒邪性质。

　　邪最初的解释是地名，《说文解字》中有关于邪的解释："邪，琅邪郡，从邑牙声。"中医学外感病因理论中"邪"应取其不正之意，相对于"正"而言。《重广补注黄帝内经素问·针解篇第五十四》注："邪者，不正之目，非本经气，是则谓邪。"

　　邪是自然界中与人体正气交争，以发热为主症的一类致病因素的总称，相当于现代医学所描述的细菌、病毒等生物性因素。但是现代医学与中医对于致病因素的归类是不同的，中医对于外感病因的归类主要依照疾病发生的症状是否符合本邪气致病特征而定。邪属于生物性致病因素，其发病以发热为主要表现，例如伤寒、温病、中风等均有发热症状。这也完全符合《诊断学》中有关于发热的解释，其外源性发热激活物主要包括细菌病毒等。

　　温邪的基本概念应为发病以发热为主要表现，同时具有耗气、伤津、耗血、动血、发斑等为主要特征的邪气。

二、时令温病与时行温病

时令之邪是因其时有其气，如春温、夏热、秋燥、冬寒。《伤寒论·伤寒例》云："冬时严寒，万类深藏，君子固密，则不伤于寒。触冒之者，乃名伤寒耳。其伤于四时之气，皆能为病，以伤寒为毒者，以其最成杀厉之气也。中而即病者，名曰伤寒；不即病者，寒毒藏于肌肤，至春变为温病，至夏变为暑病。"可见冬季主气为寒，感受寒邪为病即为正伤寒。《温病条辨》中所论湿病就是春季感受温邪所导致的，即真正意义上的正温疫。

而时行的邪气则是非其时有其气，例如《伤寒论·伤寒例》中有对时行邪气的论述："凡时行者，春时应暖，而复大寒；夏时应大热，而反大凉；秋时应凉，而反大热；冬时应寒，而反大温。此非其时而有其气，是以一岁之中，长幼之病多相似者，此则时行之气也。"温病四时皆有，除春末夏初流行的正温之外，皆称作时行温病。例如春天厥阴风木当令之时流行温病，其温常与风相兼，所致疾病为风温，对于风温的理解，《温病条辨》中详细论述了其病因及致病性质。秋季为燥主令，秋应凉而反温，其感受燥邪常常兼温，所感为病称温燥。冬温为非节之暖，冬应寒而反温，由于温邪与寒邪性质相反，所以其两邪不会相兼，冬温的概念就是冬天流行的温病。

三、正温与偏温

正邪一定意义上等于时令之邪，即因其时有其气。正温即是春季流行的温邪，其致病就是正温病，《温病条辨》所论温病就是正温。

偏邪是相对于正邪而言的，指的是邪有所偏性，偏伤于人体的某一处，与现代医学的偏嗜性病因相同。偏邪的概念最开始是论述风邪的，《内经》中就有关于偏风的详细论述，《素问·风论》曰："风中五脏六腑之俞，亦为脏腑之风，各入其门户所中，则为偏风。"偏邪致病具有直中、少传变等特点，因此发病也以局部病情为主要表现。有一部分温邪致病也具有上述特点，例如大头瘟，瓜瓢瘟、疙瘩瘟，都是偏温所导致疾病。

四、温邪性质及致病特点

温为阳邪，其性主动，温邪在气分耗气，伤津液，可出现口渴、小便不利、大便秘结等各种津液不足的症状，这点在吴鞠通《温病条辨》中的论述是极为清晰的。温性主动，其入血具有耗散性，并且可动血发斑。

叶天士在《温热论》中对温邪致病的论述中用了"上受"两个字，认为温邪是从上部进入人体致病的，《温热论》曰："温邪上受，首先犯肺，逆传心包。"吴鞠通在《温病条辨》中对温邪致病的论述为："温病由口鼻而入，自上而下，鼻通于肺，始手太阴。"认为温邪是由口鼻传入人体的。这是因为口鼻是人体与外界交通的通道，在《灵枢经·口问》中提到："口鼻者，气之口户也。"可见人体与外界进行气体交换唯一的通道就是口鼻。温邪自口鼻传入人体，与口鼻等呼吸道直接相通的就是肺，所以温邪侵入人体首先侵犯的是肺。

由林培政主编的国家"十一五"规划《温病学》教材中认为温邪为六淫中的风热病邪、暑热病邪、湿热病邪、燥热病邪及伏寒化热的温病病邪的统称。温邪是外感邪气中具有温热性质的一类病邪。温邪性质有三：①从外感受：温邪是时令邪气，存在于自然界中，要通过一定的途径侵入人体而致病。②温邪的性质属热，所以温邪致病后以发热为其主要症状，并且具有热象偏重，易化燥伤阴的特点。③发病迅速：温邪致病力强，一旦侵入，立即发病。

第二节　热邪与火邪

作为六淫病邪之一，《素问·至真要大论》《景岳全书》等均记载有风、寒、暑、湿、燥、火，有"火"而无热，但宋代陈言《三因极一病证方论》及后世《医碥》《察病指南》等则将六淫之邪作"热"而无"火"。由此而产生了一些不同见解。及至清代医家，如《外感温热论》又将"热邪"称为"温邪"，《重庆堂随笔》认为温邪即热邪，还有不少医家则主张"温为热之渐，火为热之极"，说明三者性质相类，只有程度的区别。

孙广仁主编的"十五"国家规划教材《中医基础理论》中论六淫邪气时，是将火邪和热邪同时论述的：火（热）邪的基本概念是指凡治病具有炎热升腾等特性的外邪，称为火热之邪。火热旺于夏季，但并不像暑那样具有明显的季节性，也不受季节气候的限制，故火热之气太过，变为火热之邪，伤人致病，一年四季均可发生。火热之邪侵入所致的病证，称为外感火热病证或外火证。火与热异名同类，本质皆为阳盛，都是外感六淫邪气，致病也基本相同。火邪与热邪的主要区别是：热邪致病，临床多表现为全身性弥漫性发热征象；火邪致病，临床多表现为某些局部症状，如肌肤局部红、肿、热、痛，或口舌生疮，或目赤肿痛等。如《素问·五运行大论》说："其在天为热，在地为火……其性为暑。"火热皆为暑性，两者相较，热属阳，火属阴，故热性弥散，火性结聚。

基于以上认识，所以本文也是将火邪、热邪同节论述。当然，两种邪气在历代医家的认识中，还是略有差别的。

一、《金匮要略》论热邪致病

1. 外热致病证治

（1）暍病：《金匮要略·痉湿暍病脉证》第26条云："太阳中热者，暍是也。汗出恶寒，身热而渴，白虎加人参汤主之。"肺卫气虚，卫外不固，暑热入中，气阴两虚，而致身热、口渴等症，用白虎加人参汤清热解暑、益气养阴。

（2）疟病：《金匮要略·疟病脉证并治》第4条云："温疟者，其脉如平，身无寒但热，骨节疼烦，时呕，白虎加桂枝汤主之。"《素问·刺疟》有十二疟，即六经疟、五脏疟及胃疟。从所用白虎汤可知，此温疟当属胃疟范畴，疟邪入于胃，胃热亢盛并传之于肾之所合，故壮热、骨节疼烦。以白虎加桂枝汤清热生津，达邪和胃。对本篇的瘅疟，《素问·疟论》认为乃"肺素有热，气盛于身"所致，其热邪充斥人体内外上下，故手足热而欲呕，少气烦冤，肌肉消瘦，后世多主张用竹叶石膏汤治之。

（3）肺痈：《金匮要略·肺痿肺痈咳嗽上气病脉证并治》第2条云："热之所过，血为之凝滞，蓄结痈脓，吐如米粥……"肺痈乃热与风袭肺，肺失肃降，气血郁滞，以致腐败，故见发热恶寒、振寒、咳喘、口干咽燥、胸满胸痛、吐脓等症。初期治以银翘散，解表散邪，清热解毒。

（4）小便不利：《金匮要略·消渴小便不利淋病脉证并治》第5条云："脉浮，小便不利，微热消渴者，宜利小便发汗，五苓散主之。"外邪袭表，热不得泄，气化受阻，津液不布，以致身热口渴，小便不利，以五苓散发汗利尿，表里双解。

（5）风水：《金匮要略·水气病脉证并治》第2条云："脉浮而洪，浮则为风，洪则为气，风气相搏，风强则为隐疹，身体为痒……气强则为水，难以俯仰，风气相击，身体洪肿，汗出乃愈……"洪则为气，并非水气，而乃热气（邪），热郁则气滞，与外来之风邪相合，壅遏肺气，气不行水，而成风水兼热证。此与第4条："太阳病，脉浮而紧，法当骨节疼痛，反不痛，身体反重而酸，其人不渴，汗出即愈，此为风水"的风水兼寒者互为补充。越婢汤所主正为风水兼热者而设，具发汗散水、清透郁热之功。此外，本篇第28条芪芍桂酒汤所主之黄汗，其形成也不离热，证见"身体重，发热汗出而渴，状如风水，汗沾衣，色正黄如柏汁……"乃水湿外浸，营卫受阻，营郁而为热，故以此方调和营卫，方中苦酒即可泄营中郁热。

（6）呕吐：《金匮要略·呕吐哕下利病脉证并治》第19条云："吐后，渴欲得水而贪饮者，文蛤汤主之。兼主微风，脉紧，头痛。"呕吐后口渴贪饮，脉浮头痛，乃肺胃热盛并兼外感所致。故用文蛤汤发散祛邪，清热止渴。

（7）热入血室：《金匮要略·妇人杂病脉证并治》第1条云："妇人中风，七八日续来寒热，发作有时，经水适断，此为热入血室，其血必结，故使如疟状，发作有时，小柴胡汤主之。"经行期间，邪热乘虚侵入血室，与血相结，而致续来寒热，发作有时，经水突断。用小柴胡汤和解少阳，清热散结。

2．内热致病

（1）百合病：《金匮要略·百合狐惑阴阳毒病脉证并治》第5条云："百合病，不经吐、下、发汗，病形如初者，百合地黄汤主之。"心肺阴虚内热，累及于胃，移热于小肠，神明失主，气血失调，故见口苦、小便赤、脉微数等血不养神、阴虚内热的多种失调现象。以百合地黄汤润养心肺、凉血清热。此外，虚热尚可致虚烦失眠（酸枣仁汤）、肺痿（麦门冬汤）、脾约（麻子仁丸）、上中消（白虎加人参汤）及小便不利（猪苓汤）等病证，其治多不外滋阴清热。

（2）奔豚气：《金匮要略·奔豚气病脉证并治》第2条云："奔豚气上冲胸，腹痛，往来寒热，奔豚汤主之。"惊恐恼怒，致肝郁化火，引动冲气而发奔豚。设奔豚汤方清肝养血，和胃降逆。

（3）腹满：《金匮要略·腹满寒疝宿食病脉证并治》第13条云："腹满不减，减不足言，当须下之，宜大承气汤。"实热壅滞胃肠，故胀满疼痛，大便不通，立大承气汤攻下里实。

（4）痰饮：《金匮要略·痰饮咳嗽病脉证并治》第24条云："膈间支饮，其人喘满，心下痞坚，面色黧黑，其脉沉紧，得之数十日，医吐下之不愈，木防己汤主之……"痞坚之处，必有伏阳，久病水饮内结而有郁热，故以木防己汤通阳利水，清热补虚。方中石膏辛凉重坠，既清解郁热，又降逆平喘。第40条云："若面热如醉，为胃热上冲熏其面，加大黄以利之。"饮郁化为胃热，上应于面，有如醉酒之状，故在苓甘五味姜辛夏杏汤的基础上加大黄一味，苦寒以利之。

（5）小便不利：《金匮要略·消渴小便不利淋病脉证并治》第11条云："小便不利，蒲灰散主之……"是湿热瘀血内停，气化不利，故小便不利，投蒲灰散泄热化瘀利窍。

（6）黄疸病：《金匮要略·黄疸病脉证并治》第15条云："酒黄疸，心中懊憹或热痛，栀子大黄汤主之。"酒热积胃并上蒸心肺，故心中懊憹或热痛。以栀子大黄汤上下分消其酒热，除烦退黄。

（7）吐衄血：《金匮要略·惊悸吐衄下血胸满瘀血病脉证并治》第17条云："心气不足，吐血、衄血，泻心汤主之。"心火亢盛，血脉失主，累及于胃则吐血；心火灼肺，迫血妄行则衄血。用泻心汤苦寒清降，直折其热。

（8）呕吐：《金匮要略·呕吐哕下利病脉证并治》第17条云："食已即吐者，大黄甘草汤主之。"实热壅阻胃肠，胃气上逆则呕吐，施大黄甘草汤通腑泄热。

（9）下利：《金匮要略·呕吐哕下利病脉证并治》第43条云："热利下重者，白头翁汤主之。"热与湿蕴积大肠，气机阻滞，腐败气血，故下重便脓血。用白头翁汤清热燥湿，解毒排脓。

（10）肠痈：《金匮要略·疮痈肠痈浸淫病脉证并治》第4条云："肠痈者，少腹肿痞，按之即痛如淋，小便自调，时时发热，自汗出，复恶寒。大黄牡丹汤主之。"热毒壅滞大肠，营血瘀结故尔。以大黄牡丹汤荡热解毒，消瘀排脓。

（11）妊娠病：《金匮要略·妇人妊娠病脉证并治》第5条云："妇人怀妊，腹中疞痛，当归芍药散主之。"妊娠之初，肝血虚而生热，脾气虚而生湿，湿热内蕴，肝脾失和而致痛。投当归芍药散以调和肝脾，养血退热，除湿止痛。

（12）产后病：《金匮要略·妇人产后病脉证并治》第7条云："产后七八日，无太阳证，少腹坚痛，此恶露不尽；不大便，烦躁发热，切脉微实，再倍发热，日晡时烦躁者，不食，食则谵语，至夜即愈，宜大承气汤主之。热在里，结在膀胱也。"恶露郁滞肝经，肝病传脾，致不大便，烦躁发热。设大承气汤瘀热并除。

（13）妇人杂病：《金匮要略·妇人杂病脉证并治》第15条云："妇人经水闭不利，脏坚癖不止，中有干血，下白物，矾石丸主之。"干血长期留滞，腐败蕴为湿热，即下白带。立矾石丸除湿热止带。

《金匮要略》热邪致病内热多于外热，但其中不少内热大多由外热（或其他外邪）转化而来。如《金匮要略·痉湿暍病脉证并治》大承气汤所主痉病乃风、寒、热由太阳传乘而来；百合病的内热不排除伤寒大病之后，余热未清演变而成。

内热病位涉及广泛，不仅有腑热，而且有脏热。如其治方有泻心汤的泻心火，葶苈大枣泻肺汤的泻肺热，奔豚汤的清肝热，甘草泻心汤的泄脾胃之热，狼牙汤的清肾热等，故五脏六腑皆以通为用，脏腑气机调畅，人则无病。

内热病性有虚实，在里之实热可由气郁化热、血瘀化热、食积化热、湿郁化热、饮郁化热等而成；里之虚热多为脏腑气血阴阳亏虚所致。

内热病机特点常与他邪相兼致病，如有瘀热相合，湿热相兼，饮热互结，食热壅滞，肺胃热盛，肝脾不和，心肺阴虚内热，心肝血虚等。故其治也多相兼。

热邪致病及其证治，《金匮要略》中涉及颇广，对后世产生了深远的影响。

二、"热"的病因病机认识

陈言在《三因极一病证方论》提出："夫六淫者，寒暑燥湿风热是也"，这里面的"热"，显然属病因范畴。但病因作用于机体，一般当时是无法预知和捉摸的，只有正气奋起御邪，邪正交争，在临床表现出"热证"时，人们才推测出病因是"热邪"，而机体则处于一种"热"的病理状态，故同一个"热"字，"热邪"是病因，"热证"是临床表现，化"热"是内在病理过程，是病理演变的结果，理应属于病机的范畴。

但应补充说明的是，热虽是一种病机病证概念，但它又是一种病理因素，又称"继发病因"，在一定条件下，又能作用于某些脏腑，导致新的病理变化，或形成新的病理产物，从而产生继发病证。如"热能伤阴耗津"，也能"炼液为痰""热极生风"，故病因与病机的范畴也不是一成不变的。

"热"的病机关键是阳盛。《素问·阴阳应象大论》说："阳盛则热"，除了包含阳邪亢盛可以致"热"的意义外，外因必须通过内因而起作用，人体的正气，即阳气充沛能够奋起与邪抗争，才能发生"热"的病理状态。故"热"也是临床最常见既反映疾病的存在，又具有一定积极意义的病机。临床在一般正常情况下，"热"的程度反映病邪的轻重，"两阳相争"则"热"势必盛。但也每有虚寒久病老弱重笃者，确实感受了阳邪却无"热"的反应；而体壮阳盛者，感受阴邪也容易"化热"。

"热"有内与外、虚与实、真与假、局部与全身之别。在中医文献中，由外感六淫主要是"热邪"所致之"热"，称为"外热"，起病急、传变快、多兼邪；而由内脏气血、阴阳失调所形成的火热内盛的病理变化，称之"内热"，病势迁延，病程较长，多发生在内伤杂病。又有根据八纲属性将"热"区分为实热与虚热者，在虚热实热之间还可发生转化、兼夹，如实火日久伤阴，导致阴虚火旺，产生虚火等等。临床还有因阳盛格阴，而见外表手足冰冷，内则灼热烦渴、口臭、下利纯水但夹燥粪或矢气极臭，小便黄赤等阳证似阴的证候，其病机称之真热假寒；也有因里寒格阳于外，虽见身大热但喜衣被，口渴而不多饮，手足躁扰但神志安静，苔黑而润，脉洪大而无力等阴证似阳的证候，其病机称之真寒假热。

此外，热的病机及临床表现可以是局部的，也可以是全身的。如外感之热多为全身的，但有卫、气、营、血深浅的不同；而疮毒等邪则每表现为局部之热。在内伤杂病中往往比较复杂，有全身也有局部，如上热下寒、内热外寒、胃热脾寒、肠热胃寒、肝热肺寒……也有仅限于部分脏腑、经络、关节之热，但在一定情况下，局部与全身之热也可互相转化。

三、火邪

中医学"火"的概念非常宽泛，其在特定的语言环境和不同理论范畴中有着特定的涵义。一般而言，"火"的内涵与外延是确定的，但是，由于应用范围的广泛，使其内涵与外延发生相应变化。因而，对相关概念的研究，必须结合使用时的语境和所属理论范畴进行。《内经》全文中"火"字共出现约240余次，以"火"论医，基本形成中医"火"的理论雏形。

1. 《内经》六气之火　"天以六为节，地以五为制。周天气者，六期为一备；终地纪者，五岁为一周"（《素问·天元纪大论》），因而《内经》认为，天之六气之化、地之五运（五行之气）之变，是自然界运动变化的根源。而天之六气则为寒暑燥湿风火，故《素问·天元纪大论》云："寒暑燥湿风火，天之阴阳也。"

《内经》中对于火气对气候、物候、人体之影响进行了大量的描述。运气七篇中所述之"火"，除五运之火外，多为六气之火。如《素问·五运行大论》中"火以温之""火游行其间""火胜则地固"；《素问·五常政大论》曰："少阳司天，火气下临"；《素问·气交变大论》曰："岁金不及，炎火乃行"等。

《内经》认为火气失常是某些疾病的重要原因，比如《素问·六元政纪大论》火郁乃火气受抑而形成；《素问·至真要大论》中"诸热瞀瘛，皆属于火""诸禁鼓栗，如丧神守，皆属于火""诸逆冲上，皆属于火""诸躁狂越，皆属于火""诸病胕肿，痛酸惊骇，皆属于火"，也是指某些病症是因火气异常所致。

2. 外感火邪论之"六气皆能化火"　　外感火邪致病学说，在《内经》运气七篇论述之后，直至北宋之前几乎没有实际的发展。宋金元时期，由于运气学说得到重视，对外感火邪致病的认识得以提高。对外感火邪理论发展做出重要贡献者为刘完素。

刘完素在对运气学说和病机十九条的研究过程中，对火热之气的研究逐渐深入，渐渐形成对火热病机的理论认识，成为主火论者。他在《内经》病机十九条的启示下，对六气病机加以发挥，对火热病证大大加以扩充。在《素问·至真要大论》所述的病机中，属于火的仅有瞀瘛、口禁、胕肿、疼痛、冲逆、鼓栗、惊骇、狂、躁九种，属于热的仅有转戾、胀满、呕吐、吐酸、下迫、泄泻、水液浑浊七种。而刘完素在他著的《素问玄机原病式》里，将火热病证扩大为五十六种。而对于属于风、燥、湿的诸种病证，在论述病机时，又多从火热阐发。

对于风、燥、湿、寒诸气与火热的关系，刘完素强调风、燥、湿、寒诸气在病理变化过程中，皆能化热生火：火本不燔，遇风冽乃焰，积湿生热，寒邪可使阳气怫郁，不能宣散而生热。同时，认为火热也往往是产生风、湿、燥、寒的原因，即风本生于热，以热为本，以风为标，热则风动。湿病本不自生，因于火热怫郁，水液不能宣通，即停滞而生水湿，热极生寒则战栗而恶寒。至于燥气，则热能耗液成燥。因而六气之中，火热就成为中心了。后人将刘完素这一观点归纳为"六气皆能化火"。

在对火热病证的治疗方面，他认为外感初起，多是怫热郁结，这时用麻黄汤、桂枝汤等辛甘热药,虽能发散,但若发之不开,会使热病转甚,甚至可见发黄、惊狂诸变证,惟有用辛凉解表才是正治,并明确提出辛凉解表的方法。

较刘完素稍迟的张从正,对于火证认识更深,立论亦更突出。如《儒门事亲》云:"八卦之中,惟离能烜物;五行之中,惟火能焚物;六气之中,惟火能消物。故火之为用,燔木则消而为炭,焚土则消而为伏龙肝,炼金则消而为汁,煅石则消而为灰,煮水则消而为汤,煎海则消而为盐,干汞则消而为粉,熬锡则消而为丹。故泽中之潦涸于炎晖,鼎中之水干于壮火。"

火与热,本自二气,分属二部,但刘完素并不过于计较,亦没有区别。而张从正则对此进行了区分。他引用王冰"人火""龙火"之说(王氏原意是言火之微甚),分析君火(热)与相火(火)所致疾病之不同。如云:"夫君火者,犹人火也;相火者,犹龙火也。人火焚木其势缓,龙火焚木其势速……龙火宜以火逐之。人火者,烹饪之火是也。"这一认识补充了刘完素的学说。

刘完素、张从正以运气学说发挥"火热"学说,针对北方民族的刚劲体质,用药多寒凉,完善了中医外感火邪理论,对于治疗火热病证积累了丰富的经验,可以说在宋金以前言火热病证治疗者,无出其右。

3. 温病与火 吴又可认为疫病的原因在于邪气化火而伤阴血。其《瘟疫论》云:"夫疫乃热病也,邪气内郁,阳气不得宣布,积阳为火,阴血每为热搏。"他指出火郁之根本原因在于气郁。他认为"夫人身之火,无处不有,无时不在,但喜通达耳。不论脏腑经络,表里上下,血分气分,一有所阻,即便发热,是知百病发热,皆由于壅郁。"然而"气为火之舟楫","气升火亦升,气降火亦降,气行火亦行,气若阻滞而火屈曲,惟是屈曲热斯发矣"。由此他指出疫病之病机为疫邪阻滞气机,从而出现火热证。同时指出,对于这种情况不得投用寒剂,否则反而更加抑遏胃气,使火热加重。

万密斋论温病病因,着眼火与湿。其不仅认识到瘟疫具有强烈传染性,《保命歌括》明确提出"大抵疫病,皆属火湿,虽似伤寒,不可作伤寒正治而大汗大下"的论点,指出了温病(包括温疫)的发生多为感受火、湿之邪,抓住了温病发病的主要原因,从而为后世温病医家从火热、湿热等主要方面论治温热病提供了重要依据。

吴鞠通指出伤寒和温病两病,实有水火之别,伤寒原于水,温病原于火。由于寒邪易伤人之阳气,温热之邪易伤人之阴液,因此在治法上也是截然不同,其《温病条辨》云:"伤寒伤人身之阳,故喜辛温、甘温、苦热,以救其阳;温病伤人身之阴，故喜辛凉、甘寒、甘咸，以救其阴。"吴氏的寒热水火阴阳辨，为温病的治法提供了理论依据。

4. 火的理论　"火"作为病因概念在《内经》中已经形成。而对其性质和致病特点的抽象，亦是以自然现象之火为原型，结合临证经验然后运用取象比类思维加以总结认识的结果，如火邪属性为阳，有炎上、升散、烧灼的性质，具有伤津、耗气、生风、动血、扰神、成毒等致病特点。中医临证进行病因辨证都是以上述的认识方法为思维背景，对火淫证候、火疫证候进行分析辨证的。

人体之火概念的产生与发展，亦是运用取象比类思维对于火加以总结认识的结果。火不但具有焚毁、破坏的特性，其亦为人类生活所必需的生活原料，可以烧烤食物、取暖避寒、驱逐虫兽侵袭、给黑夜带来光明；若生活中没有火，则会因生食食物导致消化困难，出现寒冷、黑暗等情形。因而，在气与五行的哲学背景及佛教学说的影响下，产生了人体之火的概念，并在"壮火食气，少火生气"的背景下，对于人体之火产生了辨证认识：人体之火正常时，人体温暖，消化功能正常，能够驱逐寒邪等，而火之太过或不及均可导致疾病的发生。

金元时期，兵荒马乱，疫病流行，而时医对外感病的治疗多尊崇张仲景，强调于"寒"，以温热药治疗，这样就产生了药物无效，甚或疾病加重的现象。针对于此，医家们在临床实践中开始运用辛凉解表之药治疗外感病，在获效的基础上，开始阐发火热外感病的病因病机，丰富发展了外火理论。这一时期医家们也注意到了非外感所致，但症状如外感火热证一样的病理现象，从而在已有的火为人体元素的认识基础上，创立了"内生火邪"之理论。而对于"内生火邪"的认识，医家基于各自不同的临床实践，侧重点各不相同，如刘完素多论实火、朱丹溪论阴虚之火、李东垣论气虚之火。医家们运用已有的"火"之术语，如"君火""相火""少火""壮火"等，同时又创立一些新的"火"之相关术语，如"阴火""阳火""外火"等，论述自己总结的某一方面的规律，因此对于已有的"火"之术语其含义就产生了不同。

明清时期，中医"火"的理论较广泛的应用于临床实践活动中，人们通过实践验证与总结对此进行了不断的修复和完善。同时，刘完素的火热论、朱丹溪"阳常有余，阴常不足"理论广为传播之后，明代部分医者用药偏执于苦寒，常致损人脾胃，克伐真阳，形成了苦寒时弊。而这一临床现象，使医家们在批判继承丹溪"相火恒动论"，批判由此所致的不良的治疗风气中发展了生命动力之火理论。

总之，历代医家对历史经验和现实经验的理性升华，使中医"火"的理论，得以不断地创新发展，形成了中医"火"的理论体系。

四、由《内经》看火与热的共同点

《素问·至真要大论》指出，外邪中既有热又有火，其讨论的外邪依次是风、热、湿、火、燥、寒。后世医家张志聪在解释《素问·至真要大论》关于"病生于本"时亦认为："本者，生于风热湿火燥寒六气。"可见，《内经》并没有将热与火两者混为一谈。热邪致病有其特点，多表现为全身性热象，如《素问·至真要大论》所指出"热淫所胜……民病腹中常鸣，气上冲胸，喘不能久立，寒热皮肤痛，目瞑齿痛，颐肿，恶寒发热如疟，少腹中痛，腹大。"

火与热同属阳邪，故有"热为火之渐，火为热之极"之说。火邪、热邪在性质与致病上有很大的相似性，如《素问·至真要大论》所指出"热淫所胜……民病胸中烦热，嗌干，右胠满，皮肤痛，寒热咳喘，大雨且至，唾血血泄，鼽衄嚏呕，溺色变，甚则疮疡胕肿，肩背臂臑及缺盆中痛，心痛肺□，腹大满，膨膨而喘咳，病本于肺，尺泽绝，死不治。""火淫所胜……民病头痛，发热恶寒而疟，热上皮肤痛，色变黄赤，传而为水，身面胕肿，腹满仰息，泄注赤白，疮疡咳唾血，烦心胸中热，甚则鼽衄，病本于肺。天府绝，死不治。"两条经文论述的火和热不仅性质与致病上很多相似之处，且都"本于肺"，就是说侵犯的脏腑都是一样的。

此外，在治疗上针对火与热所采用的方法亦有很大的相似之处，如《素问·至真要大论》指出："热淫所胜，平以咸寒，佐以苦甘，以酸收之。""火淫所胜，平以酸冷，佐以苦甘，以酸收之，以苦发之，以酸复之，热淫同。"

第三节　毒邪

一、"毒"之义

1. "毒"之本义　《周易·噬嗑卦》："六三，噬腊肉，遇毒。"孔颖达疏"毒者，苦恶之物。"《淮南子·修务训》"神农尝百草之滋味，水泉之甘苦，令民知所避就。当此之时，一日而遇七十余毒"，这里的"毒"是其本义。所以，《说文解字》释"毒"："毒，厚也；害人之艸，往往而生，从中从毒。"《广雅·释诂》"毒犹恶也；毒，痛也"。《山海经》共收载了9种有毒的动植物，除"丹雘可以御百毒"记载了丹雘的解毒、防毒作用外，其他都是指出了其毒性。《五十二病方》中涉及了两处治疗箭毒的中药处方和有毒中药堇的采集、炮制。如"毒乌喙"是一个治疗箭毒乌喙毒受伤的医方。"遇人毒者，取蘼芜本，傅痏。"也是介绍遇到人中毒箭的抢救方法。

可见，"毒"的本义是指对人体有一定伤害的物质，主要是指有毒的药物。

2. "毒"之引申义　《康熙字典》注疏"毒"曰"恶也，一曰害也；痛也，苦也；恨也；药名。"《辞源》解释"毒"为"苦恶有害之物；伤害；痛；恨，猛烈、强烈"，都是对"毒"本义的引申。

（1）引申为邪：中医重视正气在发病过程中的作用，认为正气是和邪气相对的，无邪就无所谓疾病。所以，《古书医言》提出"邪者，毒之名也"，《金匮要略心典》："毒，邪气蕴结不解之谓。"《诸病源候论·时气取吐候》云："夫得病四日，毒在胸隔，故宜吐；心胸烦满，此为毒气已入"，《诸病源候论·伤寒病诸候上》载"伤寒八日，病不解者……毒气未尽，所以病证犹在也"。《读医随笔》言"须先使邪气浮动，毒不粘连于肝"，这里的"毒"也是邪的意思。

（2）引申为五行暴烈之气：王冰："夫毒者，皆五行标盛暴烈之气所为也"，"凡天地之间，变于常则咸为毒。"（《日本汉方精华》），"或流衍之际，雨湿连绵，寒水时行；或二火司政，赫曦行令，湿热大作；或燥金行令，燥火时行。三者皆成疫毒症，此所谓天行病也。"（《症因脉治》）。

（3）引申为疫病：《素问·刺法论》曰："闭其毒气"。有的医家直接提出："疫既曰毒"（《疫疹一得》），"疫者，毒之为害也"（《温病正宗》）。清代王孟英在《温热经纬·薛生白湿热病》按中曰："疫证皆属热毒。"《吴医汇讲·认疫治疫要言》曰："治疫之法，总以毒字为提纲"。可见，疫就是毒，解毒就可治疫。

（4）引申为剧烈的致病因素：《素问·生气通天论》曰："故风者百病之始也。清静则肉腠闭拒，虽有大风苛毒，弗之能害。此因时之序也。"《黄帝内经素问注释》曰："苛毒，犹言毒之甚者。"古人形容某些剧烈的致病因素，都名之曰"大风苛毒"。后世医家注释本句经文，一致认为"大风苛毒"是古人对剧烈致病因素的统称。

（5）引申为所有病因：《医医琐言》："百病为一毒，毒去体佳。"

（6）引申为药物的性能：《素问·宝命全形论》提出针灸治疗疾病的五大关键"一曰治神，二曰知养身，三曰知毒药为真，四曰制砭石小大，五曰知府藏血气之诊。"《黄帝内经素问注释》云："这里的毒药，是指药物的性能知毒药为真，即知道药物的真正性能。"此外，还引申为药物作用强弱、药物的偏性等。

（7）引申为狠、强烈：《灵枢·官能》言："疾毒言语轻人者，可使唾痈咒病；爪苦手毒，为事善伤者，可使按积抑痹。""手毒者，可使试按龟，置龟于器下而按其上，五十日而死矣。"这里所说的疾毒言语轻人，指嫉妒成性，口舌恶毒，言语轻薄；手毒，手狠也。《诸病源候论·心病诸候》云："左手寸口脉沉则为阴，阴绝者，无心脉也，苦心下毒痛。"毒痛，痛甚之意。《诸病源候论·伤寒病诸候上》言："夫触冒之者，乃为伤寒耳。其伤于四时之气，皆能为病。而以伤寒为毒者，以其为最杀厉之气也。"为毒，为害最甚之意。

（8）引申为危害：《医学问答》云："实热之人，投以补阳温卫之药，则毒在益热伤阴投以滋阴填补之药，则毒在引热入阴投以温热药，则毒在燥热损阴。"这里的"毒"字都当"危害"讲。

（9）引申为某种具体的病症：《经验良方全集》载："凡肿在头面以上者，一宜用火照法，神乎其神。法用火照散安纸捻中，以麻油浸点，每用火三支，离毒半寸许照之。"这里的"毒"指的是"肿"这个具体病症。

二、"毒"之来源

1. 外来之"毒"　主要是指外感六淫之邪侵袭机体，蕴积不解，日久则化而为"毒"。这种"毒"从来源上可称之为"外毒"。

（1）风化热毒：《诸病源候论·疮候》云："此由风气相搏，变成热毒。"

（2）火、热、暖化毒：《诸病源候论·伤寒热毒利候》言："此由表实里虚，热气乘虚而入，攻于脾胃，则下黄赤汁，此热毒所为也。"《诸病源候论·瘴气候》云："杂毒因暖而生。"《洞天奥旨》"热乃化毒""火盛则毒生，火盛则毒亦盛"。《读医随笔》"热入血脉，必致遗毒于心"。《注解伤寒论·伤寒例第三》又曰："以伤寒为毒者，以其最成杀厉之气也"，"阳脉洪数，阴脉实大者，遇温热，变为温毒。温毒为病最重也"。《东医宝鉴·杂病篇二》谓：

"伤寒三阴病深必变为阴毒""伤寒三阳病深必变为阳毒"。

（3）外邪入里化脏毒：《明医指掌》曰："邪从外入，积久始发，浊者为脏毒"。

（4）火郁化毒：《洞天奥旨》曰："火郁之极，必变蕴而为毒"。《金匮翼》在论述脚气的成因时指出"寒暑风湿之气，虽本乎天，而皆入乎地，而人之足履之，所以往往受其毒也"。《外科选要》曰："殊不知，毒即火，毒化而火亦清，毒凝而火愈郁"。《医学研悦》曰："盛夏之时，热毒郁蒸。""暑毒痰火滞塞胸中"。

2. 内生之"毒"

（1）七情化毒：七情为人之正常情绪变化，常则不为病。若七情失和，扰乱脏腑，气机紊乱，阴阳气血失和，也可生成为"毒"。这种"毒"从来源上可称之为"内毒"。《诸病源候论·瘰疬诸候》谓："此由恐惧、忧愁、思虑、哭泣不止，气毒变化所生，内动于脏，外发颈项，其根在心。"清代沈金鳌《杂病源流犀烛·大肠病源流》论大肠痈曰："因七情饮食，或经行产后瘀血留积，以致大肠实火，里热所生病也。其致病之由，总因湿毒郁积肠内。"清代喻嘉言《寓意草·辨黄鸿轩臂生痈疽之症并治验》云："疮疡之起莫不有因。外因者天行不正之时毒也，起居传染之秽毒也。内因者醇酒厚味之热毒也，郁怒横决之火毒也。"《景岳全书·杂证谟·淋浊》说："大抵此证，多由心肾不交，积蕴热毒，或酒后房劳，服食燥热，七情郁结所致。"清代吴澄《不居集》曰："郁而不伸者必毒"。《外科选要》"男女大欲，不能直遂其志，故败精搏血，留聚经隧，乃结为便毒也"。七情化毒，与五志内伤化火相类似，但程度、性质、导致病症有异。

（2）脏腑生毒：《洞天奥旨》"疮疡诸毒，皆出脏腑"，"肾精不足，泥丸内涸，无精以养，乃化为火毒""唇发者，唇上生疮毒也。总皆脾胃之火毒""命门之外生痈疽，肾俞之生毒也"。《症因脉治》指出："《内经》'膏粱之变，足生大丁'，皆五脏生丁发毒。"《明医指掌》提出："恣食辛辣厚味，炙爆荤腥，蕴毒于中故也""受胎气成病，由胎中感受热气，流毒于心脾。"《证治汇补》曰："脏毒者，自内伤而得。蕴积毒气，血色浊黯，久而始见。"《外科选要》"发背者，乃五脏风热，六腑邪毒"。《证治汇补》提出："百病皆生于气，气之为病，生痰动火，燔灼中外，稽留血液，为积为聚，为毒为肿。"《外科选要》提出："因过食煎炒炙煿，蕴结积毒。"脏腑之虚实寒热，起居摄养不慎、纵口腹之欲，都可以导致脏腑生毒，但病症有异。

3. 时气化毒　"黄帝曰：余闻五疫之至，皆相染易，无问大小，病状相似，不施救疗，如何可得不相移易者？岐伯曰：不相染者，正气存内，邪不可干，避其毒气"（《素问·刺法论》）。隋代巢元方论述了"时气毒""温病毒"的致病特征，其《诸病源候论·妊娠时气候》曰："非其节而有其气，一气之至，无人不伤，长少虽殊，病皆相似者，多挟于毒。"唐代王焘《外台秘要·伤寒上十二门》引《小品方》曰："天行温疫是毒病之气。"明代吴又可《温疫论·应补诸症》亦认为"今感疫气者，乃天地之毒气也。"《症因脉治》曰："大头见证，此天行湿毒症。""疫痢之症，运气所主，或流衍之际，雨湿连绵，寒水时行；或二火司政，赫曦行令，湿热大作；或燥金行令，燥火时行。三者皆成疫毒症，此所谓天行病也"。清代王孟英在《温热经纬·薛生白湿热病篇》按中曰："疫证皆属热毒。"《齐氏医案》曰："痢之为病，其纲凡四：一曰邪陷，一曰秋燥；一曰时毒，一曰滑脱四者"。《齐氏医案》曰："时毒者，天行疫病，时气流行"。《外科选要》曰："夫时毒者，乃四时不正之气而感知于人也"。《伤寒瘟疫条辨》云："杂气者，乃天地间另为一种疵疠旱潦之毒气""重感温气，相杂而为温毒"。《伤寒瘟疫条辨》曰："长沙所谓阳毒阴毒，乃天地之杂气，非风、寒、暑、湿、燥、火之六气也。后人所谓阳热极盛，固是阳毒阴寒极盛，固是阴毒，终非长沙所以立名之本意。此二证者，即所谓温病是也""阳毒阴毒，中于杂气"。时气疫疠化毒从本质上来说仍属外来之毒，但性质、致病特点有别于六淫化毒和七情化毒。

4. 虫兽药食毒　中医很早观察到虫、兽、外伤、药物等可能有毒。《金匮要略》《千金方》《景岳全书》等多有论述。《诸病源候论》中就列述了蛊毒、兽毒、蛇毒、水毒、饮酒中毒、氐羌毒、虫蛆毒、蜂毒、蚍蜉毒、蛙之毒气、虾蟆毒气、蛇毒、雀毒及服汤药中毒、食诸肉中毒、食蟹中毒等各种致毒病因和证候。

这类毒，其来源也属于外来之毒，但在导致的疾病上有其特殊性和特异性，临床症状、救治方法也和其他毒邪有别，所以单论。

三、中医"毒邪"概念的历史演变

1. 两汉时期　从《内经》时代开始，既已奠定了毒邪致病的病因病机的理论基础。《内经》用"毒"泛指一类剧烈的致病因素。如《素问·生气通天论》

曰："故风者百病之始也。清净则肉腠闭拒，虽有大风苛毒，弗之能害。此因时之序也。"《内经》首次提出了"毒气"概念。《素问·刺法论》曰："不相染者，正气存内，邪不可干，避其毒气，天牝从来。"《灵枢·寒热》曰："黄帝问于岐伯曰：寒热瘰疬在于颈者，皆何气使生？岐伯曰：此皆鼠瘘寒热之毒气也，留于经脉而不去者也。"以上提出的"毒""毒气"，是一类不同于六淫之邪、较为抽象的致病因素。

《金匮要略》对"毒"的发挥主要体现在把"毒"引入具体的疾病当中，《金匮要略·百合狐惑阴阳毒脉证并治》指出："阳毒之为病，面赤斑斑如锦纹，咽喉痛，唾脓血，升麻鳖甲汤主之。阴毒之为病，面目青，身痛如被杖，咽喉痛，升麻鳖甲汤去雄黄蜀椒主之。"该条文明确提出了"阴毒""阳毒"的概念，并阴阳毒的诊断，还提出具体的治疗方法和药物。后世医家对"阳毒""阴毒"等均有较多论述，进一步完善了相关概念。

《华氏中藏经》首次提出"毒邪"概念，并倡导"蓄毒致病"学说。《华氏中藏经·论五丁状候第四十》篇中记载："五丁者，皆由喜怒忧思，冲寒冒热，恣饮醇酒，多嗜甘肥，毒鱼醋酱，色欲过度之所为也，蓄其毒邪，浸渍脏腑，久不撼散，始变为丁。"《华氏中藏经·论痈疽疮肿第四十一》中指出："夫痈疽疮肿之所作也，皆五脏六腑蓄毒不流则生矣。非独因荣卫壅塞而发也。""毒邪"概念的提出，是中医病因病机学理论的一大进步。

2. 隋唐时期　这一时期出现了我国现存最早的一部病因病机学专著——《诸病源候论》，书中不仅有很大篇幅涉及毒邪方面的内容，而且对毒邪学说的论述十分精辟。根据毒邪性质及来源不同，结合证候表现，对毒邪进行命名，共有风毒、寒毒、热毒、湿毒、痰毒、恶毒、箭毒、酒毒、药毒、食毒等26种名称，涉及200多个证候。书中论述毒邪致病广泛，在内外妇儿、五官口腔、急救等方面均论及毒邪致病。该书直接用毒邪名称分类的有5门，分别为蛊毒病诸候、丹毒病诸候、兽毒病诸候、蛇毒病诸候、杂毒病诸候。

隋唐时期另一重要成果就是，首言"病毒"。据《医方心》记载："《僧深方》云：'妇人时病，毒未除，丈夫因幸之，妇感动气泄，毒即度着丈夫，名阴易病也。丈夫病毒未除，夫人纳之，其毒度着妇人者，名为阳易病也'"。从所述来看，这里的病毒是指具有传染性的一类致病因素，包含了现代医学所谓的病原微生物等致病因素。明代方贤《奇效良方》中述："治疮疹，或表或下，若太早则病毒不去，真气受弊"，这里的"病毒"有别于其他病邪的特殊致病因素，在一定范围内可包含现代医学的"病毒"的含义。

3. 宋金元时期　关于"毒邪"理论的贡献，宋金元时期主要是突出治法和方药。《太平圣惠方》用菊花、石膏、竹叶、葱、豉、栀子等合方治疗"时毒头痛、骨楚"；治疗"时气热毒攻心，言语不定，心烦狂乱，不得睡卧"，用犀角、沙参、麦冬、玉竹、赤芍、升麻、杏仁、大青叶等清营凉血，兼以清透；治疗"热毒成斑"用解毒升麻散，以生石膏、地黄汁为主。金元时期，中医学出现了"百家争鸣"的局面。刘河间《素问玄机病原式》云："巴豆热毒，耗损肾水阳气"，是对药源性毒邪致病的较早记载。张从正《儒门事亲》："病从外因而起，本气不能自病。凡所受病，都是客邪所伤；而客邪之所伤，又以火热之毒为居多。"《儒门事亲·论火热二门》中指出："邪毒之气，人或感之，前三日在表，阳也；后三日在里，阴也。"宋金元时期对中医学之"毒"的应用具体表现为学科分化更为细致，对许多疾病能从"毒"的角度去寻找病因，分析病机，确定治法，处方遣药，使得方药臻备，治法多端。

4. 明清时期　明清之际，多次瘟疫流行，医家对于瘟疫的治疗，积累了丰富的临床经验，对瘟疫病的理论研究，主要是从"毒气""戾气""天行"等角度展开。明代张景岳《景岳全书·瘟疫》中对瘟疫热毒、瘟疫大头瘟、时毒、斑疹丹毒等论述颇详。在论述"发斑"时说："凡邪毒不解，则直入阴分，郁而成热，乃至液涸血枯，斑见肌表。"明代吴又可《瘟疫论》在病因方面认为，温病的病因并非六淫之气所感，而是自然界中一种特异的致病物质——戾气。所谓"戾气"，即为"毒邪之气"。清代王世雄《温热经纬》提出"热盛毒盛""心属火，毒火冲突，二火相并"，强调了热（火）和毒的关系。并且提出"疫病为流行之大毒"。在疫毒毒势的判断上，提出"疫毒发斑，毒之散也；疫毒发疮，毒之聚也"的鉴别方法。叶天士《外感温热论》中，尤为重视火热毒邪在营血阶段的致病作用，"黑斑而光亮者，热胜毒盛。"并且善用"火邪""热毒"来区别卫、气的轻浅证候。

5. 近现代　随着时代的发展，生活方式的改变，环境污染的加剧，现代医学的干预，当代疾病谱发生了极大的变化，新的、错综复杂难以治愈的疾病日益增加，探求新的病因抑或新的病机，以期成为新的突破点。20世纪80年代以来，毒邪学说作为中医病因学说中的一种，得到日益重视和飞速发展，对传统毒邪的认识得以深化和拓展，大量的研究成果面世。虽然对毒的概念尚未达成共识，但是针对其病因、病机、症状、治则各家医家各抒己见，进一步丰富发展了毒邪学说。

第四节　风邪

依据现有的文献，最早在殷商时期的甲骨文中已有"风"的记载，是自然现象之一。但是比较完整的有关风的记载，就是著名的殷墟四方风的胛骨刻辞。"风"字在《山海经》《诗经》《国语》《左传》《吕氏春秋》《尚书》《周易》《周礼》《史记》等诸多书籍中出现，本文主要讨论中医的内容，故以上各部分暂不考究。

一、《内经》论"风"

《内经》认为，风是最活跃、最强烈的致病因素，所谓"风者，善行而数变"（《素问·风论》），"风者，百病之始也"（《素问·生气通天论》）。"风者，百病之长也"（《素问·风论》），皆表明了风邪的特点及致病性。

自然界中，风起四方四隅，《灵枢·九宫八风》记载："风从南方来，名曰大弱风""风从西南方来，名曰谋风""风从西方来，名曰刚风""风从西北方来，名曰折风""风从北方来，名曰大刚风""风从东北方来，名曰凶风""风从东方来，名曰婴儿风""风从东南方来，名曰弱风"，此即"八风"之谓。经中明确指出："此八风皆从其虚之乡来，乃能病人"，或曰"从其冲后来为虚风，伤人者也，主杀，主害者"（冲后即风向与时令对冲，如二月居东方卯位而起西方酉位之西风），而属"正气"（正常气候）的"正风"，或"从所居之乡来"的"实风"，不仅不伤人，而且"主生长，养万物"。故所谓风邪，皆指虚风而言。

虚风邪气伤人，外而五体，内而五脏，无处不到。伤五体者，如《灵枢·刺节真邪》云："虚邪之中人也，洒淅动形，起毫毛而发腠理。其入深，内抟于骨，则为骨痹。抟于筋，则为筋挛。抟于脉中，则为血闭不通，则为痈。抟于肉，与卫气相抟，阳胜者则为热，阴胜者则为寒，寒则真气去，去则虚，虚则寒。抟于皮肤之间，其气外发，腠理开，毫毛摇，气往来行，则为痒。留而不去，则痹。卫气不行，则为不仁。"伤五脏者，如《素问·金匮真言论》云："东风生于春，病在肝……南风生于夏，病在心，……西风生于秋，病在肺，……北风生于冬，病在肾……中央为土，病在脾。"八风伤人，亦大体遵循此规律：南方的大弱风，"内舍于心"；西南方的谋风，"内舍于脾"，西方的刚风，"内舍于肺"，西北方的折风，"内舍于小肠"；北方的大刚风，"内舍于肾"，东北方的凶风，"内舍于大肠"，东方的婴儿风，"内舍于肝"；东南方的弱风，"内舍于胃"（《灵枢·九宫八风》）。然五脏之中，易被风邪所伤者，自当以肝为最。这是由于"风气通于肝"之故（《素问·阴阳应象大论》）。病机十九条中亦有"诸风掉眩，皆属于肝"之说。

四时八风伤人，虽有常时、常位，但更多的是发无定时、病无定位。对此，《灵枢·岁露论》做了很好的说明："贼风邪气之中人也，不得以时，然必因其开也，其入深，其极病，其病人也卒暴，因其闭也，其入浅以留，其病也徐以迟。"这里还突出了皮腠开泄，卫气不固，是导致风邪内侵的重要内在因素。基于同样重视内在因素的理由，《内经》还认为，由于体质的不同，受风之后，发病有异，即"一时遇风，同时得病，其病各异"（《灵枢·五变论》）。

《内经》对风的论述，尤其对"八风"的论述，有独立章节，还论述了五脏风及五运六气中的风，本文暂论《内经》中的风邪，至于其他，暂不赘述。

二、《伤寒杂病论》论"风"

1. 《伤寒论》"六经"中风　仲景在《伤寒论》中以六经病为纲，讨论了"中风"问题，现简要摘录如下：

"太阳病，发热，汗出，恶风，脉缓者，名为中风。"

"太阳中风，脉浮缓，身不疼，但重，乍有轻时，无少阴证者，大青龙汤发之。"

"阳明中风，口苦咽干，腹满微喘，发热恶风，脉浮而紧，若下之，则腹满，小便难也。"

"少阳中风，两耳无所闻，目赤，胸中满而烦者，不可吐、下，吐、下则悸而凉。"

"太阴中风，四肢烦疼，阳微阴涩而长者，为欲愈。"

"少阴中风，脉阳微阴浮者，为欲愈。"

"厥阴中风，脉微浮，为欲愈；不浮，为未愈。"

三阴三阳俱能中于风气，不仅如此，中风、伤寒并举，而且有一定的区别。对于在表、在里种种不同中风，我们能够看出一些内在的含义。三阳中风，多数情况下，仲景还给予相应的治疗方剂，比如桂枝汤和麻黄附子细辛汤等而三阴中风，仲景多讨论转愈的问题，那么"风"作为外感的意义就非常独特。

首先，三阴中风，并不是重感于邪，由前文"太阳中风"可为证据。其次，中风和伤寒并举，理当是一阴一阳对比，风当为阳，寒当为阴。其三，三阴中风，所中为阳邪，乃使病机外透，向痊愈方向发展，此为临证得来的卓越见地。

2．《金匮要略》的"风气"　仲景在《金匮要略》中有专门论述中风的篇章，对于后世中风病的研究产生了深远的影响，暂不详述。然而其中关于风的概念论述，则有这样的一段文字："夫人禀五常，因风气而生长，风气虽能生万物，亦能害万物，如水能浮舟，亦能覆舟。若五脏元真通畅，人即安和。客气邪风，中人多死。"

在这段话中，由于原文没有明显界定，"风气"既有外界五行之气的意思，也可以触类引申，来描述人体内部促进生长的生理功能。紧接下文提出"风气"具有"正"与"邪"的双重属性。吴新明结合文意考察，认为此文"风气"一词是偏义复词，其意为气。分析原文其要点有四：

其一，是"五常"之中不仅仅因为风气而生长，根据五行理论，至少还有火气也主长，所以"风气"连为一体，当泛指五行之气，而不特指"风"邪。

其二，"风气虽能生万物，亦能害万物"一句中，意思是说由于时间和方位的改变，"风气"对万物的作用不同，这里"风气"的意义仍然偏重在"气"，连用在一起泛指五行之气有生长化收藏的作用。

其三，是所谓体内"元真通畅"，当是身体之内的气血精微流布畅通，而非体内之风，内风多指肝病，不是"安和"的状态，所以此处"风气"也是偏义复词。

其四，"客气邪风"之说，是为行文方便或修辞的需要，其义就是《灵枢·邪客》所谓的"邪气之客人也"，指的就是邪气，其意义包含有后世所说的"风"邪，但是更加强调非时之"气"。

三、隋唐时期"风邪"概念不清

1. 《诸病源候论》论风 《诸病源候论》是一部对病因理论进行详细阐述的著作。《诸病源候论》论述六淫，尤其重视风邪致病。书中由于风邪或兼有他邪导致的病候接近600种，大约占全书总病候的1/3，《诸病源候论》开篇便有："中风者，风气中于人也。风是四时之气，分布八方，主长养万物……其为病者，藏于皮肤之间，内不得通，外不得泄。其入经脉，行于五脏者，各随脏腑而生病焉。"这说明风邪致病四季皆有可能，风邪致病既可郁结于皮肤、腠理，使得卫气不畅；还可以进一步随经络深入脏腑，致使五脏中风。可以看出这一阐述是受《内经》"风为百病之长也"的影响，也可知该书对于风邪致病非常重视。书中所述面病、目病、鼻病、耳病、牙齿病、唇口病等共计101候中，其认为绝大部分病候都是因风邪所致，以头面、五官的病候为多。故"伤于风者，上先受之"。"风气循风府而上，则为脑风；风入系头，则为目风，眼寒。"阐述风邪侵袭，首先犯头面，因而此书遵循《内经》对风邪的论述。虽《诸病源候论》全书对风邪理论的论述甚多，但对于内、外风的区分，本书仍存在辨别不清之处。对中风病因、发病机制和症状的论述大部分责之于外风。《诸病源候论·中风候》云："中风者，风气中于人也……不从其乡来者，人中多死病。其为病者，藏于皮肤之间，内不得通，外不得泄。其入经脉，行于五脏者，各随脏腑而生病焉。"文中指出中风的病因为虚风所致，即不从其乡来者；又阐释了发病的机制"藏于皮肤之间，内不得通，外不得泄"；并进一步指出风邪致病症状纷杂，皆因"其入经脉，行于五脏者，各随脏腑而生病焉。"

外风侵犯四肢致病，《诸病源候论·风湿痹身体手足不随候》提出："风邪在经络，搏于阳经，气行则迟，关机缓纵，故令手足不随也。"又有若风邪若痹阻心脉则见心胸憋闷疼痛，《诸病源候论》曰："心痛者，风冷邪气乘于也"，《杂病源流犀烛·心痛》认为："心痛引背多属风冷"，又曰："其久心痛者，是心之支别络为风邪冷热所乘痛也。"

2. 《备急千金要方》论风 《备急千金要方》中，"风"的含义继承了《内经》自然界之风和医学范畴风邪所包含的内容。如《备急千金要方·初生出腹》曰："天和暖无风之时，令母将儿于日中嬉戏，数见风日，则血盈气刚，肌肉牢密，堪耐风寒，不致疾病。"此处孙思邈认为人体要借大自然正常气候日光与和风，所从其乡来的顺风，用之长养万物丰其肌腠，抵御外邪足以不使人致病。反之水可载舟，亦可覆舟。药王孙思邈将风邪视之为至关重要的病因，发病最为急骤，也认风为"百病之长"，随之也提出五脏风，肝、心、脾、肺、肾及其治则，以各脏腑腧穴灸百壮，并服用续命汤。其观点以肺病中风者最急，孙氏曰："肺病最急，肺主气息又冒诸脏故也。肺中风者，其人偃卧而胸满短气冒闷汗出者，肺风之证也。视目下鼻上两边下行至口，色白者尚可治。急灸肺俞百壮，服续命汤，小儿减之。"在所有杂风论中有明确临床诊治方法，并且有以望诊推测预后的方式。

《备急千金要方》将偏枯风、风痱、风懿、风痹将这四种疾病以具体篇章分别论述，对后世起到提纲挈领的作用。但其中尚有瑕疵，所中之风均以大小续命汤主之。故得知当时医疗水平存在外风、内风分辨不清之嫌，故还得明辨深究。

四、宋金元时期"风邪"概念

宋代的两部官修医书《太平圣惠方》和《圣济总录》，仿照《诸病源候论》的证候编次而稍加变更。其中《太平圣惠方》从第十九卷到第二十四卷，详细论述了67种风邪多个治疗方剂，同时在二十五卷还给出了内服汤剂之外其他种种剂型；《圣济总录》从卷五到卷十八共计85种治疗风邪的种种方剂，可以说详尽无遗。

1. 《太平圣惠方》论风 《太平圣惠方》是南宋时期国家推行的大型方书，所探讨的内容内伤病居多。其有关外风理论的认识多承袭自《内经》，对内、外风邪的病因认知依然较为含混，但具体内容的论述还是相对深入的。

全书因"风冷致病"的论述有很多，如《太平圣惠方·治牙齿疼痛诸方》曰："牙齿是骨之余。髓之所养。手阳明之支脉，入于齿。若髓气不足。则阳明虚。不能荣于牙齿。为风冷所伤。故疼痛也。"指出牙痛是牙齿失于髓养在先，复因风冷淫气诱发而导致疼痛。《太平圣惠方·治胸痹心下坚痛缓急诸方》曰："由脏腑不调，风冷之气，攻注于胸膈，经络塞涩，气不宣通，则令心中坚满，喉咽干燥，时欲呕化，胸背缓急不可俯仰，呼吸短气，咳唾引痛，胸中痞急也。"指出胸痹是胸膈经络不通，风冷淫气乘袭而诱发的一系列症状；《太平圣惠方·治胸痹心背痛诸方》曰："夫胸痹也背痛者，由脏腑虚寒，风冷邪气，积聚在内，上攻胸中，而乘于也……故令心背彻痛也。"指出胸痹背痛是脏腑虚寒在先，复受风冷之邪气而致。

不难看出在宋初期，仍承袭唐人以前的方法立方通治种种风证，同时发现当时的医家把内风、外风的机理混为一谈。

2. 《三因极一病证方论》论风　《三因极一病证方论》为宋代陈言所著，全书对病因分类和发病途径的认识是极具价值的。在《三因极一病证方论·外所因论》中有"但风散气，故有汗"的说法，知汗出的症状为风性开泄腠理，卫气失于固摄所引起。此外，书中又提出了"并邪"和"合邪"的说法，证明风邪能兼他邪致病，其内容为："所谓风寒，风湿，风湿，寒湿，湿温，五者为并，风湿寒，风湿温，二者为合，乘前四单，共十一变，倘有所伤，当如是而推之。"对外风冒、伤、中三种发病方式的阐发。《三因极一病证方论·科简类例》有"且人之冒风也，轻则为伤，重则为中，盖风散气，动于阳，腠理开，故自汗而恶风"的记载，是感受、遭受外风之意，此处明确将冒风轻症称作"伤风"，重症则称为"中风"。

3. 刘完素"火热"致风　金代刘完素倡"火热"致内风论："俗云风者，言其末而忘本也，所中风瘫痪者，非谓肝木之风实甚而卒中也，亦非外中于风尔。由于将息失宜而心火暴甚，肾水虚衰不能制之，则阴虚阳实，而热气怫郁，心神昏冒，筋骨不用，而卒倒无所知也。多因喜、怒、思、悲、恐之五志有所过极而卒中者，由五志过极，皆为热甚故也。"结合刘完素《素问玄机原病式》中所讲"或风热甚，而筋惕瘛疭，僵仆口出涎沫，俗云风痫病也""所以中风瘫疾者，非谓肝木之风实甚，而卒中之也。亦非外中于风尔。由乎将息失宜，而心火暴甚，肾水虚衰，不能制之"，显然刘完素认为，中风的病因已经不是中于外风，而是心火甚、肾水衰为病机。当时发现风邪已经不是导致中风瘫痪之因，是休息失养导致肾水不足，阴虚内生火热导致中风的病机，也发现七情内伤也是导致内风重要病因，同时体现休养生息的重要性。

4. 李东垣"气虚致风"　李东垣倡"气虚致风"论："中风者，非外来风邪，乃本气病也，凡人年逾四旬气衰之际，或因忧喜忿怒伤其气者，多有此疾，壮岁之时无有也，若肥盛则间有之，亦是形盛气衰而如此。"

5. 王安道区分"真中风"与"类中风"　王安道着重风邪病因学的挖掘，并将风邪规范化，明确提出"真中风"和"类中风"的病因鉴别。他认为这是机体的内因形成的类风证，而非外感"风邪"所致。在《医经溯洄集·中风辨》中说："殊不知因于风者，真中风也，因于火，因于气，因于湿者，类中风而非中风也。"王氏所谓"类中风"，也就是现今之脑卒中，可见卒倒、昏迷、半身不遂、口眼歪斜或语言障碍等，也就是张景岳所谓"非风"之论，即中风本为"内伤积损，颓败而然"。

五、明清时期"风邪"病因的寒热之分

1. 叶天士论"风邪"之寒　《临证指南医案·风》云："盖六气之中，惟风能全兼五气，如兼寒则风寒，兼暑则曰暑风，兼湿曰风湿，兼燥曰风燥，兼火曰风火。盖因风能鼓荡此五气而伤人，故曰百病之长也。"由此明确认识到风能兼寒、暑、湿、燥、火，故《伤寒论》太阳中风实为"风疫兼具寒性"的认识。"病之因乎风而起者自多也。然风能兼寒，寒不兼风，何以辨之，如隆冬严寒之时，即密室重帏之中，人若裸体而卧，必犯伤寒之病……伤风之重者，即属伤寒，亦有无汗、脉紧、骨节疼诸症。叶氏之书所能独开仲景生面也。至仲景所著《伤寒》书，本以寒为主，因风能兼寒，故以风陪说，互相发明耳，尤当详考。"文意指出"太阳中风"为"伤"风，"伤风之重者，即属伤寒"，又明确了规范"太阳中风"之疫属"寒邪"致病范畴的一种归类。

后世医家，追随叶天士之说之人不在少数，并有所发挥，在此不再赘述。

2. 吴鞠通提出"风邪"化热之说　吴鞠通传承仲景学说中，在叶天士临证的基础上发挥"温病始于上焦手太阴"之说，创三焦辨证，制银翘散方，并依据温病侵犯人体"卫气营血"四个层次，对银翘散有一系列化裁。兹从吴氏《温病条辨》中对银翘散的相关论述，分析其制方的规矩法度。温邪首先侵犯人体肺卫，故吴氏云："凡病温者，始于上焦，在手太阴，肺主气，属卫。"温病初起侵犯卫表，易伤阴津，故有咽干、口渴等症候。值得思考的是，桂枝汤辛、甘、温，为何吴鞠通将其置于银翘散之前呢？首先，解肌之剂，适合太阳中风内热不重、津液未伤者，若温热之邪侵犯人体，病邪虽与卫分极为相似，故仲师曾云："桂枝本为解肌，若其人脉浮紧、发热、汗不出者，不可与之也，常须识此，勿令误也。"于《温病条辨·上焦篇》第5条如是说："手太阴温病初起，服桂枝汤解肌发汗，恶风寒已解，然而发热、口渴不得解，仍用银翘散辛凉法治之。"这表明吴鞠通发现，桂枝汤也有无解之时，证实桂枝汤不适合治疗温病风邪，即使温病初起，邪在卫分勉强用之，仍亦需银翘散善后。

吴鞠通首推桂枝汤是遵崇仲景之意，并在其《温病条辨·自序》云："进

与病谋，退与心谋，事师无犯无隐"。然而，温病的辨治究竟与伤寒不同，吴氏笔锋一转，指出手太阴风温的典型症候是"但热不恶寒而渴者"，明显还是以热象为主，临床恶寒表证可说没有，病机特点是邪在肺卫分，内热津伤，于是以辛凉平剂银翘散方主治，造就风邪侵犯卫气，吴鞠通发现风热、风寒之证如此壁垒分明。

《温病条辨·上焦篇·风温、温热、温毒、温疫、冬温》第11条说："太阴温病，血从上溢者，犀角地黄汤合银翘散主之。"吴鞠通指出这是温病热逼营血，为"肺之化源绝"死证的一种。本证病机为表证未解，热迫营血，处方银翘散辛凉透表，清热败毒，轻以去实，透解卫分之邪；犀角地黄汤清热凉血，专清营血之热。风邪，若是在表尚未解除，是可以入侵营分与血分的。此处论述，可说是前所未闻的理论。

六、现代对"风邪"的认识

对"风邪"的基本认识主要体现在《中医基础理论》中。认为风本为春季主气，"风邪"引起疾病以春季为多，但其他季节亦可发生。风邪侵入多从皮毛而入，引起外风病证。风邪是外感病极为重要的致病因素，为"百病之长"。孙广仁教授主编"十五"规划教材《中医基础理论》表述风邪的性质和致病特征为：风为阳邪，清扬开泄，易袭阳位；风性善行而数变；风性主动；风为百病之长。本文主要论述风为阳邪，易袭阳位的问题。

1. 风邪易袭阳位 《素问·太阴阳明论》说："阳受风气，伤于风者，上先受之。故犯贼风虚邪者，阳受之"。《内经》认为，风气伤的部位，是人体中属于阳的部位。从上下部位划分阴阳，则上为阳，下为阴。从五脏来分阴阳，肺为华盖，为阳中之阴。"伤于风者，上先受之"，则是伤于阳位。可见，"风邪"易袭"阳位"的源头还是在《内经》。

《备急千金要方》曰："贼风邪气所中则伤于阳，阳外先受之，客于皮肤，传入于孙脉。孙脉满则入传于络脉，络脉满则输于大经中成病。归于六腑则为热，不时卧止为啼哭。其脉坚大为实，实者外坚，充满不可按之，按之则痛也。"孙思邈的认识也来源于《内经》，主要意思和《内经》相同。

成无己《注解伤寒论》提出"风为阳邪"之说。其原因，为成无己于《伤寒论》第111条曰："太阳病中风，以火劫发汗，邪风被火热，血气溢流，失其常度。两阳相熏灼，其身发黄。阳盛则衄，阴虚小便难。"其中的"两阳"：一为风阳导致发热，二为火疗。清朝著名伤寒大家柯韵伯，也承袭成无己"风为阳邪"之说。其注曰："风为阳邪，风中太阳，两阳相搏，而阴气衰少。阳浮故热自发，阴弱故汗自出。中风，恶风，类相感也。"

2．脉浮为阳　清代柯韵伯的《伤寒来苏集》在解释《伤寒论》第12条太阳中风证时谓："阳浮者，浮而有力，此名为阳也。风为阳邪，此浮为风脉。"柯韵伯认为，太阳中风证，所中之风邪为阳邪。原因是以脉浮为依据，浮脉在定位在上为阳脉，所以认为脉浮为"风"，属阳邪。本条原文中的"阳浮而阴弱"既指脉象，又言病机。从脉象而言，这里的阴阳是就医生切脉的指力而言，浮取轻按为阳，沉取重按为阴。阳浮而阴弱，即轻取脉浮，重取脉弱，也就是指脉象浮缓。从病机而言，阳浮指寒邪袭表，卫阳向外抗邪，正邪相争的病机，以及由此产生的症状"发热"，为有余之象；阴弱指卫气抗邪于外，不能固护肌表，营阴外泄的病机，以及由此产生的症状"汗出"，为不足之象。与第95条之"营弱卫强"相同。此处显然柯氏将"风为阳邪"之说扩大应用脉浮之象注解伤寒。但脉浮仍是卫阳被寒邪凝郁，导致阳气郁而机体发热，外感发热的机制显现于外的表象体征。

3．"发热"为"阳邪"的特征　《伤寒论》原文第2条说："太阳病，发热，汗出，恶风，脉缓者，名为中风。"成无己首先在其《注解伤寒论》第2条中提出："风，阳也。寒，阴也。"方有执继其后，进一步指出："然风之为风，其性属阳……风之所以从卫入者，卫亦阳，从其类也。"清代徐灵胎指出："风为阳邪，最易发热，内鼓于营则汗自出，风性散漫，故令脉缓。"

4．"风邪"易犯肺及皮肤　风在八卦应巽，《易经·说卦》云："巽为风""震，动也"。八卦纳入五行，巽震两卦均属于木；八卦再分阴阳，巽卦属阴，震卦属阳。故《易经》将风归属于阴木，阴木在天干为乙。肺在五行属金，肺外合皮肤，故皮肤亦属金。又肺在里为阴金，而皮肤在表为阳金，在天干为庚。十天干合化五行，则乙庚合化金。《素问·五运行大论》曰："素天之气，经于亢氐昴毕"，即谓此意。风为乙，皮肤为庚，两天干相合，意味着两种物质有高度的亲和力。正常生理表现为乙庚合化金，乙木从庚金而化，皮肤功能协调，腠理开合有度，而当乙木过旺，乙木与庚金合，但不从庚化金或化而不全，从而导致庚金功能异常，以致腠理不固，开合失常。所以六淫之中，风邪最易附着于体表而侵犯人体。一旦体表这一防线被突破，则入而伤肺，甚至伤及他脏。

第五节　寒邪

一、"寒邪"的古文献论述

1. 《内经》论寒　以"寒"为词，检索《内经·素问》与《内经·灵枢》全文，共检索出369条信息，词频849次，《内经·素问》265条，《内经·灵枢》104条。其中病因方面有，"北方生寒""开阖不得，寒气从之，乃生大偻""岁水太过，寒气流行""岁火不及，寒乃大行""寒水受邪，肾病生焉""因于寒，欲如运枢，起居如惊，神气乃浮"等；病机方面有"寒胜则浮""寒气入经而稽迟，泣而不行，客于脉外，则血少，客于脉中则气不通，故卒然而痛"等。尚有其他症状等论述，暂不赘述。

《内经》对寒邪的认识，从病邪性质看，为阴邪；从季节角度看，为冬季主气；从地域观点看，寒属北方地域性气候；从病因病机看，寒气太过会遏制或损伤阳气，阻碍气血运行，并进一步产生临床之相应证候；从症状方面看，寒邪可导致恶寒、疼痛、排泄物清稀等特点；治则方面提出"寒者热之"总则和"甘热"之具体方法。

2. 《伤寒杂病论》论寒　《伤寒杂病论》为著名中医典籍之一，成书于东汉年间。以"寒"为词，共检索出210条信息，词频714次，其中《伤寒论》154条，《金匮要略》56条。对信息进行分析，张仲景对寒邪理论的认识是与《内经》一脉相承并有所发扬。

（1）病因方面：突出寒邪的重要地位，指出"以伤寒为毒者，以其最成杀厉之气也"。在《内经》"寒伤血""寒伤荣"的基础上提出"极寒伤经"。可见其认识到气候的寒冷对人体的身体健康有很大的威胁性。此外在《伤寒论》中太阳病篇占全书篇章几近1/3，详述了由外感风寒所引发的太阳中风表虚证、太阳伤寒表实证及表郁轻证三种证型，反映了其主导学术思想是详于寒而略于温的。与《内经》不同的是，仲景首次提出了医源性寒邪，即失治、误治而伤及阳气导致的阳虚阴盛，寒从内生之症，如"烧针令其汗，针处被寒，核起而赤者，必发奔豚"。

（2）病机方面：认为寒邪之所以伤人，是由于阳气虚的缘故，如其引《素问·六元正纪大论》"民避寒邪，君子固密"而提出"冬季严寒，万类固藏，君子固密，则不伤于寒"；引《素问·生气通天论》："故阳气者，一日而主外，平旦人气生，日中而阳气隆，日西而阳气已虚"，提出寒邪伤人的时间规律为"寒伤于暮"。引《素问·生气通天论》"冬伤于寒，春必温病"，提出"冬时严寒……中而即病者，名曰伤寒；不即病者，寒毒藏于肌肤，至春为温病，至夏为暑病"，使伏邪理论较《内经》更为具体，成为后世论温病"伏邪"的理论依据。

（3）治则方药方面：张仲景提出寒邪为病的治疗方法主要为驱散寒气、扶助阳气，由于其是以证论治，故较《内经》"寒者热之"之总则更为具体，创出麻黄汤类、桂枝汤类、理中汤类、吴茱萸汤、四逆汤类、大黄附子汤等方。

3. 《诸病源候论》论寒　《诸病源候论》是我国历史上第一部专述病源和证候的书，以"寒"为词，检索全文共出现词频1522次，对信息进行分析，在病因学方面，《诸病源候论》认为寒邪致病广泛，体现于其对诸多寒邪引发症候的描述，如腰背痛候、冷气候、咳嗽候、寒淋候、心痛病诸候、腹痛病诸候、心腹痛病诸候等，皆为寒邪所致，散见于内、外、妇、儿、五官各科。

《诸病源候论》是一部专论病源和证候的典籍，故其对寒邪作为病因引发病症的临床表现及发病机制有大量论述，不胜枚举，其论述拓展了寒邪发病学方面的研究。

4. 《素问玄机原病式》论寒　刘完素是金元四大家之首，寒凉派的代表人物，《素问玄机原病式》是其代表性著作。以"寒"为词，检索《素问玄机原病式》全文共出现词频214次。

对信息进行分析，在病因方面，刘完素虽以"火热"立论为著，但其仍重视寒邪发病，在《宣明论方·诸证门》62条病证中，竟有21条明确指出是由于外感或内生寒邪所为，如"飧泄证""厥疝证""结阴证""痹气证""骨痹证""涌水证""心疝证"等皆为寒邪所生。病机方面，刘氏推崇"六气皆从火化"的观点，认为寒伤皮毛，则腠理闭密，阳气怫郁，不能畅通而发热；内伤冷物则肠胃阳气郁而化热，亦所谓"寒郁化热"。如《素问玄机原病式·六气为病·热类》云："盖寒伤皮毛，则腠理闭密，阳气怫郁，不能通畅，则为热也，故伤寒身表热也，热在表也，以麻黄汤类甘辛热药发散；以使腠理开通，汗泄热退而愈也。凡内伤冷物者，或即阴胜阳，而为病寒者；或寒热相击，而致肠胃阳气怫郁而为热者；亦有内伤冷物而反病热，得大汗热泄身凉而愈也"。用药方面，刘氏虽以善治火热著称，但用药上并不拘泥于寒凉，如"人体虚实有别，病之变化无穷，寒热温凉攻补之法，贵在变通，当因病调制，不可偏执"，可反映其用药思想。

5. 《景岳全书》论寒 在病因方面，张景岳指出寒邪为病有外感与内生之分，外感则常见于"风寒以伤形""生冷以伤脏"；内生则常见于"劳欲以败阳""禀赋气弱"。辨证方面，《内经》虽有阴阳、表里、寒热、虚实之内容，但作为辨证纲领的确立和完善则首推张景岳，他以寒为纲领，指出寒邪为病其症状有表里、上下之分，在表者则"憎寒，为身冷，为浮肿，为容颜青惨，为四肢寒厥"；在里者则"冷咽肠鸣，为恶心呕吐，为心腹疼痛，为恶寒喜热"；在上者则"吞酸，为膈噎，为饮食不化，为嗳腐胀哕"；在下者则"清浊不分，为溏痛泄，为阳痿，为遗尿，为膝寒足冷"。他重视寒热真假诊断，提出以冷水试探假寒、假热证的独到见解，指出："假热者必不喜水，即有喜者，或服后见呕"，"假寒者必多喜水，或服后反快而无所逆者"。治疗方面，张景岳长于温补，如对寒邪伤于体弱者，反对"伤寒无补"一说，提出补中之法。同时，张景岳注重阴阳互济，其扶阳不忘养阴。

二、"寒邪"的产生条件

寒为自然界正常六气之一，维持自然界和生物的正常生命活动，其异常作用和运动变化也不是绝对的致病条件。本文虽从气候、地理、个体因素的角度探讨外感寒邪的产生条件，但其致病的根本因素却在正虚。

1. 气候因素 是指在病因之"寒"产生的条件中季节、年份等时间因素，其中从四季考虑主要是指冬季，即寒为冬令；从运气学角度，探讨不同岁运对病因之"寒"产生的影响。寒气太过是指在某一段时间范围内，寒气流行成为致病之因。如《素问·气交变大论》曰："岁水太过，寒气流行，邪害心火。"岁火不及是指运气学说中火热之气不足之年，寒无所制成为致病之因。《素问·气交变大论》曰："岁火不及，寒乃大行，长政不用，物荣而下，凝惨而甚，则阳气不化，乃折荣美。"

2. 因"人" 是指病因之"寒"产生条件中的个体因素，主要是指体质因素，如先天伏寒、阳虚阴盛之人多容易感受寒邪为病。亦称正虚，是指人体阳气不足，抵御寒气能力减弱，寒气成为致病之因。如《素问·调经论》中"阳虚则外寒"。

3. 因"地"　是指病因之"寒"产生条件中的地理环境因素，主要是指"高者气寒"而言。其内涵一指北方，二指地势较高。如《素问·六元正纪大论》曰："至高之地，冬气常在，至下之地，春气常在。"此外不同地理环境中，寒邪可因经纬度的不同而变化，如北方以燥寒为主。

三、寒热真假

1. 《伤寒论》太阳病寒热真假　《伤寒论·辨太阳病脉证并治上》第11条指出："病人身大热，反欲得衣者，热在皮肤，寒在骨髓也；身大寒，反不欲近衣者，寒在皮肤，热在骨髓也。"这一条文，明确提出了"寒"与"热"的真假鉴别问题。

寒与热，有患者自觉感受，有他人触摸感觉，在句子的不同位置，有其特定的概念；皮肤与骨髓，是一对相对的概念，指皮表和肌里，并非指深入骨髓；得衣是指多加衣被且紧裹以求却寒，而不欲近衣则是不令衣被紧贴肌肤，而不是不要衣被而裸露。

"病人身大热，反欲得衣者，热在皮肤，寒在骨髓也"。从"病人"两字看应是医生的表述，是医生诊查到患者体温的升高，两个"热"字，均指他觉体征；而"寒在骨髓"正是风寒之邪蕴郁肌腠，经络之气难以畅行，营阴之分闭阻不通，患者自觉寒冷彻骨；其发热越高，患者越觉寒冷，尽管加盖几层衣被，患者仍瑟瑟发抖，这正是伤寒表实初期的表现。也说明虽同是太阳风寒，同是气机的升降开阖失司，但表实伤寒证则以闭合及沉降太过为主，故除了发热恶寒外，尚表现出闭合太过的无汗和沉降太过的喘咳。

"身大寒，反不欲近衣者，寒在皮肤，热在骨髓也"。患者身大寒和寒在皮肤，其"寒"既是他觉体征又是自觉症状，不仅是指患者皮肤湿冷，而且患者感觉皮表怕冷，尤以身体外露，凉风掠过，当风则恶、飒飒恶寒、淅淅恶风。虽然皮肤湿冷犹且不欲近衣，则因其皮肤湿冷所致，而湿冷是因汗出绵绵，体热耗散，由卫气外泄，难以固护和温煦所引发。虽因汗出过多而皮肤湿冷但患者恶寒仍在，故虽欲"得衣"而"不欲近衣"，皆因衣被近体会更加感觉湿冷不舒，故原文说"反不欲近衣"。而"热在骨髓"则进一步说明，虽同是太阳表证，表实伤寒以闭合及沉降太过为主，而太阳中风则以开发和升散为主要病变机制；营阴不能吸敛卫阳，卫阳不能运护营阴，营卫不得和谐，卫气独行而致发热。因其汗多，表热被散，患者因肌表湿冷而倍觉肌里烘热，正是仲景所说的"在骨髓"和"翕翕发热"，有热从外发而渐次向里的感觉，是热在肌里，原文"桂枝汤本为解肌"正说明太阳中风证肌热皮冷的临床特征。

2.《伤寒论》三阴证辨寒热真假 真寒假热证是指病机为寒而症状为热的证候，伤寒学者称阴盛格阳证、戴阳证。其产生机制是阴寒盛极，格拒阳气，阳气浮游于上或格阳越于外，是病情发展到寒极的阶段，出现一些与寒证病理本质相反的"假热"症状与体征。

其临床表现既有四肢厥冷、下利清谷、脉象沉伏等一派真寒之象，又有面赤、身热、口渴、脉大等假热之象。如《伤寒论·辨少阴病脉证并治》第317条："少阴病，下利清谷，里寒外热，手足厥逆，脉微欲绝，身反不恶寒，其人面色赤，或腹痛，或干呕，或咽痛，或利止脉不出者，通脉四逆汤主之。"从叙证和用方看，大部表现为内有真寒，而"里寒外热""身反不恶寒，其人面色赤"，既说明了病变机制为内有真寒，又点出了外有发热的临床表现。病机有寒而又恶寒，是真寒；病机为热又恶热，是为真热。今病机为内有真寒，而却发热身反不恶寒，且见面红如妆，是为真寒假热之证。既然称其为内有真寒，必是实寒无疑，岂有真寒为虚寒之说。

真热假寒是指疾病的本质为热证，却出现某些寒象的表现，又称"热极似寒""阳盛格阴""阳厥"或"阴厥"。其产生机制是由于邪热内盛、阳气郁闭于内而不能布达于外所致。邪热越盛，厥冷的症状可能越重，即所谓"热深厥亦深"。阳盛于内是疾病的本质，但由于格阴于外。

其临床表现可有壮热、面红、气粗、烦躁、舌红、脉数大有力等一派邪热内盛之象，又有四肢厥冷、脉象沉伏等假寒之象。如《伤寒论·辨厥阴病脉证并治》第335条说："伤寒一二日至四五日厥者，必发热，前热者后必厥，厥深者热亦深，厥微者热亦微。厥应下之，而反发汗者，必口伤烂赤。"

对"厥深者热亦深，厥微者热亦微"一句，注家多解释为热邪伏郁愈重的，四肢厥冷也愈甚；热郁较轻的，四肢厥冷也就比较轻微。简言之，即"热深厥深，热微厥微"。《伤寒论》所论之厥有寒热之分。寒证而手足厥冷是因阴寒内盛，阳气不能达于四末所致，其病机清楚明了。何以热证也见手足逆冷？此乃内热过盛，阳气闭郁于内，不能布达于四末的缘故，所谓"热盛于中，四末反寒"，或谓寒热格拒，阳盛于内，拒阴于外的现象。如《伤寒论·辨厥阴病脉证并治》第350条"伤寒脉滑而厥者，里有热"，即属真热假寒证，厥冷是假象，热极是本质。阳热亢盛极甚时会出现假寒的症状表现。治疗应遵循仲景"厥应下之"原则以清下其热为法。

四、"寒邪"化热

1. 寒邪伏而化热　中医理论中，最典型的"寒邪"化热的例子就是伏气温病。经典的温病发生学认为"冬伤于寒，春必病温""藏于精者，春不病温"。这是《内经》时代温病学家，论述春温发病机制两条经典命题。温病之所以统称谓"时病"（以雷少逸《时病论》为最），是以四时二十四节气的农历月令，物候，同时性罹病为依据的外感热病。温病的七种病因（疬气除外），是与二十四节气的时间流，必然地保持一致的病因发生说。春温初发非表热证为主体，显然有悖于时令的同步原理。

春温里热证与当令时气不同步，时间第一性原理无法加以解释，有悖于新感温病发生学，成了一个死结。唯一的出路只能转向，寻找逆时令的节气起动因子。追溯上一年冬季时令邪气的罹病机制，即非风寒莫属。什么是伏气？温病家称此类风寒为非时令常气之"暴寒""伏温"。暴寒，伏温侵袭人的机体是呈内向性思维定位，以"冬不藏精"为蛰伏的第一要素。它符合中医外感病发生学，立足于固本第一的内省式审证求因思维；正气存内，邪不可干的认知模式。

冬令暴寒外邪经由显态的侵袭，渐入隐态的潜藏，并非蛰踞锁定不移，伏邪仍处于连续的动态迁移"流"中。先哲温病家认为伏气之所以会自里出表外发，原发驱动要素为非病原体第一，乃是天道时令系统的诱发，五运六气的逆乱。章虚谷说："冬寒伏于少阴，郁而化热，乘春阳之气上升外发者，为实证。"章氏此论点破了伏气春温发病的契机："郁"是冬寒之所以衍变为温的过程宽带系统，郁的本义为闭塞，蕴结、温暖、氤氲之气的阻滞、伏邪的蛰踞潜隐状态，衍化的隐态过程迁移。寒邪何以化温外发，皆是由郁而致使伏寒邪气衍化为温邪的。寒邪因伏而郁，由郁而衍化为温热，从隐态渐化显扬，变为温热病邪；温邪也可以在某种条件下化火、化燥，与湿浊交合变异为湿热病邪，刘河间"六气皆从火化"病因衍化说，最具概括性。

叶天士说："春温一证，皆由冬令收藏未固，昔人以冬寒内伏，藏于少阴，入春发于少阳。"少阴肾精失固，致少阳相火偏旺，与春令阳气升发引动伏邪，正虚则邪伏，邪实则里热的时令第一性发病说前后贯通，为伏气春温发病机制画上了句号。邪伏胆腑治用黄芩汤，热郁胸膈选用栀子豉汤，热灼胸膈治宜凉膈散，为伏气春温里热证辨治，给出了经典范式。

2. 寒邪郁而化热　寒邪外侵，伤及皮毛，则腠理闭密，阳气怫郁，不能畅通而发热；内伤冷物则肠胃阳气郁而化热，亦所谓"寒郁化热"。如刘完素《素问玄机原病式·六气为病·热类》云："盖寒伤皮毛，则腠理闭密，阳气怫郁，不能通畅，则为热也，故伤寒身表热也，热在表也，以麻黄汤类甘辛热药发散；以使腠理开通，汗泄热退而愈也。凡内伤冷物者，或即阴胜阳，而为病寒者；或寒热相击，而致肠胃阳气怫郁而为热者；亦有内伤冷物而反病热，得大汗热泄身凉而愈也。"

寒邪使气机郁滞不畅，难以宣散发越，而致郁热内生，即"因郁致热"。正如叶天士所说："郁则气滞，气滞久则必化热"。肺气郁滞不宣，邪气不得外解，郁久必然使热盛。

第六节　暑邪

一、"暑"字诂释

1. "暑"　《说文解字·日部》载："暑，热化。从日者声。"可知在先秦时"暑"字有"热"之义。比如《论贵粟疏》载："春不得避风尘，夏不得避暑热"，《墨子·非攻中》载："今师徒唯毋兴起，冬行恐寒，夏行恐暑，此不可以冬夏为者也。"二书文中皆"暑"谓之"热"。另外，段玉裁《说文解字注·日部》记载："暑与热浑言则一，故许以热训暑。析言则二，故大雅：温隆虫虫。毛云：温温而暑，隆隆而雷，虫虫而热也。暑之义主谓湿，热之义主谓燥，故溽暑谓湿暑也。释名曰：暑，煮也，如水煮物也。热，爇也，如火所烧爇也。"

对于《说文解字注》的解释，可见段玉裁分析暑、热的湿燥是相对性的，乃是言其常态。例如"暑主谓湿"是针对"暑多兼湿"而言，盛夏多雨，湿热郁蒸，故有"溽暑"一词，并非指"暑必夹湿"，"暑"的本质还是以"热"为主，故云"与热浑言则一"。

《诗经·大雅·云汉》载："旱既太甚，涤涤山川。旱魃为虐，如惔如焚。我心惮暑，忧心如熏。"孔颖达［疏］云："以天子之尊，寒暑有备，尚云畏难，此言热气至极也。"此条中之"暑"字义指"热气至极"，可见"暑"义同于"热"，但程度要高于"热"。

至于《内经》中论及"暑"者，包含时气、外淫、疾病、热气等方面，应全面理解以避免断章取义。用于代指时气者，如《素问·阴阳应象大论》载："天有四时五行，以生长收藏，以生寒暑燥湿风。"即言自然界四季更迭以生长收藏、五行生克变化而产生寒暑燥湿风五气，其中之"暑"即"五气之一"，即自然界的气候因素。而《灵枢·百病始生》则言外感内伤疾病之起因，见其条"夫百病之始生化，皆生于风雨寒暑，清湿喜怒"，此处"暑"即属外因，当训为"外淫"。《素问·气交变大论》主言岁运太过出现的异常致病时气，其中记载："岁火太过，炎暑流行，金肺受邪。民病疟，少气欬喘，血溢血泄注下，嗌燥耳聋，中热肩背热，上应荧惑星。"此处之"暑"字与"时邪"义同。

又有言"暑"为热气者，如《灵枢经·岁露论》曰："四月已不暑，民多瘅病"，此条"暑"谓之"热"。《素问·五运行大论》载："故燥胜则地干，暑胜则地热，风胜则地动，湿胜则地泥，寒胜则地裂，火胜则地固矣。"此条"暑"即言"热"，与《灵枢经·岁露论》条同。直接将"暑"字用作疾病者，可见《素问·热论》载："先夏至日为病温，后夏至日为病暑。"其中"暑"字训为"暑病"；此条可参王冰注解："阳热大盛，寒不能制，故为病曰暑。"

2. "暍" 《素问·刺疟》载："足太阳之疟，令人腰痛头重，寒从背起，先寒后热，熇熇暍暍然，热止汗出，难已，刺郄中出血。"王冰注曰："暍暍，亦热盛也。""暍"字叠用训为"热盛"。张志聪则注曰："熇熇，如火之炽。暍暍，暑热气也。太阳乃日中之阳火，故熇熇暍暍然也。"由上述知"暍"字与"热"义同，而"极热"曰"暍暍"，即"热盛"，犹"热盛似暑"之义。《说文解字》载"暍：伤暑也。"许慎训"暑"为"热"。参《一切经音义》载"暍，谓伤热烦闷欲死也"，可知"暍"谓之"伤暑"，义同"伤热""中热"。

古时以暍为伤暑的用法多见，如《金匮要略·杂疗方》载："凡中暍死。不可使得冷。得冷便死。"此条"暍"为"伤暑"；"中暍"即"中暑"。《论衡·言毒篇第六》载："盛夏暴行，暑喝而死，热极为毒也。"此处之"喝"有"伤暑热"之义。

《金匮要略·痉湿喝病脉证》载有喝病如下："太阳中喝，发热恶寒，身重而疼痛，其脉弦细巧迟。小便已，洒洒然毛耸，手足逆冷，小有劳，身即热，口开，前板齿燥。若发其汗，则其恶寒甚；加温针则发热甚；数下之，则淋甚。"同篇喝病条："太阳中热者，喝是也。汗出恶寒，身热而渴，白虎加人参汤主之。"此条"喝"诸家多有"伤于暑热"之共识。

二、"暑邪"的古文献论述

1. 《内经》对"暑邪"的论述

（1）暑邪致病：古人通过观察自然与气候，对一年四季6个时令正常气候特点进行高度概括，提出"六气"的概念，包括风、热（火）、暑、湿、燥、寒。"六气"的具体内容主要体现在《内经》的运气学说之中。暑邪为"六淫"之一，暑邪发病的时间是在一年中的夏暑季节，夏至以后的节气为小暑、大暑，正值暑热之时。《素问·疟论》曰："夏伤于暑，热气盛。"《内经》以夏至日作为划分温病与暑病的界线。《素问·热论》指出："先夏至日者为病温，后夏至日者为病暑。"六气中暑邪发病的季节性可谓最强，而风、热等邪则季节性相对不太明显。

《素问·调经论》指出："夫邪之生也，或生于阴，或生于阳。其生于阳者，得之风雨寒暑；其生于阴者，得之饮食居处，阴阳喜怒。"在这里提出阴阳分类法，认为风雨寒暑等病发于表的外感邪气均属于阳。

暑邪是"天之邪气"之一，常直接侵犯人体头部和体表上半部。《灵枢·百病始生》言："夫百病之始生也，皆生于风雨寒暑，清湿喜怒。喜怒不节则伤藏，风雨则伤上，清湿则伤下。"篇中提出了病因的三部分类法，将"风雨寒暑"等源于"天"的病邪所伤，归于"上部"病因。

关于"暑邪"的发病，《内经》中提出两种伏邪发病的情况：一是冬季感受寒邪，伏至夏季而发病，即《素问·热论》所记载："凡病伤寒而成温者，先夏至日者为病温，后夏至日者为病暑。"提出"病暑"的概念，后世医家习称之为"暑病"，此属于狭义的伏邪意义上的暑病概念；二是认为夏季感受暑邪，伏至秋季而发病，即《素问·生气通天论》所言"夏伤于暑，秋为痎疟"，后世在此基础上提出了伏暑的概念。

（2）"暑邪"致病特点：暑为阳热之邪，其性炎热，伤人则见一系列阳热症状。《素问·生气通天论》言："因于暑，汗，烦则喘喝，静则多言，体若燔炭，汗出而散。"指出暑邪致病会出现汗多烦渴、喘息气粗、壮热等证候。《素问·疟论》谓："阳盛则外热，阴虚则内热，则喘而渴，故欲冷饮也。此皆得之夏伤于暑，热气盛，藏于皮肤之内，肠胃之外，皆荣气之所食也。"《素问·气交变大论》又曰："岁火太过，炎暑流行，金肺受邪，民病疟……中热，肩背热。"《灵枢·五癃津液别》说："天暑衣厚则腠理开，故汗出。"列举了多个因暑邪侵袭人体所引起的热象病症。

暑热之邪亢盛则易致阴津耗灼，又因暑热迫津外泄出汗，汗出过多则可耗气。故《素问·刺志论》说："气虚身热，得之伤暑。"《素问·六元正纪大论》说："炎火行，大暑至……故民病少气……血溢、流注，精液乃少。"暑性开泄，暑邪伤人则气泄而多汗，故耗气伤津，引起气、阴液亏乏的证候。

暑邪热盛则易伤害肺气。《素问·气交变大论》云："岁火太过，炎暑流行，金肺受邪。"肺为娇脏，不耐寒热，其症状特点为"少气、咳喘、血泄、注下、溢燥、耳聋、中热、肩背热"，"甚则胸中痛，胁支满，胁痛"。暑邪伤肺，易导致肺络损伤，出现咯血咳嗽之症，后世称之为"暑瘵"。

《素问·五运行大论》云："南方生热，热生火，火生苦，苦生心……其在天为热，在地为火，在体为脉，在气为息，在脏为心。其性为暑，其德为显，其用为躁。其色为赤"。心为火脏，主神明，又主血脉。若暑热之邪犯心，则可致神志昏乱，暑热之邪迫血则可使血溢脉外而妄行。

暑邪易挟湿气，导致暑湿相兼的病证。《素问·六元正纪大论》说："炎暑间化，白露降，民气和平，其病腹满、身重。"

2. 《伤寒论》论"暑邪"　暑病的论治在《伤寒杂病论》中具体体现在杂病论治部分《金匮要略·痉湿暍病脉证》中，而其治疗用方则是以伤寒论治部分为基础的，两者理论联系紧密，暑邪致病在书中"暍""中暍"描述，此时张仲景已认识到暑邪为病的证候及治疗，以及观察到夏月感受寒湿邪气的暑月寒湿之证。

《金匮要略·痉湿暍病脉证治》载有三条与暍病相关的条文：

第一条为：太阳中暍者，发热恶寒，身重而疼痛，其脉弦细芤迟。小便已，洒洒然毛耸，手足逆冷；小有劳，身即热，口开，前板齿燥。若发其汗，则恶寒甚；加温针，则发热甚；数下之，则淋甚。

此条主要描述暑邪耗气伤津所见证候及误治之后的变证。感受暑热，迫津外越，见身热汗出；热、汗复伤气津而腠理失固，故见恶寒、身重酸疼；气津受损，脉管不充，津不达四末，见肢厥、脉弦细芤迟。小便后，津去更甚，而洒然毛耸；津液受损严重，筋脉、牙齿失润而口开齿燥。气阴已伤，劳则复耗其气，故燥热内生。发汗、温针、使用下法皆进一步伤其津液，而分别出现腠理失煦之恶寒、温针助热、津亏小便困难如淋之证象。

第二条为：太阳中热者，暍是也。汗出恶寒，身热而渴，白虎加人参汤主之。

此条主要论述热伤气津的治疗，热邪由太阳经进入，热则肤缓而腠理开，卫表失固，故见汗出恶寒，热盛则耗伤气津，故身热口渴，仲景以白虎加人参汤辛寒折热。白虎加人参汤出自《伤寒论》，在白虎汤的基础上加人参所组成。其原方白虎汤用于主治里热炽盛、有伤津之势的阳明热证，有清热泻火之效，此处气津已伤，故加配人参益胃生津。

第三条为：太阳中暍，身热疼重而脉微弱，此以夏月伤冷水，水行皮中所致也，一物瓜蒂汤主之。

此条虽云"中暍"，实际上是夏季贪凉取冷等原因导致寒、暑湿侵体，湿性重浊黏滞，若湿邪化热或本兼热邪，湿热郁蒸则可见身热疼重。仲景以瓜蒂汤治疗，查瓜蒂出自《神农本草经》："味苦，寒。主大水身面四肢浮肿，下水，杀蛊毒，咳逆上气，及食诸果，病在胸腹中，皆吐下之。"瓜蒂汤方单用瓜蒂二十妆，取其下水之功，主要在祛除水湿，取"湿去病退"之意。

3. 宋金元时期　严用和著《济生方》主要在暑病的脉证、治疗、暑风病上有所阐发。《济生方·诸暑门·中暑》云："夫中暑所以脉虚者，盖热伤气而不伤形也。且暑者，在天为热，在地为火，在人脏为心。是以暑喜伤心，令人身热头痛，状类伤寒，但背寒面垢，此为异耳。"即从"热伤气"的致病特点来解释暑病脉象。治疗方面则提出中暑应当以温养为主，反对以冷水、卧冷湿地等方式作为中暑急救治法，主张透过温熨神阙气海，米汤调服，神气、胃气来复再随证施治。严用和对暑风的阐发："脉浮而虚，盖浮则为风，虚则为暑，此中暑而又伤风"，指出时医多将暑风当作惊痫治疗反而延误病情，主张以苏合香丸、黄连香薷散加羌活开窍醒神、解表清热祛湿。

刘完素对暑病阐发主要在病机及治疗方面。病机方面，《素问玄机原病式》

提出："小满至大暑属相火，故炎热也；大暑至秋分属土，故多湿阴云雨也。"刘氏从五运六气的角度解释暑季多湿的现象，并主张"六气皆从火化"，故治疗上喜以寒凉药为主。刘氏的理论加速温热病治疗从伤寒中独立出来，对暑病的阐述影响深远。

张从正对暑病的研究主要在治疗上，以辛凉法为主，如《儒门事亲》提出"南陲之地多热，宜辛凉之剂解之……午未之月多暑，宜辛凉解之"，"以白虎汤，不计四时，调理人之暑"，可知他将白虎汤作为暑病主方，治疗上也将地缘因素考虑进去。此外，《儒门事亲·卷三·九气感疾更相为治衍二十六》尚记载："余尝治大暑之病，诸药无效，余从其头，数刺其痏，出血立愈。"以放血疗法补充暑病外治经验。

金代张元素《时病论》提出"伤暑者，静而得之为伤阴暑，动而得之为伤阳暑""暑热逼人者，畏而可避，可避者犯之者少。阴寒袭人者，快而莫知。莫知则犯之者多，故病暑者，阴暑居其八九"。开伤暑分动静而得的先河，将中暑列为阴证、中热列为阳证，其弟子李杲承袭其理论，并在张氏的理论基础上发挥、联系脾胃，深刻影响后世暑病论治。

朱丹溪对暑病的治疗多有论述，主要在确立治则方面。《丹溪心法·卷一·中暑三》中提及多种暑病治则，暑证以黄连香薷饮为主，视热邪在分肉、肺经分别选用解毒汤、白虎汤加柴胡或清肺汤、柴胡天水散之类，兼内伤、挟痰、气虚分别施以清暑益气汤，半夏、南星、人参、黄芪加减。

4. 明清时期　张景岳是确立"阴暑学说"的医家，在暑病的属性归类及治疗上影响深远。总体而言，他回归广义伤寒分类法，将狭义伤寒命名为正伤寒，暑病自然归于伤寒范畴内。其理论将暑分阴阳二证，阴暑又依暑月外感、内生寒邪，分别使用温散、温中的方式治疗；而阳暑则与仲景所云中暍相同，乃暑月受热，治疗"宜察气之虚实，火之微甚，或补或清，以固其气"，他提出中暑有分内外俱热之阳证、气虚于中的阳中之阴证，前者继用清补、后者当专顾元气。还提出假火证："若虽壮热口渴，而脉虚无为，或重按全无，及神困气促者，此脾胃气虚，元阳不足，假火之证，若误用白虎等剂，其危立至。"对气虚伤暑与一般暑证做出鉴别，帮助暑病辨治方面的细化，告诫、提醒后学治暑不可妄投白虎。

张鹤腾著有《伤暑全书》，在暑病的病因病机、辨证、治疗上面多有阐发。病因病机方面，他提出暑病病因为热邪而非寒邪，如"伤寒者感于冬之严寒，温病者感于春之轻寒，若暑病则专感于夏之炎热"，可知其对暑病病因以新感暑邪为主。辨证方面，张氏在脉、证阐发精辟："寒病脉浮洪有力者易治，芤细无力者难治，无脉者不治。温热则不然，温有一二部无脉者，暑热有三四部无脉者，被火所逼勒而藏伏耳，非绝无也。于病无妨，攻之亦易……照经用辛寒药，火散而脉起，脉起而病愈。"对伤寒、暑病的脉象异同做出鉴别，"暑证多歧，中热中暍，中内中外，甚者为厥，为风，为癫痫，即发则泄泻、霍乱、干霍乱，积久后发则疟、痢、疮疡，种种病名，约有十余科""暑则变幻无常，不拘表里，不以渐次，不论脏腑"。十分符合临床实际的将暑病证象总结出来，强调了暑邪伤人迅速莫测，变证多端的特点，指引后学的裨益颇大。治疗方面张氏主张"暑证不分表里，一味清内，得寒凉而解，苦酸而收，不必用下"，以寒凉法治疗暑证，可知其对暑病的认识也是以热邪的特点为主。

叶天士并无亲自著述，其理论主要由其门人的记载、搜集整理而成。暑病感邪途径方面，叶氏提出"暑邪犯肺"。该理论以温病纲领"温邪上受，首先犯肺"为基础，加之叶氏医案《临证指南医案·卷五·暑》中，常见诸如"陈……暑湿伤气，肺先受病""无非暑湿热气，始由肺受，漫布三焦""暑必挟湿，二者皆伤气分，从鼻吸而受，必先犯肺，乃上焦病"等暑邪侵肺为主的病证。

吴鞠通对暑病类证鉴别及治疗方面的贡献突出，他曾提出："形似伤寒，但右脉洪大而数，左脉反小于右，口渴甚，面赤，汗大出者，名曰暑温，在手太阴，白虎汤主之；脉芤甚者，白虎加人参汤主之。"创立暑温病名，并以此为暑温大纲，提出"白虎为暑温之正例也"。吴氏立暑温病名进一步完善暑病的辨治，有助于对后世理解暑温、暑湿、湿温病证之间的差异，更形象突出暑邪炎热，耗气伤津的致病特质。

王孟英对暑淫致病理论及治疗的阐发颇多，其著述《温热经纬》多次举《内经》条文强调暑、热、火三者实质相等的关系，如"阳之动，始于温，盛于暑。盖在天为热，在地为火，其性为暑，是暑即热也，并非二气""《脉要精微论》曰：'彼春之暖，为夏之暑'，夫暖即温也，热之渐也，然夏未至则不热，故病发犹曰温。若夏至后则渐热，故病发名曰暑……是病暑即病热也""《素问·阴阳大论》云：'春气温和，夏气暑热'，是暑即热也"，皆表示暑与热的本质相同。

"暑必兼湿"的观点在清代已受许多医家认同，但仍未达成共识。王孟英认为夏季湿气旺盛，加上暑热蒸腾湿气，故暑、湿容易相兼为病，一如冬季常见风、寒邪气相并侵犯机体，乃是两种邪气兼感，并非暑中必有湿气。王氏提出暑证中相兼湿气的频率较高，相对"暑必兼湿"来说，仍以"暑多兼湿"较符合临床，反对把"暑气"视为"湿、热二气合并"的观点。

王孟英的《随息居饮食谱》以探讨食疗养身为主，其中也有关于解暑食物的记载，拓展食物的医疗用途。水饮类如露水，性味甘凉润燥，能够涤暑除烦，而冬雪水甘寒清热，对暑喝霍乱有良效。尚有梨汁清热养阴、西瓜汁清肺胃暑火、甘蔗浆滋阴和胃润燥，王氏分别比作天生甘露饮、天生白虎汤与天生复脉汤，体现其临床功效；论述西瓜青皮名西瓜翠衣，入药凉惊涤暑，并将西瓜翠衣应用于其所创之清暑益气汤方中。

王孟英治疗暑病主张寒热分治，而且不应该受季节影响病性判断，其在《潜斋简效方·夏月伤寒略》中即提出："夫寒暑者，乃天地一定之阴阳，不容淆混。惟司命之士，须知隆冬有热病，盛夏有寒病，用药皆当谛审其脉证，庶无倒行逆施之害也。"

三、暑邪致病

1. 暑邪的性质和致病特征

（1）暑为阳邪，其性炎热：暑为盛夏火热之气所化，火热属阳，故暑邪为阳邪。暑邪伤人多表现为一系列阳热症状，如高热、心烦、面赤、脉洪大等。

（2）暑性升散，扰神伤津耗气："升"即升发、向上。暑为阳邪，其性升发，故易上扰心神，或侵犯头目，出现心胸烦闷不宁、头昏、目眩、面赤等。"散"，指暑邪侵犯人体，可致腠理开泄而多汗。故《素问·举通论》说："炅则气泄。"汗出过多，不仅伤津，而且耗气，故临床除见口渴喜饮、尿赤短少等津伤之症外，往往可见气短、乏力，甚则气津耗伤太过，清窍失养而突然昏倒、不省人事。故《素问·刺志论》说："气虚身热，得之伤暑。"

（3）暑多挟湿：暑季气候炎热，且常多雨而潮湿，热蒸湿动，水气弥漫，故暑邪致病，多挟湿邪为患。其临床表现除发热、烦渴等暑热症状外，常兼见身热不扬、四肢困倦、胸闷、呕恶、大便溏泄不爽等湿滞症状。如夏季的感冒病，多属暑邪兼挟湿邪而致，治疗当用"湿去热孤"之法。

第二部分 肺热论

2．暑邪致病途径

（1）暑邪犯肺：叶天士提出"暑邪犯肺"。该理论以《温热论》载温病纲领"温邪上受，首先犯肺"为基础，加之叶氏医案《临证指南医案·卷五·暑》中，常见诸如"陈……暑湿伤气，肺先受病"，"姚……无非暑湿热气，始由肺受，漫布三焦"，"龚……暑必挟湿，二者皆伤气分，从鼻吸而受，必先犯肺，乃上焦病"等暑邪侵肺为主的病证。

吴鞠通的《温病条辨》及薛生白的《湿热病篇》也均提到了暑邪伤肺的情况。《温病条辨》上焦篇第27条："手太阴暑温，发汗后，暑证悉减，但头微胀，目不了了，余邪不解者，清络饮主之。"下文又写到"凡暑伤肺经气分之轻证皆可用之"，可见清络饮可治暑伤肺气之轻症或暑病后期余邪未尽者。《温病条辨》第29条："两太阴暑温，咳而且嗽，咳声重浊，痰多不甚渴，渴不多饮者，小半夏加茯苓汤再加厚朴、杏仁主之。"《温病条辨》第47条："太阴湿温喘促者，千金苇茎汤加杏仁、滑石主之。"此为湿热郁肺蕴毒的证治。《温病条辨》第52条："舌白渴饮，咳嗽频仍，寒从背起，伏暑所致，名曰肺疟，杏仁汤主之。"此为伏暑病暑湿郁肺的证治。《湿热病篇》第18条："湿热证，咳嗽昼夜不安，甚至喘不得眠者，暑邪入于肺络，宜葶苈、枇杷叶、六一散等味。"此为暑湿阻滞肺络咳喘的证治。

感受暑邪后继发的痰邪在暑邪为患中是一重要的病理因素，往往也是暑病迁延的原因之一。《丹溪心法》中说："东南气温而地多湿，有风病者，非风也。皆湿土生痰，痰生热，热生风也。"朱佐言："大抵气滞则痰滞，气行则痰行……一失其宜则气道闭塞，停饮于隔上，结而成痰。"杨士瀛认为：痰与津液本为一物，散则无病，聚则为患。华岫云曾言："其余一切诸痰，初起皆由湿而生，虽有风火燥痰之名，亦皆因气而化，非风火燥自能生痰也。"可见湿热环境、湿热邪气，气机阻滞、热邪炼液，均利于痰邪生成。夏季感受暑邪，暑本多夹带湿邪，易于犯脾胃，导致"脾气散精"障碍，湿浊不化则聚而为痰；暑邪耗气，元气亏虚无力运化；暑邪犯肺，肺气不布，津聚成痰，皆为伤于暑邪后生痰之机。王孟英在《温热经纬》中已强调：热兼湿者"必有浊苔而多痰也"，又言"一酒客，夏月痰咳气喘，夜不得卧，服凉药及开气药不效……师诊其脉，右寸数实，此肺实非肺虚也……此盖湿热上壅之证也。"

（2）暑邪犯心：暑病与心联系的论述，其概念可能源自《内经》中"心应夏"的理论，暑季心易受邪的观点早期可从《素问·金匮真言论》："南风生于夏，病在心。"一条探知，此观点也广为后世接受，清代医家王孟英即有云"暑是火邪，心为火脏"，心与暑同气相求，夏季易受暑邪侵犯。针对暑季易患心病的争论有学者们通过研究分析"心应夏"的内涵，提出夏季时心当旺，心起主要调节作用。心主血脉的功能多于藏神的功能，主要协调脏腑及维持机体应时而变的年稳状态；若心应时而变的功能异常，夏时则有可能发生心系疾病，有可能出现神志症状。

（3）发自阳明：暑病初期发于阳明部位的理论多与《三时伏气外感篇》载："夏暑发自阳明"之语有关，一般对"夏暑发自阳明"的认识乃暑热病邪可侵犯气分而无卫分证的表现，直接呈现暑炽阳明气分的证象，属于暑温病的主证。

暑病初期病在阳明的说法在今天尚未有定论，近代医家基本分成正、反两派意见。反对的学者提出此说受《金匮要略》以白虎加人参汤治疗太阳中热而启发，强调仲景论暑病皆云之为太阳病，并非阳明病。再者，白虎汤虽为阳明病主剂但并非阳明病专药，除了与诸家经验（暑发自手太阴及手少阴者）不合，更与"温邪上受，首先犯肺"的温病传变规律相悖，而且叶天士的医案多为暑伤肺经证，故认为此说以偏概全。表示支持的一派则认为此概念能够指导临床，近年有文献指出"夏暑发于阳明"一说乃基于暑邪炎热的特性立论，暑热可致腠理开泄，使暑邪乘虚直入阳明，出现一系列热伤气津的表现，主张此说同时阐明了暑温的发病处所及病因机制，对治疗具有临床指导意义。

四、暑温

暑温出自《温病条辨·上焦》篇，曰："暑温者，正夏之时，暑病之偏于热者化。"暑温是夏季感受暑热病邪所致的急性外感热病，有着明显的季节性，其起病急骤，初起即见壮热、汗多、烦渴、面赤、脉洪大等证候。其传变迅速，极易耗气伤津，动血，甚则热动生风，易出现闭窍动风及津气欲脱等危重证候。

暑温病的产生是内因正气不足，外感暑热病邪而成。暑热为阳邪，其性炎热逼人，侵及人体，稽留于气分之时，常出现津气耗伤，甚或津气欲脱的危重证候。如若暑热未及时清解，易化火内传或直入心营，生痰动风，导致气营（血）两燔，痰热闭窍，风火相煽等严重病变。若暑热之邪直迫血分，则致咯血、吐血或内发斑疹。暑温后期，一般表现为邪热渐解，病势已衰但津气未复，而呈现津气两虚或兼余邪留恋的证候。若在病程中动风、闭窍，昏痉病程较长者，则愈后易导致痴呆、失语、瘫痪等症。

五、暑热

暑邪、热邪本质相同，但暑邪热度大于热邪，主要出现于夏季，而热邪四季皆有，暑邪、热邪质性相似，在夏季感受两者皆能导致暑热病。正常体质者感受热邪可导致肺热银翘散证，他们于夏季感受暑邪、热邪，视当时病邪的热度与自身体质的状态，可能出现的肺热证及阳明气分热盛证两种结果；而胃阳亢盛者感受暑邪、夏季热邪，由于同气相求，两种邪气易径直入里，直接呈现阳明气分炽盛证，形成与"夏暑发自阳明"概念相应的暑证，而阳明体质者若于其他季节感受热邪，则只能形成正阳阳明证而不能称作暑热证。

暑为阳邪，其性开泄，暑之偏于热者，临床多见"火刑肺金"的各种证候，若体元不足，开泄太过可见气阴耗伤，甚至出现虚脱现象；若暑郁于内，湿遏于外，可见湿热郁蒸脾胃，漫及三焦的证候；暑热于心，则心神受扰；热扰营血，则血热妄行；病情久延，金水不能相生则见肺肾阴伤证候。

六、暑湿

汪昂首先确定"暑"与"热"的区分就在于有无兼湿，明确指出"暑必兼湿"是暑邪为患的基本特点。如《本草备要·草部·香薷条》曰："暑必兼湿……若无湿，但为干热，非暑也。"《医方集解·消暑剂》也强调，"暑必兼湿，而湿属脾土，暑湿合邪，脾胃病矣"，"长夏火蒸，湿土司令，故暑必兼湿"，清楚地阐明了暑与热的不同性质，同时又确定了伤暑的基本证候，提出"治暑必兼利湿"的治法原则与注意事项。香薷饮"治一切感冒暑气，皮肤蒸热，头痛头重，自汗肢倦，或烦渴，或吐泻"，这一证候特征正是暑必兼湿论断的前提，"烦、渴、吐利"等，都是暑湿伤及心、肺、脾脏所致，其他有余之象都是由这个基本证候传变而成。《医方集解·消暑剂》推荐10首"清暑之剂"，皆以"治暑必兼利湿"为指导原则。但汪昂亦指出，清暑化湿之药的使用应根据兼湿之多少、伤气伤津之轻重，以辨证为依据。

晚于汪昂半个世纪的叶天士，对汪昂"暑必兼湿"的理论予以进一步阐发和应用，更加广为人知，以致部分后人误认为"暑必兼湿"之说为叶天士所创。如

《临证指南医案·暑》指出"暑风必挟湿，湿必伤于气分"，"暑必挟湿，二者皆伤气分"，"暑热必挟湿，吸气而受，先伤于上"，"暑邪初受，暑湿热必先伤气分。"邵新甫在按语中更强调曰："天之暑热一动，地之湿浊自腾……内外相应，故暑病必挟湿者，即此义耳。"《临证指南医案·暑热》说"暑邪必夹湿……暑热深入，伏热烦渴，白虎汤、六一散。"叶天士的阐发和应用，使"暑必兼湿说"的影响更为广泛。吴鞠通亦认为纯热无湿不是暑病，如《温病条辨·暑温》说："温病最忌辛温，暑病不忌者，以暑必兼湿，湿为阴邪，非温不解。"

"暑必兼湿"以气温和湿度为前提，具有明确的季节气候内涵。我国处于大陆性季风气候区域，冬冷夏热，冬燥夏湿，气象条件变化幅度大而且特别急剧。气候与健康的关系在我国特别显著。我国的偏东、偏南湿润地区，湿热体质的人较多，具有"暑必兼湿"的客观条件。中暑与气温过高密切相关，当气温达到35℃左右，空气相对湿度又较高时，以汗水蒸发为主的散热降温作用就大大降低，因此常会发生中暑。

暑必兼湿还具有人体体液代谢紊乱的内涵。正常人的体液总量是夏季增加、冬季减少，血清水分也是夏季增加、冬季减少。血浆渗透压与钠的水平，在冬、夏两季之间有显著差别。生理状态下，夏季血浆渗透压被调节到低水平，与冬季相比，尽管在血中有足够的水分，也会发生口渴和小便不利，以使机体保有较多的水分。

喻嘉言《医门法律·卷四·热湿暑三气门》说："体中多湿之人，最易中暑，两相感召故也。外暑蒸动内湿，二气交通，因而中暑。"湿为阴邪，其性濡滞，暑之偏于湿者，临床多见"湿碍气"的各种证候，肺气不达，暑湿内侵，湿土相召，邪归脾胃，遂见湿困中焦的各种证候。暑湿的病势较缓，病情缠绵，脾胃受困证候比较明显，久延则见生化乏源、气血两亏证候。

第七节　湿邪

一、《内经》论湿邪

1. 湿性重着及趋下性　《素问·生气通天论》说："因于湿，首如裹。"

《素问·气交变大论》云："雨湿流行……民病腹痛，清厥意不乐，体重。"均说明湿邪致病往往表现头、身体及四肢等全身多部位以沉重或困重表现为特点。同时病变部位固定不移，不似风邪"善行而数变"。《素问·痹论》说："其风气胜者为行痹，寒气胜者为痛痹，湿气胜者为著痹也。"即阐明了湿邪致病"着"的特性。

同时湿邪致病具有趋下性，即病变部位偏于下部。这一特性是上述湿邪"重"的特点决定了的，故在《内经》中多次提及湿邪的趋下性，如"伤于风者，上先受之，伤于湿者，下先受之"（《素问·太阴阳明论》），"身半以下者，湿中之也"（《灵枢·邪气藏府病形论》），"清湿袭虚，则病起于下"（《灵枢·百病始生》）。

2. 裹上伤下 《灵枢·百病始生》云："风雨则伤上，清湿则伤下。"伤于上者，困遏清阳，表现为头部如帛巾裹之，颈项强直不舒，耳窍闭塞如蒙，此即湿邪致病的"蒙上"特性，如《素问·生气通天论》说："因于湿，首如裹。"《素问·至真要大论》说"诸痉项强，皆属于湿"，"湿淫所胜……民病饮积，心痛，耳聋"。伤于下者，除部位的偏下，还表现为痢疾泄泻及妇女的淋浊带下。《素问·阴阳应象大论》说"湿胜则濡泻"，《素问·气交变大论》说："雨湿流行……民病腹满，身重，濡泄，寒疡流水。"《素问·至真要大论》说："湿客下焦，发而濡泻，及为肿隐曲之疾。"《素问·六元正纪大论》说："风湿交争……民病……注下赤白""其病……小便黄赤，甚则淋"，均是湿邪致病伤下特性的具体描述。

3. 病变以脾胃为中心 在五行体系中，脾胃属土，因此《素问·五运行大论》说："中央生湿，湿生土，土生甘，甘生脾，脾生肉，肉生肺。其在天为湿，在地为土……在藏为脾。"脾主运化水湿，其特性表现为"脾恶湿"（《素问·宣明五气》），水湿病变与脾胃关系最为密切，故《素问·至真要大论》说："诸湿肿满，皆属于脾。"

4. 病机演变 《灵枢·九宫八风》曰："犯其雨湿之地，则为痿。"《素问·痿论》亦说："有渐于湿，以水为事，若有所留，居处相湿，肌肉濡渍，痹而不仁，发为肉痿。故下经曰：肉痿，得之湿地也。"《素问·五常政大论》云："敦阜之纪……大雨时行，湿气乃用。"《素问·气交变大论》云："太阴之政奈何……民病寒湿。"分别说明了生活环境太过潮湿或气候变化，雨湿盛行，空气中湿度过大所引起的湿病。

内伤者多因不良的饮食习惯损伤脾胃，脾喜燥而恶湿，主运化水谷，饮食失调则损伤脾脏，使脾不能正常运化水谷，导致津液停滞而产生湿邪。如《素问·异法方宜论》曰："其民华食而脂肥，故邪不能伤其形体，其病生于内。"《素问·奇病论》说："有病口甘者……名曰脾瘅……此肥美之所发也。此人必数食甘美而多肥也。肥者，令人内热，甘者令人中满，故其气上溢。"生动地说明了过食肥甘损伤脾胃是湿邪产生的根源。

不仅如此，对外感湿邪的致病过程，《内经》也有深刻的论述。如《素问·调经论》说："帝曰：风雨之伤人奈何？岐伯曰：风雨之伤人也，先客于皮肤，传入于孙脉，孙脉满则传入于络脉，络脉满则输于大经脉。""帝曰：寒湿之伤人奈何？岐伯曰：寒湿之中人也，皮肤不收，肌肉坚紧，荣血泣。"阐明了外湿伤人的途径及由浅入深，由肌表传入络脉，由气到血的病机演变过程。

二、湿邪致病特点

1. 湿为阴邪，易损伤阻气，阻遏气机 湿为重浊有质之邪，与水同类，故属阴邪。阴邪侵入，机体阳气与之抗争，故湿邪侵入，易伤阳气。脾主运化水液，性喜燥而恶湿，故外感湿邪，常易困脾，致脾阳不振，运化无权，从而使水湿内生、停聚，发为泄泻、水肿、尿少等症。清代叶天士《温热论·外感温热篇》说："湿胜则阳微。"《素问·六元正纪大论》说："湿胜则濡泄，甚则水闭胕肿。"因湿为重浊有质之邪，侵入最易留滞于脏腑经络，阻遏气机，使脏腑气机升降失常，经络阻滞不畅。如湿阻胸膈，气机不畅则胸膈满闷；湿阻中焦，脾胃气机升降失常，纳运失司，则脘痞腹胀、食欲减退；湿停下焦，肾与膀胱气机不利，则小腹胀满、小便淋涩不畅。

2. 湿性重浊 "重"，即沉重，重着指湿邪致病，出现以沉重感为特征的临床表现，如头身困重、四肢酸楚沉重等。若湿邪外袭肌表，困遏清阳，清阳不升，则头重如束布帛，如《素问·生气通天论》说："因于湿，首如裹。"湿邪阻滞经络关节，阳气不得布达，则可见肌肤不仁、关节疼痛重着等，称之为"湿痹"或"着痹"。"浊"，即秽浊不清，指湿邪为患，易呈现分泌物和排泄物秽浊不清的现象。如湿浊在上则面垢、眵多；湿滞大肠，则大便溏泄、下痢脓血；湿浊下注，则小便浑浊、妇女白带过多；湿邪浸淫肌肤，则可见湿疹浸淫流水等。

3. 湿性黏滞 "黏"，即黏腻，"滞"，即停滞。湿邪致病，其黏腻停滞的特性主要表现在两方面：一是症状的黏腻性。湿病症状多表现为黏滞而不爽，如排泄物和分泌物多滞涩不畅，痢疾的大便排泄不爽，淋证的小便滞涩不畅，以及口黏、口甘和舌苔厚滑黏腻等，皆为湿邪为病的常见症状；二是病程的缠绵性。因湿性黏滞，易阻气机，气不行则湿不化，其体胶着难解，故起病隐缓，病程较长，反复发作，或缠绵难愈。如湿温、湿疹、湿痹（着痹）等，皆因其湿而不易速愈，或反复发作。所以吴鞠通《温病条辨·上焦篇》谓："其性氤氲黏腻，非若寒邪之一汗即解，温热之一凉即退，故难速已。"

4. 湿性趋下，易袭阴位　湿邪为重浊有质之邪，类水属阴而有趋下之势，人体下部亦属阴，同类相求，故湿邪为病，多易伤及人体下部。如水肿、湿疹等病以下肢较为多见，故《素问·太阴阳明论》说："伤于湿者，下先受之。"另外，寒邪也属阴邪，同气相求，侵入也常伤及下部，如《灵枢·百病始生》说："清（寒）湿袭虚，病起于下。"

三、湿与痰

《存存斋医话稿·卷一》云："痰属湿为津液所化。盖行则为液，聚则为痰。"痰饮纯属病理产物，是疾病发生发展变化的产物，不是外感来的邪气；而湿邪既是病理产物，又是六淫之一，可由人体外部侵入，故湿有外湿、内湿之说。

湿邪致病起病缓慢，病性缠绵，病程长，疗程长，临床症状多见重浊。《临证指南医案·湿》云："湿为重浊有质之邪"，是临床诊断湿证的重要指征之一。湿邪重着黏腻，易阻遏阳气，外能郁于肌表，内能困于脾胃，皆能阻碍气机。湿与痰饮，虽然都是有形之邪，容易阻滞气机，但是"湿无定体"，容易弥漫上、中、下三焦全身，比较痰饮而言更具有弥漫性、病位广泛的特点。痰饮为病虽然也有无处不到的特点，但是其病位较湿邪局限，仅在身体的某部分，一般不会形成弥漫全身之势，如痰凝肌肤所致的痰核。痰饮的形质较湿明确，甚至可以咯出，而湿乃以浸渍、渗透的形式存在于人体组织中，其形质不如痰饮明显。

痰饮的形成与湿邪有较大关系，痰饮的成因不外乎外因和内因，外因有感受湿邪、饮水过量，内因主要有劳倦过度、房劳伤肾等。这些因素往往互为影响，致使肺脾肾的功能失调，三焦不利，气机不利，津液停聚化为痰饮。脾病既不能助肾以制水，又不能散精以归肺，中州失运，则升降失常；清浊相混，则湿聚为饮；饮发于中，而成痰饮。湿邪变化成痰饮，阻塞气机，停留于肺，湿邪和痰饮互为因果，使病情变得更为复杂，更加难治。

四、湿热伤肺

湿为阴邪，其性重浊黏滞，易闭阻气机，阻碍阳气的输布，蒙蔽清窍，其来源有内外。外湿多见于长夏雨季，久居于沿海及低洼潮湿之地，或长时间涉水淋雨等；嗜食生冷，饮食不制，饮酒过量，导致脾失健运，津液不运，聚而成湿，此为内湿。外感湿邪，邪郁而造成的气机不畅，或情志不舒，饮食不节，食积伤食，也皆易生热化火。湿与热，两邪相合，湿热交蒸，湿中蕴热，热中夹湿，湿得热则动，热得湿则滞，夏秋之季，湿热之邪弥漫空间，易由呼吸所受。

湿热外感由口鼻直接入侵或脾胃不运而生湿化热，皆与脾胃这个运化的中枢有关，而脾胃于五行属土，肺属金，母子相生，故子病盗母气，母病传于子，且湿热之邪可透过口鼻、咽喉、经络、气机等途径由脾胃联系于肺，从而造成了湿热蕴肺证的发生发展的生理病理基础。叶天士提出"肺位最高，邪必先伤"，"吸入温邪，鼻通肺络"。

内伤又复外感湿邪，即在原有的病理基础上，如肺系疾病的喘咳、哮证、痰饮、肺胀等，旧疾未愈，此时素体较弱，尤其中焦脾胃虚弱者多见，从而出现容易感受湿邪，甚至郁而化热。此时原有的旧疾症状加重，可出现外感症状，如恶寒、体弱者可不发热，原有喘咳加深加重，痰色转黄，量增或痰黏不畅，胸闷憋气加剧。内伤基础除了会引导外邪再次感受类似病症之外，还会影响外感疾病的传变与转归，使病证不一定由表传入里，也有可能从里而发，或令邪气速传入里，甚至缠绵难愈，使病情加重，病证复杂且多有并发症，预后也较差，使辨证论治更添复杂化。

第八节　燥邪

一、燥邪概念

"燥"在《黄帝内经词典》里的解释为：①干焦。《素问·至真要大论》：

"大热将至，枯燥燔热。"②自然界六气之一，亦指外界致病因素之一。《素问·五运行大论》："寒暑燥湿风火在人合之奈何？"《灵枢·顺气一日分为四时》："夫百病之所生者，必起于燥湿、寒暑、风雨、阴阳、喜怒、饮食、居处。"③指津液缺乏的病证。《素问·至真要大论》："燥者润之。"④指阳明燥金之气。《素问·至真要大论》："阳明司天，其以化燥。"

燥邪是指凡致病具有干燥、收敛等特性的外邪，即称为燥邪。

燥为秋季的主气。秋季天气收敛，其气清肃，气候干燥，失于水分滋润，自然界呈现一派肃杀之景象。燥气太过，伤人致病，则为燥邪。燥邪伤人，多自口鼻而入，首犯肺卫，发为外燥病证。初秋尚有夏末之余热，久晴无雨，秋阳以曝，燥与热合，侵犯人体，发为温燥；深秋近冬之寒气与燥相合，侵犯人体，则发为凉燥。

二、燥邪的性质

在孙广仁编著的《中医基础理论》中未对燥邪进行性质划分，历代医家对燥邪的性质有阴邪、阳邪之争。本书认为"燥为阳邪"更符合临床实践，对实际临床的指导意义更大。可以从以下几个方面理解。

1. "燥"字　字的本义，其从"火"性热，乃为"易使万物干燥"之意。《周易·乾》在解释"燥"字时所云："水流湿，火就燥""燥万物者莫熯乎火"。《说文·十篇上·燥》中亦有"燥，乾也。从火㷱声"之记载。

2. 秋之主气　自然气候，燥为秋天之主气，由于秋天气候干燥，燥气当令，又常久晴无雨，每易致使水分不足，植物干枯萎黄。喻嘉言《医门法律·卷八·秋燥论》所说的"秋月天气肃而燥，斯草木落黄"，即描述的这种情景。燥邪的这种特性，与夏日暑热太过易使天干地裂之特性颇为相似。

初秋之时，暑热之气未退，自然界仍然存在着阳气充实，万物盈盛的气象，燥偏属阳性。刘完素论燥："金燥虽属秋阴，而其性异于寒湿，而反同于风热火也。"这种自然气候，和山东等北方的秋季相近，秋季暑热退却缓慢，至立冬，尤其是小雪之后又会骤然变冷。故秋季，自然界仍是阳气充实，气候炎热，此时燥邪伤人，多表现出一系列阳性症状。

燥邪伤人并非独见于秋季，其他季节也可因燥而致病。石寿棠云："久旱则燥气胜，在春为风燥，在夏为暑燥，在秋为凉燥，在冬为寒燥"，清代《医学传灯》云："燥令虽主于秋，凡久亢不雨，津液少者，亦生燥病，岂独主于秋乎"，"燥发无时，非独秋有"，冬夏春三季若天干天旱，气候干燥，亦能形成燥邪为患。

3. 与寒、湿相对　刘完素《素问玄机原病式》曰："诸涩枯涸，干劲皴揭，皆属于燥。"扩展了《内经》病机十九条中燥的病机，指出了燥邪伤津的致病特征；并在《黄帝素问宣明论方》中明确指出："金燥虽属秋阴，而其性异于寒湿，而反同于风热火也"，即燥与风、火、热属性一致，同属阳邪。《医门法律·卷八》说："燥与湿有霄壤之殊，燥者，天之气也；湿者，地之气也。水流湿，火就燥，各从其类。"即认为燥同火，均属阳类。张三锡《医学六要·燥》亦说："然燥金虽属秋阴，而异于寒湿，故反同其风热。"说燥与寒湿性质相反，不属阴邪。六淫中燥与湿如同热与寒一样属性相反，具有阴阳的相对性。正如《医醇賸义·秋燥》所言："燥者干也，对湿言之也。"湿为阴邪，已为定论，因此，燥就相应属于阳邪。燥湿相对而言。从阴阳对立属性看，燥为天气，湿为地气；燥性干，湿性类水；燥邪致病自上犯肺，湿邪重浊易侵下部；燥易伤津，湿易伤阳。两者比较，则燥属阳，湿属阴，属性相反。

4. 伤津　《内经》说："燥胜则干"，是指燥有干燥枯涩之性，致病易伤津液。验之临床，小便短少、大便燥结等亦常见于阳热诸证，同于暑热邪气伤津，故为阳邪。刘完素提出："诸涩枯涸，干劲皴揭，皆属于燥。"认为燥邪具有干燥枯涩之性，致病易伤人津液，形成皮毛焦枯、咽干鼻燥等证，同于暑热邪气伤津，故亦为阳邪。

5. 火之余　《内经》中"燥行令，余火内格，肿于上"及《症因脉治》所云："时值燥令，燥火刑金，绝水之源，肺气焦满，清化不行，小水不利，气道闭塞，而燥火肿症作矣。"《张氏医通·诸伤门·燥》曰："燥在血脉，多见风证，木无所畏也，燥本火气之余，故以滋燥养营汤治外，大补地黄汤治内。润燥养阴为第一义。火热亢甚，津液耗竭，不能荣养百骸，手足痿弱，不能收持，反似痹湿之证。"以上诸论，医家在论述"燥"的时候，用"火"进行表述，可见其认为"燥"与"火"是同类的。清代张璐论述的较为明确，称"燥"为"火气之余"。可见，以上医家均认为"燥"属阳邪。

肺卫燥热之邪不解，则可由卫及气，出现燥郁化火，燥干清窍等症。其一，营卫之燥，燥邪外束，风寒交织，易使营卫凝滞，皮毛首当其冲，并及于肺。其二，津液之燥，风燥内侵，耗伤津液，虚热之体，邪从火化，病及太阴、阳明，上失宣肃通调之权，下无舟楫传导之职。其三，精血之燥，津燥既久，阴血耗伤，津亏日深，至精血亏虚。

6. 燥者濡之，多用凉润 "燥者濡之"语出《素问·至真要大论》，经云："治诸胜复，寒者热之，热者寒之……燥者濡之……"《医述》云："欲治其燥，先贵乎润"，《张氏医通》云："燥本火气之余……润燥养阴为第一要义"。可见历代医家，将"燥者濡之"归纳为燥证治疗总则，是因其针对燥证共同病理基础而定，有着普遍性指导意义。

因燥伤津液，故生津润燥为众法之基础。此法最早代表方当为孙思邈《千金方》所载"生地黄煎主热方"，它由生地汁、麦冬汁、生地骨皮、生天门冬、瓜蒌、葳蕤、知母、石膏、竹叶、蜜、姜汁组成，此外在宋代《圣济总录》多有记载，并且善用甘寒自然汁，"生地黄饮方：生地黄汁、生藕汁、生姜汁、生蜜各二合"（《圣济总录·卷三十》）。清代医家更是广为发挥，甘寒之中配以辛散清解之品，诸多治疗燥证名方皆由此而变通构成，如叶天士善用沙参、生地、麦冬、玄参、梨皮、蔗汁等甘寒以养阴生津；吴鞠通总结其经验，制方沙参麦冬汤、益胃汤、增液汤、五汁饮等，使甘寒诸方名扬后世。如《温病条辨》燥伤肺胃阴分，或热或咳者，沙参麦冬汤主之，以甘寒救其津液。燥气化火，清窍不利者，翘荷汤主之，亦清上焦气分之燥热也；燥伤胃阴，五汁饮主之，玉竹麦门冬汤亦主之；胃液干燥，外感已净者，牛乳饮之，此以津血填津血法也。

秋燥病的治疗原则是清热与润燥并重。初起邪在肺卫，治宜辛凉甘润，轻透肺卫，正如叶天士所说"当以辛凉甘润之方，气燥自平而愈"。邪入气分，以清热、泻火、润燥为基本治法，如燥干清窍，治宜清宣气热，润燥利窍；燥热伤肺，治宜清泄肺热，养阴润燥；肺燥肠热，治宜清热润肺，清肠坚阴，若兼有络伤咳血，应加入凉血止血药；肺燥肠闭，治宜肃肺化痰，润肠通便。气分燥热炽盛之证，慎用苦寒，《临证指南医案》云："秋深初凉，若果暴凉外束，身热痰嗽，当以辛凉甘润之方，气燥自平而愈，慎勿用苦燥，劫烁胃汁"；汪瑟庵强调"燥证路径无多，故方法甚简，始用辛凉，继用甘凉，与温热相似。但温热传至中焦，间有当用苦寒者，燥证则唯喜柔润，最忌苦燥，断无用之之理矣"。若治燥热为患必须用苦寒药物以泄热者，当与滋润之品同用，中病即止，方能达到祛邪不伤正之目的。病至后期，肺胃阴伤，应甘寒滋养肺胃阴液。

综上，本书支持"燥为阳邪"。

三、燥火刑金

《素问·气交变大论》云："岁金太过，燥气流行……甚则喘咳逆气。"该篇还云："岁木不及，燥乃大行……上胜肺金，白气乃屈，其谷不成，咳而鼽。"金运太过，则过亢之燥邪伤肺致肺失宣降；若木运之气不及，不仅风木之气不能应时而至，招致燥金之气大行，肃杀之气太甚，肺气失降而出现喘咳；而且木运不及，金气过甚，进而招致火气来复，火气复则炎热之气流行，心气因而亢盛，上制肺金，肺气受到抑制，失于宣降，出现咳而鼻塞不通。

清代吴鞠通《补秋燥胜气论》："秋燥之气，轻则为燥，重则为寒，化气为湿，复气为火。燥伤本脏，头微痛、恶寒、咳嗽稀痰、鼻塞、嗌塞、脉弦、无汗……"清代喻嘉言《医门法律·卷八·秋燥论》明确指出"燥气先伤上焦华盖"，认为《内经》言"诸气膹郁，皆属于肺；诸痿喘呕，皆属于上"，亦当责之于"燥病"，并进一步解释："夫诸气膹郁之属于肺者，属于肺之燥，非属于肺之湿也。苟肺气不燥，则诸气禀清肃之令，而周身四达，亦胡致膹郁耶"，"诸痿喘呕之属于上者，上亦指肺，不指心也……惟肺燥甚，则肺叶痿而不用，肺气逆而喘鸣，食难过膈而呕出"。

四、外燥

外燥通常被称为"秋燥"。《医门法律》说"秋伤于燥"，秋季当令之燥气过亢，为害机体。外燥分温燥、凉燥。内燥是由于阴血津液耗伤而出现的燥证，为内生五邪之一，与外燥有着本质上的区别。由此可知，历代医家论燥，虽很少提及"外燥"二字，但其具体所指、所论之"燥邪""燥气"，如未特别注明，多指自然界外感六淫之一的"外燥"。

1. 外燥的自然属性　"燥"是自然界风、寒、暑、湿、燥、火六气之一，而六气是自然界阴阳二气运动变化的结果。"天有五行御五位，以生寒暑燥湿风"。自然界万物生、长、化、收、藏各个阶段发展变化阶段不可或缺的客观条件。在五行理论的指导下，《内经》提出"西方生燥，燥生金"，"在天为燥，在地为金"。"燥"这种气候变化给自然界带来的相应变化，可以归结为五行的金行。

外燥的产生与年份密切相关。根据五运六气理论，金运太过之年"燥气流行"，容易出现燥气发生过强、变化过快的情况，产生燥邪致病的情况。木运不及之年则木运不及，金克木，所以"燥乃大行"，燥邪致病的情况也比较容易发生。

除此之外，随着社会生产力的发展，外燥的产生有了新的内容，人为的"外燥"日益增多。现代社会空调的普及率越来越高，人们在享受清凉的同时，更容易产生一个小的"外燥"环境。研究表明，空调制冷的时候，室内温度里虽低，但是湿度却明显降低，环境干燥，虽然可采取多饮水、放空气加湿器等措施，仍然会有许多人会出现所谓的"空调病"。西医认为其主要的致病因素是，干燥的环境适合病菌和病毒的生存，感染机体发病。究其根本，便是产生了"外燥"为害人体。暖气的使用更是直接制造了"外燥"环境，暖气是热辐射式的加热空气，秋冬季空气湿度低，经过加热，湿度更低，为"外燥"的产生创造了条件。

2. 外燥的季节性

（1）以秋季为主：燥在五行属金，以其自然属性而言，金本燥，为涸，为收，为敛，正与秋季的五行属性一致，故而外燥多见于秋季。燥为秋季的主气，秋天阳气逐渐转为收敛的状态，水液缺少阳气的蒸腾作用，空气中湿度降低，表现为燥。孙一奎《赤水玄珠全集·燥门·明燥篇》指出"天度至此，清气乃行，万物皆燥也。一年之间有此必然之势，亦有此必然之理也"。

（2）四季皆有：石寿棠云："久旱则燥气胜，在春为风燥，在夏为暑燥，在秋为凉燥，在冬为寒燥"，《医学传灯》云："燥令虽主于秋，凡久亢不雨，津液少者，亦生燥病，岂独主于秋乎"，"燥发无时，非独秋有"，冬夏春三季若天干天旱，气候干燥，亦能形成燥邪为患，燥邪伤人并非独见于秋季，其他季节也可因燥而致病。

3. 外燥的地域性　燥邪具有明显的地域特性，历代医家多认为外燥邪气旺于西方。《素问·阴阳应象大论》称"西方生燥"。石芾南论燥曰："西北地高，燥气胜，东南地卑，湿气胜。"（《医原》）。西北地势高峻，无湿则涩，物凝而干，"干旱则燥气胜，干热、干冷则燥气亦胜"（《医原》）。王冰曰："地高处则燥，下处则湿。"（《素问·五常政大论·王注》）。西北长期干旱，燥发无时，春夹风寒，夏夹温热，秋夹肃凉，冬夹严寒，或发风燥，或发温燥，或发凉燥，或发寒燥，四时之病，无不兼燥。西方地势高峻，寒而多风，风能胜湿，寒能凝物，无湿则涩，物凝而干，干涩无非燥气本象。

"西方生燥"是以五行类比而得，然四方四隅皆可生燥气。外燥邪气现于我国绝大部分地域，只是程度和持续时间有所不同，绝不止于西北。

4. 外燥的致病特点　历代医家认识，外燥邪气致病，其主要致病特点有五。

（1）外燥易伤肺：肺为娇脏，不耐寒热，其气通于秋，而燥为秋令主气，燥邪自口鼻与肌表侵入人体之后，首先犯肺，耗伤肺津，出现干咳少痰，或痰中带血等症状。《素问·阴阳应象大论》说："天气通于肺"。燥淫外盛，最易上受入肺，致成肺燥。《景岳全书》说："若秋令太过，金气盛而风从之，则肺先受病"。故外燥致病，首见肺系症状。秋令燥气清冷肃降，肃杀收引，致物干燥坚劲。"燥在上，必乘肺经"，外则卫受邪郁，内则肺失清肃。清代喻嘉言引《内经》"逆秋气则太阴不足，肺气焦满"之文后提出"肺气不燥，则诸气察清肃之令，而周身四达，亦胡致郁耶……惟肺燥甚，则肺叶痿而不用，肺气逆而喘鸣，食难过膈而呕出，三者皆燥证之极也"。

（2）伤津液：《内经》说："燥胜则干"，是指燥有干燥枯涩之性，致病易伤津液。验之临床，小便短少、大便燥结等亦常见于阳热诸证，同于暑热邪气伤津，故为阳邪。刘完素提出："诸涩枯涸，干劲皴揭，皆属于燥"。认为燥邪具有干燥枯涩之性，致病易伤人津液，形成皮毛焦枯、咽干鼻燥等症，同于暑热邪气伤津。《医门法律·卷八·秋燥论》说："夫干之为害，非遽赤地千里也。有干于外而皮肤皴揭者，有干于内而精血枯涸者。有干于津液而营卫气衰者，肉烁而皮著于骨者。随其大经小络所属，上下中外前后，各为病所。燥之所胜，亦云熯矣。至所伤则更厉，燥金所伤，本摧肝木，甚则自找肺金。"

（3）易化火：《内经》中"燥行令，余火内格，肿于上"，及《症因脉治》所云："时值燥令，燥火刑金，绝水之源，肺气焦满，清化不行，小水不利，气道闭塞，而燥火肿症作矣。"《张氏医通·诸伤门·燥》曰："燥在血脉，多见风证，木无所畏也，燥本火气之余，故以滋燥养营汤治外，大补地黄汤治内，润燥养阴为第一义，火热亢甚，津液耗竭，不能荣养百骸，手足痿弱，不能收持，反似痹湿之证。"皆言燥邪可以化火。

肺卫燥热之邪不解，则可由卫及气，出现燥郁化火、燥干清窍等证。其一，营卫之燥，燥邪外束，风寒交织，易使营卫凝滞，皮毛首当其冲，并及于肺。其二，津液之燥，风燥内侵，耗伤津液，虚热之体，邪从火化，病及太阴、阳明，上失宣肃通调之权，下无舟楫传导之职。其三，精血之燥，津燥既久，阴血耗伤，津亏日深，至精血亏虚。

（4）伤肝木：燥气属金，金性肃杀、沉降，金克木。正常情况下，这种相克的关系，保证了木的正常生长，使之在正常的时令成熟。但是当燥金之气过强，就会使树木的生长变缓，"草木晚荣"。应于人之脏腑，肝气的升发之性与木行相类，所以燥邪易于克伐肝气。燥邪的这一致病特点，在《内经》中就有详细的论述"清气大来，燥之胜也，风木受邪，肝病生焉"。喻嘉言也明训"燥金所伤，本摧肝"。

（5）易滞涩气机：燥气属金，金性坚固、收敛，这一特性使农作物得以收获果实，使坚硬的介壳类动物得以成熟，所以《内经》称金运太过之年为坚成之季。"滞涩"一词来自刘完素的论述，其云："涩，物湿则滑泽，干则涩滞，燥湿相反故也。如遍身中外涩滞，皆属燥金之化……由水液衰少而燥涩，气行壅滞，而不得滑泽通利。"

5. 外燥的治疗　《内经》提出"燥者濡之"总则和"治以苦温，佐以甘辛，以苦下之"的治疗大法，后世医家在此基础上多有发挥。刘河间治燥立法以"通利"与"润养"并行，创"宜开通道路，养阴退阳，凉药调之""流气润燥""当急疏利"等治法，其选方用药体现出多结构特点的构方思维，"开通道路"是治法实施的关键。

喻嘉言治燥法则，是对燥证论治的最大发挥和创新。首先提出治燥辨肝肺之见证，"肝脏见证，治其肺燥可也，若肺脏见证，反治其肝，则坐误矣"，肺为本治，肝为兼治，除其燥本，尤为先务。叶天士重清润养阴，甘寒润燥，《叶天士医案·咳嗽门》曰："调理大旨以清上实下为主"。同时，叶天士则发挥喻嘉言"上燥治肺，下燥治肝"，《临证指南医案·卷五·燥》中说："燥为干涩不通之疾，内伤外感宜分，外感者，由于天时风热过胜，或因深秋偏亢之邪，始必伤人上焦气分，其法以辛凉甘润肺胃为先"，在《临证指南医案·燥门》强调"上燥治气，下燥治血"。后经俞根初《重订通俗伤寒论》补释为"上燥救津，中燥增液，下燥滋血"。

外燥治疗原则应该是清热与润燥并重，初起邪在肺卫，治宜辛凉甘润，轻透肺卫；邪入气分，以清热、泻火、润燥为基本治法；但温热传至中焦，间有当用苦寒者，当与滋润之品同用，中病即止，方能达到祛邪不伤正之目的。病至后期，肺胃阴伤，应甘寒滋养肺胃阴液。

五、内燥

内燥是隶属于"内生五邪"之中，被视为内生之致病因素，故在《中医基础理论》中明确指出"燥邪为病，有外燥、内燥之分"。内燥一年四季皆可发病，与节令没有明显之关系。

1. 内燥形成的病因 内燥的生成可能有以下几个原因。

（1）阴虚血虚体质：患者多本属阴虚血虚体质，天生禀赋不足，感邪易化燥、化热，此种患者遇秋冬季节时，自觉津液不足较旁人更甚。

（2）水液代谢功能减退：体内脏腑调节水液代谢功能减退，特别是肺、脾、肾三脏及三焦功能失调，导致津液输布不均，或者津液本身不足，内不能濡润营养脏腑，外不能濡养肌肤，灌注关节，导致皮肤干燥，关节不利。

（3）伤阴液：患者因久病、失治误治或其他原因导致阴液大伤，津液不足，因而致病。

（4）气结血亦结：如石芾南所言："阴血虚则营养无资而成内燥"，"气结则血亦结，血结则营运不周而成内燥"。气结所致血液运行不利而成内燥。

（5）情志内伤或饮食炙热，燥火内生，灼伤津液、营血、肝肾真阴而使脏腑组织官窍失润为病。

（6）劳累过度，导致真阴亏耗，内燥由之而产生。

2. 内燥与肺 肺为娇脏，不耐燥热，内燥之邪不断侵袭肺叶，致使肺叶逐渐萎弱不用，丧失其正常的生理功能，司呼吸的功能出现障碍，则患者胸闷、憋喘，动则喘甚。且肺主皮毛，开窍于鼻，肺失濡润则皮焦毛枯，鼻内干燥；咽喉为呼吸之通道，肺燥则咽喉失于湿润；肺气虚则卫外功能受损，遇外邪或异物、异味时易引起干咳、打喷嚏；肺为水之上源，朝百脉，主治节，调节全身的水液运化，肺叶萎弱不用则津液运化失司，久病子病及母，则损及脾脏，津液生成乏源；与此同时，内燥损及三焦以及肝脏，使三焦运化不利，肝阳亢盛，津液不能上承于五官，肝开窍于目，则患者眼干口干，甚则鼻干。津液化生无源，输布失常，恶性循环，则病势缠绵难愈。

"肺痿"一病，多于"内燥"有关。《临证指南医案·肺痿门》："肺痿一症，概述津枯液燥，多由汗下伤正所致。夫痿者，萎也，如草木之萎而不荣，为津亡气竭也。"《证治汇补·胸膈门》："久嗽肺虚，寒热往来，皮毛枯燥，声音不清，或嗽血线，口中有浊唾涎沫，脉数而虚，为肺痿之病。因津液重亡，火炎金燥，如草木亢旱而枝叶萎落也。治宜养血润燥，养气清金，初用二地二冬汤以滋阴，后用门冬清热饮以收功。"肺痿发病机制，总缘肺脏虚损，津气严重耗伤，以致肺叶枯萎。因津伤则燥，燥盛则干，肺叶弱而不用则痿。

第九节　肺痨

一、肺痨的文献论述

1. 秦汉时期

（1）肺痨的症状：《内经》中，医家首先记载了一类虚损劳伤性质的慢性病。如《素问·玉机真脏论》的"脉细、皮寒、气少、泄利前后、饮食不入"等五虚；《素问·宣明五气论》的"久视伤血，久卧伤气，久坐伤肉，久立伤骨，久行伤筋"等五劳。在这些病例中，古人又观察、归纳出一种以肺系症状为主的虚弱性疾患。如《素问·玉机真藏论》所载"传乘"，描述了类似肺痨病症状的一类疾病的临床特点，其症状有"大骨枯槁，大肉陷下，胸中气满，喘息不便……内痛引肩项，身热脱肉破䐃……眶陷，真藏见，目不见人，立死，其见人者，至其所不胜之时则死"，指出本类肺系虚劳病后期五脏衰竭之症皆俱，并且多以死亡为结局。《灵枢·玉版》中有具体描述："咳且溲血，脱形，其脉小劲"，"咳，脱形，身热，脉小以疾"；《灵枢·五禁》篇所说"形肉已脱，是一夺也；大脱血之后，是二夺也"。咳、身热、脱血、脱形、脉细数等正是肺痨病主要症状的写照。《灵枢·邪气藏府病形论》又载"肺脉……微急为肺寒热，怠惰，咳唾血，引腰背胸，若鼻息肉不通。缓甚为多汗……微大为肺痿，引胸背，起恶日光，小甚为泄，微小为消瘅。滑甚为息贲上气……微涩为鼠瘘，在颈支腋之间，下不胜其上，其应善酸矣。滑甚为息贲上气"，详辨出本病诸脉对应之症状，已有关于汗出、胸痛、咳血、泄泻及息贲、鼠瘘等肺痨及并发病的论述，并生动地描述了肺痨的主症及其慢性消耗表现。

（2）肺痨的证治：对肺痨的证治，《内经》中确立虚、损、劳治则治法，如《素问·三部九候论》提出"虚则补之"；《素问·至真要大论》说："劳者温之……损者温之。"《素问·阴阳应象大论》进而指出："因其衰而彰之。形不足者，温之以气；精不足者，补之以味”；以及《灵枢·本神》曰："五者以伤，针不可以治之也"等篇已出现原则性的治则。

《难经》继承《内经》之旨，对于"虚损"论述较详。既以皮毛、血脉、肌肉、筋和骨等分层次，又以五脏分先后，说明病因和病理的两方面；又谓"损其肺者益其气，损其心者调其营卫，损其脾者调其饮食、适其寒温，损其肝者缓其中，损其心者益其精"说明治损大法。

2. 隋唐金元时期　秦汉以后，随着对肺痨病临床资料的积累，医家对本病的认识亦逐渐明确和深入。隋代巢元方《诸病源候论·虚劳病候》中，着重于对前人之说进行归纳总结，更全面而具体地描述了肺痨证候，对本病病因病机进行了初步探讨。除详述五劳、六极、七伤外，与肺痨有关者凡十余条，如在"虚劳咳嗽候"说："虚劳而咳嗽者，脏腑气衰，邪伤于肺故也。久不已，令人胸背彻痛……咳逆、吐血……肺主于气……气之所行，通荣脏腑，故咳嗽俱入于肺也"，清楚地说明咳嗽、唾血等属肺痨的表象。

宋代出现了我国第一部治疗肺痨的专著——《十药神书》，为肺痨的治疗提供了一整套可以遵循的治法，尤其在中医医学营养疗法的形成和完善方面功不可没。

金元以来的医家，对虚劳性疾患的研究亦都有独到之处，最突出的表现就是从虚劳疾患中分出了痨瘵类疾病。"劳"与"痨"金元之前一直混而不别，且无"痨瘵"之病名，《说文解字》释"瘵：病也"。虽然巢元方《诸病源候论》有"劳、蒸、注"之分，但亦未能探及"劳"与"痨"之本源。迄及元代朱丹溪《丹溪心法》："痨瘵主乎阴虚，痰与血病。虚劳渐瘦属火，阴火销烁，即是积热做成。"首先提出"痨瘵"之名及其病机，并将虚劳、痨瘵分两门辨治。戴思恭《证治要诀》认为过度的脑力或体力劳动，都是导致痨病的因素，其征象以精神怯弱，尤其是以发热为主，列举各种不同程度的发热状况，提示在临床上应作为重点观察。以上各家对痨瘵症的描写都很具体，可以总结为：阴虚而成痨，痨症大抵有发热，以有关肺脏的发病最为密切；并指出病情之重，医治之难，在早期治疗较易收效等，完全符合临床实际。

在这个历史时期，大家逐渐认识到肺痨的传染性。华佗《中藏经·传尸》指出与患者直接接触可引起传染，说："传尸者，非一门相染而成也。人之气血衰弱，脏腑虚羸，中于鬼气，因感其邪，遂成其疾也"，又"或因酒食而遇，或因风雨而来，或问病吊丧而得，或朝走暮游而逢，或因气聚，或因血行，或露卧于田野，或偶会于园林。钟此病死之气，染而为疾，故曰传尸也"，说明"人之血气衰弱，脏腑虚羸"是染"气"成疾的内在因素，并推断外在因素是"鬼气"或"病死之气"，强调正虚邪乘。其正虚又因于"劳伤"，"劳者，劳于神气也；伤者，伤于形容也"。

晋代葛洪《肘后备急方·治尸注鬼注方》创"尸注""尸疰""鬼注"之名，进一步强调了本病的强传染性，认为其"死后复传之旁人，乃至灭门"，说明了肺痨病在当时流行猖獗。

3. 明清时期 明清医家确立了肺痨"扶正祛邪"与"补虚杀虫"的证治法则。明代虞抟《医学正传·劳极》提出："治之之法，一则杀其虫，以绝其根本。一则补其虚，以复其真元"，确立了补虚与杀虫的两大治疗原则。明代李梴撰《医学入门·痨瘵》进一步指出："初与开关起胃房……久则平补火自息……扶正祛邪虫亦亡"，既强调分阶段论治本病，又强调了扶正与祛邪的重要性。之后，明代李中梓《医宗必读·虚痨》又明确指出："法当补虚以补其元，杀虫以绝其根"，强调补虚当补其元，并重申杀虫的重要性。从而，补虚与杀虫两大治疗原则被确立下来；扶正与祛邪则成为论治肺痨的总体治则，强调扶正包含了补虚培元，但不尽指补虚培元，祛邪涵盖了抗痨杀虫，但不单指抗痨杀虫。

明清医家肺痨证治，主要基于阴虚、肺虚、血瘀、热毒、虫痨等主要病因病机而施治，以张锡纯临证治验为例，说明其主治大法与选药用方。治阴虚，宜"滋阴养液"，用醴泉饮；治肺虚，主以"培土生金"法，用资生汤；治血瘀，当"活血化瘀"，主用十全育真汤；治热毒，治宜"清金解毒"，用清金解毒汤；治虫痨，当"抗痨杀虫"，衷中参西，既用中药犀黄丸、朱砂、粉甘草等清解虫毒，又用西药阿司匹林等消除毒菌。以上诸法的确立与应用，在明清肺痨证治中发挥了重要作用，至今仍为肺痨证治的主要方法，为现代肺痨治疗方法的研究与发挥奠定了基础。

并且，清末民初中西医汇通派医家，积极吸取西医学知识，勇于创新实践，联合运用中药西药治疗肺痨病，又给后世医家从中西医结合角度治疗肺痨病以很大启示。

二、肺痨的中医证候研究

朱丹溪云"痨瘵主乎阴虚"，一般而言，痨虫侵犯肺脏，起初肺体受损，肺阴耗伤，肺失滋养，故见肺阴亏虚之候；继则阴虚生内热，而见阴虚火旺之候；或因阴伤气耗，阴虚不能化气，导致气阴两虚；或肺虚肾失滋养，导致肺肾阴虚。故临床上肺痨多以阴虚症候为主。

曹剑昆运用中西医结合之法对辨证为肺阴虚、脾肺气虚、气阴两虚、阳虚四型的52例老年不典型肺结核进行施治，结果表明临床疗效明显；刘清珍等将37例肺结核患者分为肺阴虚、肺脾虚、肺肾虚、肺心虚、血瘀气滞五型，在标准化疗方案基础上加服中药进行治疗，治疗效果良好，不良反应较小；李曙明等采用百合固金汤加十灰散辨治20例证候为风热伤肺、阴虚火旺两型的肺结核患者；李守静等采用自拟天痨生金丸将300例肺结核患者分为肺阴亏虚、阴虚火旺、气阴两虚、阴阳两虚四型进行治疗，取得了较满意的临床效果；赵泽英通过对100例肺结核患者入院时情况的分析，初步确立了肺阴虚、肺气虚、肺脾气虚、肺肾两虚的中医证候分型体系；马培勇运用中西医结合的理论与方法治疗182例辨证为肺阴亏虚、阴虚火旺、气阴耗伤、阴阳两虚四型的肺结核患者，取得满意的疗效；郭晓燕等检索近20年中国学术期刊全文数据库（CNKI）、中国生物医学文献数据库（CBMdisk）所收录的涉及肺结核中医文献资料，共提取证素15个，证素作用靶点9个。15个证素中，阴虚、气虚、火（热）频率较高，为57.55%、33.02%、14.37%，累计构成比为71.86%；证候靶点主要在肺（53.77%），其次为脾（占21.70%）、肾（占11.32%），三者累计构成比为89.32%。

三、肺痨亦须清热

1. 肺痨早期需清热　肺痨发病早期常常可以见到寒热往来，急性粟粒性肺结核还可以见到高热。由于古代没有现今的检测手段，往往只有当患者出现典型的肺痨慢性虚损临床表现，如咳嗽、咳血、潮热、盗汗时，才能作出肺痨诊断，所以病机中考虑虚损为多，对于邪实则考虑不够。目前诊断技术提高了，肺结核的早期诊断已成为可能。当出现高热、寒热往来的临床表现时，说明存在激烈的正邪相争。

聂广等对化疗前、中、后各100例初治肺结核患者进行了证候的流行病学调查，初步结果表明，100例在服用抗结核药之前的患者多表现为发热、咳嗽、咯血、失眠、急躁易怒等火热的证候。肺为火迫，治节无权，精微失布，滞而为痰，痰结气壅，咳嗽咳痰便作；邪热伤肺，损其血络，遂致痰中带血，甚则发为咯血；热伤心营，心肾不交可见失眠、急躁易怒等。服用抗结核西药后的100例患者结核中毒症状较用药前明显减轻，如发热、咳嗽、咯血、失眠、急躁易怒等，但多数患者仍然表现出不同程度的干燥征象。聂广医师等通过分期辨证，统计出化疗前、化疗中、化疗后肺结核患者的主要证候、次要证候，进一步通过证素研究分析不同时期的病因病机，化疗前为肺、火（热）、阴虚、脾，化疗中和化疗后主要病性是阴虚，说明整个病程有一个因邪致虚的过程。认为化疗前肺结核的基本病机为痨虫感染，邪热灼肺，次要病机为：①子盗母气，脾失健运；②素体阳虚，元气不充；③邪热灼肺，瘀血阻络。

本文认为，肺痨急性期，尤其是服用抗结核西药化疗前，应当注意祛邪，可以按照温、热、火、炎、毒进行辨证，尤其是针对火（热）和痰，辨证选用清热、解毒类药物进行治疗；另一方面要注意发病早期不要过用滋腻之品以免留邪。

2. 适度清火（热）贯穿肺痨治疗的始终　由王永炎院士审定，孙霈、王小红编著的《传染性非典型肺炎中医防治》一书中，提出了"少火卫气"的假说。认为人之卫外正气应分两种：一为寻常正气，可抵御普通外邪；二为少火卫气，专为抵御强悍之邪而生。人体感受强悍邪气之后，寻常正气与之交争，常难速胜，频频告急。此时人体五脏六腑、气血津精、正经奇经、大小络脉均受震撼，于是针对此强悍邪气，调动全身功能，启动少火，聚集酝酿，新生一种特殊御敌卫气。待此气生成，赶赴战场，必冲锋陷阵，制敌于城下。

在肺结核的发病过程中免疫功能低下是重要原因之一，推理本应使用增强免疫功能的治法。但在某些病程阶段尚存在免疫过激的情况。比如有些患者会出现变态反应性表现，类似风湿热，故称结核性风湿症；有些肺结核会出现空洞；粟粒性肺结核有些可并发急性呼吸窘迫综合征，这些都可能与免疫过激有关。中医怎么来解释这一病理变化？孙霈医师认为"壮火食气"可以作为一种病理解释。正邪相争时，阳热亢盛的实火会对人体造成进一步的伤害，伤人正气，正所谓"亢则害，承乃制，制则生化"。临床可以随证选用黛蛤散、羚羊角粉、半枝莲、白花蛇舌草、鱼腥草、大青叶、黄芩、连翘等清火降火解毒的药物，遏制实火，减少这种损害。这些药物只要合理适时使用与肺痨治疗并不矛盾。存在肺火、痰热的时候，提倡暂清肺火、化痰热，中病即止。本病虽有火旺的表现，但本质在于阴虚，故当以甘寒养阴为主，适当佐以清火。

第十节　肝系之热伤肺

一、肺肝密切相关

本书在第一章中已经论述了这部分内容，这里仅概述。

1. 经络相连　《灵枢·经脉》说："肝足厥阴之脉……上贯膈，布胁肋，循喉咙之后……其支者，复从肝别贯膈，上注肺"。

2. 五行相关　在五行中，肝属木，肺属金，金克木，木侮金。《素问·玉机真脏论》曰："五脏受气于其能生，传之于其所胜。"

3. 气机升降　肝主升，肺主降，两者一升一降，相互协调，共同维持全身气机的升降平衡。《素问·刺禁论》曰："肝生于左，肺藏于右"，《临证指南医案》云："肝从左而升，肺从右而降，升降得宜，则气机舒展。"

肝肺共主一身气机之通畅。一身气机之条达有赖于肝之疏泄；肺为相傅之官，司呼吸而主一身气机之宣发和肃降。

4. 共调水道　肺为水之上源，肺气的肃降功能可使上焦的水液下输，直至膀胱，而使小便通利，即《素问·经脉别论》曰："脾气散精，上归于肺，通调水道，下输膀胱。"肝主疏泄，调畅气机，能协调水液代谢。

二、肝火犯肺的文献论述

"肝咳"最早见于《素问·咳论》，载"肝咳之状，咳则两胁下痛，甚则不可以转，转则两胠下满。"

《中藏经·论肺脏虚实寒热生死逆顺脉证之法》曰："肺脉……反弦而长者，是肺被肝从为微邪，虽病不妨。"指出了肝火犯肺之脉象特征。隋代巢元方《诸病源候论·咳嗽病诸候》有"肝咳""厥阴咳"之论述。

明代医家对本证论述较多。如明代李梴阐述了本证之治法，《医学入门·咳嗽》曰："郁咳，即火咳久者……泻白散加桔梗为君以开之。"张景岳指出了本证之病机，《景岳全书·血证》曰："火盛则刑金，金病则肺燥，肺燥则络伤而嗽血。"《景岳全书·咳嗽》亦曰："肺属金，为清虚之脏，凡金被火刑，则为嗽。"秦昌遇《证因脉治》对本病之病机、病候、治法多有阐发，曰："木气怫郁，肝火时动，火盛刑金，则为喘咳。""肝经咳嗽之症，咳则两胁下痛，痛引小腹，或寒热往来，面色青，筋急。""怒动肝火，木火刑金者，柴胡引子"。

清代李冠仙《知医必辨》概括本证病机乃"木击金鸣"，曰："肝……又或上而侮肺，肺属金，原以制木，而肝气太旺，不受金制，反来侮金，致肺之清肃不行而呛咳不已，所谓木击金鸣也。"何梦瑶对此也深有体会，《医碥·咳嗽血》曰："火刑金而肺叶干皱则痒，痒则咳，此不必有痰，故名干咳，咳多则肺络伤，而血出矣。嗽则兼有痰，痰中带有血线，亦肺络之血也。"《医碥·咳嗽》亦指出："咳急，呕逆、胁痛者，肝火也"，治疗用"泻白散加青皮、青黛等"。在《增评柳选四家医案·评继志堂医案·失血门》中，也有"久嗽失血，鲜而且多，脉数左弦，苔黄心嘈，金受火刑，木寡于畏，以致阳络被伤"的记载。唐容川在《血证论》中阐述了木火刑金所致的病证，曰："金不制木，则肝旺，火盛刑金，则蒸热、喘咳、吐血、劳瘵并作。"

三、肝火伤肺之病机

1. 肝火之来源　气机郁结是肝火的病理基础。肝司疏泄，不喜郁滞。情志不畅，忧思郁怒，最易影响肝气的疏泄，肝失疏泄，肝气郁结，久则化热化火，此为肝郁化火。肝郁化火最常见的条件：一是肝木郁结至甚；二是素体阳旺；三是嗜欲偏颇，以致脏腑积热内蕴，则肝木一郁，迅即化火。

肝藏血，司疏泄，体阴而用阳。肝之阳气需要肝中阴液滋养和制约。设肝阴不足，则肝阳肝气失于滋润，木气失于柔和畅达而易郁遏，《吴中珍本医籍四种》曰："阴亏肝郁，化风化火。"阴不制阳，肝阳肝气失制而火热内起，此为肝阴亏虚而肝火内生。

明朝《症因脉治》对肝热咳嗽论述较多，曰："肝经咳嗽之因：木气怫郁，肝火时动，火盛刑金，则为喘咳；或肝经少血，肝气亏损，则木燥火生，亦为喘咳。二者肝经咳嗽之因也"，"内伤嗽血之因……有郁怒伤肝，肝火怫郁"，"肝虚劳伤之因：谋虑不决，或恐或怒，肝气怫郁，木火刑金，肺气有伤，而肝虚劳伤之症成矣"。

2. 肝火伤肺之表现　肝火可上逆犯肺，影响肺气之宣发肃降，而见咳喘，甚至灼伤肺络而咯血。肝火横逆犯胃，而致胃气上逆，从而影响肺气肃降出现咳喘。对于素体肝阳偏亢或肝郁化火者，在感受外邪之后，肺气被抑，金囚木旺，亦易出现木火上炎刑金。素体肺肾阴虚，若有肝气不疏，郁而化火，上炎灼肺，亦可加重肺肾阴虚。肺主通调水道，下输膀胱，若木火刑金，金气被伤，亦可致水道不通而见小便淋漓涩痛。肺与大肠相表里，木火刑金者，若热迫大肠，亦可见便血。尚有肝气上逆挟心火上炎，灼伤肺络之病机。肺主皮毛，肝火偏亢犯肺者亦可影响及皮肤疾病出现。

四、胆火（相火）刑金

由于胆附于肝，禀受肝之余气，外合春升之令，内司疏泄之职。因此，在肝火旺盛之际，常是肝胆经实火同见，如《丁甘仁医案·吐血》所曰："春令木旺，肝胆之火升腾。"所以，肝火通常也包括胆火。但古代医家也有专门单独提出论述的。

明代李中梓将相火确定为少阳胆与三焦，清代沿袭了这一观点。

姚止庵注："民病头痛，发热恶寒而疟，热上皮肤痛，色变黄赤，传而为水，身面胕肿，腹满仰息，泄注赤白，疮疡，咳，唾血，烦心，胸中热，甚则衄血，病本于肺"时，按曰："相火刑金，水不能制，故肺病如是也"，阐明了相火刑金的表现。

《本草经解》中说："劳则伤少阳之气。于是相火刑金而咳嗽矣。枳壳味酸，可以平少阳。味苦可以泻相火。火息木平而咳止矣"，提出了清泻相火的药物枳壳。

黄元御认为，《金匮要略》中的"虚劳里急腹痛，悸衄，梦而失精，四肢酸痛，手足烦热，咽干口燥者"，是"以中气衰弱，凝郁莫运，甲木不降，累及厥阴，升路郁阻，而生动悸，相火刑金，收令不行，而生吐衄"。从其临床症状的描述看这是虚损证，相火生于阴虚，上刑犯肺而出现吐衄。他认为《金匮要略》的麦门冬汤就是泻相火清肺金之剂，而且精确地总结了相火刑金的病机，即"胃气上逆，肺胆莫降，相火刑金，故上热郁蒸，嗽喘燥渴"。另外，他对"怒则气逆，甚则呕血及飧泄，故气上矣"的注释是"肝胆主怒，怒则肝气下陷，胆气上逆，甚则肝木贼脾而为泄利，胆木刑胃而为呕吐。血藏于肝，其上行而不吐衄者，肺金敛之也，大怒伤肝，不能藏血，而甲木上冲，双刑肺胃（甲木化气相火，甲木刑胃，相火刑金），肺胃上逆，收敛失政，是以呕血。胆木逆升，故气上矣"。大怒伤肝，肝气横逆，化为相火而刑金也。

第十一节　阳明之热伤肺

一、脾、阳明与肺密切相关

本篇所论述"阳明"为手阳明大肠与足阳明胃。本书在第一章中已经论述了相关脏腑之间的关系，这里仅概述。

1. 脾、胃与肺密切相关

（1）经络相连：《灵枢·经脉》曰："肺手太阴之脉，起于中焦，下络大肠，还循胃口，上膈属肺。"《灵枢·动输》中言："胃为五脏六腑之海，其清气上注于肺，肺气从太阴而行之。"《素问·咳论》也认为"其寒饮食入胃，从肺脉上至于肺则肺寒，肺寒则外内合邪因而客之，则为肺咳"。

（2）五行相关：脾胃属土，肺属金，为母子关系，肺主气而脾益气，肺所主之气来源于脾。脾胃主受纳、腐熟水谷，为气血生化之源，但气血的运行亦有赖于肺气的推动，必先上注于肺，才能流注于十二经脉，营养五脏六腑、四肢百骸。

（3）气血相关

1）气机相关：肺主气，司呼吸，吸入自然界的清气；脾主运化，将饮食物转化生为水谷之精并进而化为谷气，清气与谷气在肺中汇为宗气，宗气与元气再合为一身之气。

《灵枢·五味》云："谷始入于胃，其精微者，先出胃之两焦，以溉五脏，别出两行营卫之道。其大气之传而不行者，积于胸中，命曰气海。出于肺，循喉咽，故呼则出，吸则入"。故有"肺为主气之枢，脾为生气之源"之说。

肺胃均有主降的生理特点：肺为脏，以收敛为务，以肃降为主；胃为腑，以通为顺，以降为和。

2）血液运行：肺通过朝百脉的作用，推动血液在脉管中正常运行；脾气统摄血液，可使血液在脉管内运行，而不至于出血。

《灵枢·营卫生会》曰："中焦亦并胃中，出上焦之后，此所受气者，泌糟粕，蒸津液，化其精微，上注于肺脉，乃化而为血，以奉生身。"

（4）水液代谢：肺为"水之上源"，肺气宣降以行水，使水液正常地输布与排泄；脾气运化，散精于肺，胃主受纳，化生津液，使水液正常地生成与输布，故为"水液代谢中枢"。《素问·经脉别论》曰："饮入于胃，游溢精气，上输于脾，脾气散精，上归于肺，通调水道，下输膀胱……"

（5）营卫相合：《灵枢·营卫生会》曰："人受气于谷，谷入于胃，以传与肺，五脏六腑，皆以受气，其清者为营，浊者为卫"。营气与卫气的产生与肺及脾胃有密切联系，"营出于中焦……此所受气者，泌糟粕，蒸津液，化其精微，上注于肺脉，乃化而为血……命曰营气。卫出于上焦，上焦出于胃上口，并咽以上，贯膈而布胸中"。《灵枢·五味》亦说："谷始入胃，其精微者，先出于胃之两焦，以灌五脏，别出两行，营卫之道。"脾胃化生之水谷精微，是营卫气血的主要物质基础。

2. 大肠与肺密切相关

（1）经络相关："肺与大肠相表里"源于《灵枢·本输》云："肺合大肠，大肠者，传导之府"，"肺手太阴之脉，起于中焦，下络大肠，还循胃口，上膈属肺……其支者，以腕后直出次指内廉，出其端"，又曰："大肠手阳明之脉，起于大指次指之端……下入缺盆，络肺，下膈，属大肠。"

（2）通调气机：肺气宣降正常则有助大肠传导有节。一方面，肺气肃降，通调气机，下助大肠传导糟粕，正如唐容川《医经精义·脏腑之官》所说："大肠之所以能传导者，以其为肺之腑。肺气下达，故能传导。"另一方面，肺气肃降，通调津液到大肠，使大肠润而不燥，以利传导糟粕，故唐容川又说："肺气传输大肠，通调津液，而主制节，制节下行，则气顺而息安……大便调。"

大肠是传化糟粕之腑，大肠传导正常，腑气通畅，气机调顺，启闭有度，则有助于肺的宣降。正如《医经精义·上卷》所说："肺合大肠，大肠者，传导之腑……谓传导肺气，使不逆也。"

（3）水液代谢：肺主通调水道，为"水之上源"，大肠主津，为传导之官，两者在机体津液代谢方面相辅相成。《金匮要略》中将"水走肠间，沥沥有声"者谓之"痰饮"。肺与大肠相表里，经脉互相络属，"肠间水气不行于下，以致肺气郁于上"，故易发胸闷、咳喘等肺系症状，这属于津液代谢失常肠病及肺的表现。大肠"主津"功能失常，肠中水气逆于心肺，出现心悸、咳喘、胸闷等

"水凌心肺"之证。

（4）共司排浊：肺呼出浊气，清除肺及呼吸道中的痰浊等异物。浊气或从口鼻而出，或由皮毛而出。维持呼吸道的洁净，有助肺司呼吸。肺与大肠同气，气化相通。肺呼出浊气，大肠排出矢气。大肠通过矢气，将体内的废气排出。同时，大肠将糟粕传至魄门而排出。

3. 脾、阳明与肺密切相关

（1）经络循行：《灵素节注类编·卷三·营卫经络总论·经解·营气流行》中所述："谷入于胃，乃传之肺，流溢于中，布散于外，精专者行于经隧，常营无已，终而复始，是谓天地之纪。故气从手太阴，出注手阳明，上行注足阳明，下行至跗上，注大趾间，与太阴合。"

（2）饮食物消化吸收：唐容川在《血证论·卷六·饮食》将胃纳肺布的过程做了描述："水谷入胃，其浊者为渣滓，下出幽门，达大小肠，而为粪，以出于谷道。其清者，倏然而化，依脾气而上升于肺。其至清而至精者，由肺而灌溉乎四体，为汗液津唾。助血脉，益气力，为生生不息之运用也。"何梦瑶在《医碥·卷之一·杂症·脏腑说》中所言："饮食入胃，亦分清浊，水饮物之清，谷食物之浊。而清中有浊，故清之清者，上输于肺，布为津液。清之浊者，下输膀胱，出为便溺。浊中有清，故浊之浊者，为糟粕，由大肠出。浊之清者，淫精于血脉。"

手太阴肺经与手阳明大肠经相表里；足太阴脾经与足阳明胃经相表里。大肠与胃，共属阳明；肺脾同为太阴，同名经经气相通，相互为用。手太阴肺经通过大肠经亦与足阳明胃经相通；足阳明胃经通过脾经亦与手太阴肺经相通。肺、脾、胃、大肠在生理上密切相关，共同主司着机体的诸多功能，是人体重要的相关脏腑。

二、阳明内热引起肺热（釜底火不息，釜盖热不止）

1. 阳明生理病理 《伤寒论》有言"阳明之为病，胃家实是也。""胃家"泛指胃肠而言。而《灵枢·本输》中"大肠小肠皆属于胃，是足阳明也"的论述，则指出了大肠经和小肠经皆和胃经相连，据此说明"胃家"包括手阳明大肠经及足阳明胃经在内，泛指胃肠，所谓阳明内热即胃肠之热。

（1）阳明生理特点

1）足阳明胃经在内属胃络脾，《灵枢·五味》曰："胃者，五脏六腑之海也，水谷皆入于胃"。对于足阳明胃经的生理功能，有医家将其概括为宽胸利肺、通心安神、络脾统肠、充养奇经。《素问·热论》有言："阳明者，十二经脉之长也"。长者，首也、主也。足以说明胃经循行分布广泛，其通过所属经脉、经别、经筋、皮部等联系经络脏腑器官众多。加之其与脾共为表里，足见其重要。

2）手阳明大肠经在内属大肠络肺，《灵枢·经脉》曰："大肠手阳明之脉……下入缺盆，络肺，下膈，属大肠。"在《灵枢·经别》有"手阳明之正，从手循膺乳……下走大肠，属于肺，上循喉咙，出缺盆，合于阳明也"之论述。况肺与大肠又为表里之脉，三者关系之密切显而易见。

（2）阳明病理特点：胃与大肠皆为六腑，属阳，阳明经又为多血多气之经脉，阳气强盛，"气有余便是火"，故其最易化热，故在《灵枢·经水》中有"足阳明……脉大血多，气盛热壮"之论述。而临床则以胃与大肠之实热证为多见。

由于胃经与大肠经前后贯通，又以"环颜""遍齿"二穴在面部左右交叉，故两者均称阳明，同声相应、同气相求。后世在概括大肠经的腧穴主治功能里提到了内脏疾患，如手三里、上廉、下廉分别与胃经的足三里、上巨虚、下巨虚相对应，而大肠、小肠经之下合穴"上巨虚""下巨虚"及大肠之募穴"天枢"又均归于胃经，故《灵枢·本输》有"大肠小肠，皆属于胃，是足阳明也"之论述。这也是后世将两者并称阳明之原因所在。阳明内热即胃大肠内热之简称。两者除在经脉上的联系外，亦可通过肺脾两脏而产生各种生理病理变化。

2. 胃热导致肺热

（1）胃热上熏，肺热炽盛：阳明胃为多气多血之经，多见燥热证，故肺热证中往往见肺胃同病，或肺热由胃热传变而来。临床表现为咳喘气急的同时，兼见身热汗出、口渴喜冷、烦躁、脉数等症状。因此治疗上在泄肺热的同时还要兼顾清胃，方中多合用石膏、知母等。如柳宝诒在《温热逢源》中说："盖肺中之热，悉由胃腑上熏。清肺而不先清胃，则热之来路不清，非釜底抽薪之道也。"并举例云："古方如麻杏甘石、越婢、青龙、清燥救肺等方，均用石膏，诚见于此也。"

（2）胃液不充，肺燥化火：胃为水谷之海，十二经气血之源，十二经皆禀气于胃，其中胃阴又为人体后天阴液之本。陈平伯说："肺属金而畏火，赖胃津之濡养，以肃降令而溉百脉者也，热邪内盛，胃津被劫，肺失所资。"温热病以伤阴为特点，疾病中后期多伴有明显津液受损。肺热证主要表现为肺胃阴伤，因此滋养胃阴是肺热证治疗中的重要治法之一，即"胃阴复则十二经之阴皆可复矣"。

实热证中养胃阴可助寒凉药制肺热，虚热证中养胃阴可补肺体而退余热，痊后养胃阴可扶正气防肺热证复发。如曹炳章所言"救胃即所以救肺"，土为金之母也即此意。另温病治疗过程中汗下后多伤阴，不必待阴亏症候已显，就应及时清养胃阴，如吴鞠通说："阳明温病，下后汗出，当复其阴。"实指复胃阴以复十二经之阴。"下后急议复阴者，恐将来液亏燥起而成身热干咳之怯证。"需注意的是肺热救阴当以清补法为主，不可过用滋腻，否则敛邪助痰，反成坏病。

（3）食滞化热，上干于肺：肺居上焦，主气机的宣发和肃降；胃居中焦，主通降，气机以降为顺；大肠居于下，主传导，与肺相表里，三者在保持三焦气机通畅方面发挥重要作用。饮食自倍，脾胃乃伤；或胃气不健，纳食不化，皆易形成胃中宿食停滞。胃中食滞，一方面可导致胃气不降，脘闷不舒，从而出现肺气不降；另一方面，食滞日久，郁而化热，胃气上逆，熏蒸肺脏，出现肺热。食积于中，水液其得分消，敛津聚液为痰，痰郁化火，上干清窍，犯肺之络，致喘息怔忡、耳鸣、咳嗽。

阳明胃为燥土，胃中停滞之食郁，得阳明之燥化，则为食火而发热。发热者，食火内郁不得外出也，其发热时轻时重，忽隐忽显，不似外感之发热而不歇。外感发热，脉多见浮、洪、数、紧之象，伤食发热之脉，但见沉滑或兼现弦数。又外感发热，热多壮于胸腹；伤食发热，热多炽于手足。

（4）误治伤胃，加重肺热：吴鞠通在《温病条辨》银翘散煎服法中提道："肺药取轻清，过煎则味厚入中焦矣。"银翘散有"无开门揖盗之弊，有轻以去实之能"，充分体现温病学家在热病初起的治疗中就已非常重视顾护胃气。温热病治疗多用寒凉药清解热邪，苦寒过用影响胃气，甚或损伤脾胃阳气，导致胃无力纳药，生痰生饮；而汗、下等泄邪法又易伤及胃阴，致使痰热留连不解。其中以后者更为多见。如：病本在上焦，反用苦寒重浊之品，犯损中焦，导致正气受损，邪热内陷；或下后汗出，未能及时补充胃阴，则干咳痰胶，身热留连不去；或胃阴不足，胃阳独亢，又误用开胃健食之辛燥药，更伤其阴则燥咳成痨；或肺热初起，多用辛温发散；或见痰则妄用二陈温燥而耗胃阴；滋养胃阴过用生脉、阿胶、熟地等滋腻之品，而致生痰生湿，痰热胶结，加重肺热，导致变症丛生，甚至出现重症，危及生命。

3．大肠热导致肺热

（1）泻大肠以泻肺热：大肠以通为用，肺气以降为和，两者的"通"和"降"是互相依存，互相因果的。肺热壅塞，治节失度，肃降无力，以致传导失常，而便意频频，或泄，或秘，此证病灶虽在大肠，病机实为肺失治节、移热于肠而致。清代江涵暾认为："大肠热者，肺经移热居多。"陈修园在《医学从众录》中说："感秋金燥气，始则咳嗽，久则往来寒热，泄泻无度……有似虚寒，而不知肺中热无可宣，急奔大肠……以至利泻无度也。"如果单纯用治肺的方法可能无法收效，此时若加上治肠通腑的方法，行泻下通里，逐出大肠之邪，并可减轻肺部症状，清除肺热。

在肺系疾病中，一般实热证，应用通腑泻大肠；当然也有因痰热日久，耗伤气阴，这个时候也需要佐以泻大肠的方法清肺热，但一般都是标本同治；痰瘀阻肺时，也常通过调理大肠来调畅气机和津液代谢来治疗，常用药物大黄除了通腑泄热以外，又有活血之功。

（2）大肠热上扰于肺

1）气虚便秘生热：大肠属腑，当以通降为主，大肠的主要生理功能是传化糟粕。肺与大肠两者以经络相连，以气相通。肺气通过呼吸，其气下降，行气于大肠，有节奏地推动糟粕沿大肠管道向下传导。正如唐容川在《医经精义·脏腑之官》道："大肠之所以传导者，以其为肺之腑，肺气下达，故能传导"。

若肺气亏虚，无力推导大肠之降，则会出现大肠气机不畅，继而出现肠道气滞，大便艰难等情况。郁滞日久，则肠热内生，循经上犯，从而出现肺热病症。即便是内有热邪炽盛，需要清热，也要考虑到肺气亏虚因素，加以顾护。

2）饮食内伤生热：若饮食失节，则内伤脾胃，中滞痞闭，气机失调，三焦之气机失调，易致大肠热结，出现腹胀、便秘等，内热由生，上干于肺，则生肺热。

3）津液失常化痰热：大肠参与水液代谢，能吸收食糜中之水分，使大便成形。若大肠内热，则水液失于通调，则津液代谢障碍聚而为痰，气机郁滞，郁而化热，热伤肺津，炼液成痰，痰与热结，壅阻于肺，出现肺的痰热病症。《温病条辨·中焦篇》十七条："阳明温病，下之不通，其证有五……喘促不宁，痰涎壅滞，右寸实大，肺气不降者，宣白承气汤主之。"

4）肠腑邪热上扰肺：在急性热性病过程中，当邪热传入阳明大肠后，与肠道糟粕搏结，燥屎内阻，腑气不通，痞满燥实已成，气机已滞，实热已生。浊气不能下趋，反而上逆于肺，肺气不利，故见喘促气粗；邪热循经上干于肺，并煎灼津液而成痰，形成痰热阻肺情形；气机郁滞，内热丛生，肺失宣降，肺气不能肃降，亦必影响肠道的传导功能，腑气不通，浊气又不能从下而出，则腹满痞胀燥结益甚。如此恶性循环，可出现暴喘、结胸、腑实等病症，甚至进一步发展，可能危及生命。

汪琥在《伤寒论辨证广注·卷之七·辨少阳病脉证并治法》中提到"胃热亢极，而上犯于心肺，故藏神不自宁也"。

4. 阳明热促进肺热发展

（1）阳明热，卫不固，感外邪，肺生热：阳明有热易招致外邪。阳明胃肠有热，邪热外蒸肌肤，导致汗孔开泄，卫外不固，易招致外邪，表邪中人，病变脏腑在手太阴肺。《医学三字经》曰："胃者，卫也，水谷入胃，游溢精气，上出于肺，畅达四肢，布护周身，足以卫外而为固也。"故素阳明有热，易招外邪，表里相引，蕴而化热，终成肺与阳明同病之热证。

（2）阳明热可影响肺热证的始终：肺为脏，胃为腑，外邪入肺，阳明有热，引邪深入，病邪顺传于阳明。此谓叶氏"温邪上受，首先犯肺"，顺传阳明。外邪犯肺，表气闭郁，肺受邪热，因肺胃经络、口鼻、咽喉相通，皮肉相连，则胃热炽盛，此为病进，可表现为肺胃热盛证，甚至发展为以阳明热盛证为主。《温病条辨·上焦篇》原文第七条谓："太阴温病，脉浮洪，舌黄，渴甚，大汗，面赤，恶热者，辛凉重剂白虎汤主之。此是温邪由太阴肺络卫分顺传入阳明胃经气分的证候。"

可见，阳明有热影响着肺热证的发生、发展全过程，肺热证亦可加重阳明热证，两者恶性循环，互为因果，终成肺与阳明同病之热证。后期邪热可伤阴耗气，导致肺胃阴伤，甚至阴伤及气，出现气阴两伤。

第十二节　肾、膀胱之热伤肺

一、肺肾密切相关

本书第一部分已经详细论述了这部分内容，这里仅简述。

166

1. 经络相连　《灵枢·经脉》曰："肾足少阴之脉，起于小指之下……其直者，从肾上贯肝膈，入肺中，循喉咙，挟舌本""少阴属肾，肾上连肺"。

2. 五行母子相生　肺在五行属金，肾在五行属水，金生水。《素问·阴阳应象大论》曰："肺生皮毛，皮毛生肾"，何梦瑶《医碥·五脏生克说》曰："肺受脾之益，则气愈旺，化水下降，泽及百体，是为肺金生肾水"，《杂证会心录》谓："肾与肺，属子母之脏，呼吸相应，金水相生……肺属太阴……金体本燥，通肾气而子母相生。"

3. 共同协调水液代谢和呼吸运动　《素问·经脉别论》之"饮入于胃，游溢精气，上输于脾，脾气散精，上归于肺，通调水道，下输膀胱，水精四布，五经并行。"《素问·金匮真言论》中有着"肾者主水"。《素问·逆调论》中有"肾者，水藏，主津液"等论述。汪昂的《医方集解》提出"肺为水之上源，肾为水之上源"。肺肾两脏共同协调完成机体水液代谢。

《类证治裁·喘证》云："肺为气之主，肾为气之根，肺主出气，肾主纳气，阴阳相交，呼吸乃和。"故肺肾共司呼吸之气。

二、水枯火炎刑金

《景岳全书》说："内伤之嗽，必起于阴分，盖肺属燥金，为水之母，阴损于下，则阳孤于上，水涸金枯，肺苦于燥，肺燥则痒，痒则咳不能已也。"盖肾为一身阴液之根本，肺与肾为母子之脏，金水相生，肺燥则不能布津液于肾，肾亏则水枯火炎，刑克肺金，而为之咳。可表现为肺阴虚咳嗽，其根本是在肾，应属肾咳，治疗脏腑用药的重点在肾而不在肺，滋其肾阴助根本视为首要。

明代赵献可在《医贯》中说："咳谓无痰而有声，嗽是有痰而有声，虽分六腑五脏之殊，而其要皆主于肺。盖肺为清虚之府，一物不容，毫毛必咳，又肺为娇脏，畏热畏寒，火刑金故嗽。"赵氏认为肺脏娇嫩，不耐寒热。赵氏尤其重视内生火邪犯肺之咳嗽，主张此类肺病不治肺而治他脏："而治之之法，不在于肺，而在于脾，不专于脾，而反归重于肾。盖脾者，肺之母；肾者，肺之子。故虚则补其母，虚则补其子也。"内生之火邪包括心、肾、肝之火，他强调肾阴不足而内生火邪："盖病本起于房劳太过，亏损真阴。阴虚而火上，火上而刑金，故咳，咳则金不能不伤矣。予先以壮水之主之药。如六味地黄之类，补其真阴，使水升而火降。随即以参芪救肺之品。以补肾之母，使金水相生而病易愈矣。"

第二部分　肺热论

对于干咳难治者,他主张从肝论治:"此系火郁之证,乃痰郁其火。邪在中,用逍遥散以开之。下用补阴之剂而愈。"

对于吐血的病理解释,赵献可更是强调肾:"盖肾脉入肺,循喉咙,挟舌本,其支者,从肺出络心注胸中,故二脏相连,病则俱病,而其根在肾。"而肾是人体中最特殊的脏腑,他认为"肾中有火有水",所以"水干火燃,阴火刑金,故咳。水挟相火而上化为痰,入于肺。肺为清虚之府,一物不容,故嗽。中有痰唾带血而出者,肾水从相火炎上之血也。岂可以咳嗽独归之肺耶。"此中所说阴火应是肾水不足而生的虚火。

明代秦景明《症因脉治》曰:"肾经咳嗽之因:有劳伤肺气,则金不生水;有色欲过度,则真阴涸竭,水虚火旺,肾火刑金","内伤嗽血之因……有房劳精竭,肾火刑金。"

清代沈金鳌在《杂病源流犀烛》中论述咳嗽病机时说:"盖肺不伤不咳,肺伤则咳矣,脾不伤亦不久咳,脾伤则久咳矣,肾不伤火不炽,咳不甚,肾伤则火炽,其大较也。"提出了咳嗽由轻及重的过程,由肺及脾,由脾及肾。清代林佩琴认为肾咳还与肺肾之气失常密切相关,他在《类证治裁·咳嗽》中说:"无痰干咳者,阴虚为主,主治在肾。"《类证治裁·喘证》曰:"肺为气之主,肾为气之根,肺主出气,肾主纳气。阴阳相交,呼吸乃和。若出纳升降失常,肾咳作焉。"肺气不足,或久病损伤肺气,长久损及肾气,而致肾不纳气,轻则呼吸表浅、呼多吸少,重则气短、咳嗽、遗尿。

三、膀胱与肺密切相关

本书第一部分已经详细论述过肺与膀胱的关系,这里仅作简述。

1. 经气相通　肺属手太阴经脉,膀胱属足太阳经脉,其气行于脉外,由肺布散于全身,太阳膀胱经气,经一身营卫行体表,所以膀胱经气能助肺通行卫气于体表,肺与膀胱在布卫输津、宣气行水、抵御外邪等生理作用方面紧密相连、相互配合。

2. 津液代谢　肺与膀胱,在生理上密切相关,其主要表现在肺与膀胱相连,共同维护人体正常的津液代谢。《素问·经脉别论》云:"饮入于胃,游溢精气,上输于脾,脾气散精,上归于肺,通调水道,下输膀胱,水精四布,五经并行",正充分说明了肺与膀胱在津液代谢中的重要性。清代唐容川《医经精义》

云："肺主通调水道，下输膀胱，其路道全在三焦油膜之中。"

3．气机升降出入　根据脏腑经络的升降学说，肺与膀胱同主降，若肺气不降，则膀胱气阻而为癃闭；若膀胱气阻，则肺气逆，而出现咳喘气急之症。

四、膀胱咳

膀胱咳最早见于《内经》，《素问·咳论》指出了"五脏六腑皆令人咳，非独肺也"的观点，并且分别论述了五脏咳、六腑咳、脏腑互相影响的咳嗽等，其中就包括膀胱咳，提出"肾咳不已，则膀胱受之，膀胱咳状，咳而遗溺"的观点。膀胱咳的基本病机在于膀胱失约。一般认为本病与肺、脾、肾三脏密切相关。

膀胱咳临床上有两种表现，一种是小便通畅，咳嗽时伴有遗尿；而另一种是小便不畅，咳嗽时伴有遗尿。小便畅通，咳嗽伴有遗尿，是气虚不能固摄；小便不畅，咳嗽伴有遗尿，是气化不利或者气机不畅所造成的。所以，膀胱咳的根本膀胱失约，病本在膀胱及肾，病位在肺。

第十三节　心、小肠之热伤肺

一、心肺密切相关

本书第一部分已经详细论述了这部分内容，这里仅简述。

心肺同居上焦，横膈之上，位置相邻，经脉相连，由此心肺之间的功能必然是密切相关的。《素问·灵兰秘典论》曰："心者，君主之官也，神明出焉。肺者，相傅之官，治节出焉。"说明心肺之间的"君相"关系。清代刘清臣《医学集成·心跳》云："心系于肺，肺为华盖，统摄大内。肺气精，则心安；肺气扰，则心跳。"

1．经络相连相关　《灵枢·经脉》云："心手少阴之脉，起于心中，出属心系，下膈络小肠。其支者，从心系上挟咽，系目系，其直者，复从心系却上肺，下出腋下……循小指之内出其端。"

2．肺朝百脉　　"肺朝百脉""肺主气""心主血脉"等论述是对气血关系的高度概括，从中可以看出心肺之间存在着密切关系，它是认识心肺之间密切联系的桥梁。

3．肺主宗气，是心气的组成部分之一　　心气是一身之气分布于心的部分，是心脏功能活动的原动力。心气一部分由心精、心血化生，另一部分则由宗气中贯心脉、行血气的那部分化生。心气是靠宗气来供养的，而宗气则是由肺吸入的自然界清气与脾转输的水谷之精气结合而成。因此，宗气为肺所主。肺的呼吸功能正常有利于宗气的生成与运行，从而间接影响心气功能的发挥。《灵枢·刺节真邪》云："宗气不下，脉中之血，凝而流止。"论述了宗气异常的病理状态。

4．肺主营卫之气，是心主血的物质基础　　《灵枢·营卫生会》云："人受气于谷，谷入于胃，以传于肺，五脏六腑，皆以受气，其清者为营，浊者为卫。"《灵枢·营卫生会》说："中焦亦并胃中，出上焦之后，此所受气者，泌糟粕，蒸津液，化其精微，上注于肺脉，乃化而为血……故独得行其经隧，命曰营气。"《本草述钩元·山草部》也记载"盖肺阴下降于心胃，即气之所以化血者……肺因司气，而气者血之帅，即肺气下降入心，俾离中之坎下归于胃，变化精微，而为血。"

5．肺主治节，保证心有"节"　　《素问·平人气象论》曰："胃之大络，名曰虚里，贯膈络肺，出左乳下，其动应衣，脉宗气也……乳之下，其动应衣，宗气泄也"。心率和呼吸频率之间存在着一定的比例，构成1：4的比例，如《灵枢·动输》的一呼一吸（一息）脉动4次，"肺气从太阴而行之，其行也，以息往来，故人一呼脉再动，一吸脉亦再动。呼吸不已，故动而不止。"《难经·一难》关于一呼一吸（一息）脉行六寸的比例。"肺与心皆居膈上，经脉会于太渊，死生决于太阴，故肺为相傅之官，佐君行令，凡为治之节度。"均体现了肺与血脉循环、与心的关系。

二、心火刑金（君火旺，相傅热）

心的原因引起肺的病变，最早是《内经》提出的"心咳"，《素问·咳论》说："心咳之状，咳则心痛，喉中介介如梗状，甚则咽肿喉痹。"

肺为金脏，最畏者火，心为火之主，肝为火之母，心肝火旺皆可灼伤肺金。而心咳产生的机制主要是心火上炎，克伐肺金，使肺失清肃，肺气上逆而咳。心火上扰，还导致咽喉刺痛，有梗塞感，甚至肿痛。这是因为手少阴心经起于心中，出属心系，其支脉从心系上挟咽喉，其直行之脉则从心系上于肺。而肺气通于喉，故见是证。

由于肝火犯肺的咳嗽在临床上亦较多见，故常有人将心火犯肺之咳误为肝火灼肺之咳。因此，对于火邪灼金的咳嗽，须分清此火是肝火还是心火。若为心火灼肺的心咳，除了有上述见症外，还当伴有心经火炎之表现，如心烦失眠、口舌生疮、小便短赤等。若为肝火灼肺之咳，则其咳嗽胸痛常引及两胁亦痛，患者多烦躁易怒，且具有呛咳气急、痰出不爽之症，还可伴见面赤头痛、眩晕耳鸣等肝火上炎之症状。

"心火刑金"是陈士铎提出的，陈氏在《辨证录》中对发斑的病机进行了阐发："人有满身发斑，非大块之红赤，不过细小之斑，密密排列，斑上皮肤时而作痒，时而作痛，人以肺火之盛也，谁知肺火之郁乎。盖肺主皮毛，肺气行而皮毛开，肺气郁而皮毛闭。其所以郁者，以心火刑金，外遇寒风之吹，肺火不得达于皮毛，而斑乃现矣。"同时他提出由于"肺之生斑，仍是内热之故"，所以"治法仍宜泻火。然火郁于皮毛，不用解表，而骤用泻火之品，反能遏抑火气，不向外达反致内攻，势必至表证变为里证，尤可虞也。故必须散表之中，佐以消火，则散斑自速也"。

刊行于清初的《伤寒括要》对喘证的病机进行了详细研究："按心火刑金，肺受迫而喘呼，如人有难而叫号，故古人以诸喘为恶。至于阴喘，则无根虚火，泄越于上，根本将脱，更为危恶。华佗曰：盛则为喘，指邪气盛，非肺气盛也。所谓泻白者，非泻肺也，泻邪气以救肺也。故曰。气即是火。其义了然。"从文中可知，此心火者乃实火，其起病急骤，治疗急宜泻邪。

姚止庵释《内经》之"心移热于肺，传为膈消"时按道："心火刑金，金不胜热，故致消渴。膈者，上膈也。火上冲肺，病止膈上，所以别于中下，上消是也。"心火刑金不仅可以导致咳喘，还可引起消渴。吴谦认为，肺痿肺痈的病变是因为"肾水不足，心火刑金，为热在上焦，肺阴日消，气逆则咳，故致肺痿。"

对于心火刑金，当治以清心降火，凉润肺金之法，具体方药可用清代费伯雄《医醇賸义》中的"玄妙散"（玄参、丹参、沙参、茯神、柏子仁、麦冬、桔梗、贝母、杏仁、夜合花、淡竹叶、灯芯草），该方有清心润肺、化痰止咳的作用。

第十四节　七情化火上炎伤肺

　　情绪论述首见于《内经》，《内经·阴阳应象大论》曰："心在志为喜，肝在志为怒，脾在志为思，肺在志为忧，肾在志为恐，此五脏五志之分属也。"后由宋代陈无择在《三因极一病证方论》确立了"喜怒忧思悲恐惊"七情之说，七情共同维持五脏调和。

　　情志太过或不及，进而可扰乱脏腑气机。中医对生活事件引起情志致病有较系统的研究和论述，如《素问·移精变气论》曰："当今之世，忧患于内，苦行于外……所以小病必甚，大病必死，故祝由不能已也。"《素问·疏五过论》说："暴乐暴苦，始乐后苦，皆伤精气，精气竭绝，形体毁沮"，说明了社会心理因素的致病作用。至于七情致病的病机，则有"怒则气上，怒伤肝；恐则气下，恐伤肾"等论述。总之，社会因素所引发七情致病，从性质分类讲，可大致分为两类：即积极性质的生活事件或正性事件刺激，多引起正性情绪情感；消极性质的生活事件或负性事件刺激，多引起负性情绪情感。后者太过对心身健康危害较大，前者太过也可对心身健康造成不良影响。

　　对于七情致病的内因，即人格特征及其对外界刺激的认知模式在心身疾病发病中的重要性具有非常重要的意义。同样的生活事件刺激作用于不同的对象，有时可引起不同程度的或相反的情志反应。《灵枢·通天》的"五态之人"分类法对临床具有一定的指导意义。

　　当今社会，人们生活节奏快、工作生活压力大等社会因素，导致情绪对机体的影响越来越明显，严重危害着人体的健康，临床上以七情化火最为多见。在这方面，朱震亨早有论述，其《格致余论》认为"五脏各有火，五志激之，其火遂起"，同样朱丹溪也认为"七情之病皆从火化"。

一、怒则气上，郁而化火

　　怒在五脏属肝，故《素问·本病论》曰："人或奎怒，气逆上而不下，即伤肝"，过怒导致肝气疏泄太过，产生有余之气，"气有余便是火"。肝火上扰，火盛则燔灼于上，血随气逆并走于上，发为头昏目眩、头胀头痛、目赤目眩、面红口苦口干等实火证，甚者如《素问·生气通天论》曰："大怒则形气绝，而血菀于上，使人薄厥。"怒为气逆，下可伤肾，壮火食气，耗伤津气液，则疲劳乏力。阴虚阳亢之人过怒，产生的有余之气化火，实火亢盛，实火与虚火相合，动而不静，火愈盛则阴愈虚，阴愈虚则火愈亢，这便生有形之火，表现出阳亢与阴虚兼有的症状：骨蒸潮热、心中烦热、口苦头晕目眩、盗汗遗精、小便数溲等。

明朝《症因脉治》论述了肝木之火刑金的情况："木气怫郁，肝火时动，火盛刑金，则为喘咳；或肝经少血，肝气亏损，则木燥火生，亦为喘咳。二者肝经咳嗽之因也"，"内伤嗽血之因……有郁怒伤肝，肝火怫郁"，"肝虚劳伤之因：谋虑不决，或恐或怒，肝气怫郁，木火刑金，肺气有伤，而肝虚劳伤之症成矣"。

二、喜则气缓，虚火上浮

喜在五脏属心，过度喜乐伤心，《淮南子·精神训》说："大喜坠阳"，导致心阳不足，心气涣散不收，阴寒内盛，虚火上浮，表现为易发牙痛、腮肿、耳肿、喉痛之症。心主血脉，清代黄元御在《医圣心源》中云："脉络者，心火之所生也，心气盛则脉络疏通而条达"，但过用则损，脉络不畅，心阳虚易累及心阴，出现阴虚火热之症。

肺为金脏，最畏者火，心为火之主，心火上炎，克伐肺金，使肺失清肃，肺气上逆而咳。心火上扰，还导致咽喉刺痛，有梗塞感，甚至肿痛。

心为神明之脏，主宰意识、思维及情志活动，故除过喜可伤心之外，《灵枢·邪气藏府病形论》曰："愁忧惧恐则伤心"，"忧动于心则肺应，思动于心则脾应，怒动于心则肝应，恐动于心则肾应"，五志过极均能损伤心神，心阴心阳作用不协调，心脏搏动失常，心不主血，血行不畅，引起其他脏腑的病变。血瘀则气机失调，气机不畅，壅塞不通，郁而化热。肺主气，且与心关系最为密切，故产生的热，首先会刑克肺金。

三、悲则气消，火热内生

悲在五脏属肺，《素问·举痛论》曰："悲则心系急，肺布叶举，而上焦不通，荣卫不散，热气在中，故气消矣。"过度悲忧心气不得舒展郁结胸中，心主营，肺主卫，上焦阳气不得输布，心气不得流动，肺不得宣发肃降，气自内消。张景岳说："气不足便是寒"，气虚为本，阳气不足，阴寒内生，内盛的寒水载虚阳上浮，则表现为虚火的症状，"面赤如砆而似实火者，有脉极大劲如石者，有身大热者，有满口齿缝流血者，有气喘促、咳嗽痰涌者"。悲哀太甚还可影响胞络，心阳内动引火扰身，如《素问·痿论》曰："悲哀太甚则胞络绝，胞络绝则阳气内动，发为心下崩数没血也。"

四、恐则气下，虚火上冲

恐在五脏属肾，过度恐惧伤肾，肾气阳失固，《灵枢·本神》曰："恐惧不解则伤精，精伤则骨痠痿厥，精时自下。"阴寒内盛，载虚火上冲亦发为虚火，郑钦安在《医理真传·坎卦解》云："真阳二字……一名阴火，一名虚火。发而为病，一名元气不纳，一名元阳外越……一名孤阳上浮……若虚火上冲等症，明系水盛（水即阴也），水盛一分，龙亦盛一分（龙即火也）……是龙之因水盛而游，非龙不潜而反其常"，常表现为口舌生疮、喉痹。上火病程绵绵，溃疡多凹陷，患处淡红或暗红，数量少，周围皮肤红肿热痛不明显，或伴有牙痛、齿衄。元阳不足累及元阴，见五心烦热、形体消瘦、潮热盗汗、骨蒸潮热、午后颧红等。

明代赵献可在《医贯》中说："阴虚而火上，火上而刑金，故咳，咳则金不能不伤矣。予先以壮水之主之药。如六味地黄之类，补其真阴，使水升而火降。随即以参芪救肺之品。以补肾之母，使金水相生而病易愈矣。"

五、惊则气乱，邪火中扰

惊在五脏属肾，与恐相同。恐，是指恐惧过度，常为自己已知之事；惊，是指较恐受更加突然的、意外的刺激，常包括自己所不知之事，因惊后常致恐，恐也因遇事易惊，故两者常相兼致病。

惊则气乱伤心，导致心阳衰少，心神不宁，气机逆乱，心阳虚则五脏无主，血脉滞涩，阳气不得濡养周身。君火即病，相火病于下，阴寒内盛，下焦虚寒，邪火生。邪火随下焦阴寒上冲发于上为虚火，虚火刑金。心阳已虚，心烦不宁，喜热怕冷，病久耗伤心阴心血，同时煎灼肺之阴。如此，君火与相火、元阴与元阳相损，君火虚相火亦虚，相火虚不能暖君火，阳虚虚火致阴虚虚火，阴虚虚火又加重阳虚虚火，上火愈重。

六、思则气结，虚火内蕴

思在五脏属脾，脾位于下腹，"脾与胃以膜相连"，故脾胃常为"后天之本"。《素问·举痛论》曰："思则心有所存，神有所归，正气留而不行，则为气结"，过度思虑易伤心脾，心脾气血不足，阴虚则热；叶天士《临证指南医案》曰："脾宜升则健，胃宜降则和"，脾胃为气机升降的枢纽，气结则脾胃气郁生内热，如《素问·调经论》曰："有所劳倦，形气衰少，谷气不盛，上焦不行，下脘不通，胃气热，热气蒸胸中，故内热。"阴虚、气虚、气郁所生的火内蒸中焦。李东垣论其表现症状曰："脾胃一伤，五乱互作，其始遍身壮热，头晕目眩，肢体沉重，四肢不收，怠惰嗜卧，为热所伤，元气不能运用，故四肢倦怠如此。"

七、忧则气滞，虚火煎灼

忧在五脏属脾，与思相同。忧，是指所面对的问题的解决看不到头绪，心情低落并伴有自卑的复合情绪状态，包括从轻微的一时性的忧郁体验到较严重的难以自行恢复的忧郁状态；思与忧相近，均有脏腑精气不足的内在因素及情绪低落的特征。但思虑尚伴有轻微焦虑，即对面临的环境感到压力、所考虑的问题感到有心理负担，其思维是正常的活跃的，而忧郁不同，其思维以迟钝呆滞为显著特点。所以，忧较思致病更重，更易扰乱气机气滞。

忧则上焦气不流行，脾气不升，肺气不宣，心阳不运，阻滞上焦，气滞则化热化火，表现出上焦脏腑的火热证，尤其是"华盖"肺的火热证，并伴有脾胃升降失职或肺气郁滞或心阳不展的表现；上焦阳气不行，水谷精微不得输布，可伴有痰饮、瘀血等病理产物，进一步阻滞气机，证型更为复杂。

第七章 "肺热"之出路（治法）

第一节 清法

一、"清法"的文献概述

1. 秦、汉以前 古人在临床实践中，很早就认识到治疗"热证"用寒凉药物，最早见于春秋战国时期，对"热病"在病名、病因和治则方面有了初步的论述。

《内经》中"民疠温病""温病乃作"是温病名称的最早记载；病因方面，提出"冬伤于寒，春必病温"的论述；在治则上，《素问·至真要大论》中有"热者寒之""温者清之"，《素问·五常政大论》中有"治温以清""治热以寒"的记载，明确地指出了治疗热性病要用寒凉药物清之，为后世"清法"的运用，开拓了先河。

东汉张仲景《伤寒论》明确提出：白虎汤清阳明之热，栀子豉汤清上焦之热，小柴胡汤清半表半里之热等，清法之治，为热气散漫，非汗法所能表，下法之能攻者而设。清法的方剂还涉及麻杏石甘汤、葛根黄芩黄连汤、猪苓汤、茵陈蒿汤、竹叶石膏汤等。为治疗"热病"作出了重大贡献，丰富了清法的治疗内容。

2. 晋、唐时期 晋代王叔和在《脉经》中论述"病不可发汗证……病可火证，热病阴阳交并少阴厥逆阴阳竭尽生死证等共十八篇"，将仲景所用汗、吐、下、温、刺、灸、水、火诸法，加以分类比较、进行分析，使治火之法在《伤寒论》的基础上有了新的认识，为后世"清法"的发展做出积极的贡献。

唐代王焘《外台秘要》引崔氏说："若秘而错语者，宜服承气汤；通利而错语者，宜服四味黄连降热汤。"崔氏所指黄连降热汤（即黄连解毒汤，用黄连、黄柏、黄芩、栀子），治热郁心膈或烁筋髓者，指出了清法实是治热邪散漫者。《外台秘要》中的黑膏方治疗温毒发斑等，对后世预防与治疗温病都有一定启示。

3. 宋、金、元时期　宋代钱乙的《小儿药证直诀》首次提出清脏腑热证，创立了治疗脏腑热证的诸方，如导赤散、泻白散等，为清脏腑热证的方剂奠定了基础。

金元时期，由于连年战乱，劳动人民生活极端艰苦，疾病流行广泛，这种状况对医学的发展提出了迫切的要求。此时，一些医学家提出了"古方今病不相能"的主张，打破了自晋唐以来医学界泥古保守的局面，推动了中医学的发展。如金代刘完素根据当时热性病流行的情况，总结治疗经验，提出"六气皆从火化"的观点，对火热致病的病机进行了深入的分析，提出了以寒凉药治疗热病的见解，并运用双解散、凉膈散、天水散（六一散）、黄连解毒汤等方剂治疗热病，发展了中医学对热性病的认识。

元代王安道在《医经溯洄集》中指出："伤寒即发于天令寒冷之时，而寒邪在表，闭其腠理，故非辛温之剂不足以散之……温病、热病后发于天令暄热之时……无寒在表，故非辛或苦寒或酸苦之剂不足以解之。"元代罗谦甫《卫生宝鉴》载泻热分为六类：上焦热，用凉膈散、龙脑鸡苏丸等；中焦热，用调胃承气汤、泻脾散等；下焦热，用大承气汤、三才封髓丹等；气分热，用白虎汤、柴胡饮子等；血分热，用桃核承气汤、清凉四顺饮子等；通治三焦甚热之气，用黄连解毒汤、三黄丸等。

宋、金、元时期，对热病的治疗有所突破，有所改革，有所创新，使用清法治疗热病出现了一个崭新的局面。但此时用药仍没有完全摆脱辛温发散的框框，如双解散仍用麻黄、防风、苍术等药。

4. 明、清时期　到了明代，温热成疫流行极广，诸医以伤寒法治之不效，就迫使一些医家寻求相应的治疗方法。

首先由吴又可独辨其为温疫，而非伤寒，按疫施治，大获奇效。吴又可经过长期观察和分析，不但为温疫的发病机制和传变趋势找出了一定的规律性，而且在治疗上亦掌握了一套比较成熟的方法和步骤。如温疫初起邪毒既不在经、又未入胃，汗下两难，即以达原饮疏利半表半里之邪，及其分传表里，则使用三消饮，因势利导，促使邪毒早日分离；邪热散漫在外，便以白虎汤清肃肌表，使之经由汗出而解等。在治疗上使用清法也是有据可查的。

戴天章《广瘟疫论》中治瘟疫运用清法之要，唯在辨热邪的浅深而行之，浅者在荣卫，深者在胸膈或胃肠，宜以寒凉之品直折之。

余师愚谓，瘟疫及运气之淫热内入于胃、敷布于十二经所致，倡用石膏重剂，泻诸经表里之火，清瘟败毒即其所制的名方。

程钟龄在《医学心悟》论八法中的清法，说的甚为透彻。他说"清者，清其热也，脏腑有热则清之。《经》云'热者寒之'，是也。然有当清不清误人者，有不当清而清误人者，有当清而清之不分，内伤外感以误人者，有当清而清之不量其人，不量其证以误人者，是不可不察也"，不仅指出了清法的含义，而且也说明了辨证用法的重要。正如程钟龄所说"清之贵量其证"，证有所变，清即有所异也。

总之，在这里明确指出，凡热邪之散漫者，唯有清解之一法最合用。

叶天士关于温热病的卫气营血学说，提出了卫气营血的传变规律，对温热病的治疗在不同阶段有不同的清法。如《外感温热篇》中"大凡看法，卫之后方言气，营之后方言血。在卫汗之可也，到气才可清气，入营犹可透热转气。如犀角、玄参、羚羊角等物。入血就恐耗血动血，直须凉血散血。如生地、丹皮、阿胶、赤芍等物……"是用清法清疗热性病的一大发展。

吴鞠通在叶天生"温邪在肺，其合皮毛，用辛凉轻剂"的治法基础上，结合自己的实践经验，创立了辛凉平剂的银翘散、辛凉轻剂的桑菊饮、辛凉重剂的白虎汤，以及清营泄热的清营汤等方剂，并提出清络、清营等治疗方法，极大地丰富了清法的内容。

5. 近现代清法简述　近代医家，在古人认识清法的基础上，又有所发展。对杂病的清法，多从脏腑部位而用药，如心热之用牛黄、丹砂，脾热之用黄连、黄芩，肝热之用栀子、龙胆草；肺热之用桑白皮、地骨皮；肾热之用玄参、知母；血热之用犀角、生地；骨热之用鳖甲、胡黄连，上热之用菊花、薄荷；发黄之用茵陈；中暑之用香薷。同为清热，临床时应辨证用药，作最恰切的选择。

又有前人说，外感之火以凉为清，内伤之火以补为清，杂病中有实热与虚热之分。所以，把清法分为两大种：一种是外感热证的清法，如辛凉泄卫法、甘寒清气法、咸寒清营法、凉血清热法、清热开窍法、清热息风法等；另一种是内伤热证的清法，如养阴清热法、补血清热法、养心清热法、滋水养肝法、清肝泻火法、养阴清胃法等。在清法的适用范围及临床运用均有了很大发展，在医疗事业中取得了一定疗效，成为解除疾病痛苦的重要治疗方法。

二、清者，清其热也

《素问·至真要大论》云："热者寒之，温者清之。"清代程钟龄《医学心悟·卷一·论清法》曰："清者，清其热也。脏腑有热，则清之。"正式确立了中医"清法"为中医八大治法之一。临床运用"清法"执简驭繁，可将"清法"分为清解、清透、清化、清利、清下、清补、清引七法。

1. 清解法，即清热解毒法　适用于三焦火毒热盛；中上二焦邪郁生热，胸膈热聚；或风热疫毒；或阳明里热等实证。用连翘、金银花、黄芩、板蓝根、鱼腥草、芦根、天花粉等为基本方药。凡一切温热病等实证，不论早中晚期，以此为基础，然后根据病证之发展而变化，加用其他方法。

2. 清透法，即清热透邪法　凡温热病等实证初期阶段，兼有发热恶寒、脉浮、舌苔薄白或薄黄者，为温热兼有卫表之证。除用上述清解法外，还需加入荆芥、薄荷、淡竹叶、柴胡、青蒿等以宣表透达为法。不论早中晚期，只要恶寒一症存在，则清透之法必不可少。所谓"有一份恶寒即有一份表证"之说。

3. 清化法，即清热化浊法　指温热病等实证过程中兼有咳嗽痰多、胸腹满闷、便溏尿浊、舌苔滑腻等痰湿内蕴之证者，可于清解法中入半夏、瓜蒌、枳实、橘红、青蒿、佩兰、厚朴花、藿香、川贝、冬瓜子之属，取芳香化湿、涤痰除秽为治。

4. 清利法，即清热利湿法　指温热病等实证过程中兼有尿频、尿急、尿痛、下肢水肿、黄疸、小便不利、舌苔滑腻或黄腻者，为热中夹湿，湿热下注之候，可于清解法中加入车前子、茵陈、白茅根、泽泻、木通、土茯苓、虎杖之属，达到清热利湿、分消湿浊之功。

5. 清泄法，即清热泻火法　其药物包括清气分药，如白虎汤等，又指清泄脏腑之火，其包括清肺热、清心热及清肝热等。

6. 清下法，即清热通下法　指温热病等实证过程中，热邪化燥，大便秘结，或热结旁流，大便黏臭，或邪热炎上，头痛眼赤，口舌灼痛诸症，方中加大黄、芒硝，取其釜底抽薪、清泄邪热之意。温病过程中，患者大便三日五日未解，舌苔黄者，即可用此法。古人云"六经实热，独取阳明"。

7. 清补法，即清热补养法　凡温热病等实证经过一个时期邪热消耗，可能两种情况：一是热后伤阴，症见潮热盗汗，卧不安神，口干，舌红或绛，苔少或无，应在清解法中加入生地、玄参、麦冬、丹皮、赤芍等清热养阴为法；二是热病后气阴两伤，症见面色萎黄或见苍白，自汗盗汗，口干欲饮，神疲气怯，舌淡少苔或淡嫩无苔，可以清解法中加入太子参、西洋参、黄芪、生地、麦冬、莲子、枸杞子等清补气阴为主。

8. 清引法，即清虚热、引火归元法　适用于阴寒虚火证，症见咽痛、口舌生疮、眼红，而两下肢常冷，两足如冰，脉沉虚弱。方以金匮肾气丸加牛膝、车前子引火下行。

三、辨证清肺热

1. 热在气分，辛透清热法　热盛气分，充斥内外者，具有大热烦渴，自汗脉洪（洪大或洪数）等症；或病后余热未清者，往往有心烦不安等症，都属于热在气分的实热证。气分有热，当以清气，但清气勿忘其透，清透并用构成辛透清热的清法，常选用石膏、知母、竹叶、栀子等清热泻火之品为主配组成方，以清气退热，其中石膏又有辛透之性，但由于热邪易伤气津，常兼有气虚或津伤者，故每每配合益气生津之品，如人参、麦冬、花粉等。其代表方剂如白虎汤、竹叶石膏汤、栀子豉汤等。

2. 热初入营，凉营透气法　邪热初入于营，当以清营为主，尚可加入透泄之品，仍立足透热外达，使营分邪热转出气分而解。凉营透气之清法，常配合金银花、连翘、竹叶等清泄之品，方可达到透热转气的目的，因此又称之为透热转气法，透热转气就是透营分之热，使之向气分证转化，以达到清退营热的目的。故叶天士说："乍入营分，犹可透热，仍转气分而解。"王孟英将其辑载入《温热经纬》后，篇名为《叶香岩外感温热篇》，其文改为"入营犹可透热转气"，其代表方剂就是清营汤，方中就是在清营凉血法中配有清气药，适用于热初入营之证。

3. 热入营血，清营凉血法　热入营血，出现神昏谵语、舌绛、脉数、烦躁不寐、吐衄发斑等症。营热血热并存，心藏血主营，因此热入营血一方面扰心神，另一方面又易动心血，必须清营与凉血并举，构成了既清营又凉血的清法，常选取生地、丹皮、赤芍、犀角等清热凉血之品为主配合成方。犀角地黄汤为清营凉血的代表方，主治营血实热证。

4. 气血两燔，凉血清气法　热邪既扰气分又犯血分之证，称之为"气血两燔"。气血两燔证，既要凉血又要清气，构成了气血两清之清法，此法多以清气分热与清营凉血的药物组合成方，使气血两清。如清瘟败毒饮由大清气血诸药组成，适用于气分、血分并热的气血两燔、火热毒盛之证，是为气血两清的代表方。

5. 热甚毒炽，解毒清热法　时疫温病、热毒疮疡、烦躁狂乱、热甚发斑、或头面红肿、口糜咽痛等。热甚毒炽证，既要解毒又要清热，构成了解毒清热之清法，常选用黄连、黄芩、黄柏、栀子、石膏、连翘、板蓝根、升麻等清热泻火解毒之品为主配合成方。由于热毒有在气分、血分的不同，若热在血分者，又当配伍清热凉血药同用。常用代表方剂如黄连解毒汤、普济消毒饮等，主治实热邪火疮毒诸证。黄连解毒汤与普济消毒饮均有清热泻火解毒作用，都可用于痈疮肿毒、咽喉肿痛等症。但黄连解毒汤纯由大苦大寒的药物组成，能清利三焦实火，并有清湿热作用，可用于一切火热及湿热之证；而普济消毒饮具有疏风消肿作用，以上焦头面风热肿毒最宜。

6. 脏腑郁热，随脏清泄法　热邪偏盛于某一脏腑，发生热证火证，则应针对其某一脏腑所发生的证候，选择作用有所偏重的相应药物为主组方，构成了随脏清泄之清法，常用药物如黄连、黄芩、黄柏、栀子、龙胆草、桑白皮、石膏、竹叶等。如导赤散泻心与小肠之火，龙胆泻肝汤泻肝火，泻白散泻肺火，玉女煎清胃火，白头翁汤清大肠热以治痢等，皆为清泄脏腑诸经之火热而设，均可随症选用。

7. 阴伤热余，清热养阴法　热病后期，邪热未尽，阴液已伤，热在阴分，暮热早凉，或阴虚火旺，潮热骨蒸，以及不明原因的长期低热等症。此属阴伤与热邪并存，若单用清热之法，阴伤难复，因此往往选用在清热中多有滋阴作用之品，构成了清退虚热之清法，常选取青蒿、鳖甲、生地、知母、地骨皮、牡丹皮、银柴胡、胡黄连等清热养阴之品为主配合成方。清骨散、青蒿鳖甲汤、秦艽鳖甲散、黄芪鳖甲散、秦艽扶羸汤、当归六黄汤等是其代表方，主治阴虚发热之证。清骨散与青蒿鳖甲汤皆能清退虚热，常用于阴虚之体，骨蒸劳热；青蒿鳖甲汤偏重养阴，多用于热病后期，夜热早凉，邪伏阴分者。秦艽鳖甲散适用于感受风邪，传里化热所致的潮热骨蒸之证。黄芪鳖甲散与秦艽扶羸汤，都适用于气阴两虚、肺虚不能清肃之证，其不同之处是，前者咳逆和潮热的症状比后者较重。当归六黄汤养阴泻火，适用于阴虚火旺盗汗，而以中气未伤者为宜。

第二节　汗法

"汗法"属于中医治则八法之一，在临床中具有广泛的应用价值。《中医大辞典》将其定义为："汗法"又称发汗法，治疗八法之一，是通过开泄腠理、调和营卫、发汗祛邪，以解除表邪的治法，故又称解表法。

发汗法并不是以患者汗出为目的，并不是仅仅应用于表证的治疗，汗法除了治疗感受外邪引起的表证外，凡是肌体出现腠理闭塞、营卫不通的病理并因此引起一些病证，皆可用之以开腠理、宣肺、和营卫、祛邪除病。

一、"汗法"之文献概述

1. "汗法"开创于《内经》　关于汗法的论述，最早见于《内经》，如《素问·阴阳应象大论》云："其有邪者，渍形以为汗；其在皮者，汗而发之。"《素问·玉机真脏论》云："今风寒客于人，使人毫毛毕直，皮肤闭而为热，当是之时，可汗而发也。"《素问·热论》提出了治疗外感热病的纲领性治法："治之各通其藏脉，病日衰已矣；其未满三日者，可汗而已；其满三日者，可泄而已"，从而提出了"汗""泄"两大基本方法。

2. 《伤寒杂病论》建立了辛温解表法　东汉张仲景继承并发展了《内经》的外感病学理论，以《伤寒论》为论述外感热病的大纲，以创立六经辨证体系为标志，病脉证治、理法方药一线相贯，形成了外感病辨治体系，开中医外感病学之临床辨治先河。

《伤寒论》以风寒作为外感病的主要病因，继承《内经》汗法的治疗原则，对辛温解表法予以充分论述，创麻黄汤、桂枝汤、麻桂各半汤等名方，所用麻黄汤、桂枝汤为主的解表法后世称之为辛温解表法。

另外，对汗法的禁忌证也规定得很清楚，如《伤寒论·太阳病脉证并治》云："咽喉干燥者，不可发汗。淋家不可发汗，发汗必便血。疮家虽身疼痛，不可发汗，发汗则痉。衄家不可发汗，汗出必额上陷，脉急紧，直视不能眴，不得眠。亡血家，不可发汗，发汗则寒栗而振。汗家重发汗，必恍惚也乱，小便已，阴疼。"

3．宋金元时期首次提出辛凉解表法　自仲景《伤寒论》创制麻黄汤、桂枝汤作为辛温解表的代表方剂，之后相当长的历史时期内治疗外感病，医生都遵循"法不离伤寒，方必遵仲景"的原则。

自宋代朱肱开始，提出运用《伤寒论》的麻黄汤、桂枝汤等辛温发表方剂治疗外感病不能一成不变，而必须因时、因地、因人而异灵活运用，须配以寒凉清热等药。他说："桂枝汤自西北二方居人，四时行之无不应验。自江淮间，唯冬及春初可行，自春末及夏至以前，桂枝证可加黄芩半两，夏至后有桂枝证，可加知母一两，石膏二两，或加升麻半两。若病人素虚寒者，正用古方，不再加减也。"提出这种改革主张，是基于对外感病病因认识的进步，也是适应临床实际的需要。

北宋韩祗和有感于辛温解表难用，在《伤寒微旨论》中指出"夫伤寒之医者多不审察病之本原，但只云病伤寒，即不知其始因气郁结，而后成热病矣"。故他提出"伤寒热病乃郁阳为患"学说，避开了伤寒热病病因上的"寒"字，从郁阳为热着眼，发汗解表全不用仲景麻桂方药，而是按不同季节分别创制辛凉解表方药，其组成多为柴胡、薄荷、葛根、黄芩、知母、石膏、前胡等寒凉之品。他说："前可汗篇，别立方药而不从仲景方，今可下篇中，不别立药而从仲景方者何？盖太平之人，饮食动作过妄而阳气多，若用大热药发表。则必变成坏病，故参酌力轻而立方也。"

韩祗和之后，庞安常、朱肱继承其学术经验但并未创制新方，而是加以改进为：在春夏之时于仲景麻桂方中加入黄芩、葛根、知母、石膏等寒凉药物，变辛温发汗之方为辛凉解表之剂，使古方得以新用，后世多予遵从。

金代刘完素阐发《内经》热病理论，认为伤寒就是热病，"六经传受，自浅至深，皆是热证"，"只能作热治，不能作寒医"，自制辛凉清解方剂被后世尊为寒凉派的开山，影响深远。刘河间认为"伤寒六经传变皆是热证，六气皆从火热而化"，且"凡五志所伤皆为热甚"，指出火热的病机为阳气怫郁，故其辨治法则从表证与里证着手，表证当汗解，里证当泄。提出治疗外感热病初起不可纯投辛温，应以寒凉清热为主，否则会造成严重后果。自制双解散、防风通圣散等表里双解之剂，将寒凉清热药与辛温解表药配合运用。

金元时期医家张子和，在《儒门事亲》中第一次明确提出了"辛凉解表法"，他说"发汗亦有数种，世俗只知惟温热者可为汗药，岂知寒凉亦能汗也"，并列举了各种不同性味的发汗解表药物，还指出："解利伤寒、温湿热病……医者不达时变，犹用辛温。兹不近人情也。止可用刘河间辛凉之剂，三日里之证，十全八九。余用此药四十余年，解利伤寒、温热、中暑伏热，莫知其数，非为炫也，将以证后人之误用药者也。"此外，还有许多医家强调伤寒、温病，其证不同，治有别法，反对麻桂方等辛温表法普治一切外感热病。

4. 明清时期对温病辛凉解表方药的重视 经过宋金元长达几百年的寒温论证，辛凉解表法则在明代初期已经占据了主导地位，元末明初陶华在《伤寒六书》同之中，遵仲景对温病的定义，明确指出温病是里热外发，治法上反复强调不可用辛温解表治疗外感温热病。

温病学派把辛凉解表作为外感热病表证的基本治法。这一时期有代表性的当首推叶天士，其《温热论》强调温邪与寒邪相对立，传变规律为"卫之后方言气，营之后方言血"，治则倡"在卫汗之可也，到气方可清气"。吴鞠通所创制的银翘散、桑菊饮等辛凉解表方药，至今仍十分盛行。在强调辛凉解表方药解表法优点的同时，温病学家也没有忘记，外感热病初期病邪在表，用药不可过用寒凉，否则寒凉之气使毛窍闭塞，而致"表闭不解"，病亦不去。

二、"汗"之法，开玄府，解怫郁

《素问·热论》云："今夫热病者，皆伤寒之类也""人之伤于寒也，则为热病"，明确提出外感发热的病因是感受了寒邪所致，为后世的广义伤寒学说奠定了基础，但是对于人感受寒邪为什么会发热，并没有进行论述。

人伤于寒而为热病的机制，至唐代王冰有了较为明确的解释，他说："寒毒薄于肌肤，阳气不得散发，而内怫结，故伤寒者反为热病。"

王冰这一创见，被北宋伤寒学家韩祗和继承，他在《伤寒微旨论》中大倡"伤寒乃郁阳为患"。他谈到"夫伤寒之病医者多不审察病之本源，但只云病伤寒，即不知其始阳气郁结，而后成热病矣"，又说"寒毒薄于肌肤，阳气不得散发而怫结，故伤寒反为热病也"。他得出的结论是"伤寒之病本于内伏之阳为患也"。韩氏论伤寒，从证候上的热病和"伏阳为热"的病机上着眼。他还补述了伤寒和中风的脉象，认为两者均是在浮数的基础上兼见紧或缓象，这也说明伤寒是热病、热证，治宜宜散体内郁阳，清解郁热，忌辛温，宜辛凉。所以，韩祗和发汗解表，完全不用仲景《伤寒论》中的麻黄汤、桂枝汤、青龙汤等辛温解表的方药，而是自创辛凉解表方药，方之中多有柴胡、薄荷、葛根、桔梗、防风、前胡、石膏、知母等偏于辛凉清解之品，实为辛凉解表。关于如何掌握伤寒治法，韩氏云："凡治伤寒，若能辨其汗下者，即治病之法得其十全矣"，"前可汗篇，别立方药而不从仲景方；今可下篇中，不别立药而从仲景方者何？盖太平之人，饮食动作过妄而阳气多，若用大热药发表，则必变成坏病，故参酌力轻而立方也。"

刘完素《伤寒直格》认为"寒主闭藏，而腠理闭密，阳气怫郁不能通畅，怫然内作，故身热燥而无汗"，"非谓伏其寒气而变为热也"，这与韩祗和"郁阳为患"说是一致的。而且刘氏进一步指出"六经传变，自浅至深，皆是热证，非有阴寒之病"，亦自制辛凉清解方药。

后世温病学更将辛凉解表视为治疗"热病"的基本法则。王安道《医经溯洄集》云："温病、热病后发于天令暄热之时，怫热自内而达于外，郁其腠理，无寒在表，故非辛凉或苦寒或酸苦之剂，不足以解之。"温病、热病都是"怫热自内而达于外"，可见是郁阳为热。

吴又可《瘟疫论》云："邪发于半表半里，一定之法也。至于传变，或出表，或入里，或表里分传。医见有表复有里，乃引经论，先解其表，乃攻其里，此大谬也。尝见以大剂麻黄连进，一毫无汗，转见烦躁者何耶？盖发汗之理，自内由中以达表。今里气结滞，阳气不能敷布于外，即四肢未免厥逆，又安能气液蒸蒸以达表？"邪气潜伏于膜原，使人体"里气结滞，阳气不能敷布于外"，所以需要达原饮，直捣其膜原，散其郁滞。

清代温病学家主张以辛凉清解、透气凉营、清热解毒、通腑泄热等治则治疗"热病"，无一不包含着宜泻郁阳热气的深刻用意。

基于"阳热怫郁"这一病理机制在温病发病中的重要地位，根据病因的不同，治病当"谨守病机，各司其属"，但解郁透热必然是处方用药的重要原则。即《素问·六元正纪大论》所说："火郁发之"，发者，发越，因势而解之意，"火郁发之"就是因势利导，通过发泄郁热之邪，顺遂温热开泄之性，以达到开散邪热的目的，从而使气机升降复常，机体阴阳达到新的动态平衡。

发汗解表法是为了"通玄府"。"玄府"一词，最早见于《内经》，其《素问·水热穴论》云："所谓玄府者，汗空也"；《素问·调经论》谓："上焦不通利……玄府不通，卫气不得泄越，故外热"；《灵枢·小针解》谓："玄府者，汗孔也"。王冰注曰："汗液色玄，从空而出，以汗聚于里，故谓之玄府；府，聚也。"

刘完素以火热立论，认为热郁玄府，火热郁闭是疾病的基本病机，故他在《三消论》中说："是知升降出入，无器不有，郁所闭塞，则不能用也……悉因热气怫郁，玄府闭塞，而致津液血脉、营卫清气不能升降出入故也，各随郁结微甚，而为病之大小焉。"

戴天章《广瘟疫论》列举四种得汗：一是里热闭甚，用大承气汤通里，里热逐尽后"战汗"而解；二是里热燥甚，患者思凉水不得，一旦得到汗大出而解；三是平时气虚，屡次发汗而不得汗，后在解表药中加入一味人参，立即汗出而解；四是阴虚之人，用表药无汗，给大剂滋阴生津药后，汗出而解。即如戴天章所说："汗法不专在升表，而在乎通其郁闭，和其阴阳。"

温病寒温合用、汗清同施法在临床中得到医家的广泛认可，寒温合用能顺逐温热开泄之性，使温热之邪由里向外透达，以解除阳热怫郁。辛凉之品轻清宣透，引郁热外达，乃为正治，但临床观察可以发现其宣透力太弱，用其恐病重药轻，难以胜任，不足以驱邪外出，有时还可以加剧邪气壅滞，形成阳热郁遏。而辛温之品，气香得速，性善疏通，用于温热证能起疏表达邪，开通玄府，宣闭开窍，泄湿透热，舒畅气机之效。因此，寒温合法，既可以疏通开达，透泄邪热，又可以防止寒凉冰伏。在临床运用中，对于辛凉之品，常选用清热兼疏透的药物。

可以看出发汗解表法目的就是"开玄府"，以解除"阳热怫郁，玄府闭塞"的病理。

三、怫郁肺热，汗之可解

在正常情况下，机体保持着阴阳气血的动态平衡，清升浊降，营卫通行，气煦血濡，百脉和畅，此皆依赖于脏腑气机升降出入之平衡。温热之邪伤人，侵犯肺卫，势必使机体的平衡状态遭到破坏，气血阴阳升降失常，从而导致"阳热怫郁"的产生。

虽然对表证治法有寒温不同的看法，似乎寒温的关键并不是在表邪的或寒或热，无论里热怫郁说也好，外邪内郁说也好，体内郁阳说也好，还是邪热内传说也好，都为表涉及里，也就是表证不仅在表，需要从肺热角度论治。如治风寒客表引动在里之伏热形成"客寒包火"证，欲解其表，亦须用疏风散寒、泄卫透汗之法。《素问·六元正纪大论》"火郁发之"，王冰曰："发，谓汗之，令其疏散也"。温邪郁于肺卫属"火郁发之"之例，即"汗之，令其疏散也"，故用辛凉法宣泄肺卫，亦是解除表证肺热，驱除表邪的重要方法。因辛能散、散能宣郁、凉可清热、轻可举上，邪去热清，肺卫郁闭开而三焦通畅，营卫调和，津液得以输布，自然微微汗出而表解，肺热消散。

施今墨认为外感病为外邪入侵，必予出路，万不可闭门逐寇。其出路有三，即汗与二便。在表多以汗解，在里多以二便而清。"外感热性病多属内有蓄热，外感风寒。治疗时应既解表寒又清里热，用药时表里比重必须恰当"，创治外感病的七解三清、六解四清、半解半清、三解七清等法。

刘志明力主热病初起表证应温凉并用，根据温病的发病特点，提出宜表里双解，在于急性热病邪易由表入里，甚至起病即为表里同病，"汗法"不专在发表，而有通其郁闭，和其阴阳，使其表里通达之义。而表里同病之候，当表里双解，分泄其邪。

姜春华认为不必拘于"卫之后方言气，营之后方言血""到气才可清气"严格的区分阶段的顺应疗法，提出先证而治的"截断扭转"治法，强调"医之贵不在识得疾病的发展规律，而在于截断发展规律"，根据温病的病原特异性，结合吴又可《温疫论》"知邪之所在，早拔去病根为要"的截断病原之说，提出将卫气营血辨证和截断病原辨病有机结合起来，要"重用清热解毒，早用苦寒攻下，及时凉血化瘀"。

赵绍琴倡内外二因说，"外因自是温邪不说，内因就是郁热于里，新感温病以外邪为主，内热为次；伏气温病以内热为主，外邪为诱因"，力主凡温病以热郁为本，病虽初起，不可言表，治疗紧紧抓住一个"郁"字，治疗强调一个"透"字，重视宣展气机，解郁祛邪，透热转气，给邪以出路。

第三节　吐法

一、"吐法"之文献概述

汗、吐、下、和、温、清、消、补被誉为中医治疗八法，其中的吐法，是通过涌吐的方法，使停留在咽喉、胸膈、胃脘的痰涎、宿食及毒物等从口中吐出的一种治法。

"吐"法治病，源远流长，早在《诗·大雅·烝民》中就有记载："柔则茹之，刚则吐之。"《内经》曰："其高者，因而越之。"《神农本草经》中记载有瓜蒂、藜芦、常山等催吐药。历代医家对于吐法理论都有独到的见解，吐法理论体系对于临床治疗有着重要的指导意义。

1. 张仲景论"吐"

（1）"吐法"的适应证：《伤寒论》第166条言："病如桂枝证，头不痛，项不强，寸脉微浮，胸中痞硬，气上冲咽喉不得息者，此为胸有寒也，当吐之，宜瓜蒂散。"

本条的难点主要是对"胸中有寒"的理解。"胸有寒也"为本条的病机所在，即胸中气机被寒邪所束，邪阻上焦胸部，气机不利。"寸脉微浮"，以脉象辨病位，寸主上焦，胸中属上焦。邪阻胸中，气阻于上，不得下通，所以脉轻取即见浮。气机不利，卫气不能通达于上焦，寒邪阻滞胸中，胸阳受阻，水津不布，凝结为痰，痰气交阻，故"胸中痞硬"。正气欲驱邪外出，故有涌迫上逆之"气上冲喉咽"之势。"气上冲"剧烈而持久，欲从上出而不能，致使气机不利而逆上，影响到肺主气司呼吸的功能，故"不得息"。此时正气抗邪尚有外出的可能，顺应正气向上抗邪的趋势，急投以瓜蒂散涌吐邪实，因势利导，使邪祛除，气机畅达，呼吸通畅，正复里和。仲景言"当吐之"，一语道破"吐"法的适应证——病位在上焦胸部，病机为实邪阻滞者，且正气有驱邪外出的趋势。此三个条件具备了，方可施以"吐"法。

（2）从组方探"吐"法的应用：张仲景选取瓜蒂散为"吐"法的代表方，主要由瓜蒂、赤小豆、香豉组成。瓜蒂，味苦性寒，有毒，归胃经。《神农本草经》云："主大水，身面四肢浮肿，下水，杀蛊毒，咳逆上气及食诸果，病在胸腹中，皆吐下之。"赤小豆味甘、酸、平，性善下行，酸平之赤小豆与苦寒之瓜蒂配伍，正合《素问·阴阳应象大论》酸苦涌泄之旨。谭日强在《金匮要略浅述》中说："香豉为黑豆蒸熟发酵而成，功能开郁结，助消化。"刘献琳在《金匮要略语释》中也说："瓜蒂味苦，赤豆味酸，酸苦涌泄以去其实邪；香豉汁，能调中下气以和胃，在吐剂中用以保护胃气。"瓜蒂味苦性寒，催吐之性颇峻，而赤小豆味甘性平，甘以缓之，可缓瓜蒂之峻。而且赤小豆作用趋势向下，又能顺应胃气通降之特性，避免涌吐过度而伤及胃气，且赤小豆作为一种食品，与香豉共起到保护胃气的作用。由此可以看出仲景在应用"吐"法时，非常注重保护胃气。

（3）从服法明"吐"法的应用："温，顿服之"，温服与肠胃之性相合，利于药力通行，是常规的服药要求。温服可以佐助药性发挥，激发人体阳气，提高药效。《简明中医辞典》中"顿"既指速度，又指次数。"顿服"是指一次较快地将药物服完。顿服方法多用于体质壮实，邪气壅盛，病势危重急迫之时。此时用顿服法，以发挥药力专、药势猛、迅速缓解病情的优势。正如《伤寒心悟》所说："一次顿服药力集中，意在挽残阳于万一。"瓜蒂散证，是由于实邪阻滞于胸膈，气机不利，有上越之势引起的，患者表现为胸中痞硬，气上冲喉咽不得息之急症，用顿服之法来涌吐，以使药力集中，药效更捷。顿服的方剂药皆简而量少，以集中药力，扶正祛邪。"不吐者，少少加；得快吐，乃止。"体现了仲景根据病情轻重适时使用顿服的次数，且要中病即止，以防伤正。

由此可以看出仲景在使用"吐"法时非常谨慎，方剂药味少量轻，一次性快速服用，药力集中，药势迅猛，效差稍加，中病即止，注重阳气，保护正气。因为"吐"法属峻猛的逐邪之法，耗气伤津，易于损伤正气，与汗、下等逐邪之法类似，正虚者当忌。故仲景言："诸亡血虚家，不可与瓜蒂散。"津血同源，吐后更伤津、伤血。仲景的"吐"法之瓜蒂散多用于素体较壮者。

（4）从剂型晓"吐"法的应用：散剂制作简便、吸收较快、节省药材、便于服用和携带，同时散剂便于贮存，以备不时之需。李东垣说："散者散也，去急病用之"，瓜蒂散为《伤寒论》中顿服的散剂，体现仲景之"吐"法，多用于急症，需势猛力专，以驱邪护阳气。沈括在《梦溪笔谈》中说"胃中者莫如散"，要使药留在胃中的，选择散剂最好。本条散剂的选择，利于达到催吐的效果，以求力专，尽力保护正气。

2. 张从正论"吐"　张从正认为"病由邪生"，治病必须祛邪。某些疾病应用其他祛邪之法不能治愈，而吐法却往往获得奇效。故张从正曰："余之用此法，非偶然也，曾见病之在上者，诸医尽其技而不效。余反思之，投以涌剂，少少用之，颇获征应。既久，乃广访多求，渐臻精妙。过则能止，少则能和，一吐之中，变换无穷，屡用屡验，以致不疑。故凡吐令条达者，非徒木郁然，凡在上者，皆宜涌之。"在此基础上，张从正在临证上灵活运用吐法，收到一定效果，达到至精至熟地步。

（1）吐法的适应证："凡在上者，皆宜吐之"。张子和认为凡在上者即上焦之病变，无论其为痰涎、酒积、宿食、瘀血、水饮等皆可用吐法，因势利导，使其从上而出最为捷径，即因其高而越之之义，这是吐法的基本适应证。

但其吐法运用又不局限于此，还用于一些病机在上面症状和体征出现于身体其他各部的疾患。如其治："下痢十余行，其脉沉迟，寸脉微滑者，此可吐之，吐之则止。"治外感病所致的头痛有："伤寒三日，头痛身热，是病在上也，在上者，固宜涌之。"内伤而致的头痛则以葱根豆豉汤吐之。吐法不仅用于体实之人，对某些体弱之人有时亦用之。其曰："夫男子妇人，骨蒸热劳，……可先以茶调散轻涌之。"更有奇者，其在妇、儿科疾病有时也用之。他指出："夫双身妇人伤寒，时气，温疫，头痛身热，可用升麻散一碗……先一服吐了……"令人叹服，如非胸有成竹，至精至熟，是不能如此的。可见张氏之吐法的适应证是广泛的。《儒门事亲》卷四、卷五、卷六共论病180余种，而其中用吐法的达75个之多，且方药亦较多。全书涌吐药约26位，载方9张。

张从正的吐法虽应用广泛，然万变不离其宗，基本的病机是在上焦。其曰："大法春宜吐，盖春时阳气在上，人气与邪气亦在上，故宜吐也"，"然四时有急吐者，不必待春时也。"不仅说明运用吐法要有季节性，更重要的是指出既要注意病在上焦，又要临证灵活应用。

（2）吐法的应用范围："如引涎，漉涎，嚏气，追泪，凡上行者，皆吐法也。"

1）引涎：即口吐之法，用药物或探吐的方法使邪从口中吐出。这是吐法中最主要、最常用的方法。

2）漉涎：即鼻饲法，使药物从鼻进入胃肠，然后使邪从口中吐出。适用于口噤不能开的患者。张从正治"病破伤风。牙关紧急，角弓反张……以风药投之，口禁不能下，乃从两鼻窍灌入咽喉药一中碗……"即是此法。

3）嚏气：以鸡羽等物探入鼻窍，促其嚏气，以驱邪外出。即《灵枢·杂病》所说："哕，以草刺鼻嚏，嚏而已，无息而疾迎引之立已，大惊之亦可已。"

4）追泪：以烟熏等法，促其流泪，使邪从泪解。

以上各法，皆属张从正吐法之范畴。

（3）吐法的禁忌证：张氏认为运用吐法不可孟浪，定要谨慎。他为吐法规定了较严格的禁忌证，指出："性行刚暴，好怒喜淫之人不可吐；左右多嘈杂之言不可吐；病人颇读医书，实非深理解者不可吐；主病者不能辨邪之说，不可吐；病人无正性，妄言妄从，反复不定者，不可吐；病势临危，老弱气衰者，不可吐。"总之，其认为对于性情刚暴，好怒喜淫，信心不坚，病势临危，老弱气衰，自吐不止，亡阳血虚，诸种血证，都不可吐。此为张氏的临证经验之谈，使后人的临证有一定的借鉴之处，值得推敲之。

（4）吐法以辨证为指南：张从正运用吐法，是以辨证为指南的，非孟浪从事，见物即吐。而是审其病机，知其病因，查其所主，推之深浅，辨其阴阳。在此基础上，施用吐法。故可以"过则能止，少则能和，一吐之中，变换无穷。"收到较好的疗效。认为运用吐法必："标本相得，彼此相信，真知此理，不听浮言，审明某经某络，某脏某腑，某气某血，某邪某物，决可吐者，然后吐之。是余之所望于后之君子也，庶几不使此道湮没。"从而为后人运用吐法起到了启迪作用。

3. 朱丹溪论"吐"　朱丹溪认为，"自上出"即是吐法，吐法不仅有吐出上焦邪积的作用，而且可以升提气机，所以他应用吐法治疗的疾病范畴十分广泛。

（1）吐法治痰病：朱丹溪十分重视痰邪为患，他认为世人每因饮食厚味、偏嗜等致痰浊内生；或因血热受寒，瘀浊凝涩；或病热之人，其气炎上，郁为痰饮；或老人"内虚脾弱，阴亏性急，内虚胃热则易饥而思食，脾弱难化则食已而再饱，阴虚难降则气郁而成痰"；也有因跌坠而痰涎发于上者。诸般痰病，凡在上者多可以越痰法治之，甚至一些痰积下流之症也可施以吐法，约19种病证。

1）越膈上痰：朱丹溪认为，痰在膈上必用吐法。痰在膈上主要指痰阻在肺，或因大怒肝郁侮金，或因久不得志郁火内生，或单纯痰阻气道，从而出现气逆而咳或哮。但朱丹溪治痰在上焦又不囿于上焦之病。在《格致余论》中记载了1例泄利治疗，因患者膈微闷，食亦减，脉弦涩，小便少，而细审病情知是嗜食鲤鱼，"积痰在肺，肺为大肠之脏，宜大肠之本不固也，当与澄其源而流自清"，施以吐法而安。在《丹溪心法》中总结说，痢"初得之时，元气未虚，必推荡之，此通因通用之法"，"在上者，用吐提"，因有痰气也。

痰在膈上还会蒙蔽清窍，出现喉痹、眩晕、头痛、惊风、痫、癫狂、中风等证。痰热闭阻在喉则为缠喉风喉痹，风涎冷痰在膈上，厥逆蒙蔽清窍，为眩晕、头痛，宜吐之。若小儿肺中痰热，闭阻清窍，则发急惊，先吐之，然后降火养血。痫分痰与热两候，有痰者必吐之，若因惊成痫，惊则神不守舍，舍空而痰聚，亦宜吐，吐后用平肝之剂。癫狂大率因痰结于心胸间而作，有因痰作和因惊作两种，因惊作者，惊则心血不宁，积痰郁热随动而迷乱心神，有似邪鬼，治宜先吐之，而后以安神丸主之，佐以平肝之药，胆主惊故。

此外，痰饮因暑邪入中，塞凝心之窍道，发为卒倒之暑风，亦可视为痰在膈上，因其有痰而越之；因坠堕也可使痰涎内生壅阻心窍，故也当吐之。朱丹溪在《丹溪治法心要》中还认为，伤寒一证，表里不解，系痰阻胸膈之间，可用瓜蒂散吐痰而得汗。

2）吐中焦痰：痰客中焦，或为狂证，或为恶寒，或为面肿身倦，皆当吐之。癫狂因痰作者，乃"痰客中焦，妨碍升降，不得运用，以致十二官各失其职，视听言动皆有虚妄"，当吐之。湿痰积中，抑遏阳气，不得外泄，身作恶寒，此非真寒，是火极似水，也用吐法。还有一类面肿，乃素多怒又伤食，体虚有痰气，为痰所隔不得下降，亦需吐之。痰停中焦，使气机上逆，产生吃逆证，也当用吐法。

3）吐全身各处痰：痰之为物，随气升降，无所不到，吐法所治多属中上二焦，因势利导之故。但朱丹溪对某些特殊病证，虽痰不在上，仍以吐法治之。如心膈痛引腰背或腹痛属绞肠痧者，痰在经络中全身上中下有块者，甚者妇人带下，他也认为属胃中痰积下流，渗入膀胱，亦用吐法治疗。此外，疟疾后出现手战，他也认为是痰郁格涩，吐后则愈。

（2）吐法祛血食邪积：恶血、宿食、邪气在上焦膈间，引起反胃、胸中痞闷、懊恼，都可以用吐法治疗。反胃病有痰热者当然可以用吐法，另有因为跌仆或大怒，血郁于上，留于膈间，食已即吐者，可用吐法吐出死血乃愈。

《丹溪手镜》云："食者，物也，有形之血也。如初得，上部有脉，下部无脉，其人当吐，不吐者死。"痰积宿食积于胃中，流下为疝亦可用吐法去其积而后通肝经。不仅有形邪气为患可吐，无形邪气阻滞中上二焦亦可用吐法取效。如《丹溪手镜》中说："伤寒，胸中寒邪结聚，痞坚而痛，气上冲咽喉，非寒饮者，可用吐法。阳明病，胸中懊恼，或伤寒下后，表邪未解，邪热郁于胸中，亦宜用吐法。"在《丹溪手镜》中还提到如是血热太过，壅塞于目所致的目痛，也可用吐法。

（3）吐法提气：朱丹溪用吐法除了祛邪外，还有一个很重要的作用就是通过吐法的向上升提气机，恢复气血津液的正常升降。如关格一证，戴元礼云："谓膈中觉有所碍，欲升不升，欲降不降，欲食不食，此谓气之横格也。"《丹溪心法》明确指出："关格，必用吐，提其气之横格，不必在出痰也。"又如治疗霍乱，在《丹溪心法》中指出："内有所积，外有所感受，致成吐泻，仍用二陈汤加减作吐以提其气。"小便不通证，有气虚、血虚，有痰、风闭、实热，其中气虚、血虚、有痰者皆用吐法，"以提其气，气升则水自降下，盖气承载其水也"。另外，《丹溪纂要》中还记载道："带下是胃中痰积流下，渗入膀胱，当升之，无人知此"，亦用吐法。

（4）吐法的辨证施用：朱丹溪在诸多病证中皆用吐法，而在吐法的具体施用中，非常强调辨证施吐。《丹溪心法》治小便不通最为显明其义："小便不通，有气虚、血虚、有痰、风闭、实热。气虚用参、芪、升麻等，先服后吐，或参芪药中探吐之。血虚用四物汤，先服后吐，或芎归汤中探吐亦可。痰多，二陈汤，先服后吐。已上皆用探吐，若痰气闭塞，二陈汤加木通香附（一作木香）探吐之。"同为吐，虚者用补气血药探吐，实者用化痰理气药探吐，实深得辨证施治要旨。

朱丹溪用吐法除强调辨证施药外，还注意针对病情的轻重施用不同药物。如《丹溪心法》中治疗中风痰涎壅盛："轻者用瓜蒂一钱，或稀涎散，或虾汁。以虾半斤，入酱、葱、姜等料物水煮。先吃虾次饮汁，后以鹅翎探引。吐痰用虾者，盖引其风出耳。重者用藜芦半钱或三分，加麝香少许，齑汁调，吐。若口噤昏迷者，灌入鼻内吐之。"

二、"吐"之法，祛邪气，荡正气

吐法治病机制，值得研究。因为吐法只吐出了一定的胃内容物，或残食杂瘀，或痰涎胃液，却能治三焦诸疾。这种一吐治百病的机制，王全年等做如下解释。

1. 逆向祛邪机制　所谓逆向祛邪，即逆着病邪侵入的方向而逐邪外出的方法。如六淫从皮毛而入，使之从皮毛而出，即为逆向驱邪治疗。无论吐法中的吐、泪、涕、汗，其驱邪之方向，皆逆于病邪侵入的方向。吐法产生的驱邪外出的反方向性，是其效佳的原因之一。逆向正治作用，属于因势利导的中医正治法。

2. 激荡机制　临床发现，适宜的吐法，具有振奋正气，醒脾悦胃，荡涤浊气。外可除"六淫"，内可化"五邪"，这绝不是仅仅吐出一定的胃内容物而取效的。我们引用了"激荡"来解释它的机制。吐时，诸窍尽开，邪有去路。而对于机体内，胃肠上下震荡，胸腔、腹腔内压剧烈变化，机体在这种"激荡"状态下，很有机会"腑气通，脏气和"。阴阳互荡再定位，正邪相争重调整。一段磨合期后，机体进入了某一层次的"阴平阳秘"。"激荡"机制，也许是吐法最具有医学意义之所在。此时机体处于应激状态，极大地调动了人体网络系统的协同作用，增大了治病潜能。

3. 神经调节机制　从现代医学角度来看，我们认为吐法治病的机制是：通过呕吐直接排出胃中有害的病邪；呕吐通过药物或机械刺激咽喉的作用，引起呕吐中枢兴奋，间接引起大脑皮层其他中枢，使全身重要组织器官活动增强，从而达到了恢复和调节组织器官功能的目的。这正是它虚实兼治、治病谱广的原因所在。

其他医家，也对吐法的作用机制提出了自己的观点：朱新豪认为涌吐剂具有刺激胃黏膜，间接兴奋延髓呕吐中枢，引起胃平滑肌逆向运动，贲门开放，导致呕吐；也有直接刺激呕吐中枢引起呕吐，以排除胃内有毒之物。并认为吐法除了直接驱除积食、毒物，减轻胃肠负荷外，更为重要的是，吐法能改变器官状态，有调和气血、安定脏腑的特殊功能，起到激发正气、抗邪祛邪的作用。

朱勉生等认为吐法对调整、恢复全身脏腑经络营卫气血的动态平衡都能发挥特殊的功用。究其之所以然，是因为呕吐这种逆运动牵一发而动全身，调动了胸腹腔多种脏器进入特别应急状态，利用这种状态造成的急速上行的力量，开通郁结，疏达凝滞，使阻塞气血运行常道的实邪得以排除，使气机得以条达，进而使气血、气水、寒温的种种异常得以纠正，起到调节整体的作用。

孙孝洪将吐法机制归纳为五点：排除宿食毒物，引流痰涎；改善胃肠道蠕动及消化功能，改变腹压；改变水潴留状态；减轻管腔梗阻；改善机体反应性。因此，吐法不仅刺激消化道，兴奋呕吐中枢，而且和神经–体液–代谢–免疫系统有关。

三、肺之痰热，可用吐法

1. 食积化痰热，吐法急祛邪　饮食自倍，脾胃乃伤；或胃气不健，纳食不化，皆易形成胃中宿食停滞。阳明胃为燥土，胃中停滞之食郁，得阳明之燥化，则为食火，食火上逆，熏蒸肺脏；食积于中，水液不运，敛津聚液为痰，痰火相和，上干清窍，痰热伤肺，致喘息怔忡、咳嗽。

此肺脏痰热，来源于中焦食积，初得之时，未伤气血，可用吐法急祛邪，祛除病因，则痰热易清，病情易复。《丹溪手镜》云："食者，物也，有形之血也。如初得，上部有脉，下部无脉，其人当吐，不吐者死。"

2. 膈上痰热，因势利导　外邪袭肺，气机不畅，津液失常，痰热由生；饮食厚味、偏嗜肥甘，致痰浊内生；病热之人，其气炎上，郁为痰饮；情志不畅，肝郁化火，木火刑金，炼液为痰；或年老脾弱，运化无力，饮食难化，聚生痰浊等。以上诸痰热，存于肺系，阻于气道，肺失宣肃，咳喘乃作。

《伤寒论》第166条言："病如桂枝证，头不痛，项不强，寸脉微浮，胸中痞硬，气上冲咽喉不得息者，此为胸有寒也，当吐之，宜瓜蒂散。"张从正认为"凡在上者，皆宜吐之"。朱丹溪认为，痰在膈上必用吐法。痰上主要指痰阻在肺，此时用吐法，主要是因势利导，促进痰热的排出。当然，现在临床上，直接用吐法排出肺部痰热的方法应用较少，但会用一些药物或方法，促使患者增加咳嗽次数和深度，从而达到排痰的目的，也是吐法的一个变相应用。同时，古人归于涌吐药的远志、郁金、薄荷、大黄、黄芩、黄连、栀子、豆豉、厚朴等，在治疗肺热过程中，仍被广泛应用。

3. 激荡正气，祛邪扶正　邪之所凑，其气必虚。适宜的吐法，具有振奋正气、醒脾悦胃、荡涤浊气的作用。吐时，诸窍尽开，邪有去路。而对于机体内，胃肠上下震荡，胸腔、腹腔内压剧烈变化，机体在这种"激荡"状态下，很有机会"腑气通，脏气和"。阴阳互荡再定位，正邪相争重调整。

朱丹溪认为吐法除了祛邪外，还有一个很重要的作用就是向上升提气机，恢复气血津液的正常升降。如关格一证，戴元礼云："谓膈中觉有所碍，欲升不升，欲降不降，欲食不食，此谓气之横格也。"《丹溪心法》明确指出："关格，必用吐，提其气之横格，不必在出痰也。"又如治疗霍乱，在《丹溪心法》中指出："内有所积，外有所感受，致成吐泻，仍用二陈汤加减作吐以提其气。"

至于吐法的变相应用嚏气，以鸡羽等物探入鼻窍，促其嚏气，振奋正气，以驱邪外出。即《灵枢·杂病》所说："哕，以草刺鼻嚏，嚏而已，无息而疾迎引之立已，大惊之亦可已。"

四、吐法常用方药

中医涌吐的治疗方法，始于《内经》，盛于张子和，在临床上使用十分广泛。《儒门事亲》列涌吐药36味，纵观张氏涌吐用药，可分以下五类。

1. 一般涌吐药　是指主要以涌吐为效用的药物，历代本草均有记载，现代临床仍在使用，如瓜蒂、常山、皂角、远志、郁金、茶末、藜芦、晋矾、绿矾、胆矾、铜绿、青盐、沧盐等。这类涌吐药的致吐作用，不但被历代医家临床所使用，而且现代药理学的研究也给予了证实和肯定。

2. 变相涌吐药　张子和认为：引涎、漉涎、嚏气、追泪等上行者，皆为吐法。而具有这类功能的药物也应归为涌吐药，称之为"变相涌吐药"。如葱根须、牙硝、轻粉、薄荷、谷精草等。但这类药的服用方法是很有讲究的，应引起注意。

3. 酸苦涌吐药　张氏取"酸苦涌泄为阴"，把大黄、黄连、黄芩、苦参、薤汁、饭浆等，共6味苦、酸之极之品，作为涌吐之药，并且以这类药物为主组合了"苦剂""酸苦剂"等品，然后配合探吐，达到涌吐之效。研究表明，大量酸苦之极之剂，易损胃气，使胃呈反射性保护而呕吐，如果配合探吐，涌吐的效果必得以保证。

4. 仲景涌吐药　张子和在《儒门事亲》卷二中言："余尝用吐方，皆是仲景方。"仲景涌吐方中曾选用的赤小豆、山栀、豆豉、厚朴、乌头5味药亦被张氏列入涌吐品。目前，对此认识尚有争议，但是，服药后引起涌吐则是事实。尽管涌吐与患者机体状况、病情、方药配伍、药效发挥等诸多因素有关，但得吐后病愈，是判断药物功能的依据。

5. 其他涌吐药　张氏把附子、地黄汁、芫花、木香、白米饮5味也列入了涌吐药，而这些药物仅是在一定条件下才有涌吐作用，如在复方药剂中或大剂量服后探吐等，对此，明代张介宾评价为"凡诸药皆可取吐，但随证作汤剂，探而吐之，无不可也"。

值得注意的是，有些涌吐之药有毒性，正如张子和指出："常山、胆矾、瓜蒂有小毒，藜芦、芫花、轻粉、乌附尖有大毒。"因此，在临床上应该注意。

6. 名医病例举例

治痰喘例：有一妇人，内有郁火，炼液为痰，痰浊上逆，喘促不安，半月不得安卧。诸医以为虚证，百药试之痰喘更急，又以皂角末嚏鼻通窍，痰上逆更甚。杨石林急用涌吐法，前医反对说病已见虚，不可用吐。杨石林说上部有脉，下部无脉，其人当吐。遂以盐汤令服之，去白痰数碗，喘息平安。后用六君子汤健脾祛痰而愈。（引《续名医类案》）

治头晕目眩：古人认为无痰不作眩，痰邪上犯扰于清窍，常出现眩晕，此时可用涌吐法排出痰涎去除病因。

例：有一人嗜酒，遂得痰饮之疾，眩晕不止，呕酸胀满，饮食日减，惊惕恍惚，四肢沉重。曾用治痰剂治之，百方无效，后想起张从正之吐法，遂试之，一试即见效，连施几次，吐出胶痰，诸症渐退。（引《续名医类案》）

第四节 下法

下法也称通下法、泻下法、攻里法，是用具有泻下作用的药物内服或外用使患者发生泻下，以达到治疗目的的一种方法。中医谓：下法是运用具有通便泻下作用的药物，组成方剂，以通利大便，排除病邪为目的的一种疗法。又说，所谓下法，是泻下大便、荡涤实热、攻逐水饮的一种治法。《内经》说："去菀陈莝""中满者，泻之于内"。《伤寒论》说："随其实而泻之""此有燥屎也，乃可攻之"。

泻下对于人体来说，也是一种以正气驱邪外出的表现，属于人体的保护作用，中医利用泻下药物或方剂使留在体内的病邪或有害物质排出体外。中医理论认为，"留者攻之，结者散之"，《素问·至真要大论》谓"攻""散"都指下法而言。

一、"下法"的文献概述

1. 《内经》对"下法"的认识 下法理论最早提出可追溯至《内经》。《素问·至真要大论》有"其下者，引而竭之""留者攻之""中满者，泻之于内"等论述。《素问·阴阳应象大论》谓："其实者，散而泻之"，《素问·热论》云："其满三日者，可泄而已"，这些论述为"下法"提出了理论基础，开下法之先河。

2. 《神农本草经》对"下法"的认识

（1）下法的适应证：《神农本草经·序录》中曾曰："凡欲治病，先察其源，候其病机。"下法作为攻邪祛病方法之一，就要求医者察其病源、候其病机、明确疾病的起因和发病的机理来决定是否使用下法。

在《神农本草经·序录》中还有"饮食不消，以吐下药"的记载。"饮食不消"可以为"先察其源"的结果而用下法，但并不代表下法只可用于"饮食不消"。"候其病机"有运用下法指征的，也需用下法。大黄作为常用下药，《神农本草经》在其主治中曰："主下瘀血，血闭，寒热，破癥瘕积聚，留饮，宿食，荡涤肠胃，推陈致新，通利水谷，调中化食，安和五脏。"其主治中除了"宿食"外还有病因为瘀血、血闭而致的"寒热，癥瘕积聚"；饮食不慎而致的"留饮"，明白其病机就可以通过大黄"荡涤肠胃，推陈致新"的泻下作用，来达到"通利水谷，调中化食，安和五脏"的目的。又如《神农本草经》在巴豆的主治中曰："治伤寒，温疟，寒热，破癥瘕，结聚坚积，留饮痰癖，大腹水胀，荡涤五脏六腑，开通闭塞，利水谷道，去恶肉，除鬼毒、蛊疰邪物，杀虫、鱼。"巴豆作为峻猛的攻下药也是通过"荡涤五脏六腑，开通闭塞，利水谷道"来达到治疗病机为闭塞不通而致的"癥瘕，结聚坚积，留饮痰癖，大腹水胀"之目的。

从在《神农本草经》下药的具体主治，可以看出下法不单纯运用于饮食不消，候其病机，只要是闭塞不通所致的各种病证，就可以视其情况而运用下法，使气血流通开通闭塞而治愈疾病。

（2）峻烈下药不可久服：《神农本草经》十分重视药物的毒性问题，对药物进行了上品、中品、下品的归类，认为上药"无毒，多服久服不伤人"；中药"无毒、有毒，斟酌其宜"；下药"多毒，不可久服"。而目前常用下药，大黄、大戟、芫花、甘遂、商陆、巴豆、狼毒等在《神农本草经》属于下品。

《神农本草经》对于有毒药物的使用，强调使用有毒药物治病，应从小剂量开始，逐步增加，直至病愈，提出了相应的用药原则："若用毒药治病，先起如黍粟，病去即止，不去倍之，不去十之，取去为度。"

当然一些作用和缓的药物，如天门冬、干地黄、麦门冬、柏子仁、肉苁蓉、黑芝麻、石蜜、冬葵子等，《神农本草经》并未明确指出有润下的作用，但后世发展认为有和缓的润下作用，因其为上药，《神农本草经》认为上药"无毒，多服久服不伤人"，故服用时间可以适当延长。

3. 仲景对"下法"的认识　张仲景的《伤寒论》和《金匮要略》有关下法方剂有三十多个，尤其在阳明病中，下法应用更加广泛。下法方药也不限于苦寒攻下一类，如寒下治疗阳明腑实证的三承气汤，温下的大黄附子汤，峻下的十枣汤，缓下治疗肠燥津伤之脾约证的麻子仁汤，以桃仁承气汤、抵挡汤为代表治疗蓄血证的攻逐瘀血法等。

《伤寒论》中"下法"用以治疗阳明腑实证，凡是具有阳明腑实者，均可用"下法"治疗。248条"太阳病三日，发汗不解，蒸蒸发热者，属胃也，调胃承气汤主之"，213条"阳明病，其人多汗，以津液外出，胃中燥，大便必硬，硬而谵语，小承气汤主之"，220条"二阳并病，太阳证罢，但发潮热，手足汗出，大便难而谵语者，下之则愈，宜大承气汤"。

仲景临证时对于邪传阳明、积滞化热、燥屎内结或宿食停滞胃肠、腑气不通，表现为腹满腹痛、大便秘结、呕吐烦躁的病症即用下法，外邪入里化热，与肠中糟粕相结，形成阳明腑实证，采用"三承气汤"，主要治疗燥、实、痞、满的阳明腑实证。

《金匮要略》大小承气汤之运用同《伤寒论》，但有所发挥，泻下热结用大承气汤为其代表方剂，"痉为病，胸满口噤，卧不着席，脚挛急，必齿，可与大承气汤。"用于诸热性病，病由表传里，热结阳明，里热盛而胸腹胀满，热盛烁津，津伤筋脉失濡，形成角弓反张而卧不着席，四肢挛急，口噤，齿龄。病为热极生风，阳明里热不除，津液难存，用大承气汤通腑泄热，以解其痉。

张仲景在《伤寒论》《金匮要略》中不仅发挥了《内经》理论，还把下法理论与实践融为一体，针对各种应下之证，将理法方药有机贯通，具体而实用。临床有上述提到的寒下，还有温下、峻下、缓下、汗下并用的不同，疗效可靠，一直被历代医家重视和沿用。

4. 金元医家论"下法"　在下法理论和应用的发展中，金元时期的医家起到了承前启后、创新突破性的重要推动作用。

金代著名医家刘完素提倡"火热论"，在临证中善用寒凉攻下，"不问风、寒、暑、湿，有汗无汗，内伤诸邪，有可下诸证：腹满实痛者，或烦渴，或谵妄，或狂躁喘满者，通宜大承气汤下之。"刘完素这一学术思想，对当时的医学界和后世产生了深远的影响。

金元四大家攻邪派代表张从正创立了汗、吐、下三法的理论体系，明确提出了下法可推陈致新，调理气血运行。认为邪气的阻碍是血气郁滞的根本原因，故祛邪为首要，而下法在祛邪法中最为直接。所著《儒门事亲》中下法所用中药30味，自拟攻下之方33首，分别采用寒下、凉下、温下、热下、调中攻下之剂，具备"通便、逐水、泻实、下积"等不同功效的方剂。张子和认为邪气为疾病之首获，病乃邪气侵犯机体所致，祛邪为治疗第一要务，主张"先论攻邪，邪去而元气自复也"。

张子和将下法广泛应用于临床，丰富了下法的内容，扩大了下法的治疗范围，在《儒门事亲》中说："积聚陈莝于中，留结寒热在内"，宜用下法。下法能使"陈莝去而胃肠洁，癥瘕尽而荣卫昌"，运用下法的指征不仅是阳明里实之有无，而注重邪气导致的气血郁滞的病理状态之有无。把凡能通达气血，祛除邪气，使之从下而行的多种治法均在下法之列，张子和不但继承了"急下存阴"，他将下法广泛应用于风水、水肿、泄泻、胃痛、风搐、身热、吐血、牙痛、杖疮、血晕、中暑、砂石淋等各种危急重症，提出了痛随利减的概念。大凡邪滞宿食蕴结肠胃脘，杂病腹满拒按，黄疸食劳及寒湿痼冷，热客下焦，痰饮食滞，里热未尽，瘀血积滞而致中下焦之里实证，皆可用下法。"盖有毒之药，能上涌下泄，可以夺病之大势。"张子和运用下法治疗疑难病症，尤其是湿邪、积聚等病程较长、不易速愈的疾病，主张反复多次攻下。他还把催生下乳、磨积逐水、破经泄气，归纳为下法，"凡下行者，皆下法也"，提出"寒湿固冷，热客下焦"皆可用下法。张子和下法并非简单的"下"，而是有法、有方、有质、有先、有后、有缓、有急之分，"急则用汤，缓则用丸，或以汤送丸，量病之微甚，中病即止，不必尽剂，过则生愆"。

在下法的运用时强调用何药、何剂型、何剂量需要根据患者虚实的状况来决定，认为不同社会地位的人其体质、发病有异，同样用下法也要有所区别，对邪实正不虚者，可峻下三四十行，对体弱年老者则"重者减之"逐渐祛邪，他指出："若人年老衰弱，有虚中积聚者，止可五日一服万病无忧散，故凡积年之患，岂可一药而愈？即可减而去之。"甚至可以采用食疗的方法。备急丸只可用于辛苦劳力者，不可用于富贵城郭之人。

张子和下法的发展是系统完整的理法方药体系，很值得探讨学习和弘扬。

5. 明清医家论"下法"

（1）《瘟疫论》与《温病条辨》论"下法"：吴鞠通在其《温病条辨》自序中提到他在校检《四库全书》时得吴又可《温疫论》，观其议论宏阔，实有发前人所未发，但细观其法亦不免支离驳杂，盖用心良苦，而学术未精。故将两者放在一起论述。

1）大承气汤证：吴又可与吴鞠通下法思想皆宗张仲景《伤寒论》，对大承气汤证的描述基本与《伤寒论》一致。吴又可在《伤寒论》基础上对大承气汤证舌象有所补充，如《温疫论》在"应下诸证"一节当中描述应下证舌象："……舌上黄苔……黄苔宜下"，"……舌上干燥易生苔刺"等，以及散在于各节中的描述如潮热、谵语、扬手掷足、大便极臭、大便闭、小便赤红涓滴作痛、目赤、咽干、气喷如火、口臭、口燥渴、鼻孔如烟煤、唇燥裂、色焦、口皮起。吴鞠通不仅十分赞成其看法，并在此基础上进行了更为详细的归纳总结。他将吴又可的真知灼见在《温病条辨》中焦篇归纳成条，系统阐述大承气汤证症状为"面目俱赤，语声重浊，呼吸俱粗，大便闭，小便涩，舌苔老黄，甚则黑有芒刺"。

2）治疗下法变证：《温病条辨》中焦篇十三条云："下后无汗，脉浮者，银翘汤主之。脉浮洪者，白虎汤主之，脉浮而芤者，白虎加人参汤主之。"《温疫论》"下后脉浮"一节谓："虽无汗，宜白虎汤，邪从汗解。若大下后或数下后，脉空浮而数，按之豁然如无，宜白虎汤加人参，覆杯则汗解。"两相对比除银翘散外，吴鞠通治疗"下后邪气还表"一证完全继承于吴又可。下后无汗，是因各种原因如自利经久，或素有他病先亏，或本病日久不愈，或反复数下，导致津液耗伤，欲汗无源，白虎辛凉除肌表散漫之热邪，加人参鼓舞元气，开发腠理，故得汗解。

3）"补泻兼施"新加黄龙汤：《温疫论》中"补泻兼施"一节中认为证本应下的因耽搁失治，造成邪热未除、元神将脱的局面，此时补之邪毒愈甚，攻之则几微之气不胜其攻，攻不可补不可，补泄不及，两无生理。吴又可认为此时应用黄龙汤，可有回生于万一的可能。吴鞠通将此归于阳明温病下之不通条下，认为此属"应下失下，正虚不能运药，不运药者死"，然正气久耗，大便不下者，阴阳具惫，尤重阴液消亡，而黄龙汤用大承气加参、地、当归，其中枳、朴伤气耗液，遂改用调胃承气，以甘草缓急，人参补正，姜汁宣通胃气，加麦、地、元参保津液又可去血结积聚，加海参化坚补正，创制新加黄龙汤，在补泻兼施的同时顾护阴液，虽仍为勉尽人力之作，但其用药更加谨慎得当。

4）创"增水行舟"大法：吴鞠通创制"增水行舟"法乃是受吴又可承气养荣汤的启发。吴又可提出攻下虽为保阴的有效治法，但数下亦可导致阴液损伤，因而需注意"数下亡阴"之弊，指出攻下时应根据病情"间服缓剂"，因而创设养阴攻下法，代表方剂承气养荣汤，专治素体阴亏或因数下等原因而耗伤阴液、发热、口渴等里证仍在者。吴鞠通据此指出："津液不足，无水舟停者，间服增液，再不下者，增液承气汤主之。"吴又可所立攻下之剂但未能不用大黄而达到攻下的目的，吴鞠通则不用大黄，"妙在寓泻于补，以补药之体，作泻药之用，既可攻实，又可防虚"，在外感热病运用攻下法是一个突破。至于对"下后复聚"一证易小承气汤为增液汤也是源于此处。同时指出由于温病与温疫有所不同，故特别提出纯恃承气以为攻病之具，用之得当则效，用之不当则有三弊一说。

（2）《临证指南医案》论"下法"

1）寒下法：叶天士《临证指南医案》4次应用更衣丸。更衣丸由朱砂五钱，芦荟七钱组成，此方出自《先醒斋医学广笔记》，专通火腑之壅结。叶氏应用此方的医案均具备实证特点，直取其效，达到通腑清热之功。

《临证指南医案》中10次点明使用龙荟丸，应用于卷一肝风（风阳阻窍）、卷三淋浊（血淋）、卷六肝风（风火上郁）、卷七便血（郁怒木火犯土）及痉厥（肝风、厥阴热邪、肝风烁阴）和癫痫（惊恐痰火升）中。甚至在卷十幼科要略痘（肝肾蕴毒闷症）中也化裁应用了龙荟丸。本方具有泻火通便的作用。

《临证指南医案》中涉及桃仁承气汤的应用包括卷二吐血（血络阻痹、怒劳血痹）、卷四便闭（血结）、卷十幼科要略的疟等。张仲景《伤寒论》原方主治下焦蓄血证（热与血相搏结于下焦）。在卷十《幼科要略疟》中载"又夏月热久入血，最多蓄血一症，昏狂，看法以小便清长者，大便必黑为是，桃仁承气汤为要药"。在上述案中明确提出使用桃仁承气汤，其组方为"桃仁一钱，甘草一钱，芒硝二钱，大黄四钱"，他在仲景桃核承气汤的基础上化裁而制桃仁承气汤。

《临证指南医案》卷八疮疡（肠痈）某案中，仿孙真人用牡丹皮大黄汤治疗。

2）润下法：《临证指南医案》中在血液枯燥便闭中有某案，因该患者"高年下焦阴弱"，未用峻下法，而"拟五仁润燥，以代通幽，是王道之治"。

叶天士在《临证指南医案》中非常推崇李东垣的通幽法。东垣《兰室秘藏》原方主治大便燥结，为润燥剂。在卷四便闭载李三六案，叶天士仿东垣通幽意，用"当归、桃仁、红花、郁李仁、冬葵子、柏子霜、芦荟、松子肉，水熬膏，服五钱"治疗。在该医案中体现了"六腑通即为补"的治疗思想。

3）温下法：大黄附子汤原方出自《金匮要略》，由大黄、附子、细辛组成。主治里寒积滞内结，阳气不运而致的便秘。叶天士在《临证指南医案》中加减应用大黄附子汤治疗痢证之阳虚气滞证，且明确阐明了治法治则。

4）泻下逐水法：叶天士在《临证指南医案》卷八疝（久疝湿热郁）中应用了控涎丹的治疗。本方出自《三因极一病证方论》，又名妙应丸、子龙丸。主治水饮内停证。叶氏在本案中使用了原方，用丸剂治疗则药力较缓，主治痰涎水停于胸膈。

5）攻补兼施法：攻补兼施剂适用于里实正虚，而大便秘结之证。此证主要表现为腹满便秘而兼气血不足或阴津内竭者。只有攻补兼施、邪正兼顾，才能两全。

二、下利之法，调理气机，推陈致新

1. 调理气机

（1）以通为用，调理六腑气机：六腑气机主要以降以出为主，这与其生理特性有关。六腑传化物而不藏，以通为用，而下法的作用效果也表现为降和出，顺应了六腑的生理功能，所以说通下的方法是调理六腑自身生理功能，即自身气机运行的最佳方法。

《伤寒论》中的下法是后世的楷模，其运用方法有承气峻下，麻子仁丸润下，蜜煎坐药导下等。下的根本病机由提纲一句便可获晓："阳明之为病，胃家实是也"，"胃家"即整个肠胃系统，"实"字一语中的，道破天机，"胃家"当以通为用，"实"则气不通，气机不畅，故采用通下之法，承转胃肠气机，故名承气。胃家气机不通，结燥屎郁于肠道，郁热伤津，致令脾阴不足，脾气不升，不布津液，此名脾约，同样也采用通下之法，恢复胃脾气机，则胃自通降，脾自升清。另外用蜜煎做成坐药，"当须自欲大便时"导而通之，这种方法更是调理胃肠气机、帮助胃肠之气下行的一种简便而有效的方法。由此可见，在下法的最初雏形中就已经明确地含有了调理六腑气机的作用。

《伤寒论》另有一方大柴胡汤治疗少阳、阳明合病。病在少阳，枢机不利，本不可下，但阳明腑实不解，不下又不能恢复气机，气机不畅，谈何枢转，故表里双解，调理六腑气机，协助少阳枢转，其作用核心药物为大黄。下法是恢复胆之疏泄的明确可行的方法。下法的下行趋势帮助和顺应了六腑的气机运行，调整了胃之受盛、大肠之传导、小肠之分清泌浊、胆之疏泄、膀胱之气化的功能活动，消除和清理了人体各部的有形或无形郁滞，借以调整全身气机的升降流通，影响人体的气化活动。同时，下法对人体气血津液的相互转换及人体对营养物质的吸收都会产生一定的影响。

（2）表里相连，协调五脏气机：五脏与六腑相表里，五脏的生理功能的正常与否同其表里之腑有密切的关系。所以说下法的调理五脏气机功能是通过调理六腑气机的作用间接地来实现的。

肺与大肠相表里，生理状态下，金令清肃，行气于腑，则大肠能化糟粕、排废浊，其传导功能正常。一旦肺失肃降，迁延日久，脏病连腑，导致肠道气机紊乱，传导无权，糟粕内停，则成"气秘"之候。治疗时务必用下法以平金降逆，调理气机，则肺气下行，腑通便调，出纳有序。同样，若腑气不通，气机不得下泄，腑浊之气上攻于肺，致肺失清肃，气道不利，发生喘逆之变。治疗时仍采用下法，通过下泄腹气来调肺气，复宣降。肺主气，司呼吸，宣降复，则气机畅，呼吸顺，体安康。

临床上还可以见到一些肝阳上亢、肝火上逆的病例，如中风、眩晕等症，气之与血并走于上，气有余便是火，火不得泄，亦亢盛于上，或灼伤血络，或扰乱清阳。治疗时通过下法釜底抽薪，泻肝火，平肝阳，使气机下降，自能引血下行。

脾胃为气机升降之枢。李东垣据此强调脾升胃降，以脾的升发为主，后世叶天士接受了东垣之说，对于脾脏阳气虚衰者，治疗采用益气升阳之法，但叶天士又突出强调脾胃两者应加以区别，提出"脾宜升则健，胃宜降则和"，主张用降胃之法，并同时提出了"腑以通为补"的著名观点。实际上，脾主升和胃主降，两者对气机的调理作用是相辅相成的。下法虽不能直接地调理脾的运化升清，但用下法来降胃气所起到的作用仍是在助脾运化，补脾升清，正所谓"浊气不降则清气不升"。

调理五脏气机所采取的下法是一种广义上的下法，即张从正所言："催生、下乳、磨积、逐水、破经、泄气，凡下行者皆下法也"。下法能调理五脏气机，而五脏气机的变化在疾病的各个阶段均有不同，所以临床应用，必须从疾病的发展变化着眼，动态地观察五脏气机变化，明辨其证候本质，娴熟而灵活地运用不同程度的下法。

2. 推陈致新　《灵枢·邪气脏腑病形》云："人有所堕坠，恶血留内，腹中胀满，不得前后，先饮利药。"《伤科秘要》也指出："瘀血停滞或积于脏腑者，宜攻利之，先逐其瘀，而后和营止痛，自无不效。"这些理论明确地指出下法可活血行气，祛瘀生新，调理血气运行。下法是治疗跌打损伤所致瘀血证的有效而又迅速的治则之一，特别是伤及胸腹、腰胁导致血气流通障碍时，使用不同程度的下法均可活血止痛、祛瘀生新。张仲景的抵当汤、桃仁承气汤如此，《医学发明》的复元活血汤亦如此，并且复元活血汤用法中特别注明"以利为度，得利痛减，不尽服"，这同时为调理血气运行而使用下法提供了一个临床较为实用的关于下的程度的判断标准。

张从正指出"《内经》一书，惟以血气流通为贵"，邪气侵阻是影响血气流通、导致血气郁滞的根本原因，治疗当以祛邪为首要，而祛邪法中下法最为直接，通过下而达到"陈莝去而肠胃洁，癥瘕尽而营卫昌"。如治疗郁证，他强调使用吐下二法。"吐之令其条达也"，"下者是推陈致新也"。显然，吐下两法在这里的应用明确寓有流通气血的含义。下法能去陈莝，尽癥瘕，通营卫，推陈致新的理论体系的建立，使这一法则在后世应用中彻底摆脱了《伤寒论》诸下法的局限，使其适用空间得到了更大的拓展和发挥。

在使用下法来推陈致新、调理血气的诸多用药中，大黄是颇为引人注目的，从《伤寒论》至今备受关注。清代名医唐容川在《血证论》中治疗吐血提出"以止血为第一要法"，"止血其法独取阳明"，主方用泻心汤，"以胃家实热为主，亦釜底抽薪之义，是能降气止逆者"。同时指出，方中的"大黄一味，能推陈致新，以损阳和阴，非徒下胃中之气也，即经脉、肌肤、躯壳，凡属气逆于血分之中，致血有不和处，大黄之性，亦无不达。盖其药气最盛，故能克而制之，使气之上逆者，不敢不顺，既速下降之势，又无遗留之邪"。对于成方十灰散也十分强调"其妙全在大黄降气即以降血"。唐容川的这段论述是对大黄的推陈致新、调理气血功能的最佳理论演绎。大黄的现代药理及临床研究报道较多，如治疗肝硬化腹水、上消化道出血、尿毒症等。大黄推陈致新、调理气血的作用始终是其中关键的一环。

三、肺热可"下"，邪之出路，釜底抽薪

1. 通腑泻肺热

（1）攻下通腑泻肺热：大肠以通为用，肺气以降为和，两者的"通"和"降"是互相依存，互相因果的。大肠属腑，当以通降为主，大肠的主要生理功能是传化糟粕。若肺气亏虚，无力推导大肠之降，则会出现大肠气机不畅，继而出现肠道气滞，大便艰难等情况。郁滞日久，则肠热内生，循经上犯，从而出现肺热病症。

若饮食失节，则内伤脾胃，中滞痞闭，气机失调，三焦之气机失调，易致大肠热结，出现腹胀、便秘等，内热由生，上干于肺，则肺热。

在急性热性病过程中，当邪热传入阳明大肠后，与肠道糟粕搏结，燥屎内

阻，腑气不通，痞满燥实已成，气机已滞，实热已生。浊气不能下趋，反而上逆于肺，肺气不利，故见喘促气粗；邪热循经上干于肺，并煎灼津液而成痰，形成痰热阻肺的情形。

通腑泄热法适用于各种原因所致的肺热、阳明腑实证。仲景通腑泄热法以大承气汤为其代表方，体现了上病下取、釜底抽薪的中医治疗法则。《伤寒论》第218条载："伤寒四五日，脉沉而喘满，沉为在里，而反发其汗，津液越出，大便为难。表虚里实，久则谵语。"即强调伤寒误用汗法所致肺病兼见阳明证者，病纯在里，阳明热结、腑气不通故胀满，腑气不通、肺气上逆则发为喘证，阳明腑实、热盛扰神则甚至出现谵语、神昏等症。临床治疗多在清热解毒的同时配以三承气汤，重用大黄泻下泻热、荡涤积滞痰热，釜底抽薪，配以瓜蒌、石膏等化痰通腑、宣肺清热，使肺复清肃、火不复炽，则诸症渐除。

（2）润下增液除肺热：大肠参与水液代谢，能吸收食糜中之水分，使大便成形。若大肠内热，则水液失于通调，则津液代谢障碍聚而为痰，气机郁滞，郁而化热，热伤肺津，炼液成痰，痰与热结，壅阻于肺，出现肺的痰热阴伤病证。

《内经》曰："大肠主津所生病。"故临床治疗在补肺生津的同时，配以麻子仁丸润肠通便、畅通肺腑。麻子仁丸方中麻仁为君药，润肠通便；杏仁滋肺阴而降阳明，使气下行；芍药酸甘化阴，育阴液；大黄、厚朴泻热，祛痰浊、食积。诸药并蜂蜜成丸，缓缓润下，因蜂蜜亦入肺、胃、肠腑，可滋肺胃之阴，救大肠之燥，如此增阴液、润肺肠，使肺腑畅通。

2. 逐水去痰热 《济生方·痰饮论治》曰："人之气道，贵乎顺，顺则津液流通，决无痰饮之患，调摄失宜，气道闭塞，水饮停膈。"肺为娇脏，肺气以宣畅、下行为顺。肺气上逆则水道不通，水饮停于肺与胸膈，津液郁滞的痰热生。

《金匮要略·痰饮咳嗽病脉证治》第26条曰："支饮胸满者，厚朴大黄汤主之。"饮邪若壅滞于胸膈则易生痰化热，使肺气失宣，同时脏病及腑，致使胃肠气机不畅。原文虽仅云"胸满"，但方中主药厚朴、大黄均为理气导滞之品，均入脾胃、大肠经，以药测证，腹部胀满不适亦可能为其兼见症状。因气机壅滞较甚，故方中厚朴、大黄用量均较大，旨在行气除满，荡涤热饮。腑气得通则肺气自降、水道通调，饮邪归于正化。

大陷胸汤亦为仲景攻下逐水、通腑泄热、肺肠同治之剂，其所治主证为结胸、短气伴项强。太阳表证误下后，易致胃虚停饮，若患者平素阳气较旺盛，复感外邪后肺热于内，则水热互结于胸胁，易成结胸病。胸膈气滞，肺气失宣，则可出现短气之症，此处短气属实证，而非肾虚不纳所致，故治疗当以祛邪为主。《伤寒论》第131条云："病发于阳而反下之，热入因作结胸；病发于阴而反下之，因作痞也。所以成结胸者，以下之太早故也。结胸者，项亦强，如柔痉状，下之则和，宜大陷胸丸。"方中大黄、芒硝功专泻下，导邪热从肠腑而去；甘遂攻逐水饮、消肿散结；葶苈子辛寒利气、泻肺逐水；杏仁降气平喘且润肠通便。如此治法，则水饮消散，痰液消退，热亦从下而去，肺脏则是邪去正安，气道通顺，宣发肃降复归平和。

3. 推陈解瘀热　肺主气、司呼吸，气为血之帅，气行则血行，气滞则血瘀。肺朝百脉，肺病则百脉不畅。故肺部疾患常常出现血行瘀滞情况，甚至瘀血与痰、热等互结，合而为病。

另一方面，肺部疾患，失治误治，或病情迁延不愈，均可形成肺虚表现，甚至出现肺脾肾俱虚的情况。肺虚则水液不得宣散，难行"肺朝百脉"之功；脾虚则水湿不运，聚湿生痰；肾虚则失蒸腾气化，终至水聚成饮，饮化为痰，瘀血内生，痰瘀互结。故慢性肺病，多有水饮内停不化，痰瘀互阻。饮留上焦，迫肺则咳逆上气，凌心则心悸、气短，湿困中焦，则纳减、呕恶、腹胀，饮溢肌肤则水肿尿少，饮停胸胁、腹部而为悬饮、水臌等，瘀血内阻，则出现舌质紫暗、脉涩、咳喘、唇甲发绀等。

《血证论》言："内有瘀血，则阻碍气道，不得升降……气壅即水壅……水壅即为痰饮。"指出瘀血可导致气滞，瘀血乘肺导致咳逆喘促。明代方贤在《奇消良方》中提出瘀血可生痰，"气塞不通，血壅不流，凝血蕴里，津液凝涩，渗着不去而成痰"，痰、瘀两者互为因果。

如此下法，则瘀血去，新血生，气机畅，营卫通，肺热去，气道顺，肺宣降，气血和。

第五节　和法

一、"和法"的文献概述

《内经》并无"和法"二字，其所使用的"和"，并不是作为一种具体的治疗方法提出的，而主要是指机体生理功能的谐和、平和，或者是指使处于阴阳失调病理状态的机体恢复到协调、和谐的生理状态这一治疗的根本要求。《内经》对以"和"作为指导思想的治法、治则、养生等有不少论述，是后世"和法"思想的理论基础。

1.《内经》"和"的意思　"和"字见于《素问》与《灵枢》共164次，其含义可分为以下几类。

（1）最佳状态：该义项在《内经》中运用最广，天地、人、脏腑筋脉气血等的最佳状态均可称为"和"。

1）天地之和：指天地运行的最佳状态。《素问·六微旨大论》言："帝曰：其有至而至，有至而不至，有至而太过，何也？岐伯曰：至而至者和；至而不至，来气不及也；未至而至，来气有余也。帝曰：至而不至，未至而至如何？岐伯曰：应则顺，否则逆，逆则变生，变则病。帝曰：善。请言其应。岐伯曰：物生其应也，气脉其应也。"

在天地之和的基础上，《内经》进一步认为人应当处天地之和，与天地之和相应。故《素问·上古天真论》言："其次有圣人者，处天地之和，从八风之理，适嗜欲于世俗之间，无恚嗔之心，行不欲离于世，被服章，举不欲观于俗，外不劳形于事，内无思想之患，以恬愉为务，以自得为功，形体不敝，精神不散，亦可以百数。"不仅仅是人，万物都应当处天地之和，故《素问·汤液醪醴论》言："黄帝问曰：为五谷汤液及醪醴，奈何？岐伯对曰：必以稻米，炊之稻薪，稻米者完，稻薪者坚。帝曰：何以然？岐伯曰：此得天地之和，高下之宜，故能至完。伐取得时，故能至坚也。"

2）阴阳和：《素问·上古天真论》言："丈夫八岁，肾气实，发长齿更。二八，肾气盛，天癸至，精气溢泻，阴阳和，故能有子"。《灵枢·五乱》言："黄帝曰：何谓相顺而治？岐伯曰：经脉十二者，以应十二月。十二月者，分为四时。四时者，春秋冬夏，其气各异，营卫相随，阴阳已和，清浊不相干，如是则顺之而治"。

《内经》中把人按阴阳的多少偏胜分为五类，有太阴之人，少阴之人，太阳之人，少阳之人，阴阳和平之人。《灵枢·通天》言："阴阳和平之人，居处安静，无为惧惧，无为欣欣，婉然从物，或与不争，与时变化，尊则谦谦，谭而不治，是谓至治。古人善用针艾者，视人五态乃治之，盛者泻之，虚者补之。……阴阳和平之人，其阴阳之气和，血脉调……阴阳和平之人，其状委委然，随随然，颙颙然，愉愉然，眩眩然，豆豆然，众人皆曰君子，此阴阳和平之人也。"

3）民气和：《内经》中在描述人的状态时，也用和，如"民气和"。《素问·六元正纪大论》曰："凡此阳明司天之政，气化运行后天，天气急，地气明，阳专其令，炎暑大行，物燥以坚，淳风乃治，风燥横运，流于气交，多阳少阴，云趋雨府，湿化乃敷。燥极而泽，其谷白丹，间谷命太者，其耗白甲品羽，金火合德，上应太白荧惑……五之气，春令反行，草乃生荣，民气和。"

4）脏腑和：《灵枢·脉度》在论述五脏与人体官窍的时候指出："五脏常内阅于上七窍也，故肺气通于鼻，肺和则鼻能知臭香矣；心气通于舌，心和则舌能知五味矣；肝气通于目，肝和则目能辨五色矣；脾气通于口，脾和则口能知五谷矣；肾气通于耳，肾和则耳能闻五音矣。五脏不和则七窍不通，六腑不和则留结为痈。故邪在腑则阳脉不和，阳脉不和则气留之，气留之则阳气盛矣。阳气太盛则阴脉不和，阴脉不和则血留之，血留之则阴气盛矣。阴气太盛，则阳气不能荣也，故曰关。阳气太盛，则阴气弗能荣也，故曰格。阴阳俱盛，不得相荣，故曰关格。关格者，不得尽期而死也"。

《灵枢·本脏》在论述五脏的小大、高下，坚脆、端正、偏倾，六腑的小大、长短、厚薄、结直、缓急与健康和疾病的关系时指出："心端正，则和利难伤……肺端正则和利难伤……肝端正则和利难伤……脾端正则和利难伤……肾端正则和利难伤……五脏皆端正者，和利得人心"。

5）气血和：《灵枢·本脏》在论述人的生理功能时，皆用"和"来表述最佳状态，其言："黄帝问于岐伯曰：人之血气精神者，所以奉生而周于性命者也。经脉者，所以行血气而营阴阳，濡筋骨，利关节者也。卫气者，所以温分肉，充皮肤，肥腠理，司关合者也。志意者，所以御精神，收魂魄，适寒温，和喜怒者也。是故血和则经脉流行，营复阴阳，筋骨劲强，关节清利矣。卫气和则分肉解利，皮肤调柔，腠理致密矣。志意和则精神专直，魂魄不散，悔怒不起，五脏不受邪矣。寒温和则六腑化谷，风痹不作，经脉通利，肢节得安矣。"

《素问·六节脏象论》曰："天食人以五气，地食人以五味，五气入鼻，藏于心肺，上使五色修明，音声能彰。五味入口，藏于肠胃，味有所藏，以养五气，气和而生，津液相成，神乃自生"。《素问·举痛论》则指出气之和与情志密切相关，其言："帝曰：善。余知百病生于气也，怒则气上，喜则气缓，悲则气消，恐则气下，寒则气收，炅则气泄，惊则气乱，劳则气耗，思则气结，九气不同，何病之生？岐伯曰：怒则气逆，甚则呕血及飧泄，故气上矣。喜则气和志达，荣卫通利，故气缓矣。"

对于"血和"而言，《灵枢·天年》指出："黄帝曰：人之寿夭各不同，或夭寿，或卒死，或病久，愿闻其道。岐伯曰：五脏坚固，血脉和调，肌肉解利，皮肤致密，营卫之行，不失其常，呼吸微徐，气以度行，六腑化谷，津液布扬，各如其常，故能长久。"《灵枢·阴阳二十五人》言："黄帝曰：刺其诸阴阳奈何？岐伯曰：按其寸口人迎，以调阴阳，切循其经络之凝涩，结而不通者，此于身皆为痛痹，甚则不行，故凝涩。凝涩者，致气以温之，血和乃止。其结络者，脉结血不和，决之乃行。故曰：气有余于上者，导而下之；气不足于上者，推而休之；其稽留不至者，因而迎之。必明于经隧，乃能持之。寒与热争者，导而行之；其宛陈血不结者，则而予之。必先明知二十五人，则血气之所在，左右上下，刺约毕也。"

（2）调整到最佳状态：《素问·上古天真论》言："上古之人，其知道者，法于阴阳，和于术数，食饮有节，起居有常，不妄作劳，故能形与神俱，而尽终其天年，度百岁乃去……中古之时，有至人者，淳德全道，和于阴阳，调于四时，去世离俗，积精全神，游行天地之间，视听八达之外，此盖益其寿命而强者也，亦归于真人。"

（3）混合、融合：《素问·刺法论》言："又一法，小金丹方……炼白沙蜜为丸，如梧桐子大，每日望东吸日华气一口，冰水下一丸，和气咽之，服十粒，无疫干也。"该处的和为混合之义。《素问·生气通天论》云："是故谨和五味，骨正筋柔，气血以流，腠理以密，如是则骨气以精，谨道如法，长有天命"。《素问·至真要大论》在讨论治法的时候，指出："帝曰：善。治之奈何？岐伯曰：高者抑之，下者举之，有余折之，不足补之，佐以所利，和以所宜，必安其主客，适其寒温，同者逆之，异者从之。"此处的和为和药之和。

（4）和睦：《素问·天元纪大论》言："上以治民，下以治身，使百姓昭著，上下和亲，德泽下流，子孙无忧，传之后世，无有终时"，《灵枢·师传》亦言："余闻先师，有所心藏，弗著于方。余愿闻而藏之，则而行之，上以治民，下以治身，使百姓无病，上下和亲，德泽下流，子孙无忧，传于后世，无有终时，可得闻乎？"《素问·五运行大论》言："帝曰：寒暑燥湿风火，在人合之奈何？其于万物何以生化？岐伯曰：东方生风，风生木，木生酸，酸生肝，肝生筋，筋生心。其在天为玄，在人为道，在地为化。化生五味，道生智，玄生神，化生气。神在天为风，在地为木，在体为筋，在气为柔，在脏为肝。其性为喧，其德为和……"。

（5）暖和、温和：《素问·离合真邪论》言："岐伯对曰：夫圣人之起度数，必应于天地，故天有宿度，地有经水，人有经脉。天地温和，则经水安静；天寒地冻，则经水凝泣；天暑地热，则经水沸溢；卒风暴起，则经水波涌而陇起。"《灵枢·五味论》言："酸入于胃，其气涩以收，上之两焦，弗能出入也。不出即留于胃中，胃中和温，则下注膀胱，膀胱之胞薄以懦，得酸则缩绻，约而不通，水道不行，故癃。阴者，积筋之所终也，故酸入而走筋矣。"

2.《伤寒论》与"和法"

（1）"和"有最佳状态之义

1）阴阳和

问曰：病有不战不汗出而解者，何也？答曰：其脉自微，此以曾发汗，若吐、若下、若亡血，以内无津液，此阴阳自和，必自愈，故不战不汗出而解也。

成无己《注解伤寒论》解释为："脉微者，邪气微也。邪气已微，正气又弱，脉所以微。既经发汗、吐下、亡阳、亡血，内无津液，则不能作汗，得阴阳气和而自愈也。"

凡病若发汗、若吐、若下、若亡血、亡津液，阴阳自和者，必自愈。（58条）

2）津液自和

法当汗出而愈。若下之，身重心悸者，不可发汗，当自汗出乃解。所以然者，尺中脉微，此里虚。须表里实，津液自和，便自汗出愈。（49条）

3）脉和

病六七日，手足三部脉皆至，大烦而口噤不能言，其人躁扰者，必欲解也。若脉和，其人大烦，目重睑内际黄者，此欲解也。（31条）

伤寒十三日，过经谵语者，以有热也，当以汤下之。若小便利者，大便当硬，而反下利，脉调和者，知医以丸药下之，非其治也。若自下利者，脉当微厥，今反和者，此为内实也，调胃承气汤主之。（105条）

发汗多，若重发汗者，亡其阳，谵语。脉短者死，脉自和者不死。（211条）

4）胃气和

伤寒脉浮，自汗出，小便数，心烦，微恶寒，脚挛急，反与桂枝，欲攻其表，此误也。得之便厥，咽中干、烦躁、吐逆者，作甘草干姜汤与之，以复其阳。若厥愈足温者，更作芍药甘草汤与之，其脚即伸；若胃气不和，谵语者，少

与调胃承气汤；若重发汗，复加烧针者，四逆汤主之。（29条）

太阳病，发汗后，大汗出，胃中干，烦躁不得眠，欲得饮水者，少少与饮之，令胃气和则愈。（71条）

阳明病，胁下硬满，不大便而呕，舌上白苔者，可与小柴胡汤。上焦得通，津液得下，胃气因和，身濈然汗出而解。（230条）

伤寒汗出解之后，胃中不和，心下痞硬，干噫食臭，胁下有水气，腹中雷鸣下利者，生姜泻心汤主之。（157条）

伤寒，脉弦细，头痛发热者，属少阳。少阳不可发汗，发汗则谵语，此属胃。胃和则愈，胃不和，烦而悸。（265条）

5）营卫和

病常自汗出者，此为荣气和。荣气和者，外不谐，以卫气不共荣气谐和故尔。以荣行脉中，卫行脉外。复发其汗，荣卫和则愈。宜桂枝汤。（53条）

病人脏无他病，时发热，自汗出而不愈者，此卫气不和也。先其时，发汗则愈，宜桂枝汤。（54条）

6）表里和

太阳病，先下而不愈，因复发汗，以此表里俱虚，其人因致冒，冒家汗出自愈。所以然者，汗出表和故也。里未和，然后复下之。（93条）

太阳中风，下利，呕逆，表解者，乃可攻之。其人漐漐汗出，发作有时，头痛，心下痞硬满，引胁下痛，干呕短气，汗出不恶寒者，此表解里未和也，十枣汤主之。（152条）

（2）调整到最佳状态

1）和胃气

发汗后恶寒者，虚故也。不恶寒，但热者，实也，当和胃气，与调胃承气汤。（70条）

阳明病，脉迟，虽汗出不恶寒者，其身必重，短气，腹满而喘，有潮热者，此外欲解，可攻里也。手足濈然汗出者，此大便已硬也，大承气汤主之；若汗多，微发热恶寒者，外未解也，其热不潮，未可与承气汤；若腹大满不通者，可与小承气汤，微和胃气，勿令至大泄下。（208条）

阳明病，潮热，大便微硬者，可与大承气汤，不硬者不可与之。若不大便六七日，恐有燥屎，欲知之法，少与小承气汤，汤入腹中，转失气者，此有燥屎也，乃可攻之。若不转失气者，此但初头硬，后必溏，不可攻之，攻之必胀满不

能食也。欲饮水者，与水则哕，其后发热者，必大便复硬而少也，以小承气汤和之。不转失气者，慎不可攻也。（209条）

2）和解

吐利止，而身痛不休者，当消息和解其外，宜桂枝汤小和之。（387条）

（3）调配、混合

以苦酒渍乌梅一宿，去核，蒸之五斗米下，饭熟捣成泥，和药令相得。（338条）

趺阳脉浮而涩，浮则胃气强，涩则小便数，浮涩相搏，大便则硬，其脾为约，麻子仁丸主之。（247条）

麻子仁（二升），芍药（半斤），枳实（半斤，炙），大黄（一斤，去皮），厚朴（一尺，炙，去皮），杏仁（一升，去皮尖，熬），上六味，蜜和丸如梧桐子大。饮服十丸，日三服，渐加，以知为度。

（4）《伤寒论》言"和"的方剂

1）小承气汤

太阳病，若吐、若下、若发汗后，微烦，小便数，大便因硬者，与小承气汤和之愈。（250条）

阳明病，脉迟，虽汗出不恶寒者，其身必重，短气，腹满而喘，有潮热者，此外欲解，可攻里也。若腹大满不通者，可与小承气汤，微和胃气，勿令至大泄下。（213条）

2）调胃承气汤

发汗后恶寒者，虚故也。不恶寒，但热者，实也，当和胃气，与调胃承气汤。（70条）

3）桂枝汤

吐利止而身痛不休者，当消息和解其外，宜桂枝汤小和之。（403条）

4）小柴胡汤证

阳明病，胁下硬满，不大便而呕，舌上白苔者，可与小柴胡汤。上焦得通，津液得下，胃气因和，身濈然汗出而解。（230条）

伤寒五六日，中风，往来寒热，胸胁苦满，嘿嘿不欲饮食，心烦喜呕，或胸中烦而不呕，或渴，或腹中痛，或胁下痞硬，或心下悸、小便不利，或不渴、身有微热，或咳者，小柴胡汤主之。（98条）

3. 宋金元时期医家对"和法"的认识　宋以前对"和法"的研究内容太少，

自宋开始，医家逐渐重视治法的研究。

宋代医家庞安时《伤寒总病论》提出了"和表"的概念，认为"和表证"包括小青龙汤证、桂枝麻黄各半汤证、桂枝二麻黄一汤证、柴胡桂枝汤证、小柴胡汤证等。《伤寒总病论》言："少阳正得弦脉，体是小弦长大脉也，多宜和表，鲜有汗证。"指出"仲景少阳证，唯小柴胡乃和表药耳"。他并没有提出什么是"和法"，但说到了"和表"，并提出小柴胡汤为少阳证之和表药。庞安时没有明确说明"和表"是什么意思，也没有明确划分"和"与"发表"的差别，故把小青龙汤、桂枝麻黄各半汤、桂枝二麻黄一汤、柴胡桂枝汤等属于解表的方，也归入"和表"之中。

宋代朱肱《类证活人书》提出伤寒"和解其表"有小青龙汤、小柴胡汤等，"伤寒表证须看荣卫浅深，故仲景有正发汗汤剂，如麻黄汤、桂枝汤、大青龙汤是也。有和解其表，如小青龙汤、桂枝麻黄各半汤、白虎汤、桂枝二越婢一汤、柴胡桂枝汤、小柴胡汤之类是也"。

金代医学家成无己，第一次全面注解《伤寒论》，著成《注解伤寒论》《伤寒明理论》《伤寒明理方论》。成无己首次提出小柴胡汤是和解之剂，后世也公认小柴胡汤是"和法"的代表方剂，因此在"和法"的发展史上，成无己是公认的一个里程碑式的人物，讨论"和法"就必须研究成无己。

《伤寒明理方论·胸胁满第十四》提出"和解"的概念："大抵胸胁满，以邪气初入里，未停留为实，气郁积而不行，致生满也，和解而可矣。"并指出小柴胡汤为和解方。《伤寒明理论》云："伤寒邪气在表者，必渍形以为汗，邪气在里者，必荡涤以为利，其于不外不内，半表半里，既非发汗之所宜，又非吐下之所对，是当和解则可矣，小柴胡为和解表里之剂也。"成无己对小柴胡汤方义的分析主要见于两处，第一处见于《伤寒论》96条注解，第二处见于《伤寒明理药方论》小柴胡汤方。

《注解伤寒论》首次提出"和法"的适应证和代表方剂，赋予和解少阳新的内涵，并与汗、吐、下三法相区别，遂为后世医家所宗。成无己没有对"和解"进行定义，只是提出"和解"解半表半里之邪，代表方剂是小柴胡汤。

宋代陈言在《三因极一病证方论》中提出"三阳病，汗下和解"，指出伤寒太阳病、阳明病、少阳病可以分别用汗法、下法、和解之法。

刘完素明确提出了少阳病当用"和解"之法。《素问玄机原病式》曰："伤寒病势，半在表半在里，而以小柴胡汤和解之也。"《素问病机气宜保命集》：

"少阳病者，标阳本火，从标则发热，从本则恶寒，前有阳明，后有太阴，若胸胁痛而耳聋，往来寒热，少阳经病，故宜和解。"《伤寒标本心法类萃》曰："伤寒表里俱热，下证未全，法当和解。"《黄帝素问宣明论方·伤寒门》云："表里俱见之证：或半在表，或半在里之证者，谓前表里二证，病在相参，有欲汗之，而有里病，欲下之而表病未解；汗之不可，吐之又不可，法当和解。"伤寒在表，当用汗法。伤寒在里，当用下法。半在表、半在里，不可发汗吐下，应当用和解之法，以小柴胡汤为代表。

李东垣在《医学发明·六经禁忌》中指出少阳之病当用小柴胡汤和解之，认为少阳胆经之病，不可汗，汗之则损津液而伤及阳明；不可下，下之则犯太阳；不可利小便，利小便则亡津液。少阳胆腑，无出无入，所采用的治疗方法应该是通因通用，热因热用，少阳胆经，为天地生气之源，不可犯此禁。所以少阳之病，只能采用和解之法。李氏之意，也认为和解是平和之法。

《太平惠民和剂局方·伤寒十劝》（简称《局方》）言："伤寒病须看表里，如发热恶寒，则是在表，正宜发汗。如不恶寒反恶热，即是里证，若医者一例发汗，则所出之汗，不是邪气，皆是真气。邪气未除而真气先涸，死者多矣。又有半在表、半在里之证，及无表里之证，不惟皆不可下，仍不可汗，当随证治而消息之。"《局方》没有提到半表半里之证当"和解"，而是使用了"消息"一词。后南宋宁宗嘉定元年（1208年）由许洪整理并加入"指南总论"三卷，该指南的《论和解证候》言："伤寒伤风，往来寒热，胸胁间痛，干呕及大便秘者，可用小柴胡汤一贴，病重者再服半贴方效。或言渴者，或小便涩，兼服五苓散。伤风四、五日，身发热，恶寒项强，而手足温，及大便不通者，多用小柴胡汤、败毒散、秦艽鳖甲散之类。妇人伤寒三、五日至七、八日，月经当行，或经水才去，作寒热，忽然谵语，如见鬼神状，日可夜甚，此乃热入血室也，用四物汤等分，加柴胡煎服。如不退，用小柴胡汤，兼入生地黄捶碎煎。伤寒阳证呕逆发热，兼参苓白术散、和解散辈，乃和解证也。"许洪讨论了和解剂的相应证候。并且补充了和解散：治男子、妇人四时伤寒头痛，憎寒壮热，烦躁自汗，咳嗽吐痢。该方组成为：厚朴、陈皮、藁本、桔梗、甘草、苍术。

元代危亦林《世医得效方》专列"和解剂"一章，危氏认同邪在半表半里之间，可用和解之法，以小柴胡汤为代表，"以柴胡、半夏，能利能汗。凡半表半里之间，以之和解，皆可用也。"

4. 明清时期医家对和法的认识　明代徐春甫第一次将"和"作为独立的治法

提出，指出和法是与汗、吐、下、利、温相并列的治疗方法。在"评小柴胡汤"一节中指出："小柴胡为少阳表里和解之药，惟呕恶心，寒热怕风恶寒，在表亲切。伤寒但呕，便属少阳，止用小柴胡汤和解。盖少阳邪未入里，而在表里之间，是邪欲入，胃气充而不纳，故呕出。若邪稍入里，气未和，当用大柴胡汤微下之，自然热退身凉，何有坏证。若只邪在皮肤，恶寒热作，脉浮而促，则当解表，用九味羌活汤。所以有谓解表未开，不得攻里；表气尚存，攻之为逆。"小柴胡汤中柴胡为君药，在《煎药法》中指出："凡煎药者，必以主治为君，先煎一二沸后入诸药，且如用和解剂先煎柴胡。"

李梴《医学入门》指出"伤寒治法中，有和解一法。"并言"半表半里者，宜吐与和。"可见，李梴所阐述的"和解"的治法，就是和法。李梴对"和解"的理解是："和其内热，解其外邪，伤寒方之王道也"。

张景岳在《景岳全书·新方八阵》中对和法下了如下定义："和方之制，和其不和者也。凡病兼虚者，补而和之。兼滞者，行而和之。兼寒者，温而和之。兼热者，凉而和之，和之为义广矣。亦犹土兼四气，其于补泻温凉之用，无所不及，务在调平元气，不失中和之为贵也。"其"和方之制，和其不和者也"的观点与《内经》《伤寒论》是一脉相承的，与成无己提倡的小柴胡汤为和法的观点不同，这两类观点代表了和法发展了两条脉络。

明代武之望《济阴纲目》言邪在半表半里，则和解之，以黄龙汤为主。黄龙汤即小柴胡减半夏，为少阳经药，而此专重在和解，故主之。并提到产后血晕，有汗、下、和解三法，当分表里虚实，精而别之。

明代王肯堂《伤寒证治准绳》对六经分别以治类方，如太阳篇方按汗、吐、下、温、和解、调分为六类；阳明篇方按汗、吐、下、温、和解分为五类；少阳方按和解、吐、下分为三类；太阴篇方按汗、下、温、解分为四类；少阴篇方按汗、下、吐、温、和解分为五类；厥阴篇方按汗、下、吐、温、和解分为五类，其以法类方大体不外汗、吐、下、温、和解及调诸类。

明末清初医学家汪昂著《医方集解》，其中有和解之剂，汪昂的和解概念承袭于成无己，其和解之剂的第一个处方也是小柴胡汤。《医方集解·和解之剂》曰："邪在表宜汗，在上宜吐，在里宜下，若在半表半里，则从中治，宜和解。"这一说法是直接承袭于成无己的，其和解剂第一个处方是小柴胡汤。汪氏在《医方集解·凡例》方剂分类法中认为"又有病在半表半里，及在表而不宜汗，在里不宜下者，法当和解，故次和解"。这个观点涉及半表半里，也是成无己首创的半表半里学说。在这里汪昂跟成无己一样，用的是"和解"二字，均没有用"和法"二字，而他们所说的"和解"被后世习称为"和法"。

程国彭《医学心悟》提出医门八法，并对每一种治法进行了详细的论述。《医学心悟·凡例》言："医门论治，本有八法，而方书或言五法，或言六法，时医更执偏见，各用一二法，自以为是，遂至治不如法，轻病转重，重病转危，而终则至于无法，大可伤也。予故著为医门八法，反复详论，俾业医者，沉酣于八法之中，将以扶危定倾，庶几其有活法矣。"

1742年刊行的《医宗金鉴》指出邪在少阳，唯有"和解"一法，汗、吐、下三法当禁。"和解"为一异于汗、吐、下之法的治疗方法。这一治法的代表方包括小柴胡汤和黄连汤。《医宗金鉴》认为黄连汤"寒温互用，甘苦并施，以调理阴阳而和解之"。

清代陈修园《医学从众录》言邪在半表半里，必见口苦，寒热往来，宜用小柴胡汤治之。

清代周学海在《读医随笔·和解说法》中指出："和解者，合汗、下之法，而缓用之者也。伤寒以小柴胡为和解之方，后人不求和解之义，囫囵读过，随口称道，昧者更以果子药当之。窃思凡用和解之法者，必其邪气之极杂者也。寒者、热者、燥者、湿者，结于一处而不得通，则宜开其结而解之；升者、降者、敛者、散者，积于一偏而不相洽，则宜平其积而和之。故方中往往寒热并用，燥湿并用，升降敛散并用，非杂乱而无法也，正法之至妙也。揆其大旨，总是缓撑微降之法居多，缓撑则结者解，微降则偏者和矣。且撑正以活其降之机，降正以助其撑之力。何者？杂合之邪之交纽而不已也，其气必郁而多逆，故开郁降逆，即是和解，无汗、下之用，而隐寓汗、下之旨矣。若但清降之，则清降而已耳，非和解也；但疏散之，则疏散而已耳，非和解也。和解之方，多是偶方、复方，即或间有奇方，亦方之大者也。何者？以其有相反而相用者也。相反者，寒与热也，燥与湿也，升与降也，敛与散也。"

清代戴天章在《广瘟疫论》中又拓展了"和法"之义，其从组方的角度对"和法"的概念进行了界定，这在"和法"的发展史上具有里程碑的作用，其言"寒热并用谓之和，补泻合剂谓之和，表里双解谓之和，平其亢厉谓之和"。但是单纯从组方的角度来界定"和法"是有局限的，这一点也被后人所诟病。

二、和之法，和其不和，调气机，和阴阳

1. 人体之气的升降出入　升降出入是人体之气的基本运动形式，是维持正常生命活动及人体内外阴阳平衡的基础。《素问·六微旨大论》曰："升降出入，无器不有……无不出入，无不升降……四者之有，而贵常守。"气升已而降，降已而升，入而能出，出而复入，阴阳相贯，如环无端。气的升降与出入相互依存，推动着人体气血、脏腑、经脉及呼吸等功能活动，共同维持正常的生命活动。人体之气升降出入的"常守"是生命的常态，而升降出入失常则是生命的病态。

周学海《读医随笔升降出入论》指出："升降出入者，天地之体用，万物之橐籥，百病之纲领，生死之枢机也"；"其在病机，则内伤之病，多病于升降，以升降主里也；外感之病，多病于出入，以出入主外也。……升降之病极，则亦累及出入矣；出入之病极，则亦累及升降矣。"

国医大师陆广莘以升降出入论生命"阴阳自和的稳态模型"，强调"和为贵、通为顺、稳则健"。其引用黑格尔有关矛盾辩证法的表述："某物之所以是有生命的，只是因为它本身包含着矛盾，因为它正是那个能够把矛盾包括于自身并把它保持下来力量"，而这个力量就是"和"。

笔者以为，人体阴阳、气血、营卫、脏腑之间的协调关系，也基于这种力量，这也是保证人之正常生命活动与人体表里内外和谐健康的基础。一旦人体失去这种协调平衡，就会广生多种病变，表现为阴阳气血失和的复杂证候。而这些复杂证候的病机根本均在于升降出入。

2. 气的升降出入与"枢机"　人体之气的"升降出入"与"枢机"关系十分密切。枢机规律运转，是气升降出入有序运行的关键。若枢机一有不利，则旋转失乖，气之升降出入失常，则人体失和，诸病丛生。如《医原·枢机论》所说："若其枢一有不利，则出入之机停；出入机停，则开阖之机废。"

（1）少阴、少阳为开阖之枢："少阳为枢""少阴为枢"的最早论述见于《内经》。《素问·阴阳离合论》以"开、阖、枢"来阐释三阴三阳的离合，即："三阳之离合也，太阳为开，阳明为阖，少阳为枢"，"三阴之离合也，太阴为开，厥阴为阖，少阴为枢"。明确提出了少阳、少阴为枢的论点。然而，《内经》中却没有对此理论的实际运用和解释。后世医家对此多有发挥，如：王冰释曰："枢者，所以主转动之微"；张志聪指出："枢者，扉之转牡也。舍枢

不能开阖，舍开阖不能转枢。……开主外出，阖主内入，枢主外内之间"；石寿堂在《医原·枢机论》中，称少阴、少阳为"阴阳出入开阖之枢机"；周岩在《本草思辨录》中指出："少阳为三阳之枢，少阴为三阴之枢。凡言枢者，皆一经中有阴有阳，入则为阴，出则为阳，犹枢机之转移。"其中，医家对少阳病小柴胡汤证的论述和发挥尤多，极大丰富了对少阳枢机的认识。

少阳居太阳表与阳明里之间，为表里之枢，主司表里之气的运行；少阳又为阳气之枢，主司全身阳气的运行。张景岳指出："少阳为枢，谓阳气在表里之间，可出可入，如枢机也。"黄元御在《伤寒悬解六经分篇》中则指出："少阳居半表半里之中，乃表里之枢机，阴阳之门户。"刘渡舟先生从经络而论，指出："少阳经脉行于身侧，居于太阳阳明两经之间，外则从太阳之开，内则从阳明之合，从而起到枢机的作用"。以脏腑言，少阳为胆、三焦之所主。胆主条达，三焦主气化，两者枢转气机，调畅一身之气化。可见，对于少阳枢机的作用，可以从六经气化、与脏腑气化的不同角度来认识。合而言之，人体表里之气的沟通，全身气机的调畅，皆有赖于少阳枢机的功能。此外，唐容川在《血证论》中提出："少阳之气，内行三焦，外行腠理，为荣卫之枢机。"指出了少阳在营卫气血运行中的重要作用。可见，"少阳"之用为沟通表里之气，调畅一身之气机，协调营卫气血之行。

以六经而言，少阴为阴阳之枢，主枢转人体的阴阳之气。如清代医家吕震名在《伤寒寻源》中解释四逆散方时，即明确指出了少阴枢转阴阳的功能，其论曰："少阴为阴中之枢。盖四逆……乃由阳气不主四布所致，但当旋转其阴阳之枢机。"以脏腑而言，少阴为肾、心所主，为水火之藏，内寓真阴真阳，主交通阴阳水火。如刘力红教授指出："少阴是水火之脏，这个枢对水火的调节起作用。"其以"枢"为论，指出了少阴对于水、火的枢转作用。可见，"少阴"之用为沟通人体阴阳之气，交通心肾。

实际上，在人的生命活动中，少阴、少阳枢机的作用是不能截然分开的，两者共同协调阴阳、气血、水火的升降出入。

（2）脾胃为升降之枢：《素问·经脉别论》对饮食的运化过程进行了详细的解释，揭示出了脾胃升清降浊功能在其中的关键作用。后世医家发挥这一理论，提出了脾胃为升降之枢的认识，并以此有效地指导了临床实践。如《订正太素脉秘诀·卷下·〈灵枢经〉内分出节要》云："枢机运转，可兆生死。"张太素注曰："脾胃者，是关格，亦号枢机也。"其他医家亦有以"脾土为一身之枢机""中者，上下四旁之枢机""枢机全在于胃"等论述，明确地指出了脾胃做为枢机的重要作用。脾胃为枢机，以升降为用。

脾主运化、主升清将水谷运化成精微上输于心肺，进而布散周身；胃主腐熟、主降浊，将饮食物的糟粕腐熟后排出体外。两者升降相因，相辅相成，共同完成饮食物的运化。正如叶天士在《临证指南医案》中所说："脾宜升则健，胃宜降则和"。黄元御在《长沙药解》中也指出："人之中气，左右回旋，脾主升清，胃主降浊，在下之气不可一刻不升，而在上之气不可一刻不降。一刻不升则清气下陷，一刻不降则浊气上逆"。

脾胃的升降，除体现在升清降浊、运化水谷的功能外，更体现在其对阴阳及全身脏腑气机的调节上。如章虚谷在《医门棒喝》中指出，脾胃"一升一降，实为阴阳旋转之机枢"。脏腑之气如肝之升发、肺之肃降、心肾之交通等，也无不有赖于脾胃的升降作用。和法，常采用斡旋于中而和其两端的方法。如小柴胡汤和解少阳法，不忘参、草、枣和中以助表里之和解；桂枝汤调和营卫法，则藉生姜、大枣、甘草和中以助营卫之偕行；平调寒热法，亦有赖补脾胃之气而助辛开苦降之用等。

3. 调气机 "和法"十分重视调理气机。通过调理气的升降出入，"疏其血气，令其调达，而致和平"，是"和法"的内在要求。表里出入、上下升降、气血调达、水火既济、脏腑安和，皆本于"气机"。因此，调理气机，和调升降出入是"和法"的理论内核和基本原理。正如国医大师方和谦所言，表里出入，升降上下，清气上升，浊气下降，则脏腑安和。"和法"之调和脏腑气血，平衡阴阳水火，调其寒热虚实，和解表里，升清降浊，皆本于升降出入法。

4. 和其不和 "和法"重在调和关系。正常人体处于一种阴阳、表里、气血、脏腑之间关系相对稳定的状态。这种状态的实现，取决于气的升降出入正常。气机一有不利，则破坏阴阳气血、表里上下的和谐关系，往往表现为：少阳表里失和、太阳营卫不和、肝胆脾胃脏腑气机失和、心肾水火升降失和、气血失和、寒热不调等。其治势必调和阴阳气机，协调失和之各方。这是"执中致和"原则的体现。

5. "和"之为法

（1）和解法：是和其内、解其外的一类治法。

1）和解少阳：是以疏利气机、和解表里之方药，针对少阳枢机不利、邪半在表半在里证的治法。少阳为表里之枢，主半表半里。后世医家认为张仲景小柴胡汤治疗少阳病半表半里证，其作用在于和解少阳枢机，是"和解"之法。如成无己曰："伤寒邪在表里，必渍形以为汗；邪气在里者，必荡涤以为利。其于不外不内半表半里，既非发汗之所宜，又非吐下之所对，是当和解则可矣。"明清时期的温病学家继承张仲景学术思想，根据温病的发病、传变的特点创制了蒿芩清胆汤"和解胆经法"。尽管其具体方法与仲景小柴胡汤证治有所不同，但其立足于少阳枢机，和解少阳半表半里的思想却是一脉相承，因此亦属"和解少阳"法。

2）开达膜原法：是运用具有疏利气机、宣散祛邪作用的方药，治疗邪伏膜原证的方法。膜原在温病辨证中，是属半表半里。吴又可在《瘟疫论·原病》中提出：膜原"内不在脏腑，外不在经络，舍于夹脊之内，去表不远，附近于胃，乃表里分界，是为半表半里，即针经所谓横连膜原是也。……凡邪在经为表，在胃为里，今邪在膜原者，正当经胃交关之所，故为半表半里"。薛生白在《湿热条辨》中说："膜原者，外通肌肉，内近胃腑，即三焦之门户，实一身之半表半里也。邪由上受，直驱中道，故病多归膜原"。湿热郁伏膜原，邪在半表半里之间，汗之伤表，下之伤里，需开达膜原法和解之。

3）调和营卫：针对营失内守、卫失外固、营卫表里失和的病机，协调营卫关系的治法。营气行于脉中，维系卫气而为内守；卫气行于脉外，卫外而为固。营卫二气相互协调则能使人体腠理致密而开阖有常。若阳气郁于肌表，内迫营阴而阴液外泄，症见时发热而自汗，为卫强营弱；若因卫气虚弱，卫外不固，阴液外泄，症见身不发热而自汗出，为卫弱营强；是营卫不和的基本病机。以桂枝汤调和营卫法，和其内、解其外为治。

（2）调和法：是调和人体阴阳水火、气血营卫、脏腑的协调关系及平调错杂或格拒之寒热，使之归于和谐、平复的一类治法。

1）调和脏腑法：是针对人体两个相互制约、相互为用的脏腑，其功能失于协调时采用的治法。包括脏腑之间关系的协调，如调和肝脾法、调和肝胃法、调和脾胃法；阴阳水火关系的既济，如交通心肾法。

2）调和气血法：是运用具有理气活血作用的方药，治疗气血失和所致病证的治疗方法。气属阳主动，血属阴而主静。血不能自行，须依赖于气的推动作用，气行则血随之而运行，所谓"气为血之帅"。气血失调，以血行不畅，甚至瘀阻不行为主要表现，究其原因不外气滞血瘀、气虚血瘀。气滞而血亦滞者，有行气活血法；气虚无力行血而血行瘀滞者，则有益气活血法。

3）平调寒热法：运用辛热与苦寒两种药性、作用趋向相反的药物配伍，利用其宣通与清降、清热与祛寒相反相成的功效，起到调畅气机、平调寒热的作用，用以治疗寒热上下格拒、寒热虚实错杂病证的一类治法。主要包括清上温下法、清热温中法。

三、和肺之不和，调肺之气机，解肺之寒热

1. 肺易"不和"　肺脏清虚而娇嫩，不耐寒热燥湿诸邪之侵袭，故肺为娇脏，清虚之脏，易受内外之邪侵袭而致肺之不和，气机不和，营卫不和，出现各种病症表现。

肺系疾病如哮病、喘证、肺胀等缓解期多属本虚标实之证，常常以肺气亏虚为致病之本，气滞、血瘀、痰阻等为致病之标。由于病情迁延，多累及多个脏腑，病情多处于病邪不盛、正气不强、邪正相持的病理状态。常常出现脏腑功能失调，气血逆乱，寒热错杂等病证。

故治疗正如《景岳全书》言："病有在虚实气血之间，补之不可，攻之不可者，欲得其平，须以缓治，故方有和阵。"

2. "和法"在肺系疾病中的应用

（1）寒热并用：是针对疾病寒热错杂的病机，将寒凉药与温热药这样药性相对立的药物配伍应用，使之相反相成而发挥综合治疗效应的一种治疗方法。《灵枢·官能》曰："寒与热争，能合而调之"，是为寒热并用的理论基础。

肺在五脏六腑中位置最高，故为华盖；肺为气之主，司呼吸，肺脏清虚而娇嫩，不耐寒热，故为娇脏；外邪侵袭首先犯肺，寒热之邪均可侵之。寒热错杂证的形成与肺脏生理功能及其特点均有密切关系。肺系疾病多受外界环境因素的影响而易反复发作，其发作常与伏痰、瘀血等病理产物密切相关。伏痰、瘀血久伏于肺，郁久化热，故呈现实热征象。病程日久，可致脏腑功能失司，根据五行相生理论，母病及子、子病及母，肺病日久可导致脾、肾脏器虚损。肾阳为一身阳气之本，肾阳亏虚则可出现下元不足之虚寒证，患者常常表现为喘息气急、咳吐黄痰、咽喉肿痛等上热征象与腰膝酸冷、下利清谷、脉沉迟无力等下寒的表现。治疗中当予清上温下，注重病程中寒热的转化。

（2）补泻兼施：《灵枢·百病始生》言："风雨寒热不得虚，邪不能独伤人。"故患者素体亏虚、禀赋不足、卫外不固为疾病发作的内在基础。外邪袭

肺，肺失宣降，津液不布，水道不利，则聚水而成痰饮。根据五行相生理论，肺病日久可导致脾、肾脏器虚损，"盖脾主湿，湿动则为痰，肾主水，水泛亦为痰。故痰之化无不在脾，而痰之本无不在肾"。脾为生痰之源，脾失健运，水湿内停，则可凝聚生痰；肾为生痰之本，肾阳不足，水液不得蒸化，则水湿泛溢，聚而成痰。肺朝百脉，主治节，辅助心脏治理调节血脉的运行。若肺气不利，治节失常，气病及血，心气虚弱，血脉不利，"气行则血行，气滞则血瘀"，血瘀水停而致瘀。痰饮内停，阻遏脉络，进一步加重血液运行不畅，进而导致血液在某些部位瘀积不行，形成瘀血。故在哮病、喘证、肺胀等疾病急性加重期，可见因痰浊壅肺、瘀血内停而致的口唇发绀、咳嗽痰多、气急、胸闷等"邪实"症状。同时继生的痰饮、瘀血等病理产物不但损伤肺络，更加重了患者机体正气亏虚的病理状况。故多呈现因虚致病，因病致虚的病程演变规律。治疗中应补泻兼施，在扶助正气的同时，兼以豁痰、化瘀，依据正虚与邪盛的轻重，有所侧重。

（3）表里同治：首先体虚外感为肺系疾病发生的重要因素，伏痰为疾病过程中常见的病理产物。风寒外束，痰热内伏，则客寒包火，易形成表寒里热之证。临床表现为既有恶寒头痛的表寒证，又有咳吐黄痰、呼吸急促的里热证。"肺合大肠，大肠者，传道之腑"。肺合大肠，可以理解为在人体五脏六腑中，肺与大肠生理功能相辅相成之意。"肺气壅蔽，不能下降大肠，而诸气之道路因以闭塞，噫逆泛满，此又由气失升降之常者也"。肺气壅滞，失于肃降，气不下行，可引起腑气不通，导致大肠传导失常而便秘。病程日久，邪郁化热，患者常有痰热下移于大肠的表现。《黄帝内经素问集注·卷五》曰："大肠为肺之腑而主大便，邪痹于大肠，故上则为气喘争，而下为飧泄也。"大肠腑气不通，必影响肺气之宣降，又加重肺失清肃，痰热郁结的病机。腑气通畅有助于肺气宣降，下泄壅肺之痰热。治疗宜解表清里，疏达内外，既用轻清宣散之品疏利在表之邪，又兼顾清热化痰、通泄腑浊，使表里相和，脏腑调畅。

（4）平其亢逆：肺为华盖，位居最高，以覆诸脏。主宣降，肺吸清呼浊，贯注心脉，使得气血津液，内濡脏腑，外润皮毛，此为肺之宣发。肺气肃降，使呼吸出入有序，水道通畅，大肠传导适度，是谓肺之降。外邪从口鼻或皮毛入侵，每多首先犯肺，且他脏病变亦常常累及于肺。心气虚弱，心阳不振，血行不畅，可影响肺的呼吸功能；肺为脾之子，脾虚则母病及子而致肺气亏虚，且"脾为生痰之源"，若脾失健运，水液不化，聚湿生痰，则为饮为肿，影响于肺则其宣降失司；肝郁化火，或肝火上炎，肝气上逆，则可耗伤肺阴，使肺气肃降不能，而呈现木火刑金之证；《景岳全书》言："肺为气之主，肾为气之根"，肾主纳气，肾气不足，则摄纳无权，表现为气短浅促、呼吸表浅等肾不纳气之证。肺为娇脏、清虚之脏，不耐邪气之侵，无论外感、内伤或其他脏腑病变，皆可累及于肺，而导致肺气宣降不利，宣发与肃降失调，影响肺之呼吸，气逆于上而为咳，升降失常则为喘。久则肺虚，肺之主气功能失常，影响呼吸出入，肺气壅滞，还于肺间，导致肺气胀满，不能敛降。人体是一个有机整体，机体应处于相互联系，相互制约的动态平衡中，肺失宣降，必定影响人体全身的气机调畅，则产生疾病。

第八章 "肺热论"概要及辨证论治

第一节 "肺热论"概要

我从医近40年来，取古今众医家之所长，在长期的临床一线实践中，对大量就诊的患者进行观察、总结，发现凡急性肺病患者，均以"肺热"常见，并进行了总结，逐渐形成了独特的"肺热论"。

在介绍"肺热论"之前，我们首先介绍几个概念。

首先关于"热"的概念，从广义上讲，凡具有阳性致病特性的外邪，或（和）具有阳性发病特点的病证变化，都属于"热"。《素问·阴阳应象大论》云："阳盛则热。"广义的热可分内与外、虚与实、真与假、局部与全身。至于说狭义的"热"，在不同的语境和词组中会有不同的含义，常见的"热邪"是病因，"化热"是病理过程，"热证"是临床证候等。

我们对于"肺热"的定义则是指具有阳性发病特点的肺部病理改变。"肺热论"的内涵包括：在肺系疾病的急性期，以热邪多见。热可与风邪相兼形成风热犯肺，也可以兼夹寒邪，出现一系列寒热错杂的表现；热邪可煎熬津液成痰，使痰热壅阻于肺；或"伏火郁蒸血液，血被煎熬而成瘀"；或热伤血络，形成各种出血症；抑或热甚动风，出现"肺性脑病"的表现。肺喜润恶燥，邪热易伤津液，故润燥滋阴需贯穿始终。

关于为何急性期"肺热"多见，因前面已经大篇幅论述，在此不做赘述。

在临床辨证上，以"肺热"为纲，以"温""热""火""炎""毒"为要素，治法以"清"为主，兼以"汗""吐""下""和""消"，佐以"温""补"诸法。

作为证候要素的"温""热""火""炎""毒"，表征的是"肺热"的不同程度：

温：邪之初起，病位在皮毛，症状轻微。

热：表证阶段，病位在肌腠，多有发热等全身表现。

火：病邪部分入里，表里同病，有明确的病变部位，局部可有红、肿、热、痛等表现，亦可有发热等全身表现。

炎：表证已去，病邪入里，有明确病变部位，局部红肿热痛加重。

毒：热极盛期，或者化脓成痈，或者热盛动血、动风，或者热闭神窍。

第二节 肺热病辨证论治总纲

一、"温""热""火""炎""毒"总的临床表现及治法方药

1. 温

（1）病机：邪之初起，邪正斗争不明显。

（2）表现：微恶风，微咽痒咽痛咽干，鼻塞，口微渴，无咳痰喘等症，纳眠可，二便调，舌脉亦如常人。

（3）治法：疏风解表。

（4）方药：消温饮。大青叶30g，连翘15g，荆芥15g，防风12g，木蝴蝶12g，炒牛蒡子12g，薄荷15g，生甘草6g。

此期，邪之初起，表证较轻，正气强者可不药而愈，素体正气不足者，可通过疏风清热解表以驱外邪。

方中连翘，疏风清热，为君药；荆芥药性平和，性微温，祛风解表，无论风寒风热皆可配伍使用，助君药解表邪，为方中臣药；防风，"风药中之润剂"，助君药祛风解表，薄荷、炒牛蒡子，不仅可助君药疏风解表，而且可以清利咽喉，木蝴蝶利咽止痛，共为佐药；使以生甘草调和诸药，且有利咽之功。

2. 热

（1）病机：邪正斗争剧烈，以邪热为主。

（2）表现：发热，微恶风寒，头痛身痛，鼻塞流浊涕，咽痛咽干，口渴，伴

或不伴咳嗽，咳白黏痰或黄痰，伴或不伴憋喘，纳眠可，二便尚调，舌尖红，苔薄黄，脉浮数。

（3）治法：清解表热。

（4）方药：清热饮。桑叶12g，菊花24g，桔梗9g，连翘6g，金银花30g，荆芥12g，炒牛蒡子12g，浙贝母12g，桑白皮6g，生石膏30g，芦根12g，炒苦杏仁9g，生甘草6g。

此期为表证期，邪热直接犯表，或者风寒之邪化为风热，邪正交争，故全身卫表症状较重，且以表热证多见。

方中金银花、连翘疏散风热为君药，桑叶、菊花入肺经，不仅可以疏散风热，而且可以清肃肺气，共为臣药；杏仁、桔梗一宣一降，可复肺之宣降，生石膏辛寒之品，清泄肺热，荆芥药性平和，助君药祛风解表，桑白皮、浙贝母清热化痰，炒牛蒡子疏风解表、利咽止痛，热邪易伤阴津，故佐以芦根清热生津，共为佐药；使以生甘草调和诸药，兼以利咽。

3.火

（1）病机：病邪部分入里，损伤肺络。

（2）表现：阵咳，咳痰色白质黏或黄，喘粗气促，口干，或有咽痛咽干，或有发热，或有鼻流浊涕，纳眠可，小便略黄，大便偏干，舌红，苔黄，脉数或脉浮数。

（3）治法：疏风清肺，宣肺止咳/平喘。

（4）方药：败火饮。黄芩12g，桑白皮6g，生石膏30g，芦根12g，桑叶12g，菊花24g，桔梗9g，炒苦杏仁9g，荆芥12g，炒牛蒡子12g，浙贝母15g，蜜麻黄6g，生甘草6g，射干12g，金银花15g。

此期特点：邪正相争，部分病邪入里，此时卫表症状亦不明显，而邪逐渐明显、加重，损伤肺络。

方中黄芩苦寒之品，入肺经，善清肺热，故为君药；桑白皮、浙贝母清热化痰，为臣药；佐以生石膏辛寒清肺热，荆芥疏风解表驱邪，桑叶、菊花入肺经，既可疏风解表，又可清肃肺气，金银花既疏风热又清热解毒，麻黄、杏仁一宣一降，以复肺之肃降之职，芦根清热生津，炒牛蒡子、射干利咽止痛，桔梗为舟楫之药，载药上行；使以甘草调和诸药。

4.炎

（1）病机：里热炽盛，热邪壅肺。

（2）表现：咳嗽，咳痰色白质黏或黄，或伴憋喘，动则甚，口干欲饮，或有身热汗出，纳眠一般，小便黄，大便干，舌红，苔黄腻，脉弦数。

（3）治法：清泄肺热，肃肺止咳/平喘。

（4）方药：消炎饮。黄芩15g，桑白皮9g，地骨皮9g，炒苦杏仁9g，蜜枇杷叶15g，浙贝母12g，清半夏9g，天竺黄15g，葶苈子15g，蜜紫菀12g，瓜蒌15g，蜜麻黄9g，桔梗12g，生甘草6g。

此期，邪热入里，或者内生热邪，上扰肺系，热灼肺金，热邪壅肺，肺失清肃。

方中黄芩清泄肺热为君药；臣以桑白皮、天竺黄清热化痰；佐以蜜枇杷叶、地骨皮清肺热，清半夏、葶苈子、浙贝母、瓜蒌清热化痰，蜜紫菀润肺止咳，麻黄、杏仁一宣一降，以复肺之肃降之职，桔梗引药入肺经；生甘草调和诸药，为使药。

5. 毒

（1）病机：热邪壅肺，蕴结成毒。

（2）表现：咳嗽，咳痰色白质黏或黄，成块状，咳吐不爽，或痰中带血，或有憋喘，不耐平卧，口干咽痛，喜冷饮，身热汗出，纳眠一般，小便黄，大便秘结，舌红，苔黄厚而干，或有剥脱，或舌黑而干燥，脉沉滑/弦数。

（3）治法：清热解毒，泄肺止咳/平喘。

（4）方药：解毒饮。黄芩15g，桑白皮12g，连翘12g，炒苦杏仁9g，蜜枇杷叶15g，浙贝母12g，天竺黄30g，虎杖12g，薏苡仁15g，板蓝根15g，瓜蒌15g，栀子12g，桔梗12g，鱼腥草30g，生地30g，蜜麻黄6g，生甘草6g。

此期特点：里热炽盛，日久蕴结成毒，可出现"热伤血络""热甚动风"等一系列危重病症。此期除应加大清热之力，还要配伍清热解毒之品，以消毒邪之壅滞。此外，热邪炽盛，还可以通过"釜底抽薪""利小便"之法，使热邪等废物从二便而解。

方中以黄芩、桑白皮清热化痰为君药；臣以板蓝根、连翘清热解毒；佐以栀子清肺热，天竺黄、浙贝母、虎杖以清热化痰，瓜蒌既可清热化痰，又可润肠通便，鱼腥草清热化痰，且有一定利尿功能，可使热邪从小便而下，生地清热凉血、养阴生津，麻黄、杏仁一宣一降，以复肺之肃降之职，桔梗引药入肺经，使以甘草清热解毒、化痰，调和诸药。

二、不同肺系疾病的辨证论治

以上是肺系疾病"温""热""火""炎""毒"总的临床表现及治法方药，这是肺系疾病的共性特征。但是，并不是每一个肺系疾病都具有这些要素，下面将具体介绍各个肺系疾病的辨证论治。

（一）感冒

感冒是感受触冒风邪，邪犯卫表而导致的常见外感疾病。由于许多慢性肺系疾病大多由感冒而诱发，因此及时治疗、阻断疾病传变，是非常有必要的。感冒多属于表证范畴，所以按照"肺热论"，该病只有2型。

1. "温"型

（1）病机：邪之初起，邪正斗争不明显。

（2）表现：微恶风，咽痛咽干咽痒，鼻塞，口微渴，无咳痰喘等症，纳眠可，二便调，舌淡红，苔薄白，脉如常。

（3）治法：疏风解表。

（4）方药：消温饮加减。鼻塞声重，可配伍辛夷、白芷、苍耳子以宣通鼻窍；咽痛甚，可配伍山豆根、射干、板蓝根以利咽。

2. "热"型

（1）病机：邪正斗争剧烈，以邪热为主。

（2）表现：发热，微恶风寒，头痛身痛，鼻塞流浊涕，咽痛咽干，口渴，偶有咳喘，纳眠可，二便尚调，舌尖红，苔薄黄，脉浮数。

（3）治法：清解表热。

（4）方药：清热饮加减。发热重，可配伍柴胡、水牛角、板蓝根、大青叶以退热；头痛重，可配伍白芷、葛根、川芎；鼻塞流涕多，可配伍辛夷、白芷、石菖蒲以宣通鼻窍；咽痛甚，可配伍板蓝根、玄参、山豆根、射干以利咽喉。

（二）咳嗽

咳嗽是指肺失宣降，肺气上逆作声，咳吐痰液而言，为肺系疾病的主要症候之一。根据"肺热论"，该病可分为5型。

1. "温"型

（1）病机：邪之初起，邪正斗争不明显。

（2）表现：微恶风，咽痛咽干，鼻塞，口微渴，偶有咳嗽，纳眠可，二便调，舌脉亦如常人。

（3）治法：疏风解表。

（4）方药：消温饮加减。鼻塞声重，可配伍辛夷、白芷、苍耳子以宣通鼻窍；咽痛甚，可配伍山豆根、射干、板蓝根以利咽。

2．"热"型

（1）病机：邪正斗争剧烈，以邪热为主。

（2）表现：发热，微恶风寒，阵咳，咳白黏痰或黄痰，头痛身痛，鼻塞流浊涕，咽痛咽干，口渴，纳眠可，二便尚调，舌尖红，苔薄黄，脉浮数。

（3）治法：清解表热。

（4）方药：清热饮加减。发热重，可配伍柴胡、水牛角、板蓝根、大青叶以退热；头痛重，可配伍白芷、葛根、川芎；鼻塞流涕多，可配伍辛夷、白芷、石菖蒲以宣通鼻窍；咽痛甚，可配伍板蓝根、玄参、山豆根、射干以利咽喉；咳重，可配伍蜜麻黄宣肺止咳。

3．"火"型

（1）病机：病邪部分入里，损伤肺络。

（2）表现：咳嗽，咳痰色白质黏或黄，口渴咽干，咽痛，或有发热，或有鼻流浊涕，纳眠可，小便略黄，大便偏干，舌红，苔黄，脉数或脉浮数。

（3）治法：疏风清肺，宣肺止咳。

（4）方药：败火饮加减。咽痛甚，可配伍板蓝根、山豆根、射干以利咽；痰黏难咳，可配伍清半夏、陈皮以化痰。

以干咳，阵发性，舌红，苔薄黄或薄白，脉浮为主者，以燥邪多见，可选用清燥饮加减：桑叶，炒苦杏仁，川贝，玉竹，蜜杷叶，蜜麻黄，百合，荆芥，生地，桔梗，生甘草。

4．"炎"型

（1）病机：里热炽盛，热邪壅肺，肺失清肃。

（2）表现：咳嗽，咳痰色白质黏或黄，声高气粗，口干欲饮，或有身热汗出，纳眠一般，小便黄，大便干，舌红，苔黄腻，脉滑/弦数。

（3）治法：清泄肺热，肃肺止咳。

（4）方药：消炎饮加减。痰黏难咳，加陈皮、厚朴以行气消痰；痰量多，加茯苓、陈皮以健脾消痰；口干明显，加生地、麦冬以滋阴生津。

患者以干咳，夜间甚，口干，舌红少苔，脉细为主者，治以滋阴润肺止咳，方选生麦润肺饮加减，方如下：生地，麦冬，百合，川贝，蜜枇杷叶，黄芩，蜜麻黄，炒苦杏仁，桔梗，北沙参，桑叶，生甘草。

5. "毒"型

（1）病机：热邪壅肺，蕴结成毒。

（2）表现：咳嗽，气高声粗，咳痰色白质黏或黄，成块状，咳吐不爽，或痰中带血，口干，喜冷饮，身热汗出，小便黄，大便秘结，舌红，苔黄厚而干，或有剥脱，或舌黑而干燥，脉滑/弦数。

（3）治法：清热解毒，泄肺止咳。

（4）方药：解毒饮加减。阴伤较重，加麦冬、百合以滋阴；咯血，加白茅根、三七粉、仙鹤草以止血。

患者若以干咳为主，夜间尤甚，影响睡眠，舌红少苔，脉细数，此乃阴虚肺热之证，热为虚热。在生麦润肺饮的基础上加用鳖甲以退虚热，北沙参养阴清肺，玄参、知母滋阴降火，地骨皮清虚热。

（三）哮病

哮病是一种发作性的痰鸣气喘性疾患。发作时喉中哮鸣有声，甚则喘息不能平卧。根据"肺热论"，本病可以分为5型。

1. "温"型

（1）病机：发作前期，邪之初起，邪正斗争不明显。

（2）表现：微恶风，目痒，鼻痒，喷嚏频作，鼻流清涕，咽痒/痛/干，口微渴，无咳痰喘等症，纳眠可，二便调，舌脉亦如常人。

（3）治法：疏风解表。

（4）方药：消温饮加减。鼻咽部症状明显者，可酌加炒蒺藜、辛夷、苍耳子、蝉蜕、僵蚕以祛风止痒。

此阶段，邪之初起，表症较轻，为哮病的发作前期，截断此期，可以防止哮病的再次发作。

2. "热"型

（1）病机：邪正斗争剧烈，邪热伤肺，尚未引动"伏痰"。

（2）表现：发热，微恶风寒，头痛，咽痛咽干，口渴，微有憋喘，偶有干咳，发作时自觉鼻、咽、眼、耳发痒，喷嚏频作，鼻塞流浊涕，纳眠可，二便尚调，舌尖红，苔薄黄，脉浮数。

（3）治法：清解表热。

（4）方药：清热饮加减。鼻咽部症状明显者，可酌加炒蒺藜、蝉蜕、僵蚕祛风止痒；发热重，可配伍柴胡、水牛角、板蓝根、大青叶以退热；头痛重，可配伍白芷、葛根、川芎；咽痛甚，可配伍板蓝根、玄参、山豆根、射干以利咽喉；咳重，可配伍蜜麻黄平喘止咳。

3. "火"型

（1）病机：邪热欲入里引动"伏痰"。

（2）表现：喉中偶有哮鸣，喘而气粗息涌，阵咳，咳痰色白质黏或黄，口干，咽痛，咽干，或有发热，时有鼻流浊涕，纳眠可，小便略黄，大便偏干，舌红，苔黄，脉数或脉浮数。

（3）治法：疏风清肺，宣肺平喘。

（4）方药：败火饮加减。痰鸣息涌，不耐平卧，加葶苈子、地龙以平喘；痰多可加半夏、茯苓、陈皮以燥湿健脾化痰。

4. "炎"型

（1）病机：邪热入里，引动"伏痰"，痰阻气道，气因痰阻，肺气宣降失职。

（2）表现：憋喘，喉中哮鸣如喉，咳嗽，咳痰色白质黏或黄，口干欲饮，或有身热汗出，纳眠一般，小便黄，大便干，舌红，苔黄腻，脉滑/弦数。

（3）治法：清泄肺热，肃肺平喘。

（4）方药：消炎饮加减。痰鸣息涌，不耐平卧，加地龙以平喘；痰多加鱼腥草、虎杖、海蛤壳以清热化痰；阴伤明显加生地、沙参以养阴清肺；喉中黏滞不爽加射干、诃子以消痰利咽。

5. "毒"型

（1）病机：热邪壅肺，蕴结成毒。

（2）表现：喉中哮鸣如吼，不耐平卧，咳嗽，咳痰色白质黏或黄，成块状，咳吐不爽，口干，喜冷饮，或身热汗出，纳眠一般，小便黄，大便秘结，舌红，苔黄厚而干，或有剥脱，或舌黑而干燥，脉滑/弦数。

（3）治法：清热解毒，泄肺平喘。

（4）方药：解毒饮加减。喘甚，加地龙、蛤蚧、紫菀、款冬花以平喘；痰多加半夏、胆星、海蛤壳、竹沥以清热化痰；阴伤明显加麦冬、沙参、百合以养阴清肺；大便秘结难下，可酌加熟大黄、厚朴以行气通便。

（四）肺胀

肺胀系多种慢性肺系疾患反复发作，迁延不愈，肺脾肾三脏虚损，从而导致肺管不利，气道不畅，肺气壅滞，胸膺胀满为病理改变，以喘息气促、咳嗽咳痰、胸部膨满、胸闷如塞，或唇甲发绀、心悸、浮肿，甚至出现昏迷，喘脱为临床特征的病证。在肺胀急性期，根据"肺热论"，亦可分为5型。

1. "温"型

（1）病机：邪之初起，邪正斗争不明显。

（2）表现：微恶风，咽痒咽痛咽干，鼻塞，口微渴，偶有憋喘，纳眠可，二便调，舌脉亦如常人。

（3）治法：疏风解表

（4）方药：消温饮加减。加减同"感冒""咳嗽"部分。

2. "热"型

（1）病机：邪正斗争剧烈，以邪热为主。

（2）表现：发热，微恶风寒，头痛身痛，鼻塞流浊涕，咽痛咽干，口渴，伴或不伴咳嗽，咳白黏痰或黄痰，伴或不伴憋喘，纳眠可，二便尚调，舌尖红，苔薄黄，脉浮数。

（3）治法：清解表热

（4）方药：清热饮加减。憋喘明显者，加地龙、蜜麻黄以平喘。

3. "火"型

（1）病机：邪热欲入里，损伤肺络。

（2）表现：时有憋喘，气短，动则甚，时有咳嗽咳痰，色白质黏或黄，口干，或有咽痛咽干，或有发热，或有鼻流浊涕，纳眠可，小便略黄，大便偏干，舌红，苔黄，脉数或脉浮数。

（3）治法：疏风清热，宣肺平喘。

（4）方药：败火饮加减。喘甚加地龙，阴伤加芦根，痰多加鱼腥草、虎杖。

4. "炎"型

（1）病机：里热炽盛，热邪壅肺。

（2）表现：憋喘，动则甚，咳嗽，咳痰色白质黏或黄，喘粗气促，口干欲饮，或有身热汗出，纳一般，夜间时有憋醒，小便黄，大便干，舌红，苔黄腻，脉滑/弦数。

（3）方药：消炎饮加减。口渴重，加生地、丹皮、赤芍凉血清热；憋闷明显，喉中痰鸣如喉，可合三子养亲汤加减。津亏热结，大便干燥，可合小承气汤加减。

5．"毒"型

（1）病机：热邪壅肺，蕴结成毒。

（2）表现：憋喘，不耐平卧，端坐呼吸，咳嗽，咳痰色白质黏或黄，成块状，咳吐不爽，或痰中带血，或神昏谵妄，口干咽痛，喜冷饮，身热汗出，纳呆，眠差，小便黄，大便秘结，双下肢水肿，舌红，苔黄厚而干，或有剥脱，或舌黑而干燥，脉沉滑/弦数。

（3）治法：清热解毒，泄肺平喘。

（4）方药：解毒饮。黄芩，桑白皮，连翘，炒苦杏仁，蜜枇杷叶，浙贝母，天竺黄，熟大黄，薏苡仁，板蓝根，瓜蒌，栀子，桔梗，虎杖，生地，蜜麻黄，鱼腥草，生甘草。

喘甚，加地龙、蛤蚧以平喘；痰多加清半夏、胆星、竹沥以清热化痰；阴伤明显加麦冬、沙参、百合以养阴清肺；神志昏蒙加石菖蒲、制远志、郁金以清热化痰开窍；纳呆加焦三仙以开胃消食；肺胀多痰瘀互结，加赤芍、丹皮以凉血散瘀；双下肢水肿可合五苓散以利水消肿。

（五）肺痈

肺痈是肺内形成痈肿脓疡的一种疾病，临床以发热、咳嗽、胸痛、咳痰量多、气味腥臭甚至咳吐脓血为主要临床表现。按"肺热论"，本病亦可分为5型。

1．"温"型

（1）病机：邪之初起，邪正斗争不明显。

（2）表现：微恶风，咽痛咽干，鼻塞，口微渴，偶有咳嗽，纳眠可，二便调，舌脉亦如常人。

（3）治法：疏风解表。

（4）方药：消温饮加减。鼻塞声重，可配伍辛夷、白芷、苍耳子以宣通鼻窍；咽痛甚，可配伍山豆根、射干、板蓝根以利咽。

2．"热"型

（1）病机：邪正斗争剧烈，以邪热为主。

（2）表现：发热，微恶风寒，咳嗽，咳白黏痰，或痰中有血丝，稍有胸痛，咳时加重，头痛身痛，鼻塞流浊涕，咽痛咽干，口渴，纳眠可，二便尚调，舌尖红，苔薄黄，脉浮滑数。

（3）治法：清解表热。

（4）方药：清热饮加减。发热重，可配伍柴胡、水牛角、板蓝根、大青叶以退热；头痛重，可配伍白芷、葛根、川芎；鼻塞流涕多，可配伍辛夷、白芷、石菖蒲以宣通鼻窍；咽痛甚，可配伍板蓝根、玄参、山豆根、射干以利咽喉。

3. "火"型

（1）病机：邪热部分入里，与正气相争，损伤肺络，煎熬津液成痰。

（2）表现：咳嗽，咳痰色白质黏或黄，痰中带血，胸痛，口渴咽干，咽痛，高热寒战，或有鼻流浊涕，纳眠可，小便略黄，大便偏干，舌红，苔黄腻，脉滑数有力。

（3）治法：疏风清肺，宣肺化痰。

（4）方药：败火饮加减。发热重，可配伍柴胡、水牛角、板蓝根、大青叶以退热；痰黏难咳，可配伍清半夏、陈皮以化痰；痰中带血，可酌加白茅根、大小蓟凉血止血；胸痛，可配伍丝瓜络通络止痛。

4. "炎"型

（1）病机：里热炽盛，气机壅滞，阻滞肺络，致使热结血瘀不化而成痈。

（2）表现：壮热不退，咳嗽，声高气粗，咳黄痰，其气腥臭，或有咯血，胸痛，口干欲饮，纳眠一般，小便黄，大便干，舌红，苔黄腻，脉滑/弦数。

（3）治法：清热化痰，活血消痈。

（4）方药：消炎饮加减。壮热明显，可配伍白虎汤以退大热；咯血，可配伍白茅根、大小蓟、白及、三七粉以止血；胸痛可酌加丝瓜络、延胡索以消疼痛。

5. "毒"型

（1）病机：热邪壅肺，蕴结成毒，热毒亢盛，血败肉腐而成脓。

（2）表现：咳吐脓血，状如米粥，量多腥臭，胸满口干，喜冷饮，身热汗出，小便黄，大便秘结，苔红绛，苔黄腻，或有剥脱，脉滑/弦数。

（3）治法：清热解毒，消瘀排脓。

（4）方药：解毒饮加减。痰多加清半夏、胆星、竹沥以清热化痰；阴伤明显加麦冬、沙参、百合以养阴清肺；咯血，加白茅根、三七粉、仙鹤草、大小蓟以止血；胸痛，可配伍山甲、丝瓜络以通络止痛。

参考文献

［1］孙孝洪.吐法及其机理初探［J］.浙江中医杂志，1982，17（5）：230.

［2］朱勉生，雷顺群.论吐法［J］.山东中医学院学报，1985，9（1）：33.

［3］姜素香，白锋.略谈清法的源流（一）［J］.中医函授通讯，1985，（6）：507-508.

［4］贾蓉翔."内伤饮食"实证初探［J］.成都医药，1986，（4）：57-60.

［5］姜素香，白锋.略谈清法的源流（二）［J］.中医函授通讯，1986，（01）：553.

［6］徐迪华.暑湿与暑热［J］.辽宁中医杂志，1987，（9）：13-15.

［7］董淑范.汗法变化应用十三则［J］.中医函授通讯，1988，8（2）：20-22.

［8］朱新豪.吐法探析［J］.安徽中医学院学报，1991，（3）：13-16.

［9］田麒.浅说张从正之吐法［J］.天津中医学院学报，1992，（1）：3-5.

［10］曹剑昆.中西医结合治疗老年不典型肺结核52例临床观察［J］.云南中医学院学报，1994，17（3）：27-29.

［11］杨嗣明.火与热考辨［J］.中医函授通讯，1995，（5）：10-11.

［12］赵明山.论《内经》中的风邪与风病（续）［J］.辽宁中医杂志，1988，（6）：10-12+4.

［13］李曙明，王之贤.百合固金汤加十灰散治疗肺结核出血20例［J］.时珍国药研究，1998，（3）：26.

［14］李守静，李泽太，宋正昌.灭痨生金丸为主治疗肺结核300例［J］.河南中医，1999，（1）：37-38.

［15］赵泽英.100例肺结核病的分型及治疗［J］.临床肺科杂志，2000，（3）：228.

［16］王全年，张世强，刘晓庄.吐法探微［J］.江西中医学院学报，2000，12（4）：171-172.

［17］孙广仁.中医基础理论难点解析［M］.北京：中国中医药出版社，2001：8.

［18］苗彦霞.火名论辨［J］.山西中医学院学报，2002，3（1）：11-12.

［19］李其忠.中医基础理论研究［M］.上海：上海中医药大学出版社，2002：12.

［20］雷素英，李银生，刘清珍.中西医结合治疗耐多药肺结核32例［J］.河南中医，2002，22（1）：42-43.

［21］张安玲.肝火的形成致病机制及证治规律探微［J］.中医药学刊，2002，20（1）：70-71.

［22］陈扬荣.清法刍议［J］.中国医药学报，2002，17（5）：263-264.

［23］厚荣荣，赵维，文小敏.中医吐法研究概况［J］.中医药信息，2003，（6）：17-19.

［24］马卫国.温病肺热证辨治规律研究［D］.南京中医药大学，2004.

［25］苏云放.寒邪何以化温外发——春温病因追踪之二［J］.浙江中医学院学报，2004，28（5）：4-6.

［26］马晓峰.《金匮要略》热邪致病及其证治［J］.天津中医学院学报，2004，23（1）：7-9.

［27］李培生.高等中医药院校教学参考丛书：伤寒论.北京：人民卫生出版社，2005.

［28］宋昌兴，宋丽萍，马培勇，等.安丘市2002年肺结核病流行特征分析［A］.结核与肺部疾病论文集［C］，2005：2.

［29］韩丽萍，刘实.七情致病心理社会因素探析［J］.中国中医基础医学杂志，2005，11（10）：777-779.

［30］李杨，任艳玲.下法源流考释［J］.中医药学刊，2005，（5）：852.

［31］景浩.《内经》热病学理论钩玄［D］.辽宁中医药大学，2006.

［32］于智敏.中医学之"毒"的现代诠释［D］.中国中医科学院，2006.

［33］周仲瑛.论瘀热［J］.南京中医药大学学报，2006，22（5）：273-276，331.

［34］于河.肺热证与阳明热证的相关性研究［D］.北京中医药大学，2006.

［35］李海玉.《内经》之"火"辨析［J］.中华中医药杂志，2007，22（5）：308-310.

［36］魏妮，孟凡冰，王宗柱.浅谈"燥"的阴阳属性［J］.国医论坛，2007，22（6）：9-10.

［37］周光.燥证及其治法方药的文献研究［D］.新疆医科大学，2007.

［38］王海彤.中医内科学肺痿教学疑难点讲授思路的探讨［J］.中医教育，2007，26（3）：62-64.

［39］顾武军.《伤寒论》治肺法［J］.南京中医药大学学报，2008，24（3）：145-146.

［40］赵岩松，杨进.温病肺热证的治疗特色［J］.江苏中医药，2008，40（12）：8-10.

［41］张巧妍.湿邪与痰饮［J］.吉林中医药，2008，（9）：697.

［42］吴曦.明清医家肺痿证治特色探析［J］.河南中医，2008，28（9）：97-99.

［43］韩秀娟.清肝泻肺法治疗咳嗽变异性哮喘肝火犯肺型的临床研究［D］.山东中医药大学，2008.

［44］吴忠泽.中医汗法的理论解构及实验研究［D］.广州中医药大学，2008.

［45］李海玉，潘桂娟.论宋金元时期中医学“火”理论的发展［J］.辽宁中医杂志，2009，36（7）：1116-1118.

［46］吴新明.中医学“风”的理论研究［D］.中国中医科学院，2009.

［47］王邦才.汪绮石“清金保肺”学术思想探述［J］.浙江中医杂志，2010，45（2）：79-81.

［48］张红梅，陈雪功，董昌武.对汪昂“暑必兼湿”的再认识［J］.北京中医药大学学报，2010，33（1）：11-12.

［49］王胜圣，李玉春，刘嵋松，等.肺结核中医证候的研究概况［J］.光明中医，2010，25（5）：903-904.

［50］聂广，李静.肺痿纳入外感病辨证体系的探讨［J］.环球中医药，2010，3（6）：442-444，446.

［51］梁华龙，赵钰.伤寒寒热真假论［J］.北京中医药大学学报，2011，34（9）：588-590.

［52］张晨.中医病因之“寒”的概念分类与辨析［J］.中国中医基础医学杂志，2011，17（4）：355-356.

［53］解佳伟，焦艳芳，穆俊霞.寒邪理论中医古代文献述要［J］.山西中医学院学报，2011，12（2）：11-14.

［54］耿学英.《内经》对暑邪致病的认识［J］.吉林中医药，2011，31

（9）：824-825.

［55］詹云翔.肺系湿热证的辨治规律理论研究［D］.北京中医药大学，2011.

［56］殷涛.燥伤肺的分子机制研究［D］.湖北中医药大学，2011.

［57］代渊，王飞.论下法在慢性阻塞性肺病的应用［J］.中医杂志，2011，52（S1）：55-56.

［58］卢绪香.论肺毒［D］.山东中医药大学，2012.

［59］燕少恒，郭建博.燥邪属性浅析［J］.河北中医，2012，34（11）：1709-1710.

［60］刘志梅，肖长国.明清以前肺痨病文献考辨［J］.西部中医药，2012，25（4）：36-38.

［61］郭晓燕，张惠勇，耿佩华，等.基于现代文献的肺结核中医证候及证候要素分布规律研究［J］.辽宁中医杂志，2012，39（1）：68-70.

［62］韩艳武，姜良铎.论木火刑金的临床意义［J］.中医学报，2012，27（11）：1425-1426.

［63］金香兰，于峥.刑金之"火"考［J］.中国中医基础医学杂志，2012，18（7）：702-705.

［64］张立平.中医"和法"的概念与范畴研究［D］.中国中医科学院，2012.

［65］曲华玲，付毅敏，邹勇.试论"下法"理论源流及在中医临床应用［J］.中国医药指南，2013，11（6）：614-616.

［66］郭明阳.略论《内经》湿邪致病及其病机演变［A］.中国中西医结合学会风湿病专业委员会.全国第十一届中西医结合风湿病学术会议论文汇编［C］.中国中西医结合学会风湿病专业委员会，2013：2.

［67］赵鹏飞，石克华.膀胱咳浅析［J］.新中医，2013，45（10）：155-156.

［68］刘海波.涌吐法的常用方药及治疗验案浅述［J］.中国中医药现代远程教育，2013，11（8）：123-124.

［69］马骎，陈文慧.叶天士《临证指南医案》下法应用浅探［J］.云南中医学院学报，2013，36（3）：77-78，81.

［70］王庆胜，孔祥亮，何新慧.仲景下法论治肺系病证探析［J］.上海中医药杂志，2013，47（9）：31-33.

［71］李海玉，潘桂娟.论明清时期中医学"火"理论的发展［J］.辽宁中医

杂志，2014，41（10）：2096-2098.

［72］吴咸中，赵连根，卓玉珍.下法应用与研究源远流长——下法概述［J］.天津中医药，2014，31（9）：513-514.

［73］游本铿.基于数据挖掘的《伤寒论》肺热证研究［D］.北京中医药大学，2015.

［74］张龄元.基于暑淫致病的理论研究［D］.北京中医药大学，2015.

［75］张喜梦，张恒.肾咳辨析［J］.世界最新医学信息文摘，2015，15（93）：167-168.

［76］张梦.温邪及其相关理论的重构［D］.黑龙江中医药大学，2016.

［77］邹易良.中医风邪病因研究［D］.北京中医药大学，2016.

［78］赵岩松，黎又乐，沈宜华，等.对暑邪的再认识［J］.江苏中医药，2016，48（6）：6-8.

［79］陈乾，熊旭东.暑温中医辨证论治初探［J］.中国中医急症，2016，25（6）：1262-1264.

［80］管新竹，张伟，张宗学.从"内燥"论干燥综合征相关性间质性肺病的发病机制［J］.中医学报，2016，31（9）：1289-1292.

［81］陈博，万敬员."清法"理论的中医现代研究［J］.中华中医药学刊，2016，34（9）：2070-2072.

［82］孙彬霄，马晓北.吴鞠通对《温疫论》下法的继承发展与补正［J］.中国中医基础医学杂志，2017，23（3）：307-308＋345.

［83］姜肖宏，张兴彩.试论中医下法在肺系疾病中的运用［J］.中医研究，2017，30（8）：5-7.

［84］尉海霞，袁伟智，张兴彩.浅析"和法"在肺系疾病中的应用［J］.中医药通报，2017，16（1）：30-31，48.

第三部分

肺脏记忆理论

第九章　肺脏记忆理论中医论述

第一节　心理学上的记忆及记忆过程

一、记忆的定义

记忆是过去的经验在头脑中的反映。所谓过去的经验是指，过去对事物的感知，对问题的思考，对某个事件引起的情绪体验，以及进行过的动作操作。这些经验都可以以映象的形式储存在大脑中，在一定条件下，这种映象又可以从大脑中提取出来，这个过程就是记忆。所以，记忆不像感觉、知觉那样反映当前作用于感觉器官的事物，而是对过去经验的反映。

凡是过去的经验都可以储存在大脑中，需要的时候又可以把它们从大脑中提取出来。因而，记忆可以将人过去的经验和当前的心理活动联系起来，在时间上把人的心理活动联系成一个整体，甚至可以把自己一生的经历都联系起来。

二、记忆的过程

记忆从识记开始，识记是学习和取得知识和经验的过程，念书、听讲、经历某个事件的过程就是识记的过程。

知识和经验在大脑中储存和巩固的过程叫保持，即保存。识记不仅能获得知识和经验，而且能把识记过的内容储存在大脑中，识记的遍数越多，知识和经验在大脑中保存得越牢固。

从大脑中提取知识和经验的过程叫回忆，又叫再现；识记过的材料不能清晰再现，但在它重现时却能有一种熟悉感，并能确认是自己接触过的材料，这个过程叫再认。回忆和再认都是从大脑中提取知识和经验的过程，只是形式不一样罢了。

识记是记忆的开始，是保持和回忆的前提，没有识记就不可能有保持。识记的材料如果没有保持，或保持得不牢固，也不可能有回忆或再认，所以，保持是识记和回忆之间的中间环节。回忆是识记和保持的结果，也是对识记和保持的检验，而且通过回忆还有助于巩固所学的知识。

记忆的过程是一个完整的过程，这个过程的三个环节之间是密切联系、不可分割的，缺少任何一个环节，记忆都不可能实现。

三、记忆的种类

记忆按其内容可分为如下五种：一是形象记忆，即对感知过的事物形象的记忆。二是情景记忆，即对亲身经历过的，有时间、地点、人物和情节的事件的记忆。三是情绪记忆，即对自己体验过的情绪和情感的记忆。四是语义记忆，又叫词语–逻辑记忆，即对用词语概括的各种有组织的知识的记忆。五是动作记忆，即对身体的动作状态和动作技能的记忆。

按照是否意识到，可以把记忆分为外显记忆和内隐记忆。外显记忆是在意识的控制下，过去的经验对当前作业产生的有意识的影响，又称受意识控制的记忆。内隐记忆是个体并没有意识到，过去的经验却对当前的活动产生了影响，又称自动的、无意识的记忆。

按照是否加以陈述，可将记忆分为陈述性记忆和程序性记忆。陈述性记忆是可以用语言传授并一次性获得，但需要意识的参与才能加以提取的，对某个事实或事件的记忆。程序性记忆往往需要通过多次识记才能获得，在利用时又往往不需要意识的参与的，对如何做某件事的记忆，包括对知识技能、认知技能和运动技能的记忆。

认知心理学按照信息保存时间的长短及信息的编码、储存和加工的方式的不同，把记忆分为瞬时记忆、短时记忆和长时记忆。这就是三个记忆系统。外界刺激以极端的时间一次呈现后，保持时间在1秒以内的记忆叫瞬时记忆，又叫感觉记忆或感觉登记；保持时间在1分钟以内的记忆叫短时记忆；保持时间在1分钟以上的记忆叫长时记忆。

四、遗忘

对识记过的材料既不能回忆，也不能再认，或者发生了错误的回忆或再认，叫遗忘。遗忘是记忆的反面，记住了就是没有遗忘，遗忘了就是没有记住。

德国心理学家艾宾浩斯是对记忆与遗忘进行实验研究的创始人。艾宾浩斯进行了大量关于记忆的实验，获得了大量的实验研究成果，其中一项成果便是查明了遗忘的进程。他在识记后不同的时间间隔，检查被试者的记忆保存量，结果发现，在识记后的最初阶段遗忘的速度很快，但是，随着时间的推移，遗忘的速度越来越慢，甚至一两天以后保存量的变化就不大了。后人用他的实验数据，绘制了一条说明遗忘进程的曲线，叫保持曲线。从保持曲线来看，遗忘的速率开始很快，随着时间的推移，遗忘的速率越来越慢，呈负加速形，即遗忘的进程是先快后慢的。

识记之后都会发生遗忘，是什么原因造成了遗忘呢？一般认为，遗忘或因自然的衰退造成，或因干扰造成。前者说明，时间是决定记忆保存的一个原因，识记之后，随着时间的推移，记忆的痕迹越来越淡，最终导致了遗忘。后者是说，新进入记忆系统的信息，和已经进入记忆系统的信息相互干扰，使其强度减弱，因而导致遗忘。

第二节　肺脏记忆理论概念

《周易》曰："履霜坚冰至"，《礼记·中庸》曰："凡事预则立，不预则废"，说明事物的发生有征兆显现，提前进行干预能够影响事物的发生发展。随着人们生活方式的改变及空气污染的加重，肺病发病率越来越高，严重影响患者的生活质量，造成严重的社会负担及经济负担。我在临床工作近40年，发现部分肺病存在发病及变化的节律性，即肺病有"记忆"的特点。在不断临床实践和理论的发展成熟过程中，逐渐形成了"刘氏中医肺脏记忆理论"。并在该理论的指导下，运用中医治未病的思想对相关肺病进行干预，取得非常好的临床效果，很好地减少患者急性加重的次数和减轻发病的程度，部分患者甚至可以达到完全控制的效果，取得了很好的社会效益和经济效益。

一、刘氏肺脏记忆理论的内容

记忆：指动词。

记忆信息：记忆的名词。

我认为肺病是有记忆性的，故将其概括为"肺脏记忆理论"，主要包含以下四个方面的内容：

第一方面：肺系疾患反复发作，尤其是长时间处于反复急性发作的患者，在肺部症状控制的情况下，病所仍可"记忆"早期邪气侵袭的情况，并存储于体内，当邪气再次侵犯人体时，反复发作的肺病患者，比其他初病患者更易发病，甚至病情更重。

第二方面：肺系疾病患者在感邪后，机体（尤其是西医学免疫系统）会"记忆"邪气的情况，编码为"记忆信息"（主要指"抗体"），并储存在体内。在一定时间范围内，患者再次接触相关邪气后，机体会根据既往的"记忆信息"，更快更直接地抵抗邪气。

第三方面：活体肺中储存有关于个人生活经历的部分"记忆信息"片段，在一定情况下，储存在活体肺中的"记忆信息"可以在人体无意识的情况下部分或全部被提取并解读。

第四方面：肺脏的"记忆"功能，是其正常功能的一个表现。所有影响到肺脏生理功能的方面，包括精、气、血、津液甚至"神"，均有可能影响到肺的"记忆"功能。

提出肺系疾病的四个分期，即：

①稳定期：患者有肺系基础病，虽有邪气伏藏，但由于体内正气充足，可以抗邪，因而此期无任何明显症状和体征，用四诊辨证不能发现，也可称之为"无症状期"。

②发作前期：介于稳定期和急性发作期之间的时期，此期正气稍有不足，邪气蠢蠢欲动，患者有症状或体征，但不是很典型。

③急性发作期：此期正不胜邪，疾病发作，肺部症状和体征比较典型，四诊辨证能够发现并做出证候诊断，也可称之为"典型症状期"。

④迁延期：是指急性期症状控制后，正邪交争，难分胜负，肺部症状和体征迁延不愈持续1个月以上者，这个时期仍可进行四诊辨证并做出证候诊断。此期是形成记忆的关键时期。

二、刘氏肺脏记忆理论特点

1. 整体性　肺脏记忆理论，主要研究肺病的记忆，病位在肺，与"肺-大肠-皮-鼻-毛"直接相关，"记忆"与"心-小肠-脉-舌-面""脑"（肾-膀胱-骨髓-耳-发）直接相关。肺脏功能的正常，离不开"脾-胃-肉-口-唇"系统的"运化"和"统血"、离不开"肝-胆-筋-目-爪"系统的"疏泄"和"藏血"。

从现代医学及生物学角度讲，肺脏记忆理论涉及免疫系统、局部解剖、生理病理、微生物、蛋白质、器官移植、疾病诊断与治疗等。需要我们用中医的整体思维，去很好地把握和运用这些知识，从而更好地理解肺脏记忆理论，并更好地应用于临床。

2. 时空性　时间和空间是运动着的物质存在的基本形式，一切运动着的物质都存在于时间和空间之中，离开时间和空间的物质运动是没有的。

肺脏记忆理论研究的基础是有生命的人体，是处于特定时间和空间之中的，不断运动的生命体。疾病过程本身就是一个时空概念，疾病的发生—发展—转归，这个过程本身就有其特殊的随时间、空间变化的特点。在记忆的识记（编码）—保持—提取—回忆或再认—遗忘过程中，一个决定性的因素就是时间，因为时间会直接影响到"保持"这个核心环节，记忆受时间影响，会被遗忘或打断，正因为这个特性，才让我们有了干预的时机和方法。只要我们医生能够在这个肺脏记忆的时空里，合理地利用这个特性，在记忆信息的保持阶段合理作为，就能将这个循环打破，从而减少相关疾病的复发或减轻相关疾病复发的程度。

肺脏记忆理论中探讨的记忆信息，在保持过程中，可能受到正气变化及其他疾病的影响，发生动态变化。有可能导致机体对疾病的反应过激或者抑制，即中医讲的病邪性质的阴阳变化。同时也可能发生记忆信息的储存部位发生改变，或者储存的记忆信息发生数量的改变。这些变化都会导致我们在处理肺部疾病，尤其是牵扯到记忆理论中的肺病的时候，需要仔细认真地分辨，从而做到有的放矢，直达病所。

3. 生命性　肺脏记忆信息是存在于活体细胞中，组织细胞完全死亡则信息消失。但如果活体细胞没有死亡，而是从一个个体移植到了另一个个体，记忆信息同样会被保持，并可能被提取到意识层面，被大脑识记。"记忆"功能是肺的生理功能的一个方面，所有影响到生命体的因素，都可能影响到肺，影响到肺的"记忆"功能。

4．无意识性　肺病的记忆从首次肺部病变开始，相关信息进行编码，成为记忆信息，记忆信息储存在机体中，并进行保持。当再次遇到相同的肺部病变情况，机体会提取出记忆信息，而且这个提取过程，不需要意识的参与，从而使机体更快地处理肺部病变。

5．间接性　是受目前科学技术发展水平限制的。限于目前的检测手段，我们还无法对我们的意识及潜意识的信息进行很好的、客观的度量。尤其是储存在非脑部位的记忆信息，目前暂无直接手段进行描述和度量。肺病的记忆信息，只能通过患者的临床症状及发作时间的动态变化来观察和描述，从而推导出肺病的记忆情况。

6．模糊性　相关或者相近的肺部疾病发生时，都有可能加强既往的记忆信息。当然，保持的记忆信息，也会在发生相关或者相近的肺部疾病时被提取，从而对新发疾病的发生发展转归产生影响。

7．科学性　"肺脏记忆理论"是临床实践中观察到的，来源于临床实践，是现实存在的客观事实，经过不断临床实践及理论思考后，形成的理论，而且运用此理论指导实际临床，临床疗效显著。其次，现代医学对疫苗、器官移植的研究均直接体现了肺的"记忆"。而且目前关于慢性肺病反复发作的情况，有学者通过对哮喘的发病机制的研究发现，DNA甲基化是最常见的表观遗传修饰形式，DNA高甲基化与基因沉默相关联，而去甲基化则与基因表达活性增加有关。王彰晖等通过研究哮喘小鼠模型，认为小鼠肺中存在长期"炎症记忆"，肺局部淋巴细胞可以传递此种记忆。这些研究均客观证实了"肺脏记忆理论"的一些实质表现。

第三节　肺脏记忆理论与伏邪

一、"伏邪"的概念

伏邪属于病因学范畴，是在正气、外在环境等诸多因素作用下潜伏流连于体内而不即发的潜在健康危害。其实质是导致疾病发生发展经过潜证期或前证期的病邪，是正气与外在环境相互作用的结果与表达。

伏邪致病可有无症状阶段阶段、非典型症状，最后演变成典型症状阶段。这个表述涵盖了病因、病因特征、病因要素及其相互作用、病机、证候、证候特征、证候分型、伏邪疾病发生发展转归等内容，涵盖了危险因素和决定因素以及条件、诱发因素等。

致病因素在诱因与素因作用下成为伏邪。笔者本书提出伏邪三要素及其之间的相互作用是指邪气、正气和外在环境及其相互作用。其中正气为决定因素，决定着邪能否成为伏邪而潜伏，决定着伏邪是否发病以及在何种情况下发病。邪气为重要条件，伏邪疾病证候类型、证候特征与之密切相关。外在环境是邪气是否潜伏的条件，是伏邪发病的诱因。三者共同构成伏邪三要素模式，它们之间共同作用，导致邪气潜藏而成为伏邪，从而进一步导致伏邪疾病发生、发展及转归。

伏邪潜伏和发病三要素的提出印证了《内经》关于"冬伤于寒，春必病温"（《素问·生气通天论》）、"藏于精者，春不病温"（《素问·金匮真言论》），以及"百疾之始期也，必生于风雨寒暑，循毫毛而入腠理，或复还，或留止"三者的关系，"冬伤于寒"的寒邪在正气"精"的作用下，受到"风雨寒暑"等外在环境的影响，发生了不同的变化，"留止"的不再是冬日之寒，而是发生了"郁而化温"的动态演化的致病因素——伏邪。

国医大师任继学指出："若正气不足，未能及时清除邪气，或邪气潜伏于正虚之所不易祛除，则致邪气流连，潜伏于人体，待时而发，待机而作，即谓之伏邪。"笔者认为，人体感邪之后，人体正气与之抗争，驱邪外出，当人体正气不足以完全驱邪，邪气未被完全清除，便伏藏于体内，待人体正气不足之际或者再次感邪之后，便会引起疾病复发。

二、基于"肺脏记忆理论"对"伏邪"的干预

肺居上焦，贵为华盖，是为娇脏，不耐寒热，易实易虚，通过气道、卫表与外界直接相通，六淫邪气，借正气虚，肺卫不固，可直接侵袭肺系及肌表，此为邪气得以伏留的前提。肺主气，朝百脉，通调水道。肺病则气机运行障碍，津液代谢失常，血行异常，而生成痰、瘀等多种病理产物，成为伏邪依附的重要物质基础。外邪侵入肺系，气道不利，肺失宣肃，水津不布，聚而成痰为饮，或余热伤阴，灼津为痰。若外邪不能及时祛除，则痰饮难除。痰饮复与余邪胶着黏滞，伏留于内，成为其病缠绵反复、迁延不愈、长期通气不利的重要原因。肺具吸清

呼浊、吐故纳新之功能，气道则为其道路，若气道不利，清气吸入减少，而浊气不能及时排出，积于肺脏，日久则酿毒成邪而为患。

急性发作期时，病变局部刺激机体，记忆信息开始形成；迁延期是记忆形成的关键时期，此期若肺系疾病完全控制，则不易形成记忆，若迁延不愈，病变局部不断刺激机体，记忆信息便不断整合，并存储于体内；稳定期时，记忆信息处于存储状态，未被唤醒，人体无相关肺系疾病的症状和体征；发作前期，邪气侵袭人体，触发体内处于存储状态的记忆信息，记忆信息被激活，机体开始整合这些记忆信息，记忆过程渐趋完整，到急性发作期时，记忆信息整合完毕，机体根据记忆信息，记忆起发病过程，从而表现为肺系疾病的急性发作。在临床中，针对不同时期采取不同的方法和手段，可以很好地预防疾病的发生和发展。

按照"肺脏记忆理论"，我们针对"伏邪"的干预主要从三个方面入手。一是针对"伏邪"的干预，需要从首次患病即开始干预，并根据疾病的不同阶段，采取不同的干预方法；二是针对"正气"的干预，包括平时的养护正气和疾病的不同阶段对正气的干预；三是针对"环境及生活条件"的干预。

1. 针对"伏邪"的干预　肺病稳定期伏邪尚微，而正气尚足，如果能够进行干预，将会取得最佳效果。这一时期对伏邪进行干预则更有针对性，效果也更好。如针对流行性疾病的预防性用药，或者针对已知但是尚处于无症状阶段的伏邪进行预防性用药，效果良好。葛洪就是最早提出预防性用药的医家，针对高危人群，如被犬咬过的人，进行预防性治疗，可取得良好的效果，"仍杀所咬犬，取脑敷之"。比如针对高危人群注射流感、肺炎疫苗等，也是无症状期进行干预的很好例子。

肺病发作前期，此时进行干预，则可以推迟发病，促使向愈，降低死亡风险率。如《素问·热病》所谓的"肝热病者，左颊先赤。心热病者，颜先赤。脾热病者，鼻先赤。肺热病者，右颊先赤。肾热病者，颐先赤。病虽未发，见热刺之，名曰治未病"，就是在发作前期进行干预，干预方法为针灸，干预目的为祛除热邪。这样提前针对伏邪进行干预，可以避免发病后，热邪与正气纠结，而伤及正气。正如清代吴鞠通在《温病条辨》分析的那样，"此节言五脏欲病之先，必各现端绪于其部分，示人早治，以免热争则病重也"。

肺病发作期进行正面干预，其治则治法归于中医的辨证论治的理论体系与临床实践中，对伏邪引起的症状进行中医辨证论治。还要乘机体正气未衰时及早进行干预。吴又可在《温疫论》中分析了及早祛除邪气的原因，以及详细审查辨证的方法，指出："大凡客邪贵乎早逐，乘人气血未乱，肌肉未消，津液未耗，病人不至危殆，投剂不至掣肘，愈后亦易平复。欲为万全之策者，不过知邪之所在，早拔取病根为要耳。但要量人之虚实，度邪之轻重，察病之缓急，揣邪气离膜原之多寡，然后药不空投，投药无太过不及之弊。"

迁延期，此期是机体能否形成记忆的关键时期，此期越长，对记忆的形成影响越大。因此，缩短迁延期的时间至关重要。应积极采用中西医结合手段控制疾病的发展。

针对伏邪进行干预，其目的是改善调节机体针对隐匿伏邪所产生的病理状态，使机体恢复阴平阳秘。

2. 针对"正气"的干预　肺病稳定期，针对正气进行的干预基本上是以顾护正气为主，以驱邪外出为辅。这一阶段由于没有出现症状和体征，干预没有针对性，因此，多数情况下，不采用药物进行干预，而是更强调调动人体的正气进行干预。根据《素问·四气调神大论》的原则，在四季进行保养，是最佳的修养正气的方法，"春三月……养生之道也。夏三月……养长之道也。秋三月……养收之道也。冬三月……养藏之道也"。正气充足，就有可能及时地与体内潜伏的邪气进行斗争，不仅能够延缓发病，甚至不发病，减轻发病症状，还能大大降低发病率和死亡率，意义非常重大。

《素问·金匮真言论》曰："夫精者，身之本也。故藏于精者，春不病温。"即是强调对正气进行加强，在这一阶段的干预，其结果显而易见，"春不病温"降低了"冬伤于寒，春必温病"的发病概率。

肺病发作前期的干预，往往也由于症状不典型，侧重点仍然是正气的因素。有些患者出现了一定的不适，往往不去就医，而是采取自救措施，比如在这一阶段出现口渴症状，人们往往是自发地饮水自救，保证了体内阴液量的充足。另外，如果人们自感疲劳，往往会适时休息，调节饮食与作息规律，这些正面的干预也是提前保护正气。对于反复发作疾病的发病前期，干预方案可以针对正气进行，通过合理调养及服用药物，来达到恢复正气的作用，适当加用祛邪的方案，预防相关疾病的发生。

肺病发作期进行干预，往往采用医疗手段，在辨证论治的过程中考虑到正气的状态进行干预。正气充足，则以攻邪为主，攻邪目的是为了及早顾护正气；正气不足，则扶正为主。

肺病迁延期，除了采取中西医结合手段控制疾病发作，还要"已病防变"、扶助正气。例如在中医辨证论治中，在以肺热证为主时，除了投以大剂黄芩、桑白皮、生石膏等清热之品外，还应根据"火热易灼津液"，予沙参、生地、芦根等养阴生津之品以滋润阴液；同时，可以酌予参、术、芪、蛤蚧、鳖甲、阿胶等滋补之品以扶正，但剂量要小，以防"虚不受补"。

3. 针对"环境及生活条件"的干预　肺病稳定期及迁延期，针对环境进行的干预往往是一种自发的行为，寒邪潜藏，在冬季可能会有寒冷的感觉，会自发地加衣取暖；同样，感受到酷暑难耐时，会自发地乘凉并且会大量饮用清暑热之饮品，如绿豆汤等。针对环境的气候变化，应当冬春二季注意保暖、防风，夏季注意防暑，秋季要防燥。另外，要改善不良的生活习惯，如吸烟、饮酒等，避免不良因素对正气的暗中消耗。

肺病发作前期，出现了非典型的症状，注意关注自然气候变化，通过加减衣服、室内取暖等措施，在出现轻微不适时，降低自然环境气候不利因素对伏邪的影响。

肺病发作期往往经历过了稳定期和发作前期，导致疾病复发的原因之一是环境的诱发。有的是自然气候变化引起的，有的则是社会环境变化引起的，如工作压力等因素诱发。这一阶段除了要注意合理饮食，合理起居，避免情志刺激，消除外在因素的影响外，还要能够尽量避免自然气候对伏邪的不利影响。肺病发作期，机体出现了明显的症状和体征，往往会就医或者吃药进行干预，这时医院为患者创造舒适、良好、清洁、卫生的医疗环境非常重要。患者家属也要为之提供通风、温度适宜的家居环境，从而避免环境因素对伏邪疾病造成不良影响。

第四节　肺脏记忆理论与中医预防免疫

一、中国古代预防免疫

中国至少已有3500年以上的疫情历史，在有确切疫灾年份记载的春秋至清朝之间（公元前770—公元1911年）的2681年中，共有疫灾之年669年，平均疫灾频度25.0%，即平均每4年就有1年发生疫灾，疫灾是古代中华民族的重大灾难之一。

早在春秋战国时期，中医学即开始认识到某些疾病的传染性。《素问·刺法论》中有"五疫之至，皆相染易。无问大小，病状相似"的记载。至东汉末年，灾疫连年，病死成片，医圣张仲景"宗族素多，向余二百。建安纪年以来，犹未十稔，其死亡者三分有二，伤寒十居其七"，而"感往昔之沦丧，伤横夭之莫救，乃勤求古训，博采众方，撰用《素问》《九卷》《八十一难》《阴阳大论》《胎胪药录》"，著成流传后世的中医经典著作——《伤寒杂病论》，不仅总结了外感热病的六经传变规律，而且奠定了中医辨证论治的理论基础，其中不乏一些今天看来属于传染病的病症论述及有效方药。

晋代葛洪在《肘后备急方》指出，"疗狂犬咬人方，仍杀所咬犬，取脑敷之"，他还列举了数首"辟瘟疫"、"辟天行疫病"的方剂，这应该说是我国最早出现的预防与治疗疫病专方。

隋代巢元方所著《诸病源候论》把"一岁之中，病无少长，率相似者"归属伤寒病、时气病、热病、温病、疫疠病中，其中伤寒病、时气病、温病都有"令不相染易候"。唐代孙思邈做过一些用疫病患者的脓汁、血清进行接种以防治疣、疮的尝试。他所著的《备急千金要方》中还载有近20首辟疫方，在药物的使用方式上，除佩戴胸口外，还有口服、烟熏、粉身、身挂、纳鼻、浴体等，药物剂型除蜜丸外，还有散剂、汤剂、酒剂、膏剂等。药物以辛香味厚者为主，如在雄黄丸、屠苏酒、粉身散、太乙流金散、疫瘴发汗青散等代表方中，雄黄、细辛、川芎、蜀椒、桂心、白芷等都是用得最多的药，为后人进行疫病的药物预防提供了很多借鉴。

明清以来，商业和交通的日益发达，给大规模的传染病流行提供了条件。据史书记载，永乐六年（1408年）至崇祯十六年（1643年），共发生大疫19次之多，死于病者达数十万。崇祯十六年北京鼠疫流行，不到7个月时间，就造成了20万人死亡。崇祯十四年（1641年），山东、河北、江苏、浙江等地，疫病大流行，蔓延势烈，患者甚多，形势惨重，如《吴江县志》所载："一巷百余家，无一家仅免；一门数十口，无一口仅存者。"可谓是"千村薜荔人遗矢，万户萧疏鬼唱歌"。而清代268年中，传染病流行频繁。在这种历史背景下，出现了著名的传染病学家吴又可。公元1642年，吴又可在继承前人的基础上，勇于创新，大胆提出"疫疠之邪从口鼻而入"的观点，著成《温疫论》一书。盖"疫"字，《说文解字》解释为"民皆疾也"，非常类似当今的传染病。而"温疫"似又可解释为"以发热为主要症状的具有较强传染性和流行性的一组病症"。吴氏在书中大胆突破张仲景的六经辨证及治法，提出疫疠之气从口鼻而入，始客于膜原，当人体由于饥饿、劳碌、忧思等导致正气虚弱时，邪气溢张，从而强调了在传染病中人体免疫力的主导作用。同时根据流行范围与程度的不同，区分为"盛行之年""衰少之年""不行之年"等类型，并制定了一些有效的方剂与药物。李中梓《医宗必读》对密切接触肺痨者提出了具体的预防措施，指出："凡近视此病者，不宜饥饿，虚者需服补药，宜佩安息香及麝香，则虫鬼不敢侵也。"

至清代叶天士、薛雪、吴鞠通、王孟英温病四大家，发展了张仲景、吴又可等医家的理论和经验，创立了温病的卫气营血与三焦辨证，进一步阐明了发热病的发生、发展规律，研究出一整套辨证论治的理、法、方、药，如诊断方法上的辨舌、验齿、辨斑疹，方剂上的银翘散、安宫牛黄丸、至宝丹等，都出自这一时期。陈修园认为，避疫之法，唯在节欲，节劳，仍勿忍饥，以受其气。胆为中正之官，胆气壮，则十一脏之气赖以俱壮，邪不能入。其在《医学三字经》中载有方剂预防温疫，后人据其功效拟方名为神圣避瘟丹；另以羌活、独活、白芷、香附、大黄、甘松、山柰、赤箭、雄黄各等分，苍术倍用，上为末，面糊为丸弹子大，黄丹为衣，晒干，正月初一清晨，焚一炷避瘟。

两汉以来，中国人民在防治疫病方面积累了宝贵经验。尽管古代的科学技术很不发达，更没有发现细菌、病毒等，但劳动人民群防群治中的创见有许多是值得当今借鉴的。比如：隔离治疗，阻断传染；颁布医方，群防群治；开仓放粮，减免租税；巡视散药，赐棺埋瘞。

二、"种痘术"——世界最早的预防接种

预防接种（又称计划免疫）是应用免疫学原理，使人体对某种传染病产生特异性免疫的一种预防保健方法。世界上最早的预防接种，当推中医学的"种痘术"。关于种痘术的起源，据清代董正山《牛痘新书》载："唐开元间，江南赵氏始传鼻苗种痘之法"；朱纯嘏《痘疹定论》说："宋仁宗时，丞相王旦，生子俱苦丁痘，招集诸医，探问方药，有四川人请见，陈说峨眉山有神医，能种痘，百不失一。神医到京，于次日种痘，至七日发热，后十二日正痘已结痂矣。"至明万历年间，已有不少有关种痘的记载。

张璐刊于清康熙三十四年（1695年）的《张氏医通》说："迩年有种痘之说，始自江右，达于燕齐，近则遍行南北。"顺治帝时设置查痘章京，专理旗人及内城民人痘疹事宜，康熙帝在《庭训格言》中亦极为赞扬种痘的好处，故种痘

法在清代得到普遍推广，并且不断改良而日益精善。清代俞茂鲲所著《痘科金镜赋集解》一书，载有安徽太平县以接种人痘法来预防天花。清代吴谦等编著的《医宗金鉴·幼科种痘心法要旨》，详细介绍有四种种痘法。①痘衣法：把疮患的内衣给接种者穿上，以引起感染，这是最原始的方法；②浆法：采取疮的浆，用棉花蘸塞被接种者的鼻孔；③旱苗法：把痘痂阴干研末，以银管吹入鼻孔；④水苗法：把痘痂阴干研细并用水调匀，以棉花沾染塞入鼻孔。书中还分析了这四种方法的优劣："水苗为上，旱苗次之，痘衣多不应验，痘浆太涉残忍。"至此，浆法几废。且对种痘要旨、选苗、蓄苗、天时（指种痘季节）、择吉、调摄、禁忌、可种、不可种、水苗种法、五脏传送之理、旱苗种法、痘衣种法、痘浆种法、信苗、补种、自出、治法等共18个专题分别做了介绍。其中如"蓄苗"一节，指出："若遇热则气泄，日久则气薄，触污则气不清，藏不洁气不正，此蓄苗之法。"又说："须贮新磁瓶，内上以物密覆之，置之洁净之所，清凉之处。"足见当时对于痘苗的接种与保存已经取得不少成熟的经验了。清代赵学敏《本草纲目拾遗》对于苗花亦有区分："夫痘靥曰苗，痘发曰花"，并论述了痘苗优劣及真伪选择。清代朱奕梁《种痘心法》认为："痘苗传播愈久，药力提拔愈清，人工选练愈熟，火毒汰尽，精气独存。"并指出时苗若能连种七代，精加选练，即为熟苗，毒性大大降低，接种后相当安全。正因为这样的预防接种技术的逐渐完善和成熟，并传遍世界各地，致使恶性传染病天花得到控制，为世界人民的健康做出了突出贡献。

三、中国古代预防免疫思想对肺脏记忆理论的启发

中医学在其形成发展的两千年中，积累了丰富的预防医学的内容，不但有明确的预防为主的指导思想，而且还有着整套具体的方法和措施，体现在环境卫生、传染病学、隔离及预防接种等诸多方面。对于控制疫疠之病的方法，上文提及很多，就不再重复。

相关疾病的预防接种，正是刺激机体对某种特定疾病产生针对性免疫，从而预防发病。通过接种减毒或者灭活的病菌，从而使机体产生抗体，并记忆这种病菌，当机体遇到这种病菌时，提取机体的记忆，快速直接地杀灭病菌，从而减少疾病的发生。

同时，古代医家在与疫疠疾病抗争的过程中，运用多种方法来减少疠气，或

者说是隔离疠气，包括改善生活环境、饮食水源及病尸处理等，也包括熏药、佩戴香囊之类、定期服用特殊药物等。这个过程中，也积累了大量预防保健、治疗疾病的经验，包括生活方式调整、增强正气、隔离治疗及在不同理论指导下的治疗方案等。这些方面都体现了先于疾病的处理方案，即"治未病"的思想。

这些方法和思想，对肺脏记忆理论具有很好的指导作用，主要表现在机体对"疠气"的记忆，将相关信息储存在机体内，当机体接触到"疠气"后，可以直接调动机体储存的信息，更快更直接地应对"疠气"。尤其是对我们运用肺脏记忆理论，进行"肺痨"的预防和治疗，具有很大的指导意义。另外，针对疫疠疾病的诊治经验，同样对我们运用肺脏记忆理论进行其他反复发作疾病的诊疗起到了很好的借鉴作用，指导我们如何更好地解除相关记忆信息的保持，打断肺脏记忆的循环过程，从而达到控制疾病、减少发作甚至治愈疾病的目的。

第五节　肺脏记忆理论的心肺脑相关

一、"心主神明"与心肺相关

1. "心主神明"　心者，精神之所舍。中国传统文化一直主张"心是记忆的主宰"。《管子·心术上》曰："宫者，谓心也。心也者，智之舍也，故曰宫。"《荀子·解蔽》云："心者，形之君也，而神明之主也。"《孟子·告子上》谓："心之官则思，思则得之，不思则不得也。"

先秦的这些论述，无不将"心"作为思维意识的器官加以认识，这些认识也影响到整体成编于战国时期的医学典籍《内经》。《素问·灵兰秘典论》曰："心者，君主之官也，神明出焉。"《灵枢·本神》亦云："所以任物者谓之心。"《灵枢·邪客》曰："心者，五藏六府之大主也，精神之所舍也。"《灵枢·五癃津液别》曰："五藏六府，心为之主，耳为之听，目为之候，肺为之相，肝为之将，脾为之卫，肾为之主外。"可见，《内经》反复强调，五脏六腑中，心的地位至高，统率五脏系统，人体正常生命活动都在心神的主宰和调控下有序进行。

心具有认知、思考的能力，具有意识、思维的功能。故《素问·宣明五气》

归纳为"心藏神";《灵枢·大惑论》则云:"心者,神之舍也。"反之,心若发生病变,必将影响五脏六腑功能,形体遭受严重损害。如《素问·灵兰秘典论》所说:"主不明则十二官危,使道闭塞而不通,形乃大伤。"

"心主神明"的观点,到明代晚期,被阴阳学家们发挥得淋漓尽致。如医学大家张景岳的《类经》,采用以类相从的方法,对《内经》全面注释和分类讲解。如《类经·藏象类·灵兰秘典论》,张景岳注解"心者,君主之官,神明出焉。心为一身之君主,禀虚灵而含造化,具一理而应万机,脏腑百骸,惟所是命,聪明智慧,莫不由之,故曰神明出焉";《类经·疾病类·五癃津液别》注解"心总五脏六腑,为精神之主,故耳目肺肝脾肾,皆听命于心。是以耳之听,目之视,无不由乎心也。肺朝百脉而主治节,故为心之相。肝主谋虑决断,故为心之将。脾主肌肉而护养藏府,故为心之卫。肾主骨而成立其形体,故为心之主外也"。张氏再三论证,五脏六腑、形体官窍等的生理活动,皆由心所主宰。由此可见,晚明时期"心主神明"的观点仍然占据主导。

《内经》以后,"心主神明"学说得到大多数学者的认同。其原因有三:一是为了巩固大一统的中央集权,历代王朝都强调皇帝代表"天意",君主的权力至高无上,因而"心者,君主之官"的观点被大力提倡,并获得广泛的认同。二是历代医家在发展藏象学说的同时,对"心主神明"理论多有阐发,形成了"五脏-心-神"之间完整的认识论体系。三是,大量的古代医案说明临床运用该理论治疗脑病可以收到较好的疗效。因此,"心主神明"论是建立在中医整体观念之上,说明五脏、心、精神活动之间关系的一种学说,是中医藏象学说的重要内容之一。

藏象学说以五脏为中心构成结构功能体系,在此基础上将神分为神、魂、魄、意、志,分属于五脏。由于"心主血脉",血是精神活动的主要物质基础,所以推断心具有相当于大脑的某些功能,如记忆功能。因此,"心主神明"并非是解剖形态学上的实证,而是在"心主血脉"功能之上通过演绎推理而得。

2. 心肺相关 心肺密切相关,这个在中医的经典理论中得到了深刻的认识,各个时期的医家均对其有各自的论述。《内经》就有着"心者,君主之官""肺者,相傅之官""肺朝百脉""背为阳,阳中之阳,心也;背为阳,阳中之阴,肺也""诸血者,皆属于心;诸气者,皆属于肺"等经典论述。在本书的第一部分已经有所论述,这里不再赘述。

记忆活动是我们人体精神活动的一部分,且《灵枢·本神》云:"所以任物者谓之心，心有所忆谓之意……"，说明记忆是属于"心主神明"范畴的，而肺与心无论在解剖上还是功能上均密切相关，密不可分，这就为肺脏记忆理论的提出提供了强有力的支持。

肺系疾病反复发作，通过心肺之间的生理病理相关性，影响心神。《内经》云："任物者为之心，心有所忆者谓之意"。肺病对心神产生影响之后，可促使心神产生该疾病的记忆信息，并且对记忆信息进行编码、保持，从而形成完整的记忆过程。

二、"脑主记忆"与肺脑相关

1. 脑的生理

（1）脑的解剖

1）脑的位态：脑位于头颅之内，"其输上在于其盖，下在风府"，"为髓之海"（《灵枢·海论》），其结构是"头有九宫，脑有九瓣"（《金丹正理》），《道藏·谷神不死论》曰："是以头有九宫，上应九天，中间一宫谓之泥丸，乃元神所住之宫，其空如谷而神居之，故谓之谷神。"

2）脑的生成：脑的产生正如《灵枢·经脉》所说："人始生，先成精，精成而脑髓生，骨为干，脉为营，筋为刚，肉为墙，皮肤坚而毛发长。"《灵枢·天年》说："人之始生，……以母为基，以父为楯。"《灵枢·本神》云："两精相搏，谓之神。"说明男女交合，两精相搏，在胚胎形成之时，便开始形成脑髓，并且脑髓形成早于骨、脉、筋、肉，脑髓形成后神便藏于脑中，又靠后天水谷之精充养，如《灵枢·五癃津液别》说："五谷之津液，和合而为膏者，内渗于骨空，补益脑髓。"清代王清任《医林改错》说："灵机记性在脑者，因饮食生气血，长肌肉，精汁之清者，化而为髓，由脊髓上行入脑，名曰脑髓。"

3）脑与脏腑、经络、肢、窍的联系：脑与五脏六腑、气血、经络均有着密切的关系。正如《灵枢·邪气脏腑病形》云："十二经脉三百六十五络，其血气皆上于面而走空窍。"

"肺者，气之本，魄之处也""诸气者，皆属于肺"都清楚地说明了肺在人体气的生成方面的决定性作用。脑作为神明之主宰，更是依赖气的温煦、濡养、推动来维持自己的生理活动。气足则神旺，气闭或气脱则神亡。"肺朝百脉"表明肺不仅是气体交换的场所，也是水谷精微物质交换的场所。经过物质交换的经脉气血，濡养着全身脏腑器官，也濡养着精明之府的脑及其功能。心主血脉，心运血以养脑，脑方能主神明，而心的活动又最受脑所主精神活动的影响，如情志不遂，暴怒、大惊时，则心跳欲出。脾为后天之本，气血生化之源，脾气健运，气血生化有源，脾气升清，方得以养脑，脑之思虑过度，则劳伤于脾，则纳呆食少。肝藏血，主疏泄，有调节血量、调畅情志的功能。肝气调畅，脑之血量调节有度，情志和达，若肝气上逆，气血并走于上，则发大厥或薄厥；肾藏精，精生髓，髓聚于脑，关系脑的记忆与思维等，故有积精可以全神，肾壮则脑健等说法。而脑神活动又直接关系到肾精的藏与泄，脑本肾之伎巧，肾受神气而封藏，此脑肾相交之理也。

脑与孔窍的联系也十分密切。鼻窍通于脑，《医林改错·脑髓说》云："鼻通于脑，所闻香臭归于脑。"《先醒斋医学广笔记》云："盖鼻为肺之窍，而为脑气宣通之路。"说明脑与鼻在生理上直接相通。

耳通于脑。耳窍亦通于脑，《医林改错·脑髓说》："两耳通于脑，所听之声归于脑。"

口舌通于脑。口窍、舌苗亦通于脑，清代王惠源《医学原始》云："耳、目、口、鼻之所导入于脑，必以脑先受其象，而觉之，而寄之，而存之也。"说明脑不仅与耳鼻相通，而与口舌亦相通。

脑通过经络与脏腑肢窍有着广泛联系。《灵枢·经脉》就详细记载了经脉出脏腑后上行于脑，在脑部的分布与走行，并指出手、足三阳之经脉皆上注于头。其中主要阳经走行如下：①足阳明脉，"胃气上注于肺，其悍气上冲头者，循咽，上走空窍，循眼系，入络脑，出额，……此胃气别走于阳明者也"（《灵枢·动输》）。②足太阳脉，"膀胱足太阳之脉，起于目内眦，上额交巅；其支者，从巅至耳上角；其直者，从巅入络脑，还出别下项"（《灵枢·经脉》）。③督脉，"督脉者，……与太阳起于目内眦，上额，交巅上，入络脑，还出别下项"（《素问·骨空论》）。《难经·二十八难》亦有记载："督脉者，起于下极之俞，并于脊里，上至风府，入属于脑。"

（2）脑的生理特性

1）中清之脏，元神所居：脑为髓海，至清至纯，乃水谷精微中"和合而为膏者"（《灵枢·五癃津液别》），张景岳云："人之脑为髓海，……亦曰泥丸宫君，总众神者也。"《医宗金鉴》说："头，……位居至高，内涵脑髓，脑为元神之府，以统全体。"意指脑为诸神之统帅。《道藏·谷神不死论》曰："是以头有九宫，……乃元神所住之宫，其空如谷而神居之，故谓之谷神，神存则生，神去则死。"说明脑为中清之脏，为元神所居之处，不能受邪，邪犯之则为病。

2）喜静恶扰，不喜邪干：《奇效良方》云："脑喜静谧而恶动扰，静谧清明内持，动扰则掉摇散乱。"脑为元神之府，以谧静明澈、内持敛蓄为贵，动扰则掉摇散乱，无所适从。在正常状态下，清阳出上窍，浊阴走下窍，神喜神和。当人体脏腑功能失常、气机逆乱，六淫、邪毒等诸邪上扰乎脑而为病，或眩或痛，或不寐或多寐，或健忘和呆痴，或神蒙或昏聩。《证治准绳》曰："盖髓海真气所聚，卒不受犯，受邪则死不可治"，足见脑在人体的重要，不能邪干，重受外邪或金刃跌扑伤及颅脑，重则"死不治"。可见"脑喜清而恶浊；喜盈而恶亏；喜静而恶躁（扰）；喜通而恶瘀"。

2. 脑的功用　朱沛文《华洋藏象约编》云："夫居元首之内，贯腰脊之中，统领官骸，联络关节，为魂魄之穴宅，性命之枢机，脑髓是也。"概括地说明了脑髓对人体的主宰作用。脑的生理功能概括为以下几个方面：

（1）主神明：脑是神志活动的物质器官，是人精神、意识、思维活动的调控枢纽，主宰人的神志活动。《颅囟经·序》有"太乙元真在头曰泥丸，总众神也"，《黄庭内景经·至道章》曰"脑神精根自泥丸"，《本草纲目》指出"脑为元神之府，以统全身"，喻嘉言《寓意草》有"头者，泥丸宫。主一身之神明"之说。

脑主神明主要是指脑主精神、意识、思维活动。这里的"神明"相当于现代医学的"意识"，是指大脑的觉醒程度，即中枢神经系统对内外环境刺激做出应答反应的能力，或机体对自身及周围环境的感知和理解能力，包括定向力、感知力、注意力、记忆力、思维、情感和行为等。人处于觉醒、感知万物、充满情欲、支配肢窍于随意之间都属神（明）所主之列。脑主神明是脑的生理功用最基本、最重要的部分，是思虑、记忆、司主肢窍的重要前提。若六淫、七情、金刃跌扑伤及脑神，轻则头痛、头晕，重则肢窍不遂、失忆，甚则神蒙、神昏、神呆（静而不动、睁眼若视、状若草木）、神脱（死亡）。可以说神明是生命的体现，伤及神明人就会神志昏蒙而不省人事、或状若草木而无知无欲；甚则阴阳离决而死亡。正如元代赵友钦《金丹正理》云："头为天，欲以藏神，……头有九宫，上应九天，中间一宫谓之泥丸，……乃元神所住之"，"神存在则生，神去则死"。

（2）主思维：思维是人类精神领域活动的重要部分，包括认识事物、分析事物、判断事物等。脑有主宰思维的功能古代就有认识，从造字"思"就可以窥其端倪，《说文解字》云："思，睿也。从心从囟"。"囟"即脑，从囟即从脑，说明思维与囟（脑）有联系。汪昂在《本草备要·辛夷》还对人的思维动态做了具体描述："今人每记忆往事，必闭目上瞪而思索之，此即凝神于脑之意也。"在《内经》亦有相关论述，如《素问·调经论》云："志意通，内连骨髓，而成身形五脏。"这就是说，肾藏志，志连骨髓，脑为髓海。《灵枢·本神》指出："因志而存变谓之思。"李中梓注："志虽定而反复计度者，思也。""反复计度"的过程，也就是进行细致分析、认识并做出相关判断的过程，也就是思维的过程。《灵枢·本藏》说："志意者，所以御精神，收魂魄，适寒温，和喜怒者也。""御、收、适、和"都是思维的结果。表明大凡人的精神活动、动作、痛痒、适应外界寒温，情志变化等均由志意所统，也就是人体对客观世界认识、记忆、觉察、分析、判断等都由志意即脑主。

（3）主记忆：脑主记忆在《春秋纬元命苞》记载："脑之为言在也，人精在脑。"《尔雅·释诂》云："在，存也，察也。精，明也，神也。人之精明在脑因而存记忆功能。"清代汪昂《本草备要》云："吾乡金正希先生尝语余曰：'人之记忆，皆在脑中。'小儿善忘者，脑未满也；老人善忘者，脑渐空也。凡人外见一物，必有一形影留于脑中。"人接收外界各种信息后，记忆储存于脑中，脑是记忆的物质基础。王学权《重庆堂随笔》说："人之记性含藏在脑……水髓充足，则元神精湛而强记不忘。"不仅说明脑具有主记忆之功能，而且指出脑髓充足与否与记忆功能的强弱关系密切，髓海充足则记忆牢固，髓海不足则健忘。而且记忆功能随着脑髓充减变化，而出现随年龄增长从自无到有、自弱到强，而后又逐渐减弱的自然变化现象。王清任《医林改错·脑髓说》亦有相关论述："灵机记性不在心在脑……所以小儿无记忆者，脑髓未满。高年无记性者，脑髓渐空。"

（4）主感知：对客观事物的感觉认知，属于人类认识客观世界的初级阶段。其认识过程中的感知活动中由感和知两部分构成。感觉是认识的开端，而知觉则是感觉的深化，人体最敏感的感知器官是耳、目、口、鼻，身躯等，《灵枢·大惑论》云："五脏六腑之精气，皆上注于目而为之精。精之窠为眼，骨之精为瞳子，筋之精为黑眼，血之精为络，其窠气之精为白眼，肌肉之精为约束，裹撷筋骨血气之精而与脉并为系，上属于脑，后出于项中。"《灵枢·邪气脏腑病形》

云："十二经脉三百六十五络，其血气皆上于面而走空窍。其精明之气上走于目而为睛；其别气走于耳而为听，其宗气上出于鼻而为嗅，其浊气出于胃走唇舌而为味。"《医林改错》云："两耳通于脑，所听之声归于脑……两目系如线长于脑，所见之物归于脑……鼻通于脑，所闻香臭归于脑。"《医学原始》说："人之一身，五脏藏于内，为之生长之具，五官居于身上为知觉之具，耳、目、口、鼻之所导入于脑，必以脑先受其象，而觉之，而寄之，而存之也。"这些论述表明眼、耳、口、鼻均通于脑，而这些感知功能都是脑功能活动的具体表现；而且从外界所接收的各种信息都必然要反映于脑中，而产生知觉。可见五官窍窍通于脑，而每一窍都有赖于脑神的作用；这正如张洁古所言："视听明而清凉，香臭辨而温暖，此内受脑之气而外利九窍者也。"

脑主感知是否正常均依赖脑主神明功能的正常，脑神健则精神振奋，意识清楚，感知外界事物敏捷而能明辨之，否则精神萎靡，意识不清，反应迟钝，不辨人事，甚则昏不知人，状若草木。

（5）司主肢窍：运动是生命存在的形式。生命的运动，五官九窍、四肢百骸的自如收放，均依赖脏腑功能的正常和气血的充养，《素问·五脏生成》说："肝受血而能视，足受血而能步，掌受血而能握，指受血而能摄。"举凡目之视、足之步、掌之握、指之摄以及躯体肢干各系运动，都与肝藏血有关，而其统领则由脑所司主。这是由于"脑颅居百体之首，为五官四司所赖，以摄百肢，为运动知觉之德。"（《医学原始》），由"脑散动觉之气"（《存存斋医话稿》）而完成。若脑神不健，则司主肢窍功能不足，而见病态。如《灵枢·海论》云："髓海有余，则轻劲多力，自过其度。髓海不足则脑转耳鸣，胫酸眩冒，目无所见，懈怠安卧。"肢体轻劲多力与懈怠安卧均是运动的健与乏的表现形态。唐容川在《血证论》中亦指出："精以生神，精足神强，自多伎巧。髓不足者力不强"，其意近同。

3. 肺脑相关　肺脑之间是相关的，肺脑之间是经络相通、生理相连、病理相关的。第一部分已有论述，这里不再赘述。

肺病可以影响元神，如肺胀病后期阶段，因肺失宣降，痰浊内生，上蒙清窍，脑髓失养，会出现神昏谵妄、撮空理线等意识障碍，这就是典型的由肺病至脑的表现，即西医所谓的"肺性脑病"。此外，从现代医学角度来说，慢性肺系疾病，往往伴有气体交换功能障碍，这会使机体长期处于缺氧状态，大脑是对动脉血氧含量极其敏感的器官，机体缺氧可使患者脑部氧供减少，导致神经元的损害及炎性反应以及氧自由基的生成，而这些病理损伤可使人体产生神经精神障碍，如情绪不稳、睡眠障碍、认知损害、抑郁、焦虑及运动功能障碍等。

据此，我们认为，肺脑生理病理相关，肺通过手太阴肺经、手阳明大肠经与头面、与脑相通，肺系疾病发作后可直接通过经络系统刺激大脑产生记忆信息，并且可将记忆信息直接存储于大脑并不断整合，当邪气再侵入人体时，激活记忆过程，便可使疾病再次发作。

4. 脑的记忆功能一部分藏于肺　"肺"与"脑"通过手太阴肺经、手阳明大肠经与头面、与脑相通，这为脑的记忆功能一部分藏于肺提供了物质基础。并且，肺与脑在生理上、病理上均有紧密的联系，这些为脑的记忆功能一部分藏于肺提供了功能基础。上文的论述中已经明确提出了，五脏皆通过经络与脑相连，在此，我们可以大胆地推断：脑的记忆功能，有一部分是分藏于五脏的。至于说，藏于五脏的记忆功能，是否与《素问·宣明五气》所云："心藏神，肺藏魄，肝藏魂，脾藏意，肾藏志"有关，有待于进一步探讨。神志活动，在古人的认识里，是属于"神"，属于"神明"范畴的。本文认为无论是"心主神明"还是"脑为元神之府，以统全身"（《本草纲目》），五脏分藏记忆，是五脏藏神的一部分。

5. 从"肺藏魄"看五脏神是一个统一的整体

（1）"肺藏魄"：《素问·五藏生成》说，"诸气者，皆属于肺"，肺主气，司呼吸。而肺与魄关系，《素问·六节藏象论》曰："肺者，气之本，魄之处也。"《灵枢·本神》中"并精而出入者谓之魄"，《灵枢·天年》曰："人之始生……血气已和，营卫已通，五脏已成，神气舍心，魂魄毕具，乃成为人。"《左传注疏》云："附形之灵曰魄，附形之灵者，谓初生之时，耳目心识，手足运动，啼哭为声，此魄之灵也。"说明"魄"是一些与生俱来的、低级的、先天的、本能的反应和动作，是婴儿出生后不学即会的，比如吮乳、啼哭嬉笑、耳听目视、消化排泄、心跳呼吸、皮肤感觉等，属于一种较为低级的精神活动。

"魄"还可以通过人的体魄、胆识和魄力等方面表现出来，体魄表征的是一个人的形体状态，如强健的体魄，就是表明人的身体健康，形体盛壮，富有活力。胆识是指一个人的胆量和见识。魄力，则取决于人行为处事是否有果断的作风和气势。

从以上的论述来看，"魄"是人的精神心理活动的一个方面，尤其是本能的、无意识的、先天的，动物等级越低，它的"魄"所占的比重就越大，维持其生命活动的行为多是低级的、本能的、先天的。人类作为高等生物，其思想、意志活动丰富，"魄"作为"神"的一个子系统，在"神"的统摄下行使功能活动，这是物种为适应更高级、更复杂行为活动而进化的结果。

肺的其他生理功能异常，则"魄"的活动受影响，影响到机体的记忆功能。如《灵枢·本藏》云："心高则满于肺中，悗而善忘，难开以言"，《灵枢·大惑论》云："上气不足，下气有余，肠胃实而心肺虚，虚则营卫留于下，久之不以时上，故善忘也。"以上两条，均采用"善忘"论述了记忆能力的减退，但没有将心、肺两脏分开论述。而《灵枢·本神》明确说："老人目昏耳聩记事不得者，魄衰也。"《灵枢·天年》曰："八十岁，肺气衰，魄离，故言善误。"这两条经文，均从"魄"的角度论述了与"记事不得"和"言善误"的直接关系。

可见，肺的生理病理功能与记忆有关，在《内经》时期已经有所认识，只是受限于当时的科技水平，未能明确表述。后世医家更多地论述了心、脑与记忆的关系，从记忆能否被意识到的角度来讲，心脑相关的记忆大部分是外显记忆，能够被意识到，受意识的控制。正因为肺的记忆，主要是属于内隐记忆，所以一直被历代医家所忽视。而肺的记忆功能对肺其他生理功能的影响，这部分内容历代医家涉猎的更少。本书认为，肺的记忆功能异常会影响到肺的其他生理功能，无论是记忆的编码识记、储存保持、还是提取再现等哪个环节出现病理变换，均会影响到肺主气司呼吸、主行水、朝百脉主治节等生理功能。

（2）神、魂、魄、意、志是一个统一的整体：《灵枢·天年》说："何为神？岐伯曰：血气已和，营卫已通，五脏已成，神气舍心，魂魄毕具，乃成为人。"《灵枢·本神》说："两精相搏谓之神"，这两处的神都是对机体生命活动的高度概括，包括脏腑组织的生理功能及人的精神思维活动两方面。生命产生之后，要依靠自然界水谷精微的不断滋养才能存在，因此古人认为，"神"的维持有赖于水谷精微。《素问·六节藏象论》说："五味入口，藏于肠胃，味有所藏，以养五气，气和而生，津液相成，神乃自生。"

《素问·八正神明论》曰："何谓神？岐伯曰：神乎神，耳不闻，目明心开而志先，慧然独悟，口弗能言，俱视独见，适若昏，昭然独明，若风吹云，故曰神。"此处之神则是指人的精神思维活动，描述了感知、领悟、智慧等思维过程。"心者，生之本，神之变也"（《素问·六节藏象论》），认为心为生命之根本，神的活动要总统于心。

"神"虽主宰于心，但仍要通过五脏分藏五神，经五神之协同合作来完成神志的一切活动。由此可知，五神分由五脏而属，故云"五神脏"，所藏如《素问·宣明五气》所云："心藏神，肺藏魄，肝藏魂，脾藏意，肾藏志。"五脏分别主管五志或五神，是以其藏纳精气的生理功能为基础的，如《灵枢·本神》所说："肝藏血，血舍魂""脾藏营，营舍意""心藏脉，脉舍神""肺藏气，气舍魄""肾藏精，精舍志"，《素问·阴阳应象大论》说："人有五脏，化五气，以生喜怒悲（思）忧恐。"当五脏功能活动异常时常会影响其所主的精神活动或情志活动，而表现出思维、情感等异常症状。脏气旺则神气足，若神不明、意不团、志不坚、思不专、虑不周、智不聪，则为脏气衰落所表现的不同神志病变。

《内经》中将人之神一分为五，并分藏于五脏，"神"是两精相结合时就产生的，是人精神、认知、思维活动中最高级的意识，具有不同一般的地位，统领其他四神，《素问·举痛论》说："心为五藏六府之大主，而总统魂魄，兼赅志意。"魂与魄，两者相互对立，又相互为用，一者为阳，一者为阴，一个随神往来，一个并精出入，但是都受到"神"的支配，"魄"气活跃则人体开始接收外界的信息，并在"神"的支配下，将外界信息形成有意识的认知，对形成的认知做成正确的判断，又依赖于意志对信息的综合判定，以确定正确的志向。因此，五神学说个要素之间相互影响，相互关系，神不仅可以总统魂魄，兼赅志意，又受到志意的影响，进而间接地影响魂魄。

第十章　肺脏记忆理论的现代医学及生物学认识

第一节　肺脏记忆理论与免疫记忆

　　疫苗是人类历史最伟大的发明之一，疫苗的应用使得历史上流行的多种严重危害人类健康的传染病，如天花、脊髓灰质炎等得以消灭或控制。但由于研究技术手段的限制和人体免疫系统的高度复杂性，至今人们对大多数疫苗的免疫保护机制仍缺乏了解。

　　研究表明现有大多数疫苗可通过诱导机体产生特异性抗体抵抗病原体的侵袭，目前唯一证实的通过诱发T细胞应答起主要保护作用的人用疫苗为卡介苗（BCG）。疫苗抗原被机体免疫系统识别后启动固有免疫应答，经过一系列信号传递和基因表达的调节，产生对特异性抗原的获得性免疫，并在记忆细胞增生、克隆的基础上形成免疫记忆，从而建立针对特定病原体的长期抗感染或减毒作用，即诱导出长期记忆性的抗原特异性保护性免疫。正是这种机制保证了宿主在再次感染时启用反应最快、效应最强的免疫细胞，以最经济、最有效的方式迅速清除病原体。

　　肺脏记忆理论的产生是在正气与邪气相互斗争后产生的，当邪气再次侵犯机体，诱导记忆信息被激活、获取，从而使人体再次发病。通过各种手段，阻断肺病的记忆过程，发挥类似疫苗的作用，就可以阻止人体感邪后的再次发病。

第二节　肺脏记忆理论与细菌的定植

　　健康人上呼吸道有数百种细菌定植，这些菌群维持相对稳定，构成上呼吸道正常菌群。正常菌群通过相互竞争、纤毛摆动、上皮细胞不断更新和局部免疫球蛋白等对抗病原体，对呼吸道防御机制有一定意义，可以阻止或抑制致病菌的定植与入侵。随着疾病严重性增加，医疗技术水平的发展、抗生素的大量使用及各种侵袭性操作，上皮细胞表面环境改变使致病菌易黏附于口咽部黏膜，并对抗防御机制，进而发生细菌的定植。当定植菌致病力强、数量多及机体防御功能不良时，会进一步发生定植菌的感染。

　　呼吸系统作为面积最大、与外环境接触最多的器官，上呼吸道即成为细菌最容易发生定植的部位。正常非吸烟人群的下呼吸道是无菌的，但在COPD患者中，由于其肺部防御体系的损害（包括纤毛摆动能力下降、痰液分泌增多，气道重塑，吞噬细胞功能下降）导致下呼吸道病原菌清除发生障碍，使COPD患者在稳定期下呼吸道仍存在细菌定植。稳定期COPD患者中下呼吸道定植菌越多，其急性发作次数也多。许多研究提示COPD患者在COPD急性加重期支气管树存在细菌定植，痰液和BALF的细菌检出率较稳定期显著增高，分别达到了45.65%和54.50%，提示细菌定植的患者可通过菌落数的增长致使急性加重的发生。在中、重度COPD患者的稳定期中，存在一定比例的细菌定植，提示细菌定植的患者可能通过菌落数量的增加和促使气道炎症反应而使急性加重趋于频繁。COPD患者细菌的慢性定植可导致气道炎症持续存在，破坏肺组织，可造成肺功能的进行性下降、急性加重期无创机械通气治疗的失败等。

　　支气管扩张症是以进行性和不可逆性气道破坏和扩张为特征的慢性气道炎症性疾病。研究证实部分支气管扩张症稳定期患者存在下呼吸道细菌定植，这些细菌通常会定植在支气管的黏膜层中，产生持续性的炎症反应，从而形成感染、炎症以及进行性的肺组织破坏的恶性循环，最终导致支气管感染和支气管阻塞，其又构成了一个复杂、慢性持续的交互作用，导致支气管扩张症发病及病程迁延进展。

　　近几年来，随着研究者们对于呼吸道细菌定植与哮喘发病机制的研究越来越多，认为呼吸道细菌定植能够进一步增强呼吸道细菌的炎症反应、加重临床病情、延长病程，导致难治性哮喘的发生。定植菌在支气管扩张症患者的气道内长期存在未能及时清除，其实际上是一种低度的潜伏感染，在机体免疫力下降的时候，定植菌数量增多，足以进一步导致侵袭性感染。

研究发现哮喘患者的唾液中可分离培养出细菌，这表明哮喘患者对下呼吸道细菌的清除存在缺陷；研究者对哮喘患者巨噬细胞吞噬细菌能力的测定结果显示，患者下呼吸道持续存在细菌，可能与巨噬细胞吞噬细菌的能力下降有关，这可能是气道细菌定植，导致哮喘发作、气道炎症持续存在的原因之一。慢性重症哮喘患者中下呼吸道细菌定植非常常见，并且与哮喘的持续时间及过去一年中病情加重的关系密切。

可见，呼吸道细菌的定植与肺系疾患的反复发作有着相关性。根据人们对下呼吸道定植细菌对宿主作用的认识，支气管定植菌被分为潜在致病菌和非潜在致病菌两种。非潜在致病菌主要是A组甲型溶血性链球菌、草绿色链球菌及奈瑟菌属，目前认为不引起气道炎症反应和呼吸道症状。潜在致病菌包括流感嗜血杆菌、铜绿假单胞菌、肺炎链球菌等，目前认为这些细菌的定植对宿主有害，当定植菌致病力强、数量多及机体防御功能不良时，会进一步发生定植菌的感染。这些细菌通常定植在支气管的黏膜中，从而损伤肺的防御功能，并刺激宿主产生炎症反应。通常情况下这种炎症反应是有益的，它能帮助宿主清除细菌，但如果这种炎症反应不足以清除感染，通常会演变成慢性的气道炎症，中性粒细胞释放蛋白水解酶、炎症因子、氧自由基等，引起黏胶破坏，进一步损伤肺的防御功能，而肺的防御功能的下降，又容易导致慢性和反复发作的感染。定植尚不是感染，但是感染的重要来源和最危险的因素。

据此，笔者认为肺脏记忆理论与呼吸道定植菌有着某种关联。呼吸道定植菌就类似于潜伏于体内的邪气，人体第一次感邪之后，治疗不当，肺的功能未完全恢复，邪气潜伏于体内，于是肺脏产生记忆。当一定致病条件作用于人体，引动潜伏的邪气，激活肺的记忆，就会导致人体再次发病，这也就不难理解一些慢性肺系疾病起病急、进展快，因为有记忆信息的诱导。同时人体发病后，对肺脏、机体又是一种损害，会不断强化肺脏的记忆信息，如此反复恶性循环。

尽管现代医学对肺病稳定期下呼吸道细菌定植及其临床意义的研究取得了积极的进展，然而，稳定期定植菌是否需要治疗及如何治疗尚存争议，特别是长期反复应用抗生素易导致细菌耐药和由此引发的双重感染是潜在的治疗风险。中医药在慢性肺疾病稳定期的治疗具有自身的特色和优势，针对肺系疾病稳定期的症状、体征进行辨证论治，以期阻断肺系疾病的记忆过程。

第三节　肺脏记忆与气管相关淋巴细胞的改变

组织定居记忆T细胞（tissue-resident memory T cell，T_{RM}）是记忆T细胞的新亚群，在抗原刺激下分化为效应T细胞后会迁移到多种外周非淋巴组织器官中，并在原位分化成特异性的记忆T细胞定居下来，不再经过淋巴细胞再循环，当在该组织中遇到相同抗原时能迅速发生应答，在保护性免疫作用中独立于循环记忆T细胞。目前在皮肤、肺、阴道黏膜、大脑，甚至在淋巴组织中都已发现了T_{RM}的存在。

研究表明，过敏性哮喘属于再次免疫应答的范畴，过敏原诱导免疫应答并形成特异性的T_{RM}细胞，在肺中长期存在；当过敏原再次进入呼吸道后迅速激活肺T_{RM}细胞，T_{RM}细胞可能在过敏性哮喘的发病机制中扮演重要角色。

笔者认为，气管相关淋巴细胞的改变可为"记忆理论"提供一定的佐证。

第十一章　肺脏记忆理论的临床指导意义

第一节　控制疾病，提高患者生活质量

　　疾病复发是由于余邪未尽，受到自然环境影响、正气不足而导致疾病再次发病。疾病复发再次经历了疾病潜证与前证阶段。因此，对于疾病复发在前证与潜证期进行干预时要考虑通过辨证论治彻底祛除伏邪，除邪务尽，不留后患，尽可能在疾病再次发病之前对证用药，继续进行干预，不能因为消除临床症状而麻痹大意。我们在多年临床中，针对定期发作辨证为伏邪发病的慢性支气管炎、支气管哮喘、喘息性支气管炎、慢性阻塞性肺疾病等患者，采取在往年发病时间的提前15天进行药物干预，从而达到清除或控制伏邪，调补正气。

　　肺脏记忆理论指导临床的作用，主要表现在：①减少急性发作持续状态，减少慢性肺病每年急性发作次数。②尽可能延长缓解期，尤其是两次急性加重之间的缓解期。这比单纯减少发作次数应该更有意义。③为感染的个性化控制和治疗，提供依据。如：支气管扩张患者初次治疗能否达到清除定植菌的目的，再次治疗时候的疗程和程度；中医药等非抗菌药物在抗感染治疗中的作用和地位；清除定植菌，打断记忆过程。④甚至部分患者可能打断记忆链条，控制疾病。

第二节　疫苗的开发和应用

因为肺病存在记忆性，所以我们是否可以从肺病患者的血液中提取某种成分，开发成疫苗，通过注射疫苗的方式，消除或阻断肺病的记忆，这值得我们去进一步研究。

第三节　肺脏记忆理论应用展望

随着科技发展，或许可以提取活体肺组织中的"记忆信息"，从而还原肺组织的主人生活信息，为破案或其他提供支持。

一、"肺脏记忆理论"的临床应用

在临床工作中，我们以"肺脏记忆理论"为指导，对相关肺病进行干预，取得非常好的临床疗效。

在肺病稳定期，邪气尚微，正气尚足，记忆信息处于保持状态，在此时期进行干预，可使记忆信息日趋模糊，甚至被遗忘。在此期间，我们开展"冬病夏治穴位贴敷"项目，即在每年最热的三伏天时节，集中对肺系疾病患者进行穴位贴敷治疗。根据"天人相应"的原理，借助药物的渗透力，可使药力直达病所，使病灶处原有的记忆信息淡化甚至遗忘，无法保持，打断记忆循环，从而使机体无法形成一个完整的记忆过程，最终使疾病的发生发展得到控制，达到"治未病"的效果。对于肺系疾患，减少感邪十分重要，因为每一次感邪都有可能激活记忆信息，使疾病发作。因此，针对易感人群，我们会建议患者注射流感或肺炎疫苗，提高自身的免疫力，从而使"正气存内，邪不可干"。同时，我们要求科室大夫耐心地指导每一位患者学习呼吸操等肺康复训练方法，通过一系列肺康复的训练，缓解患者咳嗽、呼吸困难等症状，提高患者肺功能，改善生活质量。在稳定期，做到未病先防，从而使记忆信息日趋模糊，乃至消失。

发作前期，外邪侵袭人体，或人体正气不足，邪气激活记忆信息，记忆信息开始整合、提取，记忆过程渐趋完整。在此期可以通过服用药物、增加驱邪方案、调护正气等措施，打断记忆过程，推迟发病，促使向愈。例如，针对定期发作辨证为伏邪发病的慢性支气管炎、支气管哮喘、慢性阻塞性肺疾病的患者，我们采取在往年发病时间提前15天进行药物干预，从而达到清除或控制伏邪，调补正气，打断记忆过程，减少疾病发作的目的。此外肺系疾病大多与天气变化、环境变化密切相关，在此时期应关注自然气候、环境的变化，通过增减衣服、减少与过敏原的接触等措施，降低外界气候环境因素对疾病的影响，以期减少疾病的发作，使记忆信息渐趋模糊。

急性发作期，是形成记忆信息的初期，也是记忆信息整合完毕，疾病急性发作的时期。此时期，针对病因，对症处理，采取中西医结合手段，比如静脉用药、雾化吸入、穴位注射及口服中药，必要时气管插管等，及早干预，驱邪外出。此期，往往也是人体正气不足之时，可以使用一些提高免疫力的药物，如薄芝糖肽、胸腺喷丁等提高患者的免疫力，缩短急性期的时间，减少对心脑魄的刺激，缩短记忆信息的保持时间。

迁延期，此期是机体能否形成记忆的关键时期，此期越长，对记忆的形成影响越大。因此，缩短迁延期的时间至关重要。除了采取中西医结合手段控制疾病发作，还要"已病防变"、扶助正气。例如在中医辨证论治中，在以肺热证为主时，除了投以大剂黄芩、桑白皮、生石膏等清热之品外，还应根据"火热易灼津液"，予沙参、生地、芦根等养阴生津之品以滋润阴液；同时，可以酌予参、术、芪、蛤蚧、鳖甲、阿胶等滋补之品以扶正，但剂量要小，以防"虚不受补"。此期，通过缩短疾病发作时间，除了减弱记忆信息的保持时间，还可防止机体形成新的记忆信息及新的记忆过程。

二、展望

"肺脏记忆理论"来源于临床，又在临床实践中不断丰富完善，通过对肺系疾病发生发展的五个时期进行干预，极大地降低了肺系疾病的发作率，减少患者的痛苦，改善了患者的生活质量，减轻社会的经济负担，这说明"肺脏记忆理论"是有极大的临床价值的。

从现代医学角度来说，我认为肺病的记忆性主要与DNA的甲基化有关，并且已经开始着手相关研究。相信随着科技的发展与进步，在人体中可以发现"相关记忆细胞"，从而为"肺脏记忆理论"提供更好的支持，也为预防疾病的发生发展提供科学有效的指导与帮助。

参考文献

［1］张大宁.论中医学的"预防医学"［J］.天津中医药，2003，20（3）：43-45.

［2］王彰晖.哮喘气道炎症中的肺局部淋巴细胞的记忆［D］.四川大学，2004.

［3］张鑫，张俊龙.伏邪潜伏和发病机理探讨［J］.中医药通报，2004，5（2）：26-28.

［4］张鑫.中医伏邪理论研究［D］.山东中医药大学，2006.

［5］丰广魁，奚肇庆，林福军，等.论脑的生理功用［J］.辽宁中医杂志，2007，34（11）：1535-1536.

［6］李耀辉，姜良铎.肺脑相关论［J］.北京中医药大学学报，2008，31（7）：443-444.

［7］王文远，杨进.古代中医防疫思想与方法概述［J］.吉林中医药，2011，31（3）：197-199.

［8］王文远.古代中国防疫思想与方法及其现代应用研究［D］.南京中医药大学，2011.

［9］吴颢昕，梅晓云.从心脑主神明之争探讨中医学脑的功能［J］.中华中医药杂志，2011，26（10）：2373-2375.

［10］于玲.中医"心代脑思"理论的成因溯源［J］.北京中医药大学学报，2012，35（9）：591-593.

［11］冉茂娟，范贤明，湛晓勤.呼吸系统细菌定植与感染［J］.临床肺科杂志，2012，17（2）：319-320.

［12］杨奕望，李明，胡蓉，等.晚明时代"脑主记忆"说的源流与传播［J］.中国中医急症，2013，22（4）：526-527，530.

［13］吴星，邵杰，张军楠，等.疫苗诱导机体免疫应答机制研究［J］.微生物学免疫学进展，2013，41（5）：47-50.

［14］刘嫦亮.伏邪、伏毒理论古文献整理及其在溃疡性结肠炎中的应用［D］.广州中医药大学，2014.

［15］刘文强.基于数据信息化模式构建中医"五神"学说"魄"要素评定量表［D］.山东中医药大学，2014.

［16］蔺雪.支气管扩张症稳定期下呼吸道细菌定植的研究［D］.石河子大学，2014.

［17］Harb H，Renz H.Update on epigenetics in allergic disease［J］.J Allergy Clin Lmmunol，2015，135（1）：15–24.

［18］董杨阳，杨玲.呼吸道细菌定植与哮喘［J］.上海交通大学学报（医学版），2015，35（8）：1221–1224，1233.

第四部分

肺脏不洁论

第十二章　肺脏不洁论的形成与发展

第一节　中医理论依据

一、肺为娇脏，易感外邪

"肺为娇脏"最早记载于宋元方书《鸡峰普济方·咳嗽》，其曰："古人言肺病难愈而喜卒死者，肺为娇脏，怕寒而恶热，故邪气易伤而难治。"中医学认为：肺为娇脏，主要表现在以下三个方面：肺为清虚之体，且居高位，为诸脏之华盖，百脉之所朝，外合皮毛，开窍于鼻，与天气直接相通；六淫外邪侵犯人体，不论是从口鼻而入，还是侵犯皮毛，皆易于犯肺而致病；叶天士《温热论》中的开篇之语即为"温邪上受，首先犯肺，逆传心包"，他脏之寒热病变，亦常波及于肺，以其不耐寒热，易于受邪，凡其他脏腑的病变易上及于肺。故无论外感、内伤或其他脏腑病变，皆可累及于肺而为病，加之肺是唯一与外界相通的脏腑，外邪入侵，必首当其冲。因此，风、寒、暑、湿、燥、火、毒邪均可侵犯肺脏，引发多种肺脏病症。从现代临床医学来看，呼吸系统是与外界直接沟通的器官，所以大气中的各种有害物质包括理化和生物性致病因子均可直接进入呼吸系统，许多职业性呼吸系统疾病是由于吸入工业粉尘所致，大气污染、吸烟等因素已被公认为慢性支气管炎、肺气肿、肺心病和肺部癌肿的主要病因。

二、病理产物，易于积聚

1. **肺气宣降失调**　《素问·六微旨大论》指出："升降出入，无器不有"，说明人体各个脏器都在进行着升降出入的运动。气的升降出入运动平衡失常，称为气机失调。《素问·六微旨大论》提及："非出入则无以生长壮老已，非升降则无以生长化收藏"，"出入废则神机化灭，升降息则气立孤危。"由此说明，气机失调能变生出多种疾病。

肺气者，肺之精气也，主要表现为肺主气、司呼吸、主宣发肃降、通调水道、朝百脉主治节的功能活动。《素问·至真要大论》指出："诸气膹郁，皆属于肺"。其指多种原因引起的肃降无权，肺气上逆，气结胸中，症见胸部满闷、咳喘气逆，病皆归属于肺。肺脏气机失调主要表现为气滞、气逆，即肺脏宣降失调。肺的宣发障碍，可见鼻塞、流涕、咳喘、胸闷等症；如果肺失宣发引起布散津液功能减弱，使津液停滞于肺则成痰，甚则溢于肌肤而为水肿。肺失清肃则会影响肺主气、司呼吸、通调水道等功能，可见咳嗽、气逆、水肿、痰饮内阻、小便不利等症状。由此可见，肺脏宣发肃降功能障碍，不仅可见肺系病症状，同时影响到津液代谢，引发痰饮、水液等病理产物积聚。

2. 肺瘀血　肺朝百脉，全身血液通过诸脉流经于肺，经过肺的呼吸运动进行气体交换，使百脉之气血如潮水般周期性运行周身。当外邪犯肺或内伤伤肺，肺朝百脉不利，对血、脉的调节失司，则血液循环不利，形成肺瘀。肺主治节，助心行血，《难经》指出："心主血，肺主气，血为荣，卫为气……通行经络，荣周于外。"肺主治节表现在四个方面：治理调节呼吸运动，调理全身气机，治理调节血液的运行，治理调节津液代谢。血液的正常运行需要肺气的推动。若肺失宣降，则血的运行受到影响而成瘀。外感六淫之邪侵袭肺卫，七情内伤伤肺，肺失宣降，行气行血功能障碍而成痰成瘀，久病损及肺之血络，均可导致肺瘀的发生。

3. 肺痰阻　"肺为贮痰之器"，肺痰的产生，可分为外感生痰和内伤生痰两方面。不论外感还是内伤，均可导致肺脏宣降失司、通调水道功能下降而生痰。

（1）外感而生痰：肺为娇脏，主皮毛，外感风寒、风热之邪，侵袭皮毛和肌腠，影响肺脏宣降功能。寒邪袭肺，气不布津，津液凝聚生痰；风热之邪，内郁于肺，则凝津成痰。因此不论风寒还是风热，皆可侵犯于肺而生痰。

（2）肺内伤生痰：肺主通调水道，肺的宣发肃降作用对体内津液的输布、运行和排泄有疏通和调节作用。《素问·经脉别论》指出："饮入于胃，游溢精气，上输于脾，脾气散精，上归于肺，通调水道，下输膀胱，水精四布，五经并行。"由此可见，人体的水液依赖于肺的疏通和调节，以维持动态平衡。故有"肺为水之上源"之说。当肺脏自病或者其他脏腑病变影响到肺时，导致肺失宣降，通调水道、输布津液的功能失常，则出现津液停滞，不归正化，聚湿生痰的病理局面。痰贮于肺，肺气不利，气阻痰停，引发咳嗽、咳痰。

4. 肺浊　肺浊是指外感或内伤因素下，引发肺脏功能失调和气血运行失常，使肺脏生成或病理产物（痰、湿、瘀）不能及时排出，伏积体内，并通过人体非正常气化作用杂合而成，该物质虽然由痰、湿、瘀杂合而成，但已发生了质的变化，已非痰、非湿、非瘀。王传博等医家认为，慢性阻塞性肺疾病（chronic obstructive pulmonary disease，COPD）久治不愈，主气司呼吸功能失常，气道萎陷，气机受阻，肺失宣肃，肺气不得宣通，清气难升，浊气不降，滞于胸中，故浊气既是COPD的发病因素，也是COPD的病理因素。

5. 肺毒　肺毒是指外感或内伤之邪影响肺脏的生理功能，致使机体感受外邪、气血津液失调而产生的有毒害物质，肺毒常兼夹他邪为患，形成风毒、热毒、湿毒、燥毒、痰毒、瘀毒、浊毒等。陈玉龙等认为毒是慢性阻塞性肺疾病病理进展过程中的关键因素。如痰毒、瘀毒可以直接阻滞气道，损伤肺系，并可蒙蔽清窍，阻滞血脉，进而引起昏迷、心悸等症。

6. 病理产物，互为影响　由于气、血、津液均为构成和维持人体生命活动的基本物质，故三者生理上密切联系，病理上相互影响。气机失调则行血、行津功能障碍，产生瘀血、痰阻、津停；若脏腑气化功能失常，水液代谢障碍，水津停滞而成痰饮，痰饮内停影响气机之宣肃，且易耗气伤血，造成气滞、血瘀两种病理变化；而瘀血又反过来影响津液输布，聚而生痰，《金匮要略·水气病》曰："经为病，血不利则为水，名曰血分"，"先病水，后经水断，名曰水分"。痰瘀、浊毒互为因果，又相互转化，同时，气滞、血瘀、痰阻、浊毒常兼挟致病，使病情缠绵难愈。

三、内生之物，是为不洁

1. 肺积内生　肺积在现代临床医学来讲属于肺癌，《难经》记载"肺之积，名曰息贲，在右胁下，覆大如杯。久不已，令人洒淅寒热，喘咳，发肺壅"。其是由正气虚损，阴阳失调，六淫之邪乘虚入肺，邪滞于肺，导致肺功能失调，肺气阻郁，宣降失司，气机不利，运行受阻，津液失于输布，津聚为痰，痰凝气滞，瘀阻络脉，于是痰气瘀毒胶结，日久形成肺部积块。因此，肺积产生为局部属实的疾病，为肺脏不洁的表现。《杂病源流犀烛》中说："邪积胸中，阻塞气道，气不得通，为痰……为血，皆邪正相搏，邪既胜，正不得制之，遂结成形而有块。"说明肺积实证为气滞、血瘀、毒聚而产生的病理变化，其致病因素为浊邪。肺积的生成，也会引起气滞、血瘀、痰阻、毒聚等病理产物，故其病理产物亦为浊邪。

2. 悬饮内生　悬饮，在现代临床医学中可称为"胸腔积液"，为饮邪停留胁肋部而见咳唾引痛的病证。《金匮要略·痰饮咳嗽病脉证并治》曰："饮后水流在胁下，咳唾引痛，谓之悬饮。"证见胁下胀满，咳嗽或唾涎时两胁引痛，甚则转身及呼吸均牵引作痛，心下痞硬胀满，或兼干呕、短气，头痛目眩。王莉珍指出恶性胸腔积液的病因病机多为脾阳不足，脾不能为胃行其津液，上归于肺，则水津停滞，积而成饮，饮聚成痰，痰阻气滞，痰与体内蕴毒相结而成。因此，悬饮内生可视为肺脏不洁的表现。

四、肺脏不洁，波及脏腑

1. 肺病及脾　生理方面，肺主通调水道，脾主运化水液，脾吸收的水液上输于肺，通过肺的宣发肃降作用布散周身。病理方面，若肺气虚弱或邪气束肺，宣发宣肃失调，湿停中焦，脾阳受困，出现水肿、腹胀、便溏等症，是为肺失宣降、肺病及脾。因此在治疗中上焦痰饮病时往往脾肺同治，以宣肺利气、健脾除湿为原则。

2. 肺失宣降，病及大肠　肺与大肠互为表里。肺气肃降正常则大肠气机调畅，糟粕得以排出，肺气的正常肃降有助于大肠的传导下行。故"肺者，相傅之官，治节出焉。"若肺气虚而推动无力，则肺气壅遏肃降失司，则大肠传导迟缓，引起排便困难。若痰热蕴肺，不能通调津液于大肠，则肠燥腑气不通，引起便秘，正如《石室秘录·卷三》说："大便闭结者，人以为大肠燥甚，谁知是肺气燥乎？肺燥则清肃之气不能行于大肠，而肾经之水仅足自顾，又何能旁流以润溪涧哉。"若肺热移于大肠而使大肠传导功能失调，则可引起泻痢。《素问·咳论》云："肺咳不已，则大肠受之。"

以上均说明，肺失宣降，病及大肠，最终肺肠同病。

五、代谢之物，是为不洁

肺为人体内外气体交换的主要器官。《庄子·刻意》曰："吹呵呼吸，吐故纳新。"意指肺脏可吐出浊气，呼入清气，所产浊气，是为不洁。肺通过宣发作用将体内浊气排出，浊气为肺脏新陈代谢的产物。从现代医学来讲，空气由气道进入肺泡，氧气从肺泡进入毛细血管的血液，经循环送遍全身，同时，组织代谢产生的二氧化碳经血液循环运至肺部而排出体外。因此，肺脏的代谢产物，实为不洁之物。

肺脏主皮毛，可宣发卫气，调节汗孔的开阖，控制着汗液的排出，肺的宣发功能失常，则卫气不能充达皮肉，则皮肤失于温养，正常功能难以发挥。肺脏宣发肃降功能失调则司外功能受损，腠理开合失司，出现自汗、盗汗等证。清代徐大椿《医略六书·杂病证治》曰："肺虚气耗，不能摄火，而热浮于外，故发热口干、自汗不止焉。"说明肺脏病变影响机体的体温，可导致汗出不止。汗液的排出，可视为肺脏不洁的表现。

第二节　现代研究与发展

从现代临床医学来看，呼吸系统尤其是肺易感染细菌、病毒等病原微生物，引起肺实变；呼吸系统病变引起的肺细胞组织病理改变等均为肺脏不洁的表现。

一、肺实变

肺实变是由于各种原因造成的肺内气体消失，肺组织呈现实质性改变，其主要原因为细菌、病毒感染引起的肺部炎症。细菌性肺炎是最常见的感染性疾病之一，主要由于感染肺炎链球菌、金黄色葡萄球菌、肺炎克雷伯菌等引起。辛美云等指出：金黄色葡萄球菌肺炎患者行纤维支气管镜可见气管、支气管黏膜充血肿胀，黄白色脓性分泌物附着，不同程度的黏膜糜烂，部分黏膜呈发黑坏死样病变。病毒性肺炎是由上呼吸道病毒感染、向下蔓延所致的肺部炎症，常见于感染流行性感冒病毒、副流感病毒、腺病毒、鼻病毒、冠状病毒等。因此，肺感染病原微生物引起肺实变，实属肺脏不洁。

社区获得性肺炎是指在医院外由病毒、细菌、支原体等多种微生物感染所引起的一种感染性疾病，其主要临床表现为咳嗽、咳痰、胸痛等。社区获得性肺炎伴肺实变的重要病理表现为炎症因子损伤毛细血管内皮细胞，微血栓形成，微循环障碍，同时可伴有血浆纤维蛋白原、血黏度增高等，致使升降失职，瘀血内停而成实变。中医认为此为"瘀血"征象，且久病必瘀，痰瘀互结，故社区获得性肺炎伴肺实变多有瘀血阻络之证。瘀是构成社区获得性肺炎肺实变的病理基础，其包括血瘀和瘀血，前者指血行不畅、血停为瘀，后者是指血行不畅的病理产物。血瘀日久可致瘀血，瘀血阻滞又可导致血行不畅，正如《寿世新编》中说"肺气和，则血脉利；肺气病，则血脉瘀；血脉瘀，则肺病益甚"，指出肺病与血瘀可互为因果、相互促进，因此我们说"瘀"贯穿社区获得性肺炎伴肺实变一病之始终，为肺脏不洁的表现。

二、病理改变

随着现代科学技术的发展，支气管镜的应用较为广泛，其揭示造成慢性咳喘的基本病理改变为：赘生在各级气管内增生的炎性组织、溃疡、息肉等。肺间质纤维化的病理改变为：诸多致病因素激发各种细胞活素、组胺、氧化剂等形成免疫复合物与肺泡巨噬细胞、淋巴细胞、中性粒细胞和成纤维细胞等共同聚集于肺间质，形成肺间质炎症，致使肺间质成纤维细胞和过量的胶原蛋白沉积，产生疤痕和肺组织的破坏。有医家指出，慢阻肺气流受限可导致肺过度充气，肺功能检查可表现为肺总量、功能残气量和残气容积增高、肺活量减低。其中，肺总量、功能残气量增高即是肺中浊气积聚不散、壅滞于肺所致。以上病理改变均可说明肺浊内生，肺脏不洁。

第十三章　肺脏不洁的病理特点

第一节　外邪犯肺

导致肺病的外邪包括六淫邪气、虫蛊（瘵虫）、疠气及特异之邪等。

一、六淫邪气

六淫，即风寒暑湿燥火六种外感病邪的统称。在正常情况下的风寒暑湿燥火称为六气，是自然界六种不同气候的正常变化。健康的人体对这些自然的变化有一定的适应能力，所以六气不会致病。当气候变化异常，非其时而有其气，或六气太过与不及，加之人体抵抗力低下，不能适应外界气候的变化时，这时六气就成为能够伤害人体的"六淫"邪气。

六淫致病特点有：一是外感性。六淫为病多侵犯肌表、皮毛，或自口鼻而入，或两者同时受邪即所谓"外感六淫"；如《素问·咳论》说："皮毛者，肺之合也。皮毛先受邪气，邪气以从其合也。"二是季节性。六淫致病，多与季节气候有关，发生时令性的常见病、多发病。如春季多风病，夏季多暑病，长夏多湿病，秋季多燥病，冬季多寒病等。如《素问·金匮真言论》说："春善病鼽衄，夏善病胸胁，长夏善病洞泄寒中，秋善病风疟，冬善病痹厥。"形成了一个四季发病的规律，即各个季节中的"主气"；三是地域性。六淫致病与生活、工作的区域环境密切相关。如西北多燥病，东北多寒病，江南多湿热为病，久居潮湿环境多湿病，长期高温环境作业多燥热或火邪为病；四是兼邪性。六淫致病，既可单独袭人、又可两种以上同时侵犯人体发病，如风寒、寒湿、风寒湿等；五是转化性。六淫致病，不仅能相互影响，其病证可在一定条件下相互转化，如寒邪入里，日久可化热等。

肺为娇脏，不耐寒热，最怕燥邪，易为邪侵，罹患疾病。六淫是肺系疾病的最常见病因，外邪侵袭，或从口鼻而入，或从皮毛而受，肺卫受邪，肺气壅遏不宣，清肃之令失常，肺气出入升降失调，引起肺系疾患。

1. 风　风，四季皆有，但以春天为主，故为春之主气，系由气温或气压变化引起大气流动而形成。正常情况下称之为风气，反常或逢人体虚而致病者则谓之风邪。《素问·风论》云："风者善行而数变"，概括说明了风的基本特点是轻扬善动，急骤多变，故凡临床表现与风的特点相合，或发病前确与风的袭扰有关者，均可视为风邪致病。"风邪上受，易犯肺卫"，说明风邪致病与肺病的形成关系较为密切。

风邪四时皆可伤人，常为六淫、杂气致病之先导，故有"风为百病之长"之说。常具体表现为风邪每易与他邪相合，如寒、湿、热诸邪多依附风邪侵犯人体，故临床常见风寒、风热等相兼之证。若风寒犯表则见恶寒发热，无汗不渴，头身疼痛，咳嗽痰稀，鼻塞流涕，苔白脉紧等症。若风热侵袭则见发热微恶风寒，有汗口渴，咽喉肿痛，咳嗽痰稠，鼻涕黄稠，苔黄脉数等症。肺病中因风寒或风热兼邪为病因最为常见，如急性上呼吸道感染、急性咽喉炎、急性扁桃体炎、各种肺炎、各种鼻炎等。

风邪之性属阳，具有易袭肺卫、轻扬开泄的致病特点。风为邪，其性清扬，具有升发、向上、向外、主动等特征，故属阳邪。以其同类相求则阳邪易伤阳位，故最易侵袭人体头面、肺卫、肌表、阳经等在上在表之部位。又因其性升发、轻扬向外，故易致腠理开泄，卫阳失司而津液外泄。所以，肺病因风邪而致者尤其多见，临床常表现为头项强痛鼻塞流涕、头面微肿、喉肿咽痛、淅淅恶风、翕翕发热、漐然汗出等症状。

此外，风性善行数变及风性动摇振掉的致病特点，亦可表现在肺病的某些急症或变证之中。如肺炎链球菌肺炎、金黄色葡萄球菌肺炎大多起病急骤，入里迅速，甚者可直陷心包，而见神昏、烦脱、循环衰竭等危重症

2. 寒　寒为冬令主气，系指自然界气温偏低而言。寒气本为自然界正常气温现象，然一旦气温骤降、寒冷太过，超出人体对自然的适应能力；或天时应暖而反寒，或偶处高寒之地，或贪凉饮冷，且又适值人体正气偏虚，即可导致人体感寒病生，如此便谓之寒邪。所谓"形寒饮冷伤肺"，即是说寒邪最易致肺系病的发生。寒邪有内外之分，外寒系指由口鼻、肌表而入者，常称之为"伤寒"；内

寒是指人体功能状态低下，阳气失却温煦的病理反应。

寒与热相较而言，则热为阳而寒为阴，且寒邪凝滞收引、澄澈清冷，与水同类，故属阴邪。阴邪伤人，阳气御之，而阳气在抗御外来之寒邪的同时，必然造成自身的耗损，故说寒邪易伤人阳气。如外寒袭表，卫阳被遏，则见恶寒、发热、无汗等症。若过度饮食寒凉，必损伤脾肺之阳气，而症见咳嗽痰白而稀，或背部恶寒，即所谓"阴盛则阳病"。外寒伤人阳气。若失于调治，必致人体阳气日损而终成内寒之证。而平素阳气不足之人则又易为外寒所伤。又寒邪耗伤阳气，阳气失于温煦或运化无力，水液代谢失常，可致水湿、痰饮内停之证丛生。

寒性收引凝滞、主痛，系指寒气具有使水或物体凝结收缩的特性。如水得寒而为冰，物体遇寒则收缩等。寒邪若伤人亦常表现为这一特点。正常情况下，气血的运行有赖阳气的推动和温煦作用，故有"血得温则行，得寒则凝"之训。如寒邪伤表，毛窍收敛，腠理闭塞，卫阳郁遏，临床可见恶寒发热、无汗脉紧等症。又寒邪伤人，若凝滞血脉，致血行不畅，筋脉挛急，而临床表现为各种痛症。就肺病而言，主要表现为外感的头身痛及胸痛等，如上呼吸道感染、肺炎链球菌肺炎等。

寒性澄澈清冷，其致病则表现为排泄物清冷稀薄。诸如痰液清稀或涕稀如水，不为外感风寒，便是肺卫阳虚。咳痰稀薄，或为外寒束肺，或肺脏虚寒，肺病因外寒或内寒而致者较为多见，如过敏性鼻炎、慢性支气管炎、支气管哮喘、阻塞性肺气肿、慢性肺源性心脏病、某些慢性咽炎（虚寒喉痹）等。

3. 暑　暑是夏季的特有邪气，其性火热。一般入伏以后，天气炎热，此种气候下产生的火热之邪称为暑邪，暑邪致病就是暑病，或称为中暑。暑邪有以下致病特点：一是暑为阳邪，其性炎热。暑是夏季的炎热邪气，因此暑邪侵犯人体会出现一派热性征象，如高热、面红目赤、心烦、小便短赤、脉洪大等症。二是暑邪易伤津耗气。暑为阳邪，性善升散，再加上火热加之于人体，迫汗外泄，正所谓阳加于阴谓之汗，汗出过多则伤津耗气。气伤则乏力困倦，少气无力；津伤则口干舌燥欲饮，小便短赤等。三是暑易夹湿。这一特点和季节有关，夏季不仅炎热，而且多雨潮热，热蒸湿郁，湿热相参，故此，暑邪侵犯不仅可见发热汗出、口渴、烦躁，还有乏力、不欲食、恶心呕吐、大便不爽等。

4. 湿　湿为长夏主气，系指空气中湿度偏重而言。虽以长夏之季易感，然若天气阴雨连绵、地域卑下、久居水湿、或水上作业、或涉水淋雨等，亦可致湿邪伤人为病。湿邪亦有内外之分。一般而言，湿邪致肺病，以内湿为主，如脾湿生痰，凡肺之痰饮皆与之相关。

湿与水同类，其形有质，且重着黏滞趋下，故属阴邪。湿性黏腻滞着，易壅遏气机，在肺病中可表现为胸部痞闷、头重如裹、痰黏不易咯出、鼻涕黏腻不爽等。湿为阴邪，最易困阻脾阳，脾阳失运，水湿停聚，成痰成饮，表现于肺则为痰多、饮停胸胁，如慢性支气管炎、胸膜腔积液等。脾失健运，水湿内渍，泛溢肌肤，可见面浮肢肿、双下肢凹陷性水肿等，如肺源性心脏病合并心衰等。湿性重浊，意指沉重重着、秽浊浑浊，肺病中主要表现痰液、鼻涕稠浊或秽浊，如肺痈之咳痰如米粥、急性鼻炎及肥厚性鼻炎等鼻涕稠浊。

5. 热（火） 热为夏令之主气，即自然界气温偏高。虽于夏季易感，然若春温而热、秋凉而温燥、冬寒而反温，亦可致热邪感人生病。或有素嗜辛辣烟酒，或痰湿、瘀血积久化热，均可形成内热之证。各种肺炎、急性鼻炎、咽喉炎、扁桃体炎、急性气管或支气管炎等因热邪所致者甚为多见。

热与寒相较而言，其性躁动向上，故属阳邪。火热之性燔灼，且热蒸于内而迫津外泄，必致阴液耗伤，所谓"阳胜则阴病"。津液外泄而气随液耗，或津液既亏而气无以化生，均可导致正气虚损。临床上火热之邪为病，除表现为发热或高热、恶热等一派热象外，往往伴见咽干、口舌干燥、喜饮、尿赤、便秘及少气懒言、倦怠乏力等气阴两伤之证。各种急性发热性肺病，如肺炎链球菌肺炎、葡萄球菌肺炎、军团菌肺炎、肺脓肿等，其疾病进展过程中常会出现因热邪而致之气阴两虚证。

火热之性炎上，既指临床所见之热势弛张、向外发散（如发热、灼热、燥热）等征象，亦指火热之邪具有向上升腾、致病肿痛的特点。如急性扁桃体炎、急性咽喉炎等，即系由火性炎上的特点所致。

心令主夏，其气为热，心主血，故火热之邪每易伤人营血，迫血妄行，而见咯血之症，如肺结核、支气管扩张咯血等。热邪不仅可以迫血妄行，而且可以腐败血肉而为痈脓，如肺病中的肺脓肿、脓胸、化脓性扁桃体炎。

温热之邪为病还具有发病急骤、传变迅速、变化多端的临床特点。临床表现为邪在卫分时间短暂，很快即传入气分，甚或直犯营血，灼伤营阴，扰乱心神。如肺炎链球菌肺炎，初起恶寒发热，很快即高热不恶寒，甚则病情迅速恶化而出现烦躁、嗜睡、意识模糊、面色苍白等阳脱危象。

6. 燥 燥为秋季主气，系指空气中湿度小而言。若于秋令感邪生病，则多系燥邪所致。凡秋初夏热之气犹未尽退，且久晴无雨，秋阳以暴，多为燥与热相合客犯人体，其病则属热燥。凡深秋近冬之际，秋风肃杀，燥邪常与寒邪合犯人体，其病便是凉燥。

燥胜则干，易伤津液。燥与湿相对而言，燥言空气中含水分不足，而湿则正好相反，系指空气中含水汽有余。燥既为水分不足，实与干涩同义，干涩枯涸必然易伤机体之津液，津液亏损，皮毛肌肤失于濡润，脏腑孔窍无以滋养，则表现出干涩、干燥、津液不足的症状和体征，如皮肤干涩、鼻干咽燥、口唇燥裂、舌干少津、小便短少、大便干结等。燥为秋令主气，其气与肺相通。肺为"娇脏"，其性喜润恶燥，且燥邪伤人多从口鼻而入，故燥邪最易伤肺。燥邪伤肺，致肺燥津伤，使肺之宣发肃降功能失职，从而见于咳少痰、或痰黏难咳、或痰中带血，以及喘息胸满等症，如发生于秋季之上呼吸道感染、支气管炎、支气管扩张等。

二、虫蛊（瘵虫）

虫蛊概言之即指寄生虫，或分而言之则"虫"为寄生虫，而"蛊"即蛊毒，多因摄食为寄生虫所污染之食物，或接触含蛊毒之疫水而感染。如肺吸虫病，即因生食或半生食含有肺吸虫活囊蚴的蟹、沼虾、水生昆虫等而感染，临床可见咳嗽、胸痛、咯棕红色果酱样痰等症状。而肺血吸虫病，则是因皮肤接触疫水而致。此外，肺、胸膜阿米巴病及卡氏肺囊虫病等，亦因寄生虫感染所致。

瘵虫在《千金方》则称之为"肺虫"，后世亦有称之为"瘵虫"者。其作为病因概念与现代医学之结核杆菌相当。主要引起肺结核及肺外结核病症。临床表现为潮热、盗汗、消瘦、咳嗽、咯血等症状。

瘵虫具有明显的传染性。唐以前将此所致之病证，称之为"尸注"或"传尸"，其意以为此病具有较强的传染性，多为直接接触患者而被传染，如"或问病吊丧而得，或朝走暮游而逢"；亦有"死后复传旁人，乃至灭门者"。虽然如此然因生活条件落后、居住拥挤、营养不良、医学知识贫乏等，亦为本病发生传染的重要因素。瘵虫在肺病中主要导致肺结核（肺痨）。

三、疠气

疠气是一类具有强传染性的邪气，又称为疫气、疫毒、戾气、异气、毒气等。疠气可以通过空气传播，从口鼻而入；也可通过饮食传入；也可因蚊虫叮咬而进入人体。疠气侵犯所致的疾病称为疫病、温病、瘟疫等。疠气的致病特点有以下几方面：一是传染性强。疠气可以通过各种方式进入人体，一般侵袭力很强，无论老少都易感染。二是发病急骤，病情危重。疠气是一种致病能力很强的邪气，一旦接触就会立即侵入人体，导致疾病发生，发病后变化迅速，防治稍有不妥就会直陷入血，使病势危笃。三是一气一病，症状相似。因为一种病气引起一种疫病，故当某一种病气流行时其临床症状基本相似，故《素问》称："无问大小，症状相似。"

四、特异之邪

特异之邪即当今人们所称之过敏原。

1. 特异之邪属于外感病邪的范畴　某些花草树木开花时所散发的气味，或烹调、油漆及他人吸烟使周围人所感到异味的刺激，新装修的房屋及家具的气味，过于潮湿或干燥的环境及气温的过冷过热，或食海腥鱼虾，都是这种病邪致病的因素。特异之邪也是从肌表、口鼻而入，具有季节性、地域性致病的特点。而且这种特异之邪可以单独致病。如支气管哮喘；也可与风邪相兼，与风寒相兼致病，如过敏性鼻炎；或更与燥热相兼致病，如咳嗽变异性哮喘；或与风寒或风热相兼致病，如荨麻疹等。

如上所述，过敏原具有外感六淫致病的共同特点，所以这种特异之邪也归属外感病邪的范畴。但其性质和致病特征又与六淫不同，有独自的特点，应加以认识，以便临证采取相应的治疗措施。

2. 特异之邪的性质及致病特征　根据过敏性疾病的临床表现分析，这种特异之邪属阴，其性郁滞，易损阳气，阻遏气机，损伤脾肺。

（1）阻滞气机，损伤肺脾功能。气机，即气的升降出入运动。人体脏腑、经络、官窍的功能运动全赖于气的升降出入运动。特异之邪易阻滞气机，使人体气的上下出入运动不利。如影响肺气向上升宣、向外布散以及向内向下清肃通降的功能。这样，一是影响了肺主呼吸的作用，使肺吸清呼浊的作用失常而产生气喘、呼吸困难，如支气管哮喘；或着重影响了肺气清肃的功能，而导致肺气上逆而咳，如咳嗽变异型哮喘。二是影响了肺气通过宣发肃降以输布津液的作用，而导致津液内停而化为痰饮。另外，脾胃升降失调导致脾失健运，也可聚湿生痰上输于肺，既可阻滞气道，使痰液不易咳出（如咳嗽变异性哮喘），甚至还导致胸憋、气喘、呼吸困难、不能平卧（如支气管哮喘），并可致水湿停于鼻窍而鼻塞不通。气不摄津，津液外溢，则清涕自流不止，如过敏性鼻炎；气机不利，也可导致风夹湿邪犯于肌腠之间而成斑疹块，瘙痒难忍，如荨麻疹；或血行不畅而瘀于皮下，如过敏性紫癜。

（2）发病突然，消失迅速，呈阵发性发作。这种特征与风邪及肝气郁滞的特征相似，但后者不但变化快而且有善动不居、游移不定的特点。如风湿痹症表现为游走性关节疼痛、痛无定处，肝气郁滞也表现为憋闷或闷痛的部位不定。这都是与过敏性疾病只有"数变"而没有"善行"的特征所不同之处。

（3）发病与季节、地域坏境密切相关。一般外感病都有季节性和地域性的特点，但特异之邪致病有比六淫致病季节性、地域性更强的特点。如过敏性鼻炎一般都在每年8～9月发病，到时即发病，过时即缓解；荨麻疹多在春秋发病；支气管哮喘的发病季节虽不尽相同，但对每个该病患者来说也都有固定的发病季节，有的每到冬季发病，有的每到夏季发病，也有的每到春、秋季发病。而且过敏性疾病也有在此处发病急剧，到彼处症状自然消失的特点。

（4）多在夜间发病。根据中医阴阳学说的观点，夜晚阴气盛，机体的生理功能以抑制为主。特异之邪为阴邪，同气相求，在夜晚致使阴气更盛，抑制阳气，人体肺气宣发肃降、吸清呼浊的功能更低，而导致咳嗽或气喘、呼吸困难多在此时发作。故支气管喘、咳嗽变异性哮喘多具有夜间发作的特点。

（5）特异之邪会导致咳嗽、哮喘的发作或加重。咳嗽、气喘、胸憋、呼吸困难都是人体气机不利、肺气宣发肃降功能失调所致。香烟、油漆或烹调所散发出来的气味，或鱼虾海腥之品，都属特异之邪的性质，都可导致人体气机不利、肺气宣发肃降功能失调而引起咳嗽、气喘、胸憋、呼吸困难的发生。

（6）多兼局部或周身瘙痒的症状。特异之邪夹风邪侵袭皮毛肌腠而导致局部发痒，如过敏性鼻炎发病时多有鼻痒、眼痒的症状；咳嗽变异性哮喘多有咽痒即咳的特点，而且咽痒是导致咳嗽产生的诱发因素，只有缓解咽痒才能止住咳嗽的发作；支气管哮喘也多有咽痒的兼症。荨麻疹、过敏性鼻炎、过敏性紫癜等过敏性皮肤病更是都有瘙痒难忍的特点。

第二节　肺热

一、肺热的含义

1. "热"的含义　从广义上讲，凡具有阳性致病特性的外邪，或（和）具有阳性发病特点的病证变化，都属于"热"。《素问·阴阳应象大论》云："阳盛则热。"广义的热，可有内外、虚实、真假、局部与全身的不同。而狭义的"热"，在不同的语境和词组中可表示不同的含义。"热邪"多表示病因，"化热"是病理过程，"热证"是临床证候等。

2. "肺热"的含义　肺热是指具有阳性发病特点的肺部病理改变。"肺热"的内涵包括：在肺系疾病的急性期，以热性病证多见。热可与风邪相兼形成风热犯肺，也可以兼夹寒邪，出现一系列寒热错杂的表现；热邪可煎熬津液，生成痰液，使痰热郁于肺脏；或"伏火郁蒸血液，血被煎熬而成瘀"；或热邪灼伤血络，形成各种出血症状。肺喜润恶燥，邪热易伤津液，故润燥滋阴需贯穿始终。根据"肺热"轻重程度的不同，可将其归纳为温、热、火、炎、毒进行辨证论治。

二、肺热的理论渊源

1. 《内经》热病理论　从《内经》十数篇热病的篇章来看，热性疾病名称包括热病、伤寒、温病（病温）、病暑等，各篇所论之病虽各有特点，但其外感外热则一。热病之名显然是取自疾病有明显的热象，热病实可包罗不同名称的多种发热疾病，堪为外感发热疾病的总称。《内经》中论述的热病都有起病急、病情变化快和病程短的特点，这与内伤导致的发热之证是不同的。

2. 《伤寒论》热病理论　《伤寒论》中肺热可见咳嗽，甚至气喘、胸闷、汗出、烦躁等症。如小柴胡汤证之"发潮热"；栀子豉汤证之"心中懊侬"等。肺的基本功能是主宣发与肃降，此为肺要完成所有功能的基础。而肺脏娇嫩，五行属金，火克金，所以肺最容易被热所扰，从而影响肺的基本功能，出现咳嗽、气喘、咳痰黄稠等症状。

《伤寒论》还谈到了另一种肺热证候，即热与水饮两种因素互结形成的大结胸证。何以言此证为肺中饮热互结？大陷胸丸由大黄、甘遂、芒硝、杏仁、葶苈子、白蜜共六味药物组成，由大陷胸汤加杏仁、葶苈子、白蜜组成。杏仁、葶苈子皆入肺经，可利肺中水饮、开宣肺气。据此判断，饮热互结于肺是大陷胸丸的病机，与治疗寒饮内停之小青龙汤证可对比分析。

3. 温病学热病理论　温病肺热证多见于现代医学的肺部感染，尤其是急性期。现代中医在治疗肺部的感染性疾病时，以温病学理论为指导，取得了良好的疗效。肺热证发生发展遵循温病卫气营血传变规律。肺热证多由外感风热之邪引发，初起邪在卫分，卫分之邪不解即传入气分。气分证阶段，是肺热证的主要病理阶段，出现邪热郁肺、痰热壅肺、肺热腑实、肺热络伤等肺热证常见证型。此期持续时间长，为肺热证治疗的关键阶段，若在此期辨证准确，治疗得当，则病变可不传，趋向痊愈；若邪热过盛，正不胜邪，或失治误治，则热邪深入营血甚或逆传心包，出现多种危重证候。肺经郁热不解，可由气入血，损伤肺络而出现咯血、衄血见症；肺气郁闭，血流不畅，可见面唇青紫，舌有瘀斑。病情严重者热邪内陷心营，出现神昏谵语或昏愦不语的危重后果。

4. 现代医家对肺系热性疾病的论述　杨志旭认为，肺热病是以风热之邪为病因，以热郁肺脏，肺失宣降为病机，以急性发热、咳喘、胸痛等为主要表现的痒（热）病类疾病，与西医学的肺部急性炎性病变类似。在临床治疗中，中药不仅有抗病原体的作用，还可以提高机体免疫能力。王志龙等认为，西医的肺部感染性疾病是指由于细菌等病原体引起的肺系炎症，包括急性气管–支气管炎、肺炎、肺脓肿等，是呼吸系统的常见病和多发病。此病多归属中医温病学中的风温病和《伤寒论》六经中的太阳病。

三、肺热之来路

中医学理论认为，疾病是病邪侵袭机体，机体与病邪发生反应从而表现于外的一系列症状、体征。肺为华盖，其质娇嫩，易被邪扰，多种病因均可造成肺系热性疾病。

温邪：温为邪气致病，是生物性致病因素。温为阳邪，其性主动，温邪在气分耗气，伤津液，可出现口渴、小便不利、大便秘结等各种津液不足的症状，其入血具有耗散性，并且可动血发斑。

叶天士《温热论》曰："温邪上受，首先犯肺，逆传心包。"对温邪致病的论述中用了"上受"两字，认为温邪是从上部进入人体致病的。吴鞠通《温病条辨》曰："温病由口鼻而入，自上而下，鼻通于肺，始手太阴。"认为温邪是由口鼻传入人体的。这是因为口鼻是人体与外界交通的通道。温邪自口鼻传入人体，与口鼻等呼吸道直接相通的就是肺，所以温邪侵入人体首先侵犯的是肺。温邪易犯肺脏，初起以肺的功能失调为主，临床以发热、咳嗽、咳痰、喘急、胸痛、舌红苔黄、脉数为主要见症；后期可表现为肺实质损害，出现肺络受损、气阴耗伤等证。

热邪与火邪：孙广仁主编《中医基础理论》论六淫邪气时，是将火邪和热邪同时论述的：具有炎热、升腾等特性的外邪，称为（火）热之邪。如《素问·五运行大论》说："其在天为热，在地为火……其性为暑。"火热之邪都具有暑的性质，两者相较而言，热为阳，火为阴，所以热邪偏于散，火邪偏于聚。热邪致病，症状多为全身性、弥漫性；火邪致病，症状多为局部的、结聚的。

火（热）之邪可分内外、虚实、真假、局部与全身。根据八纲属性将"热"区分为实热与虚热者，在虚热实热之间还可发生转化、兼夹，如火热之邪煎熬津液、阴津耗伤、产生虚热等。火热之邪伤肺，可出现咳痰色白质黏或黄，喘粗气促，口干，或有咽痛咽干，或有发热，小便黄，大便偏干，舌红，苔黄，脉数等症。

风邪：《素问·太阴阳明论》说："故犯贼风虚邪者，阳受之。"风气易伤阳位，以人体上下部位划分阴阳，上属阳，下属阴。以五脏来分阴阳，肺为华盖，属阳中之阴，故风邪易侵袭人体肺脏。风为百病之长，可与其他邪气相合为病，与热邪相合为风热之邪。风热之邪伤肺，临床表现为发热重、恶寒较轻、咳嗽，口渴，舌边尖红，苔微黄，脉浮数等。

寒邪：寒邪具有寒冷、凝结、收引的特性。寒为冬季主气，地属北方。寒邪易阻滞气机，损伤阳气，气血津液运行失常，从而产生一系列临床症状。寒邪使气机郁滞不畅，难以宣散发越，而致郁热内生，即"因郁致热"。"郁则气滞，气滞久则必化热。"肺气郁滞不宣，邪气不得外解，郁久必然热盛。寒郁化热，气机阻滞严重，多伴明显喘息症状。

暑邪：暑邪具有炎热、升散、易兼湿邪的特点。《素问·热论》指出："先夏至日者为病温，后夏至日者为病暑。"暑邪在六气中的季节性是最强的。《素问·气交变大论》云："岁火太过，炎暑流行，肺金受邪。"暑邪易侵袭肺脏。暑性属阳，侵袭人体可出现一系列阳热性症状。《素问·生气通天论》言："因于暑，汗，烦则喘喝，静则多言，体若燔炭，汗出而散。"此句指出，若感暑邪，可出现壮热汗多、喘息气粗、心烦口渴等证候。暑邪易伤阴津，也可迫津外泄，若汗出过多，气随津脱，可致气虚。若肺络受损，则会出现咳嗽、咯吐鲜血症状，此可称为"暑瘵"。

湿邪：湿为阴邪，其性重浊黏滞，易闭阻气机，阻碍阳气的输布，蒙蔽清窍，其来源有内外。外湿多见于长夏雨季；脾失健运，津液不运，聚而成湿，此为内湿。外感湿邪，邪郁而造成的气机不畅，或情志不舒，饮食不节，食积伤食，皆易生热化火。湿与热，两邪相合，湿热交蒸，湿中蕴热，热中夹湿，湿得热则动，热得湿则滞，夏秋之季，湿热之邪弥漫空间，易由呼吸所受。湿邪致病起病缓慢，病性缠绵，病程长，疗程长，临床症状多见重浊。另外，痰饮的形成与湿邪有较大关系。

燥邪：燥邪具有干燥、收敛的特性。肺气通于秋，燥邪是秋季的主要邪气。口鼻与肌表是其侵入人体的通路，燥邪易伤津液，出现干咳少痰，或痰中带血等症状。《素问·六元正纪大论》中"燥行令，余火内格，肿于上"，此言燥邪可以化火。燥邪侵袭人体，耗伤津液，若津液亏虚严重，致阴虚内热，则邪从火化。燥邪伤肺，津液耗伤症状最为突出，如口鼻干燥、痰少难咳等。

肝系之热伤肺：肝司疏泄，不喜郁滞。若情志失调，肝失疏泄，气机郁滞，日久可化生火热。肝火上逆，影响肺基本的宣降功能，可出现咳喘等症状，若肺络被热所伤，可有出血现象；肝火若犯胃腑，可致胃气上逆，从而影响肺气肃降出现咳喘；对于自身肝阳偏亢或肝郁化火者，若六淫邪气侵袭肺卫，肺气因被抑而虚，亦可发生木火刑金的情况；尚有肝气上逆挟心火上炎，灼伤肺络之病机。

阳明之热伤肺：阳明胃为多气多血之经，多见燥热证，胃热可致肺热或同时发病，临床表现为咳嗽，气喘声粗，兼见口渴、呃逆、便干、脉数等症状。此时在清泄肺热的同时应兼清胃腑火热，石膏、栀子等为常用药物。

肾之热伤肺：肺肾两脏为母子之脏，金水相生。若肺阴津亏虚，不能滋养肾水，肾阴亏虚，虚火上炎，克伐肺金，可表现为阴虚咳嗽。此证属肾咳，治疗的重点在肾而不在肺，滋补肾阴是最基本的治则。

心之热伤肺：肺脏五行属金，心主火，金畏火。心火克伐肺金，影响到肺的宣发肃降功能，可致肺气上逆而咳。另外，从手少阴心经的走行看，其支脉联络咽喉与肺脏，心火可循经传变，影响肺脏而致病。

四、肺热之出路

1. 汗法　《素问·六元正纪大论》曰："火郁发之。"肺热性疾病可"汗之，令其疏散也"，临床常用辛凉之法。因辛能散，散可宣发郁闭，凉可清热，邪热得清，肺卫郁闭得开而三焦通畅，营卫调和，津液输布正常，可微微有汗出而表解，肺热可消。

2. 吐法　饮食自倍，脾胃乃伤，或脾胃运化失常，饮食难以消化，均可形成食积。阳明胃为燥土，食郁得阳明之燥化，化为食火，其上逆可熏蒸肺脏；食积于中致水液运化失常，不化之津液化为痰，痰火相合，上干清窍，痰热伤肺，致喘息、怔忡、咳嗽。此肺脏痰热，来源于中焦食积，初得之时，未伤气血，可用吐法急祛邪，祛除病因，则痰热易清，病情易复。

3. 下法　在急性热病过程中，当邪热传入阳明大肠后，与肠道糟粕搏结，燥屎内阻，腑气不通，痞满燥实已成，气机已滞，实热已生。浊气不能下趋，反而上逆于肺，肺气不利，故见喘促气粗；邪热循经上干于肺，并煎灼津液而成痰，形成痰热阻肺。张仲景通腑泄热法以大承气汤为其代表方，体现了上病下取、釜底抽薪的中医治疗法则。临床在治疗阳明腑实的肺热证时，泄下通腑，肺热得清，则肺复清肃，诸症可消。

4. 和法　肺系疾病有时持续不愈，可累及其他脏腑，出现多脏合病。常常出现脏腑功能失调，气血逆乱，虚实夹杂，寒热错杂等病证。故治法应寒热并用、补泻兼施、表里同治。

5. 清法　热在气分，辛透清热法，常选用石膏、知母、竹叶、栀子等清热泻火之品为主；热初入营，凉营透气法，常配合金银花、薄荷、荆芥等清泄之品；热入营血，清营凉血法，常选用生地黄、牡丹皮、丹参等清热凉血药物为主；气血两燔，凉血清气法，常选用清气分热与清营凉血的药物组合成方；热甚毒炽，清热解毒法，常选用清热泻火解毒之品，如黄连、黄芩、黄柏、栀子等；脏腑郁热，随脏清泄法，常用黄连、黄芩、黄柏、栀子、石膏等清热泻火药；阴伤热余，清热养阴法，常用清热养阴药物，如青蒿、生地黄、知母、地骨皮等。

五、肺热类肺病的范围

肺热证类见诸中医的感冒、咳嗽、肺热病、哮病、喘病、肺痈、肺胀等，包括感冒的风热证，咳嗽、肺热病、肺痈（初期）的风热犯肺证，咳嗽、哮病、喘病、肺胀的痰热壅肺证等。大致分为风热证/风热犯肺证、痰热壅肺证、肺热炽盛证等。

1. 风热证/风热犯肺证　症状：①恶风或并发热；②鼻塞、流浊涕，或鼻窍干热；③头昏、头胀甚至头痛，或肢体酸楚；④口干甚则口渴；⑤咽干甚则咽痛；⑥舌尖红，或舌苔薄白干或薄黄，或脉浮数。多见诸中医的感冒、咳嗽、肺热病、肺痈（初期），西医的感冒、急性气管支气管炎（简称急支）、社区获得性肺炎（简称肺炎）早期等。咳嗽、肺热病、肺痈（初期）及急支、肺炎早期的风热证多称为风热犯肺证。不同疾病的风热犯肺证临床表现尤其是主要临床表现有所不同，如急支、肺炎尚有咳嗽，痰黄或白黏，或痰少、咳痰不爽甚至难咳，或干咳等。

2. 痰热壅肺证　也称痰热郁肺证，症状：①咳嗽；②痰黄或白干黏，或咳痰不爽；③发热，或口渴；④大便秘结；⑤舌质红，或舌苔黄或黄腻，或脉数或滑数。多见诸急性支气管炎、肺炎、弥漫性间质性肺病（简称间质性肺病）、特发性肺纤维化（简称肺纤维化）、慢性阻塞性肺疾病（简称慢阻肺）、慢性呼吸衰竭（简称呼衰）、慢性肺源性心脏病（简称肺心病）、支气管哮喘（简称哮喘）、支气管扩张（简称支扩）等。不同疾病的痰热壅肺证临床表现尤其是主要临床表现有所不同。

3. 肺热炽盛证　该证少见，其本质与痰热壅肺证类同，多见诸急性支气管炎、肺炎等。症状：①干咳或少痰，或喘息；②口鼻气热；③发热，或口渴；④咽干热甚至红肿热痛；⑤大便秘结；⑥舌质红，或舌苔黄，或脉数或滑数。肺热炽盛证与痰热壅肺证的区别为肺热炽盛证无痰或少痰而热重，临床实际上常以痰热壅肺证表达。

第三节　肺痰

一、肺痰的概述

肺痰是在痰邪病理基础上与五脏中的肺脏密切相关的以肺系病证特点兼有痰

邪致病特点相复合的病理产物，肺痰一旦形成，又可成为肺系病证的致病因素。因此，对于肺痰概念的理解，简言之就是：肺痰既是病理产物同时又是致病因素。临床中，肺痰往往通过不同性质的多种肺系病证或证候表现出来。

1. 肺痰分类、表现和特点　肺痰和痰邪的关系，是部分和整体的关系，即肺痰是痰邪的一部分，肺痰本身就属于痰邪。因此对于肺痰的分类，我们依然可以参考痰邪的分类来进行。痰的分类方式有多种，从病因或者产生角度分为风痰、寒痰、湿痰、燥痰、热痰；从导致脏腑发生病变或者与脏腑有特殊联系性角度分为五脏之痰；从有形无形、广义狭义等角度也可将痰分为不同类型。在此笔者拟结合五脏之痰中的肺痰和有形无形、广义狭义、内痰外痰、显现隐伏共五个方面来对肺痰进行分类，将肺痰分成有形之肺痰和无形之肺痰、狭义之肺痰和广义之肺痰、肺之外痰和肺之内痰、显现之肺痰和隐伏之肺痰。所以，古往今来所框定的这四种痰邪的分类形式依然适用于肺痰，而且肺痰借助于这种素有的分类框架，能够更好地探索和解释临床中一些复杂的肺系疾病。

痰的分类中，由于有形之痰、狭义之痰、外痰之痰和显现之痰基本一致，而无形之痰、广义之痰、内痰之痰和隐伏之痰基本一致。所以，肺痰也就从这两大方面来进行分类。

有形之肺痰、狭义之肺痰、肺之外痰、显现之肺痰共同点：是肺部渗出物和呼吸道分泌物，经咳吐而出的黏液样或泡沫样之有形之物。是视之可见、闻之有声的痰液。临床上多表现为咳嗽吐痰、喉中痰鸣等。特点是有声有物，显而易见。

无形之肺痰、广义之肺痰、肺之内痰、隐伏之肺痰共同点：是肺系病中那些只见痰的征象，不见其形质的痰病。是由于肺失通调引起的水液代谢失调之后所产生的病理产物。临床上多表现为干咳、气短、胸闷憋喘、头昏目眩、精神不振，乏力，舌苔腻，脉象滑，甚至出现嗜睡、昏睡等病理状态等。特点是无痰可见，在原有肺系疾病基础上出现的痰病征象。

2. 肺痰的产生机制　肺痰的产生，根据病因可分为外感生痰和内伤生痰两方面。不论外感还是内伤，均可导致肺脏宣肃失司、通调水道功能下降而生痰。内伤生痰中，根据肺痰的来源不同，又可分为脏腑生痰、血瘀化痰、气虚和气滞生痰三大方面。脏腑生痰方面，肺痰的产生或者形成，根据自脏和他脏的分类，可以分成肺脏生痰和他脏生痰贮藏于肺两类。而血瘀化痰、气虚和气滞生痰则是因血液和气机失于正常运行而导致痰邪产生，痰邪可以来源于肺脏和其他脏腑。下面进行详细阐述。

（1）外感生痰：肺主皮毛，外感风寒、风热或风燥之邪，侵袭皮毛和肌腠，影响肺脏宣降功能。寒邪袭肺，气不布津，津液凝聚为痰；风热之邪，内郁于肺，则蒸液成痰；风燥相合，燥伤肺阴，敷布津液功能失司，导致炼液成痰。因此不论风寒、风热还是风燥，皆可影响到肺而产生肺痰。

（2）肺脏生痰：肺的生理功能是主气，司呼吸，通调水道。肺主通调水道，是指肺的宣发和肃降作用对体内津液的输布、运行和排泄有疏通和调节的作用。《素问·经脉别论》言："饮入于胃，游溢精气，上输于脾，脾气散精，上归于肺，通调水道，下输膀胱，水精四布，五经并行。"可见，人体内的水液虽由脾胃而来，但水液的输布、运行和排泄，又依赖于肺的疏通和调节，以维持动态的平衡。故有"肺为水之上源"之说。当肺脏自病或者其他脏腑病变影响到肺时，导致肺宣降失司、通调水道、敷布津液的功能失常，则可以出现津液停滞，不归正化，聚湿生痰的病理局面。痰贮于肺，肺气不利，痰涌气道而发，必致咳嗽咳痰。

可见，肺脏生痰是由于肺脏自身病变致使对水液的行水能力下降，导致痰湿产生，留伏于肺形成肺痰。

（3）他脏生痰：他脏功能失调亦可导致痰的产生，痰一旦产生，随气升降，无处不到，可上干于肺，并潴留于肺，化生肺痰，产生疾病。这一过程主要与脾、肾、肝及三焦密切相关。

1）脾运化失常，化生不利，痰湿内生：脾胃为后天之本，气血生化之源。胃功能健运，则胃受纳腐熟、脾运化升清功能正常而化生水谷精微物质。脾运化食物和运化水液，可为化生精、气、血、津液提供充足的原料，以营养五脏六腑、四肢百骸，使其发挥正常的功能。脾气在水液的升降输布中发挥着转输作用，使之上行下达，畅通无阻，从而维持水液代谢的平衡。若脾功能失常，必然导致水液在体内聚集为痰为饮。如患者平素嗜食肥甘厚味及辛辣油腻，影响脾胃，水谷不化，谷反为滞，水反为湿，使痰湿阻滞。另外，过食生冷寒凉，脾阳失展，思虑或劳倦过度也可伤脾影响其正常生理功能，导致痰湿产生。故说"脾为生痰之源"。

2）肾元不足，阴阳偏衰，间接生痰：肾主水，为水下之源。水液的正常运行离不开肾气的蒸化作用和肾阴肾阳的协调平衡。肾气的蒸化作用和肾阴肾阳的推动调控作用的协调，对于维持体内水液代谢平衡是非常重要的。各种原因导致肾阳不足时，其蒸腾气化水液的能力下降，水湿停聚，凌心射肺则心慌、胸闷、憋喘、咳嗽、呼吸困难、不能平卧。肺受水饮影响，输布功能失常，从而产生痰湿，与水饮相合而为痰饮水湿，留于肺，胶结为害。肾阴不足时，阴不制阳，虚火内生，煎熬津液成痰，痰邪随气机升降到达于肺，影响肺的生理功能。

3）肝失疏泄，气机不利，津液化痰：肝司疏泄，调达气机，疏泄情志，同时可疏泄津液和调节气血的正常分布，一旦疏泄失职，则百病即生。《内经》言："百病生于气也"，指出疾病的产生往往与肝失疏泄密切相关。平素情志不遂，忧思气结，或郁怒伤肝，导致肝失疏泄，气机郁滞，气滞则导致津液运行失调从而生成痰湿。此外，气滞日久可化火，火热炼津液为痰。形成之痰又加重气机阻滞，从而导致疾病形成恶性循环。

4）三焦不利，气化失司，痰湿内生："三焦者，决渎之官，水道出焉"是三焦运行水液的生理概括。全身的水液代谢以三焦为通道，才能正常的升降出入。三焦气化不利，则水液运化失常，水湿停聚，或为痰，或为饮，出现相关脏腑病证。

（4）血瘀化痰：血瘀化痰，首先要从血与津液的关系说起。血和津液都由饮食水谷精微所生，两者之间可相互转化、相互资生，即所谓的"津血同源"。津液的病变会导致血液的病变，如血的形成，同时血液的病变也会导致津液的病变，产生痰邪。《金匮要略·水气脉证病治》云："血不利则为水。"血瘀之后，津液运行不畅而生痰。张景岳在《景岳全书》中对痰与血气、津液之间的关系进行了非常详细的论述："痰即人之津液，无非水谷之所化，此痰亦既化之物，而非不化之属也，但化得其正，则形体强，营卫充，而涎本皆血气；若化失其正，则脏腑病，津液败，而血气即成痰涎。"血生痰的核心机制在于脉中津液的不能正常运行和布散。正如唐容川在《血证论》中所言"血积既久，亦能化为痰水"。

津液是血液化生的组成部分，中焦水谷化生的津液，在心肺作用下，进入脉中，与营气相合，变化为血。如《灵枢·决气》指出："中焦受气取汁，变化而赤，是谓血。"其次，布散于肌肉、腠理等处的津液，也可以不断地渗入孙络，以化生和补充血液。如《灵枢·痈疽》说："中焦出气如露，上注溪谷，而渗孙脉，津液和调，变化而赤为血。"血液行于脉中，脉中津液可以渗出脉外而化为津液，以濡润脏腑组织和官窍，也可弥补脉外津液的不足，有利于津液的输布代谢。

总之，津液进入脉中，与营气结合，便化生血液；血液中的津液，与营气分离而渗出脉外，便化为津液。脉中脉外，有进有出，有分有合，就是津液与血液相互转化的生理病理基础。

由于津液和血液在生理上密切联系，病理上也势必会相互影响。津液的病变可以导致血液的病变如血瘀的形成，同时血液的病变也会导致津液的病变，表现之一就是痰邪的产生。张景岳在《景岳全书·杂证谟》中对痰与血气、津液之间的关系进行了非常详细的论述："痰即人之津液，无非水谷之所化，此痰亦既化之物，而非不化之属也，但化得其正，则形体强，营卫充，而痰涎本皆血气；若化失其正，则脏腑病，津液败，而血气即成痰涎。"而《金匮要略·水气脉证并治》则直言"血不利则为水"。所以，血瘀之后，津液运行不畅而生痰，痰病系血，血病系痰，痰瘀互结，络脉不畅，出现一系列病理变化。

另外，痰湿与血瘀具有相似的病理特性。中医学认为痰湿具有重着黏滞的特性，与血瘀具有高黏、高凝的病理特性一致。中医学中瘀血是指体内有血液停滞，包括离经之血积存体内，或血运不畅，阻滞于经脉及脏腑内的血液。处于高黏滞状态的血液还没有达到停滞的状态，还不属于瘀血的范畴，故而我们名之曰血瘀状态，这也是主张从瘀论治的学者认为的前瘀血状态。由此可见，血液高黏滞状态与中医痰湿证具有更一致的表现。从痰论治比从瘀论治更符合中医理论。因此可以认为高黏滞血症是中医痰湿的一种表现形式而不是瘀血的表现形式。甚至，更有研究者指出，血瘀的同时必有痰浊形成，化痰也兼能化瘀。认为痰瘀两者，同源而互衍，胶着互结，交互为患。这一理论扩大了祛痰法的治疗范围。

简言之，血瘀化痰的核心机制在于脉中的津液不能正常的运行或者布散，而出现的类似于痰湿特性重浊黏滞的临床特点，甚至有一部分患者出现典型痰湿水饮的表现，这也就是痰瘀相关的理论基础。正如唐容川在《血证论》中所言"血积既久，亦能化为痰水"。

（5）气虚和气滞生痰：由于气和津液之间特殊的生理联系，因此除了上述四个方面的机制之外，从气和津液之间的病理联系角度也可导致肺痰的产生。气对津液有推动、温煦、气化和固摄作用。当气的功能失司时容易出现气虚或者气滞，这两方面也可导致肺痰的产生。简单分析如下，气虚时，对津液的推动和温煦能力下降，导致津液停聚，若停留于肺，则成肺痰；气滞时，对津液的运行能力下降，也可导致津液停聚于肺而形成肺痰。

二、肺痰存在的依据研究

肺痰是客观存在的，不论是从理论上分析、症状上判断，还是从疗效上验证，都能够科学的说明。

1. 理论上分析　前述肺痰的产生机制中，根据肺痰的来源不同，可分为外感生痰、脏腑生痰和血瘀化痰三大方面。不论是外感生痰、脏腑生痰还是血瘀化痰，都有其明确的机制和道理。其中，在脏腑生痰中，肺脏生痰能够直接形成痰贮存于肺的情况，而他脏生痰，则是由其他脏腑功能失调导致痰邪产生，痰邪既生，随气升降，无处不到，到达并停留于肺，为害百端，便形成不同的肺系病证，出现不同程度的临床表现症状。而血瘀化痰方面，则是根据痰邪和血瘀相同的病理特性之一，都具有黏腻、易凝滞的特性所进行的分析和推理。这与中医学的取象和推演络绎法有所相似。因此，从理论上进行分析，肺痰具备明确的产生机制，也就有了其客观存在的前提。

2. 症状上判断　肺痰是有其独特的临床表现的。结合前述肺痰之分类将其症状分为两大方面，有形肺痰之症状和无形肺痰之症状。有形肺痰之症状是咳嗽吐痰，喉中痰鸣。临床上表现为有声有物，显而易见。这种痰是肺部渗出物和呼吸道分泌物，经咳吐而出的黏液样或泡沫样之有形之物。是视之可见，闻之有声的痰液。

而无形肺痰之症状则没有外观明显的痰液，但是依然有肺系病证和痰邪同时相关的症状，如单纯咳嗽，气喘，胸闷，眩晕头昏，精神不振，甚至嗜睡、昏睡状态，舌苔腻，脉象滑等。这种痰并没有痰液的外在表现，但是仍然属于由肺失通调引起的水液代谢失调之后所产生的病理产物所致，所以归属为无形之肺痰。无形之肺痰多在原有肺系病基础上出现的痰病征象，结合四诊运用化痰药后能收到良好疗效。

有学者在对痰证的流行病学进行专项研究之后，运用多元逐步判别的方法，第一次建立起痰证的诊断标准。该诊断标准分为主要指标和次要指标两方面。其中主要指标有如下症状或体征：咳痰，喉中有痰鸣音，舌苔腻，脉象滑；次要指标有如下症状或体征：眩晕，嗜睡，肥胖，口干不欲饮，恶心呕吐。该学者通过大量的文献及临床研究后发现，该指标对痰证诊断的准确性、灵敏性和特异性均很高，可达92%以上。故临床中，我们完全可以将此标准来作为痰证辨证的参考依据。不管是主要指标还是次要指标，都能反映出有形之痰和无形之痰的特点。

如果将这个标准缩小至肺脏上同样适用，所以从症状上判断也支持肺痰的存在。

3. 疗效上验证　由于肺系病证的主症是咳、痰、喘，因此在临床治疗中，化痰药就成为非常重要的一大类治疗药物。有人通过检索1999—2011年共12年的医学文献后，对肺系病化痰药的用药规律进行了研究，按照寒痰证、热痰证、湿痰证、燥痰证这四种证型对临床常见的呼吸系统疾病例如慢性阻塞性肺疾病、支气管哮喘、支气管扩张症、肺间质纤维化和肺癌五种疾病进行化痰药规律性研究，发现这些常见的肺系疾病应用化痰药后确实会收到不错的疗效。同时总结后还发现，在温化寒痰的中药中，以半夏、白芥子和白前这三种药应用较多；在清热化痰的中药中，以川贝母、浙贝母、瓜蒌、桔梗和前胡这五种药应用较多。从归经来说，这些药多归肺经，因此从该类药物的角度来看也提示肺痰存在。反之，一些祛风除湿、通经达络的药物如雷公藤、青风藤、伸筋草、穿山龙则没有用来化痰、且多不归肺经。临床中就化痰药的应用比例来讲，一般是清热化痰药较温化寒痰药为多。之所以化痰药有如此广泛的应用，其依据就是其有明确的临床疗效。

同时，鉴于血瘀化痰、痰瘀互结、相互为病的病理特点，临床中对一些有瘀血症状（面色紫暗、口唇和爪甲青紫、舌质紫暗，或舌有瘀斑、瘀点，或舌下脉络迂曲青紫扩张）的肺病患者在应用化痰类中药后，发现瘀血症状会减轻或消失。而对这些瘀血患者应用活血化瘀类中药之后，发现其肺病症状咳嗽、憋喘也出现不同程度的减轻和好转。可见痰瘀相关确实存在。邓铁涛谈到痰瘀时曾说："痰是瘀的初期阶段，瘀是痰浊的进一步发展。"

三、无形之肺痰

肺系病与痰关系密切。咳痰是肺系病证的常见症状。但是临床中并非所有的肺系病证患者都伴有咳痰症状，比如干咳、喘促、胸闷、嗜睡、昏蒙，或者颜面晦暗、唇甲发绀，舌苔腻脉滑等，这些症状并非是有形之肺痰所致，但是从辨证角度而言，依然属于痰湿之邪的范畴，于是无形之肺痰就应运而生。

1. 有形、无形之肺痰同源互化　无形之肺痰其实和有形之肺痰一样，共同产生并存在于肺中。两者都源自津液不归正化，一旦形成，留存于肺，变化百端，产生各种病证。若痰停留在与外界相通的器官，如气管、食道、胃肠，就可排出体外，视之可见；停留在体表组织，如皮下，则触之可及；但如停留于肺脏，既不能排出体外，又不能突出体表，不为肉眼所见，则归属为无形之肺痰。正如有学者认为肺痰之有形无形的区别在于凝聚、留伏的部位不同而可见或不可见。

有形之肺痰与无形之肺痰两者可分而不可离，共同为病。有形之肺痰内伏于肺可化为无形之肺痰，无形之肺痰外达于气管排出体外则为有形之肺痰。

2．无形之肺痰与血瘀关系密切　从生理上讲，津血同源。血行脉中，津处脉外，津液渗注脉中，即成为血液的组成部分。血液中的水液成分可出脉外，成为津液成分。可见津液其实是同时运行于脉中脉外的。当脉中的津液受到邪气影响时，就会出现不能正常运行的情况，从而影响血液的正常运行，导致血液出现我们所谓的高黏滞状态，但尚未达到停滞的状态，故我们名之血瘀，而不是瘀血。由于这种血瘀的状态是脉中的津液病变即痰邪所致，而脉中的痰邪并不能像有形之痰那样随咳嗽吐出，所以我们认为即是无形之痰所致。同时，从性状而言，血瘀状态更加类似于痰湿之邪重浊黏腻的病性，以致许多学者甚至认为高黏滞血症其实是中医学中痰湿的一种表现形式，而不是瘀血的表现形式。正是津血同源的特殊性，使得无形之痰与血瘀的关系相当密切。无形之痰处于脉中即可导致血瘀，无形之痰处于脉外，若外达于气管排出体外则为有形之肺痰，若内伏于肺不为肉眼所见则为无形之肺痰。

3．"痰瘀"之痰多指无形之痰　"痰瘀同源""痰瘀相关""痰瘀互结""痰瘀互化"等说法在中医医籍中随处可见。痰和瘀如此密切的联系基础仍是"津血同源"，生理上特殊的联系势必会导致病理上的密切相关。津液与血液中任何一方的运行失常均可影响对方，而痰和瘀分别是机体水液、血液代谢障碍的病理产物，一种病理产物的生成必然为另一种病理产物的产生创造条件。正如有学者所言："因为津液凝滞可成痰，而瘀血的形成又往往由于血中的痰浊阻滞化生，痰瘀相因而生，循环往复，两者胶结，缠绵难解"。因此，由"津血同源"就可以推导出痰瘀之间密切的联系，甚至从某种意义上讲，就可以说是"痰瘀同源。"由于"同源"就势必会出现"相关""互结"和"互化"的病理，名老中医邓铁涛谈到痰瘀之间的关系时曾说："痰是瘀的初期阶段；瘀是痰浊的进一步发展。"痰瘀互结导致多种肺系疑难病症的出现。在临床进行治疗时就必须痰瘀同治。但值得注意的是，在肺病科临床方面，痰瘀两者有相互掩盖的倾向，外在症状的显露要有一定的过程，血瘀者不一定有痰饮水滞的表现，而痰饮水滞者也未必有瘀血的表现。

一般情况下，"痰瘀"之痰多指的是无形之痰。这是因为唯有无形之痰能够行于脉中。无形之痰与湿邪相似，"致病则具有湿邪致病之重浊黏滞的特性，造成病势缠绵，病程较长，其病多反复发作而缠绵难愈，久之则从瘀"。这与另一学者观点不谋而合"机体由痰阻到瘀血的病理变化是一种主要矛盾的转化，在于痰浊混于血中，随痰浊蕴结的量变而产生质变，形成瘀血"。

4. 无形之肺痰致病特点

（1）范围广，病种多，表现杂：无形之肺痰为病，涉及多种肺系病证，如咳嗽、哮病、喘证、肺痨、肺痈、肺胀、肺痿等。既有病情轻者，亦有病情危重者。其临床表现较多，除干咳、气喘、胸闷、眩晕头昏、精神不振，甚至嗜睡、昏睡状态等肺系症状外，尚可伴有颜面晦暗或萎黄，目胞黯黑，眼睑下如卧蚕，形体肿胖，头身困重，咽中如有异物梗塞，心下痞闷，舌体胖大，舌质暗淡，舌苔多厚腻，脉象濡或滑等广义之痰症状。

（2）与肺络关系密切，痰瘀久，多入络：由于津血的密切关系，导致痰和瘀之间也存在密切联系。古今诸多医家在对痰证的治疗进行经验总结时对"宿痰久，多夹瘀；顽痰久，多入络"的观点多持赞同态度。痰一旦产生，即成为一种病理产物，但这种病理产物又能成为导致包括肺脏在内脏腑病变的致病因素。而且在一些慢性久病咳喘的患者中，大多存在"痰瘀互结""痰瘀阻络"的病机特点。理论和临床中，瘀阻络经常被提及，而痰阻络多被忽视。既然痰瘀同源，津血同源，瘀能够广泛的致病，那痰也能够广泛的致病。比如慢性阻塞性肺疾病，既有全身各处瘀血的表现，也有全身各处痰的表现。这与肺络密切相关。肺络乃肺中运行气血津液的最小通道之一，《说文》对"络"做了如下解释："络，絮也"，言其细密繁多，纵横交错，网络全身。并且，络脉广泛而深入的分布于脏腑组织之中，难以见到，故与脏腑关系尤为重要。

肺朝百脉，百脉之精气朝汇于肺脏，血脉和则肺气畅。肺病日久不愈，气滞痰湿血瘀潴留，肺朝百脉功能失司，导致络脉瘀滞，就出现"痰瘀久，多入络"的病理。故叶天士在慢性咳嗽临证中常辅以活血调营、通络逐瘀之法。俾气血调和，肺之生理功能便可顺利恢复。正如唐容川在《血证论》所说："盖人身气道，不可有塞滞，内有瘀血，则阻碍气道，不得升降，是以壅而为咳……须知痰水之壅，由瘀血使然，但去瘀血，则痰水自消。"

四、肺痰的诊断依据

有形之肺痰有形可见、有声可闻、有味可嗅，临床表现为咳痰、喉中有痰鸣音，或听诊检查时可闻及哮鸣音。

无形之肺痰则无形可察、无声可闻、无味可嗅，以干咳、气喘、胸闷、眩晕头昏、精神不振，甚至嗜睡、昏睡状态等症为主，部分患者可见颜面萎黄，目胞黧黑，眼睑下肿如卧蚕，形体肿胖，头身困重，咽中如有异物梗塞，心下痞闷，舌体胖大，舌质暗淡，舌苔多厚腻，脉象濡或滑；或者兼见颜面晦暗、唇甲发绀等症。

五、肺痰治疗原则

肺痰的治疗，应分清邪正虚实，判断病情是属外感还是内伤所致。

外感所致者，当解表宣肺，按病邪性质分为风寒、风热和风燥论治，可适当佐以化痰治疗。内伤所致者，病性多属邪实正虚。标实为主者，治以祛邪治标，本虚者，需结合肺、脾、肾、肝、三焦等脏腑的不同，分别施治。详细方法如下。

1. 治痰　痰有寒热之别，结合病性与病程长短，分别配合应用清肺化痰、温肺化痰、导痰豁痰等法。

2. 治气　宋代庞安常曾言："善治痰者，不治痰而先治气。"治气，临证时当分清虚实之别。实则泻之，采用畅达气机、解郁行气的方法；虚则补之，采用益气的方法，补益肺肾之气、脾胃之气。

3. 治瘀　关幼波认为："治痰必活血，血活则痰化；治血（瘀）必治痰，痰化血易行。"临床中，多配以具有活血化瘀功效的中药，对肺痰的消除有促进作用。

4. 通肺络　许多慢性咳喘患者，多伴有中医学血络瘀阻的症状，如唇甲发绀，面色黧黑，舌质暗红、紫暗或有瘀斑瘀点，脉涩，此属瘀血和痰浊相夹为患。治疗时应在治瘀的同时配合宣肺、通络之品，如当归、川芎、地龙、丝瓜络、橘络等以增强活血化瘀之效。

5. 祛风　部分哮病患者起病突然，时发时止，反复发作，与风邪"善行数变"之性质相符，辨病属风痰为患。治疗时可加用祛风化痰之药，如徐长卿、防风、苍耳子、皂角、僵蚕、蝉蜕、地龙、露蜂房等。尤其是虫类药，走窜入络、搜剔逐邪，可祛肺经伏邪，增强平喘降逆之功，并擅长祛风解痉，化痰通络。

第四节　肺瘀

一、肺瘀定义

肺瘀定义有四个义项。

1. 病理产物　肺瘀是在瘀血病理基础上与五脏中的肺脏密切相关的以肺系病证特点兼有瘀血致病特点相复合的病理产物。

2. 致病因素　肺瘀是血阻滞于肺系脉络，造成气机、津液、血液运行障碍，产生肺系病证与血病证并见的一种致病因素。

3. 证候　肺瘀亦称瘀血阻肺，是存在于多种肺系疾病中的，以瘀血阻滞肺络、气血津液运行障碍为病理基础的，肺系症状与血瘀症状并见的一种证候。

4. 病名　肺瘀病是由于外感或内伤因素引发肺系气血津液运行障碍所致瘀血阻肺或痰瘀阻肺，以憋喘、咳嗽、胸痛、咳痰、咯血甚至癥积为主要临床表现的疾病。

虽然多种肺系病证均包含瘀血阻肺这一证型，但整体来看，肺具有完整的发生、传变、转归过程，在这一过程中，始终存在损伤、障碍与修复、调节的矛盾斗争，亦即邪正斗争；具有一定的病理演变规律，有较固定的临床症状和体征，有诊断要点和与相似疾病的鉴别点；能够反映疾病全过程的总体属性、特征和规律。

二、肺瘀病病因

1. 感受六淫之邪　风邪侵袭肺卫，可致宣肃失司，气机不利，血行不畅；寒邪入于肺络，血液遇寒则凝；热邪煎熬津液成痰，痰阻肺络成，或直接煎熬血液成瘀；感受暑湿之邪，湿阻气机，血行不畅成瘀，湿热灼津成痰，痰阻肺络亦可成瘀；邪损伤肺系血络，血溢脉外而成瘀。

2. 感受疫疠之邪　疫疠之气是一类具有强烈传染性的病邪，自口鼻而入侵袭人体。自鼻而入者，"肺气通天鼻""天气通于肺"，由呼吸道传染者伤及肺络，故临床常见高热、咳嗽、咳痰甚或痰中带血、肺实变等，如传染性非典型肺炎（SARS）、甲型流感等都属此类。

3. 内伤七情　七情是指人体喜、怒、忧、思、悲、恐、惊七种情志变化。七情致病，先自脏腑郁发，外形于肢体，故称七情内伤。

悲忧伤肺，造成肺气滞或肺气虚。滞则宣肃失常，气机逆乱，津液输布受阻，津聚成痰，痰阻肺络而成瘀；虚则推动无力，或宗气生成不足，血行无力而成瘀。

郁怒伤肝，肝气不舒，反侮肺金，肺络受损，发为咳嗽，甚则咯血。多思伤脾，母病及子，土不生金；惊恐伤肾，恐则气散，肾不纳气，子病及母，均可加重肺系疾病。

4. 痰瘀阻络　痰浊、瘀血既是病理产物，又是致病因素。津液输布代谢失常，或过食肥甘厚味瘀滞脾运，均可生痰。痰有有形、无形之分，有形之痰出于肺、咳于外，无形之痰阻滞于络脉壅塞气机，阻滞络道，为病甚杂。痰浊黏滞易阻，络中气血流注受阻，血滞为瘀；痰浊停聚于脉络内外，阻滞肺络气机，气滞则血。瘀血阻滞络道，致使络中之津不能经心化赤为血而郁于络中，络外之津亦不能还流于络内而聚于脉外，郁积日久，逐渐化生痰浊；同时血瘀于络脉内外，阻滞络中气机，气不化津，津凝而产生痰浊。痰瘀胶结，阻滞肺络，又成为新的病理因素，致使肺络疾病缠绵难除。

5. 环境之毒

（1）可吸入性颗粒物（PM2.5）：随着环境监测的逐步深入，PM2.5正在为国人所熟知。粒径<25μm的微粒可直接进入支气管，对肺泡气体交换造成严重影响，能够诱发支气管炎、哮喘急性发作以及心血管疾病。吸入的颗粒通过支气管和肺泡进入循环系统，颗粒中所含的重金属及有害气体可溶于血液中，随血液循环遍及全身，造成全身性中毒反应。粒径越小的颗粒，其危害性也越大。另外，PM2.5悬浮于空气中时间较长，且播散范围广，漂移距离远，影响城市空气质量，对人体健康特别是呼吸系统健康构成的严重威胁。

（2）吸烟：吸烟直接或间接引发慢性支气管炎、慢性阻塞性肺疾病甚至肺癌已是众所周知。烟毒辛燥、入肺，直入肺络，久则耗气伤阴。烟毒因虚而留滞，瘀、痰、毒结聚肺络痰阻络则肺胀，喘满；瘀血化水为肿为喘；毒瘀化火，灼伤血络，则咯血频作。

（3）其他：如过敏原及其他吸入性毒素。

6. 久病肺虚　若内伤久咳、久喘、久哮等肺系慢性疾患，迁延失治，痰浊潴留，伏着于肺，肺气不畅肺络不通，而成肺瘀。

三、肺瘀病病机

外感六淫之邪侵袭肺卫，七情内伤直接或间接伤肺，气血津液运行障碍而成痰成瘀，久病损及肺之血络，均可导致肺瘀病的发生。气血津液运行输布障碍是肺瘀病发生发展的根本。

肺气最易受扰，肺气运行障碍是血和津液运行障碍的先导，所以说气的运行障碍是肺瘀病的起点。对于肺瘀病，所有病理因素、病机变化其最终结果都是血的运行障碍，所以说血的运行障碍是肺瘀病的终点。由于痰的产生和病理作用是肺瘀病过程中密不可分的部分，所以说津液的运行障碍是肺瘀病的中心环节。

1. 气的运行障碍　肺主一身之气，肺气参与宗气生成推动血液循行的作用。肺的呼吸功能健全与否直接影响着宗气的生成，若肺主气功能失调，宗气生成不足，则血循推动无力而成瘀。气有一息之不运，则血有一息之不行。关于气机失常致瘀，《灵枢·刺节真邪》有云："宗气不下，脉中之血，凝而留止。"《素问·调经论》说："五脏之道，皆出于经隧，以行血气，血气不和，百病乃变化而生。"经隧即为脉道，气血不和则脉道不通。

气机的调畅与否，正是血液能否正常循行的关键环节。《仁斋直指方》中说："盖气为血帅也，气行则血行，气滞则血滞，气温则血温，气寒则血寒，气有一息之不运，则血有一息之不行。"《血证论·阴阳水火血气论》云："运血者，即是气。"《本草纲目》卷五十二言："故曰气者血之帅也。气升则升，气降则降；气热则行，气寒则凝。"血液的正常运行，决定于气的推动作用和固摄作用之间的协调平衡。肺主降而肝主升，两者相互协调，是全身气机调畅的关键环节。

肺气运行障碍主要由于：①肺的宣发布散和朝会百脉功能与肝的疏泄功能相配合，到达推动和促进血液正常运行的作用。若肝升太过或肺降不及，则气火上逆，出现"肝气乘肺"或"肝火犯肺"，气机逆乱，血随气升，表现为咳逆上气，伴有面红，目赤，头痛，甚则咯血等病理现象。②外邪犯肺，致肺失宣肃，气机不利。③痰浊、瘀血、水饮等病理产物导致气道不畅。④因情志过极、久病正虚、过劳损伤等因素导致肺之阴阳亏虚，肺气不足，运行乏力。

2．津液的运行障碍　肺主宣发肃降，并通过其宣发肃降功能对体内水液的输布、运行和排泄起流通调节作用，若肺气郁滞，则津液内停生痰。痰浊阻滞，气机不畅，则血滞生瘀，痰瘀互为因果。正如《素问·调经论》所言："孙络水溢，则经有留血"，《灵枢·百病始生》所言："凝血蕴里而不散，津液涩渗，著而不去"。

当肺脾肾三脏及三焦等脏腑气化功能失常时，水液代谢障碍，水津停滞形成痰浊或水饮。痰饮内停影响气机之宣肃，且易耗气伤血，造成气滞或气虚两种病理变化，由气滞或气虚而致瘀。而瘀血又反过来影响津液输布，聚而生痰。《金匮要略·水气病》言："经为病，血不利则为水，名曰血分"，"先病水，后经水断，名曰水分"。痰和瘀作为病理产物及致病因子，是人体阴精为病的不同形式，是同源异物。痰瘀互为因果，两者可相互转化，兼夹致病，使病情错综复杂。痰瘀互结，阻于肺络，终成"肺瘀"。痰瘀伏肺，胶结不解，使得咳喘缠绵难愈，反复发作。

"痰瘀同源"其生理基础是"气血同源"，津血均由水谷精微转化而来，其生成、运化布散又都离不开气机的推动，两者既可相互转化，又可相互干预。津凝为痰，血滞为瘀，气机通畅则津血运行俱通畅，气机受阻则津血成痰成瘀。同时，痰瘀交阻又加重气机阻滞，如此恶性循环。

3．血的运行障碍　肺朝百脉，使百脉之气血如潮水般周期性运行周身，阐述了肺与血、脉之间的密切关系。当外邪袭肺或内伤干肺，朝百脉不利，对血、脉运动的调节失司，血液循环不利，则肺瘀形成。肺主治节，助心行血，《难经》言："心主血，肺主气，血为荣，卫为气……通行经络，荣周于外。"肺主治节表现在四个方面：治理调节呼吸运动，调理全身气机，治理调节血液的运行，治理调节津液代谢。血之循行离不开肺气推动。若肺气亏虚或滞，宣肃失司，则血的运行受到影响而成。

肺为娇脏，不耐寒热，易被邪侵。《素问·咳论》云："岁金太过，燥气流行……咳逆甚而血溢"，是言燥邪损伤肺络，血溢脉外而成瘀。寒入肺之血络，血液遇寒则凝，而成肺之瘀血。热邪煎熬血液，血行凝滞成为瘀血。

四、肺瘀病主要临床表现及辨证要点

1. 咳嗽 瘀阻肺络，肺失宣肃，气机上逆，冲激声门而发为咳嗽。辨证要点是咳嗽的频率、音质、发作时间以及病程。咳嗽时作，昼多于夜，咳而急剧、声重，或咽痒而咳，多属外感风寒或风热侵袭肺络引起；病势缓而病程长者，多属气虚；咳声粗浊多为风热或痰热伤津。早晨咳嗽阵发性加剧，咳嗽连声重浊，痰出咳减者，多为痰湿或痰热咳嗽。

2. 咳痰 辨证要点是痰的量、色、质地、黏稠度、气味。咳而无痰或少痰者多属燥热伤肺；痰多且稀薄者多属痰湿；痰白而稀者属风寒；痰黄且质黏难咳者属热；痰白黏而成丝者属燥；痰白清稀透明呈泡沫样者属寒、属气虚。

3. 气喘 辨证要点是患者的年龄、体质、原发病以及气息的强弱。痰瘀互结，阻于肺络，因外感六淫，饮食不节，情志所伤，劳倦等因素而引发，以致痰随气升，气机受阻，痰气搏结，气道不畅，肺管拘挛，气机不利，宣肃失司，引发痰鸣气促。

喘有虚、实、寒、热之分。青壮年气喘实证偏多；中老年人气喘虚证偏多；体实气盛者多属实证；体弱气虚者常年气喘，遇劳遇寒即发者，多数虚证；重病大病之后，或产后失血，或手术外伤失血，而出现气喘，多属虚证，甚至是元气败绝、阴阳离决之危候。就临床症状与体征方面而言，喘而声高气粗，呼吸深长，脉浮大滑数有力者为实喘；喘而气弱息微，呼吸浅表，心慌气怯，脉微弱或浮大中空者为虚喘。喘而以呼出为快，多病在肺；喘而以深吸为快，多病在肾；喘因情志诱发或加重，多为肝气犯肺。

4. 胸痛 辨证要点是胸痛的性质、部位及伴随症状。"不通则痛"，瘀血、痰浊、水饮等病理产物或寒、热等外感邪气阻塞肺络，影响气血循行，气滞血瘀而致痛，多属实证或本虚标实证。

胸痛伴胸闷，心前区压榨感，多为痰阻、气滞；刺痛，痛处固定不移，夜间痛甚，多为血瘀阻滞；胸痛伴发热、咳嗽，咳时痛甚，或见咯血，为热伤肺络；胸痛隐隐，咳嗽声低，多为肺气亏虚。

5. 咯血 辨证要点是咯血的量、色、痰的状态及伴随症状。多种因素致肺络受损，血溢脉外：①咳嗽时咯出，或见痰中带血，咳痰多呈黄色，亦有大量咯血者，色鲜红，伴咽干或痛，口干口渴，溲赤便干，或有身热，舌红，黄或焦黑起刺，脉洪大或洪数者为肺热壅盛；②咯血每因情志因素诱发，色鲜红，或痰中带血，伴有头晕胀痛，阵发性咳嗽，胁肋胀痛，胸闷，咽干口苦，急躁易怒，溲赤，舌红，苔薄黄，脉弦数者为肝火犯肺；③咯血迁延难愈，血量不大，色暗红或褐色，痰白质稀，咳嗽声低，肢冷畏寒，面色㿠白，心悸气怯，倦息无力，食少便，少气懒言，舌淡苔薄白，脉沉细或芤者为气不摄血；④咳痰带血或吐血沫，心悸，咳逆倚息，难以平卧，唇甲发绀，胸闷刺痛，目胞暗黑，面色晦暗，舌紫暗或有瘀点瘀斑，脉沉弦或结代者为瘀血阻络。

五、治疗原则

治疗当根据邪实与正虚的不同，有侧重地分别选用扶正与祛邪的不同治则。邪实者，根据病邪的性质，分别采取宣肺解表，理气活血；化痰祛瘀，活血通络。正虚者，当以补肺、健脾、养心、益肾为主，或气阴兼调或阴阳兼顾。虚实夹杂者当扶正与祛邪兼顾。

六、分证论治

1. 气滞血瘀（初期）

（1）病机概要：外感风寒或风热侵犯肺卫，致肺失宣肃，气机不利，滞而生瘀；或情志郁结，肝气犯肺。

（2）治则：外感所致者宜宣肺解表，理气活血。肝郁所致者宜疏肝解郁，理气活血。

2. 气虚血瘀（初期）

（1）病机概要：肺气不足或脾气亏虚，致宗气生成不足，运血无力而成瘀。

（2）治则：补肺健脾，活血化瘀。

3. 痰瘀阻肺（中期）

（1）病机概要：由于肺气郁滞或肺气不足，宣肃失司，津液布散失常而成痰；或热邪、燥邪、暑邪灼津，直接成痰；疫疠之邪灼津为痰，疫疠之毒阻于经络；或因脾虚，水湿代谢失常而成。痰阻络而成瘀。

（2）治则：肃肺化痰，活血化瘀。并根据热象的有无酌加清热之品。疫病之邪引发者加清热解毒及扶正之品。

4．瘀热络伤（中晚期）

（1）病机概要：痰瘀日久化热，热伤肺络，致血溢脉外。

（2）治则：清肺泄热，涤痰祛瘀。并酌加凉血止血之剂。

5．肺肾两虚（晚期）

（1）病机概要：水之上下二源俱虚，气化失常，水液代谢障碍，水津停滞行成痰浊或水饮。痰饮内停影响气机之宣肃，且易耗气伤血，而致肺瘀。水饮与血可影响心脏的正常功能，导致心脉不通，而表现为心脏证候。

（2）治则：补肺益肾，化饮逐瘀。出现心脏证候者，酌加宽胸理气、活血通痹之品。

附：肺血瘀证

肺血是由肺精所化生，肺血是肺脏生理功能活动的营养物质，它与肺气依存互根，肺血既能资助肺气，又赖肺气促其生成。具体可分为肺经之血和肺脏之血。

1．肺血的概念

（1）肺经之血：《素问·经脉别论》记载："食气入胃，散精于肝，淫气于筋。食气入胃，浊气归心，淫精于脉，脉气流经，经气归于肺，肺朝百脉，输精于皮毛。毛脉合精，行气于府，府精神明，留于四脏，气归于权衡。"不仅说明了食物精微在体内的输布概况，更指出了肝、心、肺三脏在血液循环中的重要作用。"肺朝百脉"为肺血的研究奠定了理论基础。肺为脏腑之华盖，六腑通过经脉隶属于五脏，而五脏除脾外，其经脉皆上注于肺，《灵枢·营气》指出肺脉为十二经脉之首，气血始从"太阴出"，又"复出太阴"，从而得肺之宣降而潮运周身之经脉。手太阴肺经为十二经脉之起始而受百脉之朝会，肺脉实际上是全身百脉血液运行的起始部位，肺与经脉的联系构成了"肺朝百脉"的生理学基础。所谓肺朝百脉，即肺能使人体全身经络、经别、毛脉之气血朝会于肺，经肺的呼吸，进行体内外清浊之气的交换，然后再将富含清气的血液通过百脉输送到全身。"肺朝百脉"的生理功能使肺在血的运行中发挥了重要作用。

（2）肺脏之血：《景岳全书》云："五脏皆有气血，而其纲领则肺出血也。"《灵枢·营卫生会》亦曰："中焦亦并胃中，出上焦之后，此所受气者，泌糟粕，蒸津液，化其精微，上注于肺脉，乃化而为血。以奉生身，莫贵于此，故独得行于经隧。"可见，古代医家早就认识到机体的新鲜血液先在肺内产生，然后经肺脉循行全身，把新鲜血液输布全身以营养机体脏腑组织。

肺主一身之气，心主一身之血，血的运行有赖于气的推动，宗气上出喉咙以助肺司呼吸，下贯心脉以推动全身百脉的血液运行，维持周身百脉对组织血流灌注。血无气无以行，气无血无以用，肺脏之主气功能和肺脏所藏之血是相辅相成、相互为用的。

2. 肺血的生理功能

（1）滋润濡养本脏：《难经·二十二难》："血主濡之"，这是对血的营养和滋润作用的简要概括。全身各部分（内脏、五官、九窍、四肢、百骸）无一不是在血的濡养作用下发挥其生理作用的，故《素问·五脏生成》云："肝受血而能视，足受血而能步，掌受血而能握，指受血而能摄。"结合肺的生理功能，可以认为"肺受血而能息"。

（2）神志活动"魄"的物质基础：血液是神志活动的物质基础，《灵枢·营卫生会》云："血者，神气也"。血液供给充足，则人体神志活动正常，《灵枢·平人绝谷》亦说："血脉和利，精神乃居。"《灵枢·本神》云："生之来，谓之精。……并精而出入者，谓之魄。"魄者，五神之一，系指与生俱来、人所固有的本能意识、感觉和动作，在人们的精神、意识和思维活动中占有重要位置，如《中西汇通医经精义》云："人生血肉块然，阴之质也，有是质，即有宰是质者，秉阴精之至灵，此谓之魄。"《素问·宣明五气》记载："肺藏魄。"即魄既以精为物质基础，又藏之于肺，为肺血所濡养。如果肺血亏虚，魄神失养，则"百合病恍惚不宁，魄受扰也，魇魇中恶，魄气所掩也"。

3. 肺血的病理变化　当各种原因导致肺络空虚、肺络损伤或血液妄行时，就会导致肺血病证。正如《三因极一病证方论·失血叙论》说："夫血犹水也，水由地中行，百川皆理，则无壅决之虞。血之周流于人身荣、经、府、俞，外不为四气所伤，内不为七情所郁，自然顺适。万一微爽节宣，必至壅闭，故血不得循经流注，荣养百脉，或泣或散，或下而亡反，或逆而上溢，乃有吐、衄、便、利、汗、痰诸证生焉。"故由于寒凝、热灼、痰阻、气滞及气虚等引起的为肺血瘀证。

4. 肺血瘀证　肺血瘀是指肺血的循行迟缓和不流畅的病理状态。气滞而致血行受阻，或气虚而血运迟缓，或痰浊阻于脉络，或寒邪入血，血寒而凝，或热邪入血，煎熬血液等，均可以形成血瘀，其中包含气滞血瘀证、气虚血瘀证、痰阻血瘀证、肺热血瘀证、肺寒血瘀证等。

因气滞致瘀者，是由于外邪引发咳喘，痰浊阻于气道，气机阻滞，气滞日久导致血瘀，瘀血内生，停于脉络，阻塞气道，使气滞更甚，又加重瘀血。正如《沈氏尊生书》指出："气运乎血，血本随气周流，气滞则血凝矣。"

因气虚致瘀者，是由肺系疾病常反复发作，缠绵难愈，久则导致肺气亏虚，肺气亏虚则无力推动血液的运行，血行不畅，瘀阻于肺而致血瘀。

因痰致瘀者，是由痰邪内停于肺而阻塞气道，血行为之不畅而郁阻肺脉形成血瘀，终致痰瘀互结。如《血证论》所云："痰水之壅，瘀血使然。"说明痰邪郁肺可致肺血瘀阻的病机。肺主输布津液，因病津液停滞则为痰，故有"肺为贮痰之器"的说法，痰阻日久则肺络痹阻为瘀。说明痰邪阻肺可致肺血瘀阻的病机。

因寒致瘀者，"形寒饮冷则伤肺"，肺系疾病发展过程中，或内有痰饮复感风寒，或肺之阳气不足虚寒内生，寒邪客于肺则可影响肺气的宣降，使肺气郁闭，血行不畅而致瘀，另外，因寒性凝涩、收引，寒邪停于肺，可使肺络运行不畅而产生血瘀，此即《内经》所谓"血气者，寒则涩而不能流"。王清任《医林改错》亦谓："血受寒则凝结成块。"

因热致瘀者，因在肺系疾病在其不同阶段，可因痰郁化热，或外感风热等，致使邪热壅肺，灼炼阴血，使血液黏稠度增高，运行不畅，从而因热致瘀，即《重订广温热论·清凉法》所谓："因伏火郁蒸血液，血被煎熬而成瘀。"王清任《医林改错》亦谓："血受热则煎熬成块。"

肺血瘀证临床表现主要有两个方面：一为肺系病症如咳嗽，喘促，或伴喉间哮鸣，咳血或咯血，或咳吐脓血，或痰中带血，胸闷胸痛，水肿等；二为血瘀病症如久咳久喘难愈，顽哮，咯血，胸痛有定处，面色晦黯，舌质紫黯或黯淡或青紫，舌边尖有瘀点或瘀斑，舌下静脉迂曲或怒张，肌肤甲错，甚则口唇发绀，颈静脉怒张等。

5. 肺血瘀与肺血虚的关系

（1）肺血虚可致肺血瘀：血行于脉，如营血亏虚，脉道不充，血行亦失其畅达之性，每易涩滞成。《灵枢·天年》谓："血气虚，脉不通。"《景岳全书·胁痛》曰："凡人之气血犹源泉也，盛则流畅，少则壅滞。故气血不虚则不滞，虚则无有不滞者。"血循于脉中流布全身，除了气的推动、脉管的约束、阳气的温煦之外，还必须有充足的血量以灌脉道。脉道得以充实则血顺畅。若营血亏损、血枯不荣，无以充脉，则脉道干涩，脉内血鼓动无力不能推动血运行全身，血之运行亦失于流畅，日久血枯停留于局部成。《医论·十三篇》亦云："譬如江河之水，浩浩荡荡，岂能阻塞，惟沟浍溪谷水浅泥瘀，遂至壅塞。"理即如此。《读医随笔·虚实补泻论》曰："叶天士谓久病必治络，病久气血推行不利，血络之中必有凝………"古人有"久病入络"之说，久病多虚，气血不足，无力运行，势必影响络脉渗灌而致瘀。因此，肺血虚常可导致肺血瘀之变。

（2）肺血瘀必见肺血虚：血喜畅通，不通则生瘀血。血即为邪气，包括离经之血蓄积体内，或脉管内的血液瘀而不流，血脉不畅。瘀血本身即是"败血"，已无濡养作用可言；且血不去，阻滞脉道，进一步影响血的运行，脏腑经络无以营养，也必然影响新血生成，久而产生血虚。《素问·举痛论》曰："脉涩则血虚。"《医学正传·噎膈》曰："瘀血，积而久也，血液供耗。"《血证论·瘀血》亦曰："血不去，反阻新血之化机"，"血不去，新血且无生机，况是干血不去，则新血断无生理，故此时诸虚毕见"。此即瘀血导致血虚，如疟母、癥积等疾患停滞于内，新血无以化生，可导致血虚之证。故《三因极一病证方论》卷九曰："瘀蓄在内，使人面黄唇白。"离经之血，亦属血范围，也可导致血虚。《血证论·瘀血》曰："吐衄，便漏，其血无不离经。凡系离经之血，与荣养周身之血，已绝而不合此血在身，不能加于好血，反而阻新血之化机。"可见肺血瘀必然导致肺血虚。

（3）肺血虚、肺血瘀相兼：《血证论·吐血》曰："顾旧血不去，则新血断然不生，而新血不生，则旧血亦不能自去也。"可见血虚、血瘀相互影响，互为因果，所以血虚、血瘀往往相兼为病。颜德馨说："血虚者常兼有瘀血，盖血液盈余则流畅，若病久营血耗损，血脉空枯，无余以流，则艰涩成，而血内滞，势必阻遏新血生长，反复不已，可致血虚而瘀愈发加剧。治宜养血药与活血药配伍，以养血活血，祛瘀生新。

由于肺血瘀必见肺血虚，肺血虚、肺血瘀相兼，故在慢性阻塞性肺病、肺间质纤维化等的治疗过程，要注意活血养血双向调节。由于肺血虚可致肺血瘀，故在血虚咳嗽、血虚哮喘的治疗，在养血的同时，宜配伍活血祛瘀之品。

第五节　肺浊

一、"浊"之渊薮

在中医基础理论中，"浊"之概念没有得到应有重视和诠释。有学者认为清浊是《内经》的基本概念，清浊表示生理物质的稀稠、体液的阴阳升降、病因病证的寒热、病机方面。对此，笔者深以为是，特别是以"浊"论病因和病证，大有用处。然则，"浊"之为邪，所来何自呢？《素问·阴阳应象大论》曰："清阳为天，浊阴为地；清阳出上窍，浊阴出下窍；清阳发腠理，浊阴走五脏；清阳实四肢，浊阴实六腑；清阳为气，浊阴为味。"《太清调气经》云："浊者，因五脏而出之"，强调五脏浊邪主要是五脏内生之邪。生理状态下，五脏代谢都会产生自身代谢产物，这些代谢产物保持"生成-清除"的动态平衡。如果这种平衡被打破，代谢产物便会积而为害，便成为"浊邪"。简而言之，浊邪是一类具有黏滞、秽浊性质的病理产物，既可以内生，也可以由外邪转化而来。其为病，属于实邪为害范畴。《灵枢·阴阳清浊》云："清者其气滑，浊者其气涩"，说明浊邪不仅本身有毒，而且还可壅阻脉道，或与其他邪气相兼为害。特别是随着年龄增长，脏器功能减弱，机体清除机制衰弱，浊邪壅滞，漫淫五脏，既可造成本脏（系统）的损害，也可影响其他脏器(系统)，所致疾病更加多样。

二、"浊"在历代文献中的含义

1. 生理含义　此处讲"浊"的生理概念，用来形容机体物质的性质特点，即稠厚或者浑浊。这里所说的物质，既有生理状态下机体本身的基本构成物质，也包括机体的代谢产物。如"清阳为天，浊阴为地"（《素问·阴阳应象大论》）。"营卫相随，阴阳已和，清浊不相干，如是则顺之而治"（《灵枢·五乱》）。这里的"浊"指出阴气具有重浊的特点，相对应质地轻清的阳气而言，稠厚、晦暗以及寒冷是阴的特有属性，体现出凝聚、滋润的作用，故而用"浊阴"的说法以冠之。清阳、浊阴互不相干，同时又相互协调，清升浊降，如此则阴平阳秘，机体的正常状态得以维持。

水谷精微，这是"浊"的又一生理含义。因为相对于"气"来讲，像宗气、营气、卫气以及脏腑之气等，水谷精微亦即谷气就相对显得稠厚、滋润，如"其浊气出于胃，走唇舌而为味"（《灵枢·邪气藏府病形论》），所指即是水谷精微。而"人受气于谷，谷入于胃，以传于肺，五藏六府，皆以受气，其清者为营，浊者为卫，营在脉中，卫在脉外"（《灵枢·营卫生会第十八》），之中的"浊"却又指的是水谷精微中较为稠厚的部分，是与"清"相对而言，不是特定概念。

此外，"故清阳出上窍，浊阴出下窍"（《素问·阴阳应象大论》）以及"此受五藏浊气，名曰传化之府"（《素问·五脏别论》）所讲的"浊"，则是针对机体的代谢产物，其性质大多污秽、浑浊，视为糟粕，因此被称为"浊"。

2. 病理含义　古代文献中"浊"也时常用来指代病理物质，即邪气。如"清气在下，则生飧泄；浊气在上，则生腹胀"（《素问·阴阳应象大论》）。这里的浊气也是指饮食物被消化、吸收以后的稠厚部分，但浊当降不降，反而干扰于上，那么就会成为邪气，导致膜胀的发生。

以"浊"指代病邪，这是《伤寒杂病论》中的常见表述，像"清邪居上，浊邪居下"，以及"胃中苦浊"等。此外，张仲景也常用"浊"来命名一些病理产物或者排泄物，如痰、脓等，例如"浊唾腥臭""时时吐浊""吐浊涕"。

"便浊""精浊"，这是以"浊"来描述小便、精液的浑浊。正如《张氏医通》中讲道"小便白淫白浊，皆由劳伤于肾，故心肾不交泰，水火不升降……"，还有王肯堂《证治准绳》中"浊病在精道"，也是此意。

清叶天士在《外感温热》中讲道，"湿与温合，蒸郁而蒙蔽于上，清窍为之壅塞，浊邪害清也。"这里的"浊邪"，指的是湿温之邪。与雷少逸《时病论》"秽浊者，即俗称为龌龊也，是证多发于夏秋之间"中的"浊"，两者含义相同。

而唐容川在其《血证论》中提及"血在上则浊蔽而不明矣"，这里的"浊"则又指的是血瘀。

3. 其他含义　在历代文献中，"浊"有时还被赋予了其他的一些含义。像用来形容面色深沉晦浊，《灵枢》讲道"冲浊为痹"。用来描述血的清纯程度，《灵枢》指出"血之清浊，气之滑涩"。用来表达药物的气味，《本草经百种录》记载"黄连之气味清，而苦参之气味浊也"，《药品化义》也有"熟地，……取其气味浓厚，为浊中浊品"。

可见，古代文献中的"浊"是一个非常宽泛的概念，也正是因为如此，反倒使其含义无所特指，使其应用没有体现出一贯的延续性，从而没有形成像"瘀血""痰饮"那样具有特定含义的术语。

三、"浊邪"的成因与致病特点

1. "浊邪"的成因 《格致余论》曰："或因忧郁，或因厚味，或因无汗，或因补剂，气腾血沸，清化为浊"提示"浊"的产生有多方面的原因。叶天士云："惊惶忿怒，都主肝阳上冒，血沸气滞瘀浊，或因饮食劳倦，困脾碍胃，气机失调，清阳不升，浊阴不降"。《杂病源流犀烛》云："劳倦积伤，胃中虚冷，阴浊上干。"说明情志、饮食、劳倦失宜，都可以导致体内生"浊"。另外，还有因汗液二便不通，浊阴或水湿无出路，内困日久而成"浊邪"；或因妄用厚味滋腻补药，有碍脾胃气机，而内生"浊邪"者。更多久病虚损，肺、脾、肾及三焦等脏腑气化功能失常，肾元衰败，导致浊邪内生者。《张氏医通》云："其饮有四，……始先不觉，日积月累，水之精华，转为混浊。"慢性肾衰竭尿毒症毒素蓄积，实际上即属此类。

2. "浊邪"的性质 "浊邪"作为致病因素和病理产物，当具备如下特点：①浑浊不清：《医学入门》云："雾露浊邪中下焦，名曰浑阴。"②颜色晦暗：《素问·阴阳应象大论》曰："审清浊，而知部分。"③黏滞：如《灵枢·逆顺肥瘦》曰："此人重则气涩血浊。"④重浊：《灵枢·卫气失常》曰："血之多少，气之清浊。"⑤稠厚：《素问·气厥论》曰："鼻渊者，浊涕下不止也。"⑥污秽：《杂病源流犀烛》曰："浊病之原，大抵由精败而腐者居半。"

3. "浊邪致病"的特点 "浊邪致病"多表现为以下特点：①浊邪黏滞，容易阻塞气机：浊为阴邪，其性黏滞，最易困阻脾之清阳，阻塞气机，脾胃为人体气机升降运动的枢纽，脾不升清，胃不降浊，气机升降失常。如《景岳全书》云："言寒温不适，饮食不节，而病生肠胃，故曰浊气在中也。"而浊邪内留，进一步又可以损伤五脏六腑，壅塞三焦，最终可以导致气机失去升降出入之序。无论是急性损伤、糖尿病酮症酸中毒、乳酸性酸中毒，还是慢性衰竭、肝硬化，常常都存在这种内生浊邪，或浊毒之邪阻滞气机升降的情况。②浊邪害清，容易蒙蔽清窍：湿浊之邪伤人，阻遏清阳，蒙闭神明、心窍、头部孔窍，出现头昏目眩，神昏谵妄，甚或失聪。所以叶天士《温热论》有"浊邪害清"之说。《格致余论》云："湿者土浊之气，……浊气熏蒸，清道不通，沉重而不爽利，似乎有物以蒙冒之。"③浊邪多裹挟痰、湿、瘀、毒，缠绵难愈，变化多端：浊邪为病，常与痰、湿、瘀、毒并存。在较之湿邪，更为黏腻滞涩，重浊稠厚，因此，病势更为缠绵难愈，多久久不能尽除。较之痰邪，浊邪变化多端，可侵及全身多个脏腑、四肢百骸，同时又会随体质及环境因素寒化热化，从而出现种种变局。浊邪的存在可导致痰、瘀、毒等病理产物的产生，相兼为病，加重病情。浊邪困扰清阳、阻滞气机，可以导致津液停聚，加重痰浊；浊邪胶结，阻碍气血运行，更可加重气血瘀滞。浊邪伤人正气，蕴结成毒，或化热生毒，更可耗血动血，败坏脏腑。四者相兼，元气日衰，则病归难治。

4. "浊邪致病"的临床表现　"浊邪致病"临床表现十分复杂，常见眩晕昏沉，心悸，胸闷，咳喘，食少纳呆，恶心呕吐，脘腹胀满，肢体浮肿，面色晦浊，表情淡漠，反应迟钝，神疲思睡，或嗜睡，烦躁不宁，甚至如狂，神昏谵语，皮肤瘙痒，破溃流水污秽，体气或口味秽浊，口臭，或口中有氨味、烂苹果味，汗液垢浊，大便黏滞不爽，小便浑浊，排尿不爽，尿色黄，或二便不通，舌苔垢腻，脉滑等一系列症状。《素问·阴阳应象大论》有所谓"浊气在上，则生䐜胀"。《张氏医通》有所谓"浊气凝滞，则为痰厥"，《血证论》有所谓"清气升而津液四布，浊气降而水道下行"。从不同角度体现了浊邪致病，容易阻塞气机，蒙蔽清窍，常裹挟痰、湿、瘀、毒，缠绵难愈，变化多端的特点。

四、肺浊的特点

肺者，乃相傅之官，主治节。若浊邪内生，侵害肺脏，可导致其宣发肃降功能失调、水液代谢障碍，而代谢障碍的水液积而为痰，又加重了肺及气道的损伤，并可转化为浊邪。《灵枢·五乱》曰："清浊相干，乱于胸中。"《诸病源候论·痰饮病诸候》曰："诸痰者，此由血脉壅塞，饮水积聚而不消散，故成痰也"。浊邪既可造成"血脉壅塞，饮水积聚而不消散"而生痰，又可与痰相兼为病。

肺系的特发性肺纤维化、特发性肺泡蛋白沉积症、COPD等病症，可归属肺浊致病范畴。肺浊沉积于肌肤，可见老年斑、系统性硬化症等，以中医五脏系论，皮肤归属肺系，此亦可归属肺浊致病范畴。以特发性肺泡蛋白沉积症为例，肺泡及小气道内沉积大量磷脂蛋白样物质，此磷脂蛋白样物质可归属为肺之"浊邪"本质要素。现代医学业已阐明其机制在于，粒细胞-巨噬细胞集落刺激因子（GM-CSF）中和性抗体浓度的升高，封闭了GM-CSF的作用，影响了肺泡巨噬细胞功能，致使正常肺泡表面活性物质之稳态失衡。

第六节　肺毒

一、"毒"概述

随着"毒"在中医文献书籍中的广泛应用，其被赋予新的含义。其中关于毒的病因观点的解析，归纳如下：①"毒"即为邪。中医学认为疾病是正邪交争产生的结果，正气与邪气是相对的，无邪就无所谓疾病。故《古书医言》谓之"邪者，毒之名也"。《诸病源候论》曰："伤寒八日，病不解者……毒气未尽，所以病证犹在也。"②六淫邪化为毒《金匮要略》曰："毒，邪气蕴结不解之谓。"即病邪蕴积不解，久之可蓄而成毒。《素问·五常政大论》中论述"少阳在泉，寒毒不生……阳明在泉，湿毒不生……太阳在泉，热毒不生……厥阴在泉，清毒不生……少阴在泉，寒毒不生……太阴在泉，燥毒不生。"这里所描述的寒毒、湿毒、热毒等各种"毒"，意指六淫之邪过度偏亢导致的致病因素。③万病一毒论。《医医琐言》述"百病为一毒，毒去体佳"。日本吉益东洞《药征》中，论述"病毒"，确切的指明"病毒"是一种毒素，并提出"万病一毒"说，泛化了毒的含义。④毒为剧烈的致病因素。《素问·生气通天论》曰："故风者，百病之始也。清净则肉腠闭拒，虽有大风苛毒，弗之能害。"《内经·素问注释》："苛毒，犹言毒之甚者。"《素问·五常政大论》王冰注曰："夫毒者，皆五行标盛暴烈之气所为也。"⑤病毒。"病毒"一名首见于魏晋南北朝《僧深药方》一书，据《医心方》记载："《僧深方》云：'妇人时病，毒未除，丈夫因幸之，妇感动气泄，毒即度着丈夫，名阴易病也。丈夫病毒未除，夫人纳之，其毒度着妇人者，名为阳易病也。'"另外，明代方贤《奇效良方》中述"治疮疹，或表或下，若太早则病毒不去，真气受弊"。从所述来看，这里的病毒是指具有传染性的一类致病因素，包含了现代医学所谓的病原微生物等致病因素，但实际上也可以认为是病邪中一类特殊致病因素而已。⑥疫毒，具有传染性的一类致病因素。《疫疹一得》曰："疫既曰毒。"《温病正宗》曰："疫者，毒之为害也。"《瘟疫论》曰："今感疫气者，乃天地之毒气也。"《吴医汇讲》曰："治疫之法，总以毒字为提纲。"由此得知，疫毒密不可分，解毒即可治疫。

二、肺毒的来源

1. 痰毒

（1）肺脏自病，炼液为痰：肺为娇脏，不耐寒热，为人身之藩篱，外邪侵袭，肺脏首当其冲。张景岳提出"六气皆令人咳，风寒为主"。风寒犯肺，寒性凝滞，气不布津，凝聚为痰；风热袭肺，热为阳邪，消灼煎熬阴津，炼液为痰；燥邪犯肺，津液易伤，津干液炼，灼津为痰。除外感六淫因素外，环境污染、吸烟往往与肺间质纤维化的发生密切相关，尤其是吸烟。明代《滇南本草》中记载："烟草辛热，有大毒。"《本草备要》记载其"火气熏灼，耗血损年，人自不觉耳"。烟乃火品，其气酷烈，性灼热，善耗气伤津，生风劫血。吸烟日久，肺液被劫，炼液成痰，痰聚瘀滞，毒邪蓄积，肺气受伤，肺阴耗损，最终导致痰瘀热毒互结，错杂为患，变证丛生。

（2）他脏失调，气阻湿聚成痰：众所周知，"脾为生痰之源，肺为贮痰之器"。脾主运化，或因嗜食烟酒、肥甘辛辣炙煿之品，热盛痰壅。或脾虚湿困，水谷不能化为精微上输以养肺，反而聚生痰浊，肺脉连胃，痰浊上扰于肺。《丹溪心法》曰："气顺则一身之津液亦随气而顺矣。"肝脏属木，喜条达而恶抑郁。肝主疏泄，疏泄不及，气机郁结，气阻痰停，肝脉布胁而上注于肺，故肝痰上逆侮肺；或日久，气郁化火，木火刑金，灼津炼痰，上干于肺。肾寓元阴元阳，肾主水。肾气衰败，火衰水亏。火衰则蒸化无权，湿聚成痰；水亏则阴火内生，灼津成痰，上干于肺。除此之外，三焦是气血津液之通道，三焦不利，亦致气阻津停，滋生痰湿。诸脏腑所生之痰，或随气上下，或循经流动，均可使痰毒蕴积于肺，潜而待发，而发生肺痹。

2. 瘀毒 《说文解字》释："瘀，积血也"，故血滞为瘀。中医认为，肺朝百脉，主治节，助心行血。阐述了肺与心、血、脉之间的密切关系。《难经》言："心主血，肺主气，血为荣，卫为气……通行经络，荣周于外。"血之循行离不开肺气推动。无论外邪或内伤，均可影响肺气宣降，导致肺朝百脉不利，对血脉运动调节失司，血液循环不利，则肺瘀毒形成。《内经》言："血气者……寒则涩而不能流。"风寒袭肺，寒性收引，肺气不利，血滞为瘀。《重订广温热论·清凉法》言："因伏火郁蒸血液，血被煎熬而成瘀。"肺为阳脏，肺病病性多为热。肺热里蕴，灼津炼痰成瘀。《仁斋直指方》言："气有一息之不运，则血有一息之不行。"气血津液的运行，有赖于气的推动作用。若肺气郁滞，则血运不畅，气滞血瘀。《医林改错》言："元气既虚，必不能达于血管，血管无气，必停留而瘀"，即为气虚血瘀。

3. 痰瘀互化　中医认为津血同源，而痰瘀均为气血津液运行异常而产生的病理产物。津聚为痰，血滞为瘀，痰瘀异形而同源。在《诸病源候论》中明确指："诸痰者，此由血脉壅塞，饮水结聚而不消散，故能痰也。""痰饮者，由血脉闭塞，津液不通，水饮气停在胸府，结而成痰。"另有中医认为，血不利则为水，影响津液输布，聚为痰浊，痰浊阻滞，气机不畅，则血滞为瘀，痰瘀互为因果。关幼波认为"治痰必活血，血活则痰化；治血（瘀）必治痰，痰化血易行。"以上论述，亦从治疗角度佐证了痰瘀互化互结的理论观点。

三、肺毒的形成机制

1. 六淫　天地之间有正气，四时之变有风、寒、暑、湿、燥、火分节主司，以滋助万物生长，此其常也，谓之六气。六气过极，或当司而不至，不当司而至，便可伤害万物，是谓之"六淫"。由此可见，六淫致病是不以人的意志为转移的。肺主气，司呼吸，开窍于鼻，外合皮毛。故风、寒、燥、热等六淫外邪由口鼻、皮毛而入者，每都首先犯肺。古有"温邪上受，首先犯肺"以及"外邪为病，肺先受之，外邪伤人，莫不关于肺"之说。但病势轻浅者多止于卫表症状，或者影响到肺但未超出肺的生理代偿功能，临证以卫表及鼻咽症状为主，可见鼻塞、流涕、多嚏、周身酸楚不适、恶风或恶寒，或有发热等。临床症状有一定的自愈性，或者经过祛邪治疗可愈。如果邪气暴盛，或祛邪不当，进一步影响肺的宣降等生理功能，致使肺脏气血津液运行失常，产生有毒害物质，此乃肺毒也，即为《金匮要略心典》所云："毒者，邪气蕴蓄不解之谓。"

张景岳曾提倡"六气皆令人咳，风寒为主"之说。风寒致病多起因于气候突变，冷热失常，时邪猖獗，加之身体素虚，卫外不固而发病，起病多急骤。风寒犯肺，寒性凝滞，气不布津，凝聚为痰。寒邪客于肺脏，影响肺气宣降，使肺气郁闭，血行不畅而生瘀；血得温则行，得寒则凝，寒邪犯肺，损伤阳气，使气血凝结，阻滞不通，血寒则瘀。此即《内经》所谓"血气者……寒则涩而不能流"，痰瘀毒痹阻肺络，成为肺毒病的病理基础。另因肺主宣散卫气，风寒犯肺，外束肌表，卫阳被遏，不能温煦肌表，故见形寒肢凉、恶寒无汗等表证。寒性阴凝，气血运行不利，血不上荣于舌，则舌淡苔白，凝滞脉道故脉象迟缓。

因于风热，热为阳邪，消灼煎熬阴津，炼液为痰。宋《太平圣惠方》说："夫痰毒者，由肺脏壅热，过饮水浆，积聚在胸膈，冷热之气相搏，结实不消，故令目眩头旋，心腹痞满，常欲呕吐，不思饮食，皆由痰毒壅滞也。"这是古典医籍中关于"痰毒"的因机证治的最早记载。另《金匮要略》有"风中于卫，呼气不入，热过于营，吸而不出；风伤皮毛，热伤血脉，……热之所过，血为之凝滞，蓄结痈脓"，血与热结，或血液受热煎熬而黏滞，运行不畅，从而因热致瘀。正如《重订广温热论·清凉法》所云："因伏火郁蒸血液，血被煎熬而成，痰瘀毒痹阻肺络，成为肺毒病的病理基础。"

因于湿，《素问》曰："秋伤于湿，上逆而咳""秋伤于湿，冬生咳嗽"，是指肺气通于秋，肺伤于湿，或阻遏气机，导致肺之宣降功能失常，即发咳嗽；或秋时不病，湿藏肺内，久而化热，至冬季导致肺失宣降，发生咳嗽。湿性黏滞，易阻碍气机，气不化津，凝聚为痰，痹阻肺络，或发病，或伏而待发。

因于燥，燥又有凉温之分，初秋有夏热之余气，久晴无雨，秋阳以曝，燥与热相合侵犯人体，病多温燥；深秋近冬，西风肃杀，燥与寒相合侵犯人体，病多凉燥。清代费伯雄《医醇賸义》云："初秋尚热则燥而热，深秋既凉则燥而凉"。中医认为，燥易伤肺。燥性干涩，易伤津液。燥邪犯肺，津液易伤，津干液炼，灼津为痰，痰毒痹阻，成为肺毒病的病理基础。

故因为六淫致病者，多致痰与毒痹阻肺络，祛毒不尽，易致毒邪羁留，成为伏毒。肺毒羁留，其一易痹阻肺络，影响气机之升降出入，影响津血输布运行。肺气失于宣降易致咳喘发作，津液输布失于通调，易致津聚为痰，痰阻瘀停，瘀滞痰聚，形成恶性循环。其二易暗耗肺之气阴，致肺主气的物质基础不足，以致肃降无权。其三易败坏形质，损伤肺脏。肺脏不可逆的结构性改变，是肺毒病的最终结果。

2. 内伤　肺毒的产生不外乎外感和内伤，内伤致病多由其他脏腑病变涉及于肺而成。《素问·咳论》云："五脏六腑，皆令人咳，非独肺也。"说明外邪犯肺可以致咳，其他脏腑受邪，功能失调而影响于肺者亦可致咳，咳嗽不只限于肺，也不离乎肺。"脾为生痰之源，肺为贮痰之器"，肺痰毒与脾的关系尤为密切。平素嗜烟好酒，烟酒辛温燥烈，熏灼肺胃，炼液为痰。正如《太平圣惠方》所说："夫痰毒者，由肺脏壅热，过饮水浆，积聚在胸膈，冷热之气相搏，……皆由痰毒壅滞也。"或因过食肥甘辛辣炙煿，酿湿蒸热生痰；或过食生冷，脾失健运，寒饮内停，痰浊内生；或因平素脾运不健，饮食精微不归正化，变生痰浊，肺脉连胃，痰邪上干于肺，蕴于肺内形成肺毒。或由情志不遂，郁怒伤肝，肝失条达，气机不畅，日久气郁化火，因肝脉布胁而上注于肺，故气火循经犯肺，火邪灼津蒸液，形成痰毒。"诸气者，皆属于肺""诸血者，皆属于心"，心脉痹阻，影响肺之宣降，肺气不能助心行血，反为瘀滞，气滞血瘀。痰瘀毒痹阻肺络，是内伤犯肺的最终结果。

3. 吸烟　早在明代《滇南本草》中记载："烟草辛热，有大毒"，长期吸入还有一定的成瘾性，正如清代养生专著《老老恒言·食物》所言："烟草味辛性燥，熏灼耗精液……其气入口，不循常度，顷刻而周一身，令通体俱快，醒能使醉，醉能使醒……终身不厌……"古人认为烟草伤人，人自不觉，吸入后能"令通体俱快"而"终身不厌"。烟草味辛性燥最易耗气伤津，《本草备要》记载其"火气熏灼，耗血损年，人自不觉耳"，清代《冷庐医话》认为"虽不若鸦片烟之为害甚烈，然能耗肺气，伤阴血"。中医认为，烟草性温，有毒，善消肿解毒，杀虫，多外用。从药物性味及使用方法可知，吸烟有害健康。中医认为肺为娇脏，不耐寒热，最喜清气蕴蒸，最恶燥气炎逼。烟乃火品，其气酷烈，性灼热，善耗气伤津，生风劫血。吸烟日久，肺液被劫，炼液成痰，痰聚瘀滞，毒邪蓄积，肺气受伤，肺阴耗损，最终导致痰瘀热毒互结，错杂为患。

4. 其他　肺叶娇嫩，通过口鼻直接与外界相通，且外合皮毛，易受邪侵，不耐寒热，有"娇脏"之称。故结合肺脏的生理结构特点可知，环境因素与肺病的关系尤为密切。其中最具有代表性的就是有毒气体和粉尘。有毒气体，一般指通过口鼻途径所吸入，有别于六淫邪气的无形的特殊致病物质，多具有一定的环境因素。毒气涵盖内容广泛，有广义和狭义之分。广义的毒气是指吸入呼吸道后对人体有害的无形物质，或有色或无色，或有味或无味，性暴烈或隐匿，伤人于无形之中。比如疫病之气、瘴气、刺激性气味等。狭义的毒气为已知具体成分的有毒有害物质，比如一氧化碳、二氧化氯、氯气等。除此之外，还应当包括工业废气、汽车尾气、煤气以及农业生产中使用的农药所产生的有毒气体、吸烟所产生的烟碱、尼古丁等，该类毒气或性暴烈、竣猛，发病急骤，传变迅速，甚或使人暴毙；或者毒气隐匿，伤人于无形之中，存在量变到质变的过程，在此过程中，毒邪隐匿于肺脏而为伏毒，伏而待发。清代医家王清任在《医林改错》中有论："治病之要诀，在明白气血，无论外感内伤，要知初病伤人何物，不能伤脏腑，不能伤筋骨，不能伤皮肉，所伤者无非气血。"有毒气体有异于维持正常生命活动所需的清气，故肺脏吸入有毒气体后，不能发挥正常的生理功能，失于宣发和肃降，轻者影响肺之通调水道功能，影响气血津液正常运行，液聚津停，化为痰毒痹阻肺络，临床出现胸闷等症状；重者肺脏失去气体交换的功能，不能维持人体的生命活动。粉尘，一般指通过口鼻途径所吸入的致病物质，多具有特定的致病环境。比如长期接触与矿山、玻璃、陶瓷材料等与无机粉尘相关的污染环境，长期吸入的无机粉尘易沉积于肺部，成为异于肺脏生理代谢产物而影响肺的生理功能的特殊致病物质，或伏而待发，或直接致病。外源物质痹阻肺络，影响气机，致使肺的宣降功能失常，津液凝聚，痰浊内生；痰毒痹阻，气机郁滞，血运失常，血滞为瘀。痰瘀毒痹阻肺络成为外邪犯肺的最终结果。

四、肺毒的致病特点

1. 伏藏性　先天禀赋不足，肺脏虚损，卫外不固，易受外邪，不即发病，邪蓄为毒，肺毒伏藏，在一定程度上量变累加直至发病，现代医学中的诸多病毒性、细菌性呼吸道感染的潜伏期在一定程度上可以解释"肺毒"的伏藏性；他脏病变，损及于肺者，亦谓之"肺毒"。根据脏腑五行归类中的五行理论，脏腑之间功能状态密切相关，一脏病变，必及他脏，至于发病与否，存在毒邪从量变到质变的过程。肺毒致病，其伏藏期症状是隐匿的，难以察觉的，至于是否发病，存在量变到质变的过程。在量变的过程中，咳、痰、喘等症状可以不完全表现出来，现代医学的检查手段可以给予充分的认证，比如无肺病史但检查结果示肺部结节、肺占位性病变等；或者既往有肺病史，经治已无临床症状，但影像学异于正常"肺毒"的伏藏性在一定程度上也暗示"肺毒"致病的难治性、顽恶性。

2. 依附性　无论外感因素还是内伤因素伤及于肺，所伤者无非气血津液，其最终结果可表达为耗气伤津，津聚为痰，血滞为瘀，毒依附于痰，依附于瘀，而形成痰毒、瘀毒。痰瘀既是病理产物，又是新致病因素，因毒依附，毒又具有伏藏性，故痰、瘀、毒致病的多具有反复性和顽恶性，痰瘀不除，肺毒不尽。

3. 从化性　肺毒的从化性是指肺毒具有以体质学说为根据发生变化的性质。在毒邪致病正邪相争的过程中，如素体阳盛者，则毒多呈热象，疾病多向阳热实证演变；素体阴盛者，则毒多呈寒象，疾病多向寒实或虚寒等证演变。正如《医宗金鉴》所云："六气之邪，感人虽同，人受之而生病各异者，何也？盖人之形有厚薄，气有盛衰，脏有寒热，所受之邪，每从其人之胜气而化，故生病各异也。"在临床上，"肺毒"多从热转化，盖肺处阳位，为阳中之少阴。另外，肺主一身之气，以气为本，且气属阳，从肺脏自身生理功能特点来看，肺阳常有余而阴常不足，火为阳之征兆，故即使肺脏感受阴邪，比如风寒犯肺、脾虚湿盛痰聚于肺，"肺毒"蕴积，随着时间的推移，往往易从化为热象。

4. 正损性　从功能上讲，肺毒致病的正损性主要表现为肺气虚，以及疾病后期累及于脾、肾、心的正常生理功能；从器质上讲，"肺毒"致病的正损性体现在肺脏的结构性改变，比如纤毛倒伏、变短、不齐、粘连、部分脱落；肺泡毛细血管充血、水肿，肺泡内纤维蛋白渗出，胶原含量增加及瘢痕形成；肺气肿、肺气囊、纤维增生灶和纤维化等，致使肺脏失去正常的生理功能而出现脏腑虚损的征象。

5. 顽恶性　肺毒致病的顽恶性主要表现为在临床上病情易复发，或时发时止，难以根治，用药病轻，停药复发加重或治疗无效或效果不显。"肺毒"致病的顽恶性是毒邪致病的终极体现。

五、肺毒的治疗要点

1. 调气　肺系病治疗当以调气为先。《证治汇补》中指出："人之气道，贵乎清顺，则津液流通，何痰之有。"正如朱丹溪所言："善治痰者，不治痰而治气，气顺则一身之津液亦随气而顺。"因为"气顺痰易消，气行血亦活"。气行血活则痰瘀散。肺主气司呼吸，主宣发和肃降，一升一降，一阴一阳谓之道。若肺失于宣降，则疾病发作，故治当首调肺气之宣降，气逆者予苦降之品，气壅者予辛宣之品，气不利者宣降共施。使气机畅达，宣降有序，津液得以正常输布与排泄，一无痰聚之虑，二可使痰毒归于正化，消散于无形，使痰无从生。另外，亦需理脾气，脾胃为气机升降之枢纽，脾气运化正常，一可杜绝生痰之源，二可有助于肺气宣降。因肺系病治疗基于痰、瘀、毒，而治痰须先调气，治其形成之根本，杜绝生痰之源，使新痰不生，已成之痰毒因气畅而得以输化，治痰以调气为贵。

2. 解毒　痰、瘀、毒虽由病生，但既成之后，又成为新的致病因素，因此，治当祛痰化瘀，使痰瘀祛而毒无从附。治痰者，当根据痰证之属性而采用相应的化痰方法。治痰要法有疏风化痰法、清热化痰法、温化寒痰法、润肺化痰法、燥湿化痰法、软坚消痰法，其中当以清热化痰法为主。另外，治痰当辨轻重缓急，若正气不足，邪实不甚，治痰谨防猛剂急攻，则痰未清而正气伤，必须权衡邪正虚实，缓急轻重，宜采用寒温并施，清润并用，攻补兼施之法，使邪毒祛而不伤正。治瘀首当活血化瘀。《血证论》指出"有瘀血，则气为血阻，不得上升，水津因不得随气上升"。在肺系病的治疗过程中，早期应用活血化瘀之品，可以使血运通畅，肺气宣通，以期阻止瘀毒的形成，防患于未然，或减少瘀毒对肺造成的不可逆损害等。另外《仁斋直指方论》云："气为血帅也，气行则血行，气滞则血瘀，气有一息之不行，则血有一息之不行。"在活血的同时宜酌加行气之品。

3. 扶正　肺系病的治疗需分急性发作期和缓解期论治。治疗当宗"急则治其标，缓则治其本"之说，急性发作期当以祛邪为主，或攻补兼施。而在缓解期，治当扶正托毒。或补肺，或健脾，或补肾，但以补肺为主。《景岳全书》所说"扶正者，须辨阴阳，阴虚者补其阴，阳虚者补其阳……然发久者，气无不虚，故于消散中酌加温补，或于温补中量加消散，此等证候，当以倦倦以元气为念，必致元气渐充，则可望其渐愈。若攻之太过，未有不致日甚而危者"。另有中医学认为"脾为生痰之源，肺为贮痰之器"。脾气散精，主运化，为后天之本，肺病及脾，子盗母气，脾气虚衰，或升降功能失常，运化功能减弱，水谷精微失去输布，则聚而为痰。李中梓有言："脾为生痰之源，治痰不理脾胃，非其治也。"治以健脾化湿，其一分消其病邪则痰自清，其二固护脾胃，后天得养，则机体得以濡养有利于扶正抗毒。肾为气之根，与肺同司气体之出纳，肺病及肾，真元损伤，根本不固，不能助肺纳气，气失摄纳，上出于肺，出多入少，逆气上奔为喘。正如《医贯》所言："真元损耗，喘出于肺之上奔……乃气不归原也。"故缓解期尤应重视补肾纳气之法，以减少或控制其反复发作。

4. 其他　"肺毒"多起因于外邪犯肺，若外邪未尽仍有表证者，需兼以解表。因于风热者，治宜疏风清热、宣肺止咳；因于风寒者，治宜疏风散寒、宣肺止咳；因于风燥者，治宜疏风清肺、润燥止咳。除此之外，治疗仍需按本虚标实的主次酌情兼顾。同时，除直接治肺之外，还应从整体出发，注意治脾、治肝、治肾等。

第十四章　肺脏不洁的常用治法

第一节　清法

一、清法概述

中医"清法"理论发端于《内经》《难经》《伤寒杂病论》诸书，历代医家的理论研究与临床实践为中医"清法"理论的形成和发展做出了重大的贡献。

"清法"又称清热法，有狭义与广义之分。狭义的"清法"是指运用寒凉性质的方药，通过其泻火、解毒、凉血等作用，以解除热邪的治疗大法，是根据《素问·至真要大论》中"热者寒之""温者清之"的原则制定的。广义的"清法"包括清实热和清虚热两大类。清代程钟龄在《医学心悟》里将"清法"总括为八法之一，成为中医的治疗大法。

1. 清法理论研究

（1）热邪来处：清法为清热之法，但热从何来？无病之人，不虚不实，不寒不热。恰如白色为七色之综合，若遇风雨晦暝，则七色彰显。人之热象见，则阴阳攸分而病显。即《素问·阴阳应象大论》所云："左右者，阴阳之道路也；水火者，阴阳之征兆也。"其热可发自太阳——"太阳之为病，脉浮，发热"，太阳本寒标热，故可发热；其热可发自阳明——"太阳病三日，发汗不解，蒸蒸发热者，属胃也"，阳明之上，燥气治之，可发热；其热可发自少阳——"少阳病，寒热往来"，少阳之上，火气治之，可发热；其热可发自太阴，太阴为至阴，本无热可发，但太阴湿重，则中见之燥气浮越而为燥邪，可发热；其热可发自少阴——"少阴病，下利清谷，里寒外热，手足厥逆，脉微欲绝，身反不恶寒，其人面色赤；或腹痛，或干呕，或咽痛，或利止脉不出者，通脉四逆汤主之"，少阴之上，热气治之，可发热；其热可发自厥阴，厥阴者，阴尽而阳生，阳生而太过，则为热。虽言为热，实是脏腑功能弱化的表现。

三阳经发热多属实证，可发表可清里可和解；三阴经发热多属虚火上炎或虚阳外越，不可用清法。

（2）清为收敛：清法为收敛之法。清法之药多为苦寒，苦则降，即为收敛，降为向下即有收敛之意。所谓热者，热性宣散而浮越，热太过则为热邪，热邪即为发散太过，故以收敛之法以制其发散太过。热性浮越，故以苦寒药之降敛之性平之。所谓治病者即以药物之偏性纠正人体之偏性；以苦寒药寒凉之偏性，纠正发散太过而为热邪之偏性。

既然清法为收敛之法，那必然是对于发散太过的病的针对性治疗。所以病必属发散才可以用清法，而日常生活中很多口腔溃疡及咽炎患者多属虚火上炎，以阴寒为主，所以不能擅用清热之法。这也是以清法治疗此类疾病久不能愈的根本原因。

2. 清法运用 "清法"理论的基点是建立在一个"热"字上，清者，清其热也。脏腑有热，则清之。《内经》云：热者寒之，是已。然有当清不清！误人者；有不当清而清误人者；有当清而清之，不分内伤外感，以误人者；有当清而清之，不量其人，不量其症，以误人者，是不可不察也。临床运用"清法"执简驭繁，可将"清法"分为清解、清透、清化、清利、清泄、清下、清补、清引法八法。

（1）清解法：即清热解毒法，适用于三焦火毒热盛；二焦邪郁生热，胸膈热聚；或风热疫毒；或阳明里热等实证。用连翘、金银花、黄芩、板蓝根、鱼腥草、芦根、天花粉等为基本方药。凡一切温热病等实证，不论早中晚期，以此为基础，然后根据病证之发展而变化，加用其他方法。

（2）清透法：即清热透邪法，凡温热病等实证初期阶段，兼有发热恶寒、脉浮、舌苔薄白或薄黄者，为温热兼有卫表之证。除用上述清解法外，还需加入荆芥、薄荷、淡竹叶、柴胡、青蒿等以宣表透达为法。不论早中晚期，只要恶寒一症存在，则清透之法必不可少。所谓"有一份恶寒即有一份表证"之说。

（3）清化法：即清热化浊法，指温热病等实证过程中兼有咳嗽痰多、胸腹满闷、便溏尿浊、舌苔滑腻等痰湿内蕴之证者，可于清解法中入半夏、瓜蒌、枳实、橘红、青蒿、佩兰、厚朴花、藿香、川贝、冬瓜子之属，取芳香化湿、涤痰除秽为治。

（4）清利法：即清热利湿法，指温热病等实证过程中兼有尿频、尿急、尿痛、下肢水肿、黄疸、小便不利、舌苔滑腻或黄腻者，为热中夹湿，湿热下注之候，可于清解法中加入车前子、茵陈、白茅根、泽泻、木通、土茯苓、虎杖之属，达到清热利湿、分消湿浊之功效。

（5）清泄法：即清热泻火法，其药物包括清气分药，如白虎汤等，又指清泄脏腑之火，其包括清肺热、清心热及清肝热等。

（6）清下法：即清热通下法，指温热病等实证过程中，热邪化燥，大便秘结，或热结旁流，大便黏臭，或邪热炎上，头痛眼赤，口舌灼痛诸症，方中加大黄、芒硝，取其釜底抽薪、清泄邪热之意。温病过程中，患者大便三日五日未解，舌苔黄者，即可用此法。古人云"六经实热，独取阳明"。

（7）清补法：即清热补养法，凡温热病等实证经过一个时期邪热消耗，可能两种情况：一是热后伤阴，症见潮热盗汗，卧不安神，口干，舌红或绛，苔少或无，应在清解法中加入生地、玄参、麦冬、牡丹皮、赤芍等清热养阴为法；二是热病后气阴两伤，症见而色萎黄或见苍白，自汗盗汗，口干欲饮，神疲气怯，舌淡少苔或淡嫩无苔，可以清解法中加入太子参、西洋参、黄芪、生地、麦冬、莲子、枸杞子等清补气阴为主。

（8）清引法：即清虚热，引火归元法。适用于阴寒虚火证，症见口咽痛、口舌生疮、眼红，而两下肢常冷，两足如冰，脉沉虚弱。方以金匮肾气丸加牛膝、车前子引火下行，有学者在临床上运用此法治疗青光眼取得良好效果。

3. 清法特点

（1）清中有宣、散、透、利、养：仲景清法应用大苦大寒者少，多于清热中配合解表、宣肺、透肌、利水湿、滋养，使热有出路，阳气通畅，阴津得护。如石膏，清热透散能使热邪外达。张锡纯认为"《神农本草经》原谓其微寒，其寒凉之力远逊于黄连、龙胆草、知母、黄柏等药，而其退热之功效则远过于诸药，盖诸药之退热，以寒胜热也，而石膏之退热，逐热外出也"。故石膏退热而不伤津，在白虎汤类药及麻杏石甘汤中均有体现。香豉体清气寒，功专宣散，与苦寒清心之栀子相伍，善宣散郁热而除烦，如栀子豉汤类方。再如葛根，味辛性平，有发表解肌，升阳透疹，解热生津之效，配合芩、连治疗里热挟表邪下利，"用芩连化其下陷之热，而即用葛根之轻清透表者，引其化而欲散之热，尽达于外，则表里俱清矣"，张锡纯在此誉"轻清解肌之品最宜于阳明经病之发表""用此方为阳明温热发表之药可为特识"。

（2）用药谨慎，重视顾护阴液：清法应用亦有禁忌，仲景也多次交代。首先，清法适用于表已得汗而热不退，或里热已炽而腑实未成。病邪在表者，不宜使用。如170条伤寒脉浮，发热无汗，其表不解，不可与白虎汤。其次，对于体质素虚本寒之人，清热之品，不宜过服，否则寒凉伤正，反至邪气内留，故需慎用；如81条凡用栀子汤，病人旧微溏者，不可与服之。最后，苦寒燥化之品，过服反易燥化伤阴，损及脾胃，本已阴伤耗津情况下，清热利湿之剂不可轻易使用，如224条阳明病，汗出多而渴者，不可与猪苓汤，以汗多胃中燥，猪苓汤复利其小便故也。

仲景清法中以清气分热多见，用在表邪未解，入里化热，或治不得法，表里同病，用辛寒之药或解表清热，或宣肺泄热，或解肌透表，还应用知母、竹叶等清养之，阿胶滋阴养血，恐热邪进一步内结耗伤津液；另于散寒解表时，不耐其烦，嘱食米粥以助药力，使得汗出有源，时时顾护津液，可见一斑。

（3）随其所得而治之：病邪留恋，久不能愈，肺气宣发肃降失常，气郁化火，炼津为痰，痰阻血瘀，津液失布，聚而留饮，再与邪气相结，周而复始，恶性循环，病理产物聚集。故应用清法同时需使用利水、祛湿等因势利导之法。仲景深谙此道，以猪苓汤利其水而热亦除，茵陈蒿汤苦寒清热利湿，使黄从小便而去，大陷胸汤清热逐水而缓热疾，小陷胸汤清热涤痰治痰热结胸，均得效验。

4. 清法禁忌

（1）热有真假：清法只能用于真热证，真寒假热证不可误用清法，否则，愈清愈热而愈寒，可致阴阳水火分离，以致亡阳之患。《伤寒论》第333条云："伤寒脉迟六七日，而反与黄芩汤彻其热。脉迟为寒，今与黄芩汤复除其热，腹中应冷，当不能食；今反能食，此名除中，必死。"诚如《素问·至真要大论》所云："粗工嘻嘻，以为可知，言热未已，寒病复始，同气异形，迷诊乱经，此之谓也。"寒上加寒，谓之重寒。今之医见热则清，而不问真假；甚至普通的感冒发热也用板蓝根清火，下利则用三黄片，口腔溃疡则言有火，都是犯了不知寒热的错误。

寒极则热，热极则寒；重阳则阴，重阴则阳。当虚寒证比较严重时，往往表现出真寒假热之象，根据"热因热用"的反治法则，使用温法治疗。如《伤寒论》第353条所论曰："大汗出，热不去，内拘急，四肢疼，又下利厥逆而恶寒者，四逆汤主之。"

（2）热分表里：太阳病发热，汗之可解，而不能清；阳明经热，清之可解，而不能汗。《素问·阴阳应象大论》所谓："其在皮者，汗而发之。"表未解者，不可用清。即《伤寒论》第170条所云："伤寒脉浮，发热无汗，其表不解者，不可与白虎汤。"诚如吐下过早，邪气入里一样，误用清法可致表邪入里，不仅可使外邪冰伏不解，且有诛伐无过之虞。《伤寒论》第141条云："病在阳，应以汗解之；反以冷水灌之。若灌之，其热被劫不得去，弥更益烦，肉上粟起，意欲饮水，反不渴者，服文蛤散；若不瘥者，与五苓散。"以冷水灌之，即外用清法，如用内清则其为患更大。

（3）解热有先后：有表里双解者如第163条："太阳病，外证未除而数下之，遂协热而利，利下不止，心下痞硬、表里不解者，桂枝人参汤主之"；有先里后表者如第372条："下利腹胀满，身体疼痛者，先温其里，乃攻其表；温里宜四逆汤，攻表宜桂枝汤"；有先表后里者如第164条："伤寒大下后复发汗，心下痞、恶寒者，表未解也。不可攻痞，当先解表，表解乃可攻痞；解表宜桂枝汤，攻痞宜大黄黄连泻心汤"。

（4）脾胃虚寒者慎用清法：草木得阳光而荣，人得自身之阳而动，所谓阴主静，阳主动，人死了就是纯阴，人身之阳不可不为贵！寒凉之药，最易伤阳，天人合一，同气相求之理。若误用寒凉，药入于胃，首伤脾阳，中土不运，四维不转，病必加重。故《伤寒论》第81条有云："凡用栀子汤，病人旧微溏者，不可与服之"。病家有微溏之证，说明素禀脾阳虚弱，若误用寒凉清热，则令脾阳再伤。《灵枢·官能》云："观于窈冥，通于无穷，粗之所不见，良工之所贵。"于旧微溏之端倪而知其脾阳虚衰，尽管有栀子汤证也不可擅用。更何况大黄，黄连之苦寒泻下乎？

二、清法在肺病中的应用

1. 肺系疾患，以清为治　肺为"华盖"，居于他脏之上。肺叶娇嫩，不耐寒热，且肺上通咽喉，外合皮毛，开窍于鼻故易受外邪侵袭。同时肺主气、司呼吸，《素问·至真要大论》曰："诸气膹郁，皆属于肺。"若外邪袭肺，肺气被遏，郁而化热，或湿肺，日久化热等，均可出现一系列的肺热症状。治疗肺系疾患时，可用"清"法贯穿始终。

（1）清宣法：《外感温热论》曰："温邪上受，首先犯肺。"温热之邪，属于阳邪，其性炎上，最易犯肺，临床可见发热、咽痛、鼻塞、咳等症。温邪犯肺的主要矛盾是邪热壅肺，肺的宣发功能失常，故常用金银花、连翘、黄芩、鱼腥草、桔梗、前胡、荆芥、防风、牛蒡子等消热宣肺，使邪热从表而解。

（2）清降法：此法多用于喘证患者，当邪热壅肺，影响肺的肃降功能为主时，可表现为气急，活动或咳后尤甚、夜间不能平卧、咳痰、大便干结等症。《素问·脏气法时论》指出："肺苦气上逆，急食苦以泻之。"此时清降法是常用方法，药常选用黄芩、蒲公英、野荞麦根、鹿茸草、麻黄、杏仁、生石膏、牛蒡子、葶苈子、苏子、浙贝母等。如属哮证患者，则加徐长卿、蝉衣、黄荆子、露蜂房等药。

（3）清化法：若临床所遇患者肺卫素虚，正不胜邪，温热之邪由表入里，内合于肺，肺气壅塞，不能输布津液而聚成痰热；或素有痰饮宿疾之体，郁而化热，外感引发，痰热壅肺，肺失宣肃，出现咳、痰多、苔黄腻等症时，此时痰热胶着，当以清热化并进，痰不化则热难清。常用药选炒川朴、制苍术、莱菔子、象贝、杏仁、姜半夏、陈皮、黄芩、蒲公英、野荞麦根、七叶一枝花、炒苡仁、猪苓、茯苓等；如时值江南多雨之季，则加入时令药藿香、佩兰。

（4）清润法：肺在天为燥，在地为金，秋燥之气，内应于肺；或热壅于肺，日久不解，每致灼伤肺津，气失清肃，发为干咳少痰。此时应以《温病条辨》沙参麦冬汤合五味子、野百合、桑白皮、野荞麦根、羊乳参、人参叶等清热润肺为治。

（5）清补法：当患者肺病日久，肺之气阴两伤，甚则母病及子，累及于肾，但余邪未清之时，如一味清肺，或一味补虚，则易犯虚虚实实之忌。故采用南沙参、北沙参、麦冬、五味子、百合、人参叶、羊乳参、枸杞、玉竹、补骨脂之味，拟清肺补虚。

2. 《伤寒论》中用于肺病的清法方药

（1）清宣

1）麻杏石甘汤：清热宣肺，止咳平喘。用于邪热壅肺作喘之证。方中麻黄、生石膏配伍既能宣肺，又能泄热；杏仁苦降肺气，止咳平喘；甘草顾护胃气，防石膏之大寒伤胃，调和麻黄、石膏之寒温。见于63条发汗后，不可更行桂枝汤，汗出而喘，无大热者，可与麻黄杏仁甘草石膏汤；162条下后不可更行桂枝汤，若汗出而喘，无大热者，可与麻黄杏子甘草石膏汤。临床中，常常应用麻杏石甘方加减治疗急性气管-支气管炎、肺炎、慢性阻塞性肺疾病急性发作、支气管扩张等。

2）栀子豉汤：清热除烦，清宣郁热。用于热扰胸膈之证。方中栀子苦寒，清热除烦，豆豉其气上浮，宣透有力，清热而不寒滞，宣透而不燥烈，为清宣胸中郁热之良方。原文76条发汗吐下后，虚烦不得眠，若剧者，必反复颠倒，心中懊憹，栀子豉汤主之；77条发汗，若下之，而烦热胸中窒者，栀子豉汤主之。对于哮喘、慢性阻塞性肺疾病、间质性肺疾病等反复喘憋发作，日久出现虚烦不得眠者，可以应用栀子豉汤加减治疗。

（2）清解：白虎汤：清热生津、止渴烦。主治气分热盛四大证，以辛寒为法，用于邪热内盛，但尚未锢结之证，如为厥，治以清里除热，解表通阳；如为伤寒治不如法，津伤化燥，邪传阳明，可辅以益气生津。方中石膏甘寒，泄胃火而透肌热，以为主药；知母苦寒以清泄肺胃之热，质润以滋胃燥、用为辅药、知母与石膏相配伍，则清热除烦的作用更强；甘草、粳米益胃生津，共为佐使药，有清热除烦，生津止渴的功效。如350条：伤寒，脉滑而厥者，里有热，白虎汤主之；26条服桂枝汤，大汗出后，大烦渴不解，脉洪大者，白虎加人参汤主之。临床上，白虎汤常常用于治疗外感发热、病毒性发热、肺炎、慢性阻塞性肺疾病急性发作患者。

（3）清透：葛根黄芩黄连汤：清热坚阴止利，兼以透表。治疗胁热下利。方中葛根之辛凉解肌透表，芩连之苦寒清热于里，为表里双解之剂。原文34条太阳病，桂枝证，医反下之，利遂不止，脉促者，表未解也；喘而汗出者，葛根黄芩黄连汤主之。临床上，抗生素是治疗感染性疾病的主要药物之一，而多数抗生素长期使用容易引起抗生素相关性腹泻，对于出现胁热下利症状的患者，葛根黄芩黄连汤是常用中药汤剂之一。

（4）清利

1）猪苓汤：清热利水，兼以养阴。治疗阳明病下之后水热互结兼伤阴证或少阴病余热伤阴，水气停留者。方中猪苓、茯苓、泽泻渗利小便，滑石清热通淋，阿胶滋阴润燥。原文223条阳明病……若脉浮发热，渴欲饮水小便不利者，猪苓汤主之；319条少阴病，下利六七日，软而呕渴，心烦不得眠者，猪苓汤主之。对于胸水、肺心病患者，猪苓汤加减治疗是不错的选择。

2）茵陈蒿汤：清热利湿退黄。治疗阳明湿热发黄证。方中茵陈苦泄下降，清热利湿，配栀子清泄三焦，大黄通导腑气，使湿热从水道肠道而出。原文236条阳明病，发热汗出者，此为热越，不能发黄也。但头汗出，身无汗，齐颈而还，小便不利，渴饮水浆者，此为瘀热在里，身必发黄，茵陈蒿汤主之。260条伤寒七八日，身黄如橘子色，小便不利，腹微满者，茵陈蒿汤主之。对于呼吸系统高热不退，大便秘结患者，可以应用茵陈蒿汤加减治疗。

（5）清养：竹叶石膏汤：清热生津，益气和胃。治疗伤寒病后，胃虚津伤，余热未尽。方中竹叶、石膏清解气分邪热，人参、麦冬益气养阴，法半夏和胃降逆，甘草、粳米益胃，又可使寒凉清泄而不伤中气。法半夏配麦冬，燥润结合，以润制燥，使得补而不腻。本方清补兼施，邪热与气阴兼顾，可称得两全其美。397条：伤寒解后，虚羸少气，气逆欲吐，竹叶石膏汤主之。此方对于感冒、肺炎、急性气管−支气管炎、支气管扩张等出现胃虚津伤、口干口渴、余热未尽者应用较为广泛。

第二节　下法

一、下法概述

下法也称通下法、泻下法、攻里法，是汗、吐、下、和、温、清、补、消八法之一。下法是用具有泻下、攻逐、润下作用的药物内服或外用以通导大便、消除积滞、荡涤实热、攻逐水饮以达到治疗目的的治疗方法。下法的具体论述最早见于《内经》，在《素问·阴阳应象大论》中说："其下者，引而竭之"，"其实者，散而泻之"。在《伤寒杂病论》中，张仲景本于《内经》理论，创制了关于下法的臻于完备的理论及运用体系。

1. 下法的定义

（1）狭义的下法：狭义的下法，即泻下之法，运用具有泻下作用的药物，通泻大便，逐邪外出的治法。其有通导大便、排除胃肠积滞、荡涤实热、攻逐水饮和寒积、祛瘀的作用。适用于胃肠实热内结或寒积、宿食积滞等停留体内的里实证。里实证以阳明腑实病证为代表，张景岳提出："若邪入阳明，胃气壅塞，不以通下则浊气不去。"叶天士所谓："三焦不得从外解，必至成里结，里结于何？在阳明胃与肠也，亦须用下法……"。泻下法对阳明腑实证的应用，有其重要的临床意义，祛除肠胃积滞，使无形邪热失去凭借，从而达到攻逐邪热的目的。亦可存其津液，调畅气机，气机自和，邪热得除，病证乃愈，代表方承气汤类。由于里实证的病机有热结、寒结、水结、燥结等的不同，同时考虑患者体质有虚实的差异，因此运用下法又相应地分为寒下、温下、逐水、润下等法。因里实证的病情有轻重缓急之别，下法又有峻下、缓下之分。根据致病原因的差异，下法常与其他治法配合使用，共同祛除病邪：若里实证兼正气不足则用攻补兼施；兼表实证一般用解表攻里法；兼少阳证则用和解攻里法；兼湿热证则用泄热祛湿法。

（2）广义的下法：广义的下法应定义为运用药物，通过调畅气机，排除积滞，通导大便或消散攻结等方法以达到攻逐体内食、痰、血、湿、水等结聚目的的治疗大法。其所治疗病机多在于"结"，体内之结，归结于以下几种：①粪结：燥屎内结，大便不通；②水结：水道不通，水饮留滞；③气结：气滞于中，腹部胀气；④血结：体内瘀血留滞，或痛或胀；⑤热结：里热过甚，高热；⑥寒结：温运乏力，寒实内结；⑦痰结：痰饮内停；⑧虫结：寄生虫体内停留。下法不仅局限于用承气类方通导大便的泻下之法治疗粪结，亦有用小陷胸汤的攻逐热结治疗水结；柴胡疏肝散的疏肝理气解郁治疗气结；茵陈蒿汤的清泄湿热治疗热结；血府逐瘀汤的破血消结治疗血结；乌梅丸的温脏安蛔治疗虫结。另外，大陷胸汤的攻下痰饮；大柴胡汤的和而兼下；温脾汤的温下寒积；大黄䗪虫丸的祛瘀生新等均属于广义下法范畴。下法可治疗的疾病有：胸满、宿食、腹满、胁痛、瘀血、血证、下利、肠痈、水肿以及许多妇人病症等。既可治疗如阳明腑实所见的神昏谵语、腹痛拒按等急证，又可用于痰饮、瘀血等缓证。可见广义的下法内容丰富，适应证范围达上、中、下三焦，在临床中应用更加广泛。

2. 下法运用　按其主要用药规律，可将下法分为"寒""热""急""缓"四大类，按其瘀滞实邪性质可分为下燥屎、逐瘀血、荡水饮等。

（1）苦寒泻下：此法适用于阳明腑实证的热邪灼津、燥屎内结、腑气闭塞等证。根据热邪内结程度不同，具体可分为急下存阴、峻下燥实、通腑和下、软坚缓下几种证型。可以分别主以大承气汤、小承气汤、调胃承气汤。

1）急下存阴：阳明有胃气、有燥气、有悍气。《素问·痹论》云："卫者水谷之悍气也。其气慓疾滑利，不能入于脉也。故循皮肤之中，分肉之间，熏于肓膜，散于胸腹"，阳明悍气，为害最速，故有阳明三急下证。卫气上走空窍，故可表现为"目中不了了，睛不和"，如《伤寒论》云："伤寒六七日，目中不了了，睛不和，无表里证，大便难，身微热者，此为实也。急下之，宜大承气汤。"卫气循行皮肤之中，分肉之间，故可现"发热，汗多"，如《伤寒论》

云："阳明病，发热、汗多者，急下之，宜大承气汤。"卫气"熏于肓膜，散于胸腹"，故可现"腹满痛"，如《伤寒论》云："发汗不解，腹满痛者，急下之，宜大承气汤。"皆主以大承气汤，釜底抽薪，急下存阴。

又有少阴三急下证。少阴上火下水，病则有水火之分。大承气汤上承热气而下济水阴，如《伤寒论》"少阴病，得之二三日，口燥咽干者，急下之，宜大承气汤。"通因通用如《伤寒论》"少阴病，自利清水，色纯青，心下必痛，口干燥者，急下之，宜大承气汤。"少阴君火不能枢转而逆于下，如《伤寒论》"少阴病，六七日，腹胀、不大便者，急下之，宜大承气汤。"

2）峻下燥实：阳明腑实症见谵语，潮热，热结旁流，大便结硬，腹胀满痛硬或拒按等应予大承气汤，荡涤陈腐，推陈致新，恢复阳明胃腑满而不藏的功能。如《伤寒论》"阳明病，脉迟，虽汗出，不恶寒者，其身必重，短气，腹满而喘，有潮热者，此外欲解，可攻里也。手足濈然汗出者，此大便已硬也，大承气汤主之"。阳邪入于里阴则脉现迟象；不恶寒说明表证已罢，阳热内蒸而致汗出，阳明主肌肉，邪不在表阳而入里阴故身重；邪结于中，则胸中大气不能自由出入而致短气，下不通则腹满必上逆而喘；身热变为潮热者，为热邪尽入于胃，胃主四肢，故手足濈然汗出，以上种种情由可断为大便已硬，须以大承气汤急下存阴。

方中厚朴，枳实先煮，再入大黄，而后芒硝者，盖先煮者入胃则可先破其滞气，以为先导，而后将军大黄荡涤陈腐，辅之芒硝软坚散结，则积可去，气得承，种种危象得解。

3）通腑和下：大承气汤，为胃家实之重剂，方药对症可一剂而瘳。其功大，其力猛，如果误用，则败胃亡阳之力亦大，不可不慎。医圣在伤寒论中再三指出表证未除或无潮热者不可用大承气汤，为防误用，紧接大承气汤条后论曰"若汗多，微发热恶寒者，外未解也；其热不潮，未可与承气汤；若腹大满不通者，可与小承气汤，微和胃气，勿令至大泄下"。

同为承气汤，根据胃家实之程度之不同，而有大小承气汤之别，于是又有"少与小承气汤"之试燥屎法。"阳明病，潮热、大便微硬者，可与大承气汤；不硬者，不可与之。若不大便六七日，恐有燥屎，欲知之法，少与小承气汤，汤入腹中，转矢气者，此有燥屎也，乃可攻之；若不转矢气者，此但初头硬，后必溏，不可攻之，攻之必胀满不能食也。欲饮水者，与水则哕。其后发热者，必大便复硬而少也，以小承气汤和之；不转矢气者，慎不可攻也。"必须指出，此条中的与水则哕为胃气虚的表现，不同于太阳病篇中表里兼证的"中风，发热六七日不解而烦，有表里证，渴欲饮水，水入则吐者，名曰水逆"之五苓散证。由以上可知，胃气虚者，慎不可攻，大承气汤治疗潮热而便硬，小承气汤治疗虽热不潮而有燥屎。

4）软坚缓下：阳明病未经吐下误治，则胃气不虚；胃络上通于心，胃病则及于心，故心气不宁则心烦；胃气虽然不虚但却不和故以调胃承气汤和之。如《伤寒论》云："阳明病，不吐、不下、心烦者，可与调胃承气汤。"

胃家实之证可攻，但根据其病之轻重，三承气汤又各有所主。纵观《伤寒论》大承气汤证运用规律，其证有不大便、腹胀满痛、大便硬、大便难、谵语、潮热、汗出恶热，脉为沉实有力或滑数等阳明腑实证表现，及阳明三急下，少阴三急下证。小承气汤适应证可见潮热，腹满，多汗，谵语，大便硬，燥屎等阳明腑实轻证。调胃承气汤运用于见证为心烦，腹胀满，蒸蒸发热，但热不寒，谵语等阳明腑实轻证。尤在泾对三承气汤之差异论述尤为精辟："曰大，曰小，曰调胃，则各因其制而异其名耳。盖以硝黄之润下，而益以枳，朴之推逐，则其力颇猛，故曰大。其无芒硝，而但有枳、朴者，则下趋之势缓，故曰小。其去枳，朴之苦辛，而加甘草之甘缓，则其力尤缓，但取和调胃气，使归于平而已，故曰调胃。"

（2）攻逐瘀血

1）泻热化瘀：下法用于破除瘀血如桃核承气汤。《伤寒论》云："太阳病不解，热结膀胱，其人如狂，血自下，下者愈。其外不解者，尚未可攻，当先解其外；外解已，但少腹急结者，乃可攻之，宜桃核承气汤"。

太阳病从表不得解而入太阳腑，太阳本寒标热，太阳从本从标，今太阳表热不解，随经之热入太阳腑。《内经》云：膀胱者胞之室也。胞为血室，居膀胱之外，热结膀胱，胞中之血为其所蒸，血自下者，则热随血下而去，可自愈。否则，无形之热邪聚而为有形之瘀血，在下者引而竭之，以桃核承气汤。外证未除，先表后里，先以桂枝汤解外，再以桃核承气汤攻里。与此同理者，在《伤寒论》可见："伤寒，医下之，续得下利清谷不止，身疼痛者，急当救里；后身疼痛，清便自调者，急当救表，救里宜四逆汤，救表宜桂枝汤"

桃核专破血瘀，此瘀血为太阳表不解入太阳腑而致，况膀胱亦属太阳，故加桂枝，又兼行气之力。

2）破血逐瘀：桃核承气汤证为太阳病不解，热邪随经入膀胱腑，论中明言为"热结膀胱"，可知终在太阳。抵当汤证为太阳病不解，热邪随经入于小腹，小腹为阴属里。《伤寒论》云："太阳病，六七日表证仍在，脉微而沉，反不结胸；其人发狂者，以热在下焦，少腹当硬满，小便自利者，下血乃愈。所以然者，以太阳随经，瘀热在里故也。抵当汤主之"。邪热内盛神为其所乱则发狂。硬满为实邪，又以小便利而知不是小便蓄而不行，乃断为血瘀。桃核承气汤证只是"如狂"，而此证则是"发狂"；前者病在膀胱，后者在小腹里，可知前者病较后者为轻。

（3）泻热逐水：大陷胸汤其言大者，是较小陷胸汤相对而言。症状较后者为重，即"心下痛，按之石硬"或"膈内拒痛"或"从心下至少腹硬满而痛不可近"，《伤寒论》云："伤寒六七日，结胸热实，脉沉而紧，心下痛，按之石硬者，大陷胸汤主之。"水热互结于胸胁，以心下硬痛为主症，属热实结胸，治疗以攻下结聚为主。沉脉以候里，主病水；紧脉为实，主痛，故脉沉而紧是热实结胸之脉。根据结聚的范围与程度，疼痛可能仅限于心下之位，或能牵连整个腹部。疼痛部位有坚硬、胀满、紧张之感，并且疼痛拒按。此外尚可具有烦躁、便秘、短气、但头汗出等兼症。

方中甘遂峻逐水饮，大黄泻热荡实，芒硝软坚散结。既是太阳随经热邪入里而致结胸，则以苦寒之大黄削乏其虚热，热去则结散，随热结之腐秽亦被大黄推荡而下。以陷胸名方者，如成无己所论："结胸为高邪，陷下以平之，故治结胸曰陷胸汤。"

（4）温下寒实：结胸之因或为水热互结，或为津液不足，或为风燥，除此尚有外因之水灌所致者，于前述种种又有分别。《伤寒论》曰："病在阳，应以汗解之；反以冷水潠之。若灌之，其热被劫不得去，弥更益烦，肉上粟起，意欲饮水，反不渴者，服文蛤散；若不瘥者，与五苓散；寒实结胸，无热证者，与三物小陷胸汤，白散亦可服。"麻黄汤证本应汗解，今不以汗解反因其发热而用冷水灌之退热（即今之西医以冰块或冷敷退其高热之法），表之阳热不得外散却被郁闭，热扰于内，故欲饮水，外寒制其内热，故欲饮反不渴。太阳主一身之气，外而肌表，内由胸膈而入。其重者，水寒实于外，阳热郁于内而为寒实结胸，又无肌表热证者，邪气悉入胸膈，则以温散寒饮之三物白散方治之。

热实结胸之大小陷胸汤，以大黄，黄连清其邪热，热去而结散；寒实结胸之三物白散方，以大热之巴豆温其水寒，寒去而结解，即《金匮要略·痰饮咳嗽病脉证并治》所言："病痰饮者，当以温药和之"之意。方中巴豆辛热，长于攻逐寒水，泻下冷积，破其凝滞，为方中主药。贝母解郁开结去痰，桔梗开提肺气，既可利肺散结去痰，又可载药上浮使药力作用于上，更有助于水饮之邪泻下。三药并用，使寒痰冷饮一举而出。因三药皆为白色，故名"三物白散"。本方药性峻猛，吐下易伤胃气，故以白饮和服，既能和养胃气，又可制巴豆之峻烈。进热粥冷粥者，意在寒停热行之理。

（5）峻下水饮：《伤寒论》曰："太阳中风，下利、呕逆，表解者，乃可攻之。其人汗出，发作有时，头痛、心下痞硬满、引胁下痛、干呕、短气、汗出不恶寒者，此表解里未和也，十枣汤主之"。此一派症状皆水气为患，水性动荡不居，现证繁杂：水气淫于下则下利；淫于上则呕逆；水有潮汐，则发作有时；水气激于上则头痛；水饮塞于胸胁则心下痞满，引胁下痛；水邪在中，阻气升降，上不能下则干呕，下不能上则短气；特别申明不恶寒，为表解之明示，而知为里不和所致之风激水气而成痞。尤在泾在《伤寒贯珠集》中对此论曰："此外中风寒，内有悬饮之证。下利呕逆，饮之上攻而复下注也，然必风邪已解，而后可攻其饮。若其人汗出而不恶寒，为表已解；心下硬满引胁下痛，干呕短气，为力未和；虽头痛而发作有时，知非风邪在经，而是饮气上攻也，故宜十枣汤下气逐饮。"

（6）缓通润下：对于胃阳亢而脾阴虚者则需泻阳补阴。《伤寒论》云："脉浮而芤，浮为阳，芤为阴；浮芤相搏，胃气生热，其阳则绝。趺阳脉浮而涩，浮则胃气强，涩则小便数；浮涩相搏，大便则硬，其脾为约，麻仁丸主之。"

胃为阳土，贵得脾之阴气相和，阳盛则浮，芤为阴虚，麻仁丸抑阳扶阴，较之三承气汤力道为缓，又为丸药则缓之又缓，缓有和之意，则胃阳复和于脾阴，则脾约得解，津液复入于胃。

（7）外导通便：阴液不足者以麻仁丸泻阳补阴，而对于津液内竭者，纵大便硬亦不可攻之，当此两难之际，蜜煎导方，土瓜根方，猪胆汁方，可为权宜，《伤寒论》曰："阳明病，自汗出。若发汗，小便自利者，此为津液内竭，虽硬不可攻之；当须自欲大便，宜蜜煎导而通之。若土瓜根及大猪胆汁，皆可为导"。

3. 下法禁忌

（1）胃气虚者不可下：阳明胃气虚弱，则不能纳谷，阳明本燥，燥气可腐熟水谷，今虚寒之气，上逆而作呕，若攻之则虚其虚，竭阴亡阳。即《伤寒论》云："伤寒呕多，虽有阳明证，不可攻之"。

（2）虚而假实者不可下：虚实之间，别于细微，诚如脉诊之"心下明了，指下惘然"一般。虚者可明，实者易知，但真虚而假实者辨之尤难。《伤寒论》云："阳明病，心下硬满者，不可攻之。攻之，利遂不止者死；利止者愈"。心下硬满，颇似结胸证，但就此方之"利遂不止者死"可知此证本有下利，否则因何而知心下硬满却不可攻呢？既有下利，则知为虚，心下虽硬满但在心下而未及腹；只硬满而不兼痛；可知乃阳明水谷空虚，胃无所依禀，虚硬虚满。既知为虚，故不可攻，攻之则下利不止者阴阳离决而死；倘胃气尚在，攻之而腐秽去则邪亦无所依存，故愈。可比之今之下利即用三黄片止利，如出一辙。亦知三黄片之类可止虚利者，因其人胃气尚不很虚。可一不可再，可再不可三，久之必虚，三黄片则罔效也！

（3）外实内虚者不可下：阴阳互根，表里相应；上盛则下虚，表实则里虚。阳明之脉上循于面，阳气怫郁于阳明表则面赤，亦说明里虚，故不可攻。《伤寒论》云："阳明病，面合色赤，不可攻之。必发热，色黄者，小便不利也"。《素问·本藏》曰："三焦膀胱者，腠理毫毛之应"。三焦主腠理，膀胱应皮毛。热邪怫郁于表，则三焦失其决渎之能，膀胱失其气化之功，则小便不利。

（4）结胸虚证下之则死：《伤寒论》云："结胸证，其脉浮大者，不可下，下之，则死"。结胸证其脉本应寸浮关沉，若诊其脉浮大，浮为在外，大为正虚。邪结于中，而正气反虚浮于外，虽有结胸之假实却现脉浮大之真虚，为邪气实而正气虚。下之，则虚其本虚之里，浮大之脉进而散而阳亡，故主死也。张钱塘对此论曰："正者，主也；客者，邪也。正邪并结者，客留而主人仍在，故可下之；邪结于中，而正反格于外者，主人去而客留，故不可下也"深得其要。

（5）不必下：胃家实除了有可下，不可下之别外，尚有不必下之情况。否则画蛇添足，亦粗工之害。《伤寒论》云："阳明病，本自汗出。……尚微烦不了了者，此必大便硬故也。以亡津液，胃中干燥，故令大便硬。当问其小便日几行，若本小便日三四行，今日再行，故知大便不久出。今为小便数少，以津液当还入胃中，故知不久必大便也"。大小便皆胃腑津液所化生，小便多则大便硬，今小便渐少，可知津液已还入胃，则大便不硬，胃家实自解。知此小便之变化，而预知大便之变化，可不药而愈。此与伤寒论太阳病篇治利在下焦分别以泻心汤、理中汤、赤石脂禹余粮汤皆罔效的情况下利小便以实大便互相印证："伤寒服汤药，下利不止，心下痞硬，服泻心汤已，复以他药下之；利不止；医以理中与之，利益甚，理中者，理中焦，此利在下焦，赤石脂禹余粮汤主之。复不止者，当利其小便"。

二、张仲景用下法论治肺病辨析

1. 理论基础

（1）藏象关联：仲景运用下法治疗肺系病证，其理论基础源于中医藏象学中的肺肠相关性。肺与大肠在经络上相互络属，构成表里关系，肺为脏属里，大肠为腑属表。《灵枢·经脉》云："肺手太阴之脉，起于中焦，下络大肠，还循胃口，上膈属肺……大肠手阳明之脉，起于大指次指之端……下入缺盆，络肺，下膈。"在生理上，肺通调水道功能正常，水液输布于大肠，肠道濡润则传导功能正常；肺气肃降，则大肠腑气畅通，从而保持"六腑以降为顺，以通为用"的正常功能状态。在病理上，肺肠相关是经长期临床观察后得出的结论，如在肺热壅盛的情况下，大肠津液会受损而导致大便干结；若外感表邪内陷，则易出现肺肠同病，表现为下利等，此类病证在外感热病发病过程中很常见；反之，阳明热盛、肠腑热结，亦常导致肺气壅滞不通而出现咳喘上气，腑气不通，则肺气难降，故此类病证治疗关键应为通腑泄热。

（2）动中求治：《素问·阴阳应象大论》云："其下者，引而竭之；中满者，泻之于内。"仲景祛邪法中的攻下法与汗法、利小便法一样，体现了中医"给邪以出路"的基本治疗理念。与半夏泻心汤升降并用治疗胃痞、桂枝汤散敛同施调和营卫治法特点一样，下法通腑导滞或攻下逐水也是中医"动中求治"思想的体现。在上焦肺热蕴结难祛时，借道肠腑，釜底抽薪，往往可效如桴鼓。

2. 治法特点

（1）表里分治，上下兼顾：仲景运用下法辨治肺病证始终体现中医的整体观念及辨证思想，强调方证相对。以《伤寒论》第36条为例"太阳与阳明合病，喘而胸满者，不可下，宜麻黄汤。"太阳病外邪束表，肺气失宣、不能敛降，则肠腑之气亦不通而成太阳阳明合病，其治不能用下法，而应以发汗为主，肺气宣畅则一身气机得顺，大便可通。而治阳明肺热里实证，患者胸满而喘、腹满便秘，仲景则以大承气汤泻热通腑，使肺气得降，咳喘自平，可谓"上病下取"。由上述例证可见，仲景运用下法治疗肺病证注重把握"的证"，即在咳、喘等肺病证定位症的基础上，若兼有腹满、大便不通、日晡潮热、脉沉、无表证等，则认为此类属肺肠同病而治疗重心在腑，治以下法可速取效，否则必须遵循先解表后清里的治疗原则。另有猪苓汤证和肾气丸证，皆可视为仲景重视上下联系，整体把握治疗肺系病证的例证。

（2）顾护正气，兼及气血：仲景审慎使用下法的原因在于若误用下法，不仅徒伤正气而病邪不祛，还可导致变证丛生。故在治疗肺系病急性加重阶段时，攻逐水饮剂之十枣汤加肥大枣十枚顾护胃气，通腑泄热之大陷胸丸配以白蜜缓和药性。在慢性迁延阶段，仲景应用下法时，多与扶正法联用，且用药已非硝黄剂，如泽漆汤用人参、甘草益气扶正，桂枝、生姜温阳利水，木防己汤中用人参、桂枝等。若水饮停聚日久，则气血流转不畅，反之气血瘀滞又可进一步导致津液不归正化，两者呈恶性循环之势。针对此类正虚邪实之水饮内停证，仲景每在扶正祛水类方中加用桂枝，除取其温阳行气之功外，还可温通血脉，此举一物二用，气血兼顾，同时未雨绸缪，截断恶性循环，既病防变。

3. 方证分析　仲景下法可概括为通腑泄热、攻下逐水及扶正祛饮三法，代表方剂分别为大承气汤、十枣汤、木防己去石膏加茯苓芒硝汤等。

（1）通腑泄热法：仲景通腑泄热法以大承气汤为其代表方，体现了上病下取、釜底抽薪的中医治疗法则。《伤寒论》第218条载："伤寒四五日，脉沉而喘满，沉为在里，而反发其汗，津液越出，大便为难。表虚里实，久则谵语。"即强调伤寒误用汗法所致肺病兼见阳明证者，病纯在里，阳明热结、腑气不通故胀满，腑气不通、肺气上逆则发为喘证，阳明腑实、热盛扰神则甚至出现谵语、神昏等症。另一方面，原文第189条亦强调"阳明中风，口苦咽干，腹满微喘，发热恶寒，脉浮而紧，若下之，则腹满小便难也。"阳明病喘满，若脉不沉，反出现浮脉者，不可攻下。故临床必待日晡潮热、手足濈然汗出、脉沉等出现，提示中焦热结后，方可以大承气汤荡涤肠腑，釜底抽薪。方中枳实、厚朴均有除满降气作用，且枳实可除胸满而厚朴可除腹满，唐容川《金匮要略浅注补正》认为"仲景胸满必用枳实，腹满必用厚朴"，实为临证后经验有得之谈。

《金匮要略·痰饮咳嗽病脉证治》第26条曰："支饮胸满者，厚朴大黄汤主之。"饮邪若壅滞于胸膈则易化热，使肺气失宣，同时脏病及腑，致使胃肠气机不畅。原文虽仅云"胸满"，但方中主药厚朴、大黄均为理气导滞之品，均入脾胃、大肠经，以药测证，腹部胀满不适亦可能为其兼见症状。因气机壅滞较甚，故方中厚朴、大黄用量均较大，旨在行气除满，荡涤热饮。腑气得通则肺气自降、水道通调，饮邪归于正化。

（2）攻下逐水法：十枣汤为仲景攻下逐水法之代表方剂，适用于水饮咳喘兼胁痛或痛引缺盆者。原文第152条云"太阳中风，下利呕逆，表解者，乃可攻之。其人漐漐，发作有时，头痛，心下痞硬满，引胁下痛，干呕短气，汗出不恶寒者，此表解里未和也。十枣汤主之。"饮为有形之邪，结聚于胃脘则痞满干呕，结聚于胁下则胁痛；中风后肺气不利则头痛、短气，卫气失宣、不能固守则汗出漐漐。仲景强调，临床中见上述病证且确认无表证者，方可攻逐水饮。十枣汤主要由芫花、大戟、甘遂、大枣组成，《神农本草经》载芫花"一名去水，治咳逆上气，喉鸣，喘……"，大戟"治蛊毒，十二水，腹满急痛"，甘遂"治大腹疝瘕，腹满，面目浮肿，留饮，宿食，破癥坚积聚，利水谷道"。甘遂、芫花、大戟三药药性峻猛，佐以大剂量大枣可顾护脾胃、缓和药性，此配伍思路在本方中尤为重要，故仲景将本方命名为"十枣汤"，意在强调祛邪不可伤正。

大陷胸汤亦为仲景攻下逐水、通腑泄热、肺肠同治之剂，其所治主证为结胸、短气伴项强。太阳表证误下后，易致胃虚停饮，若患者平素阳气较旺盛，复感外邪后肺热于内，则水热互结于胸胁，易成结胸病。胸膈气滞，肺气失宣，则可出现短气之症，此处短气属实证，而非肾虚不纳所致，故治疗当以祛邪为主。《伤寒论》第131条云："病发于阳而反下之，热入因作结胸；病发于阴而反下之，因作痞也。所以成结胸者，以下之太早故也。结胸者，项亦强，如柔痉状，下之则和，宜大陷胸丸。"方中大黄、芒硝功专泻下，导邪热从肠腑而去；甘遂攻逐水饮、消肿散结；葶苈子辛寒利气、泻肺逐水；杏仁降气平喘且润肠通便。

（3）扶正祛饮法：《金匮要略·痰饮咳嗽病脉证治》第24条载"膈间支饮，其人喘满，心下痞坚，面色黧黑，其脉沉紧，得之数十日，医吐下之不愈，木防己汤主之。虚者即愈，实者三日复发，复与不愈者，宜木防己汤去石膏加茯苓芒硝汤主之。"支饮重症应以喘满、心下坚满、面色黧黑、脉沉紧为辨证要点。饮邪停聚、支撑胸膈、阳气不展、肺气不降则喘满，胃气不舒则心下痞坚，面色黧黑为水湿内停、阳气困遏、气血不通之象。痰饮病经吐下误治，正气伤损，日久气滞血瘀，易成正虚邪实、饮热内结之支饮重证，仲景以寒热并行、攻补兼施的木防己汤治之。方中木防己利水消肿，桂枝通阳化气且温通血脉，石膏清肺胃郁热，人参扶正补虚。药后心下痞坚等症解除提示饮邪已去，为向愈之象；若坚满复发，提示正气不足明显、水热结滞较甚，应减轻防己用量，并去石膏而以效专力宏之芒硝泻热通便、软坚散结，佐以茯苓利水消饮，水热得从二便而去。木防己汤现代临床常应用于治疗肺心病失代偿期浮肿、肝大者，古法今用仍效果良好。

泽漆汤载于《金匮要略·肺痿肺痈咳嗽上气病》："脉沉者，泽漆汤主之。"《千金方》第十八卷载"失上气，其脉沉者，泽漆汤主之。"《脉经·平三关病候并治宜》记载："寸口脉沉，胸中引胁痛，胸中有水气，宜服泽漆汤。"故泽漆汤所主证候为水饮停滞、胸阳不展、肺气不降、化热生痰所致的咳而上气、胁肋引痛、脉沉等症。方中君药泽漆利水消肿、化痰止咳；半夏、白前降气止咳化痰；黄芩清热化痰；紫参又名石见穿，《神农本草经》谓其"治心腹积聚，寒热邪气，通九窍，利大小便"。如此，水饮痰热诸邪可从二便而出；人参、生姜、桂枝温阳行气、扶正祛邪。全方上下兼顾，祛邪为主，佐以扶正，使水饮痰热得祛而咳逆诸症自平。

4. 用药精髓

（1）通腑泄热重大黄：仲景所治病证属热结肠腑者，无论病因为外邪入里、宿食积滞或痰饮停聚，只要出现腹胀便秘、腑气不通之症，皆以大黄为第一要药。仲景通腑泄热及泻热逐水类方中使用大黄者比例可达半数以上。从剂量而言，大黄用量均较大，如以大陷胸丸治结胸，大黄用至半斤；大陷胸汤、厚朴大黄汤中均用至六两，且单次服药量均为三两，为仲景方中单次用药最大量者；大承气汤中大黄用至四两，为承气汤类方使用大黄的基础剂量，效专力宏，意在荡涤积滞。

（2）行气除满遣厚朴：唐容川总结仲景用药特点，提出"胸满必用枳实，腹满必用厚朴。"《神农本草经》载厚朴"温中，益气，消痰，下气，疗霍乱及腹痛，胀满……厚肠胃。"厚朴行气除满之功独著，仲景通腑泄热方大承气汤、厚朴大黄汤均用厚朴；大承气汤用量尤重，至半斤。若腹满兼胸胁满者，仲景以厚朴与枳实同用，相须相成，两药为仲景理气常用药对。

（3）软坚导泻推芒硝：芒硝咸寒，功与石膏相类，擅长清气分之热；不同于石膏者，其味苦，故能降泄而软坚。现代药理研究表明，芒硝内服后不易被肠黏膜吸收，存留肠中形成高渗溶液，引起机械刺激和化学刺激，促进肠蠕动，故芒硝具有较强的导泻功效。仲景针对大承气汤"热、烦、胀、闭"的病机特征，应用芒硝导泻清热；大陷胸汤、大陷胸丸均用芒硝，使邪有出路，破除热与水搏结之势，其中大陷胸汤芒硝用至一升(约62g)，为仲景芒硝用量最大者；木防己去石膏加茯苓芒硝汤所治，即是用木防己汤后患者心下痞坚"三日复发、复与不愈者"之证，方中去石膏加芒硝之意，一目了然。

（4）攻逐水饮倚甘遂：仲景治疗水饮停聚于胸膈，咳唾引痛，属悬饮者，往往加用甘遂，十枣汤、大陷胸汤（丸）中均可见。甘遂不溶于水，仲景嘱患者均以研末冲服的方式服用，因其药性峻猛，故服法为"顿服"，须"得快利、止后服"。另外，仲景重视患者体质强弱与甘遂用量大小之间的关系，提出"强人服一钱匕，羸人服半钱"。同时，仲景用甘遂常配以甘缓之品缓和峻烈药性，如白蜜、大枣等。需要强调的是大陷胸汤证病势急迫危重，故甘遂用量为最大（甘遂单品用至一钱匕，约2.7g），且不用甘缓药物，合以芒硝，务在一剂祛邪。

三、下法在肺病中的应用理论

肺为华盖，其位最高，外合皮毛；肺为娇脏，不耐寒热，其气以降为顺；肺又为清肃之脏，不容异物。外感和内伤因素都易损伤肺脏，引起病变。痰、饮、水、湿、火、热等壅滞肺气，有形之邪每易盘踞肺胃，引起肺气宣降失常。因此，采取有力的措施祛除病邪是治疗肺系疾病的关键。祛邪中，下法是常用的中医治疗方法，无论是在历代的医案中，还是现在的临床中均发挥着巨大作用，是一种见效快、运用广泛的方法。

1. 理论依据　肺与大肠通过手太阴经与手阳明经的相互络属构成脏腑阴阳表里关系。由于肺与大肠经络相连，气化相通，概括为"肺主降，则腑气通；腑气通，则肺气降"。

（1）肺与大肠相表里理论的基本内容："肺与大肠相表里"理论首见于《灵枢》"肺合大肠，大肠者，传导之府""肺手太阴之脉，起于中焦，下络大肠，还循胃口，上膈属肺""大肠手阳明之脉，……下入缺盆，络肺下膈，属大肠"。

（2）"肺与大肠相表里"说明了肺与大肠在生理上的关系：首先，从经络循行方面，肺与大肠经络相通，互为表里，在功能上互相影响，互为因果。其次，从发病病机来看，两者相互传变，互相影响。其临床主要表现在如下两方面。①肺病及肠：《素问·咳论》曰"肺咳不已，则大肠受之。大肠咳状，咳而遗矢"。《素问要旨论·六气本病》曰"热气大来，火之胜也，燥金受邪，肺病生而流于大肠也"。《明医指掌·卷四》中曰"大肠为肺之腑，肺主清化，脾土受病则不能生金，而肺失清化之令，脏不受病而病其腑，故大肠受之"。可见无论外感、内伤所致肺病均可入里传于肠而成肠病。②肠病及肺：《灵枢·四时气》曰"腹中常鸣，气上冲胸，喘不能久立，邪在大肠"。《冯氏锦囊秘录杂症·大小合参》亦有"大肠为肺之腑，大肠既有湿热留滞，则肺家亦必有邪滞不清"。孙思邈注《华佗神方》时说"肺与大肠相表里，肺疾则大肠之力不足，故便不畅，或便后失力。上无感，下不应也。若大肠过疾，则肺之鼓动力受阻，故气常不舒，或增咳嗽。干不强，枝亦弱也"。可见肠疾亦影响肺的气机，导致肺疾的产生或缠绵不愈。从脏腑功能出发，肺与大肠关系主要表现在气机的调达通畅和气精的转化。《内经·灵枢集注》曰"大肠为肺之腑而主大便，邪痹于大肠，故上则为气喘争，故大肠之病，亦能上逆而反遗于肺"。《素灵微蕴》中讲："肺与大肠表里同气，肺气化精，滋灌大肠，则肠滑便易"；《医精经义》云："大肠所以能传导者，以其为肺之腑，肺气下达，故能传导"；《医经精义》云："肺气传输大肠，通调津液，而主制节，制节下行，则气顺而息安……大便调"。可见大肠传化功能的正常与否，有赖于肺主制节，肺气的下达，及肺气化津的作用。而大肠受邪，腑气不降则上逆乘肺而加剧肺气壅滞，发为喘争。

（3）肺与大肠的病理关系及主要临床表现：《素问·五脏生成》曰："咳嗽上气，厥在胸中，过在手阳明、太阴"。《证因脉治》曰："肺气不清，下遗大肠，则腹乃胀"。《血证论》曰："肺移热于大肠则便结，肺气不降则便结"。清·陈士铎在《石室秘录》中言"大便闭结，人以为大肠燥甚，谁知是肺气燥乎？肺燥则清肃之气不能下行于大肠"。故两者病理关系可概括为：肺热壅盛，则大肠易燥结；肺阴不足，则肠枯便秘；肺气不足，大肠虚秘；肺气上逆，大肠气秘，大肠实热秘结，肺气不利则喘咳满闷。

2. 下法在肺病中的治疗作用 肺主气，司呼吸，开窍于鼻，外合皮毛，故风、寒、燥、热等六淫外邪易从口鼻、皮毛而入，首先犯肺，形成痰、饮、水、湿、火、热等壅滞肺气。再者，肺为华盖，居胃上，痰浊实滞等有形之邪每易盘踞肺胃，胃家实则胃气上逆、浊气上攻，必碍肺气宣肃升降。因此《素问·逆调论》曰："不得卧而息有音者，是阳明之逆也。"肺与大肠相表里，肺气不降则腑气不易下行，胃肠热结不通，则肺中邪热亦少外泄之机。下法是逐邪外出的一条重要途径，在肺系疾病的治疗中有调畅气机、通泄肺腑的作用。

（1）调畅气机：肺主气，司呼吸，在五行属金。金曰从革，主肃降。若肺系病变不能肃降，则不能斡旋呼吸。风、寒、暑、湿、燥、火等外邪易从口鼻、皮毛而入，侵及肺部，造成痰、饮、水、瘀、湿、火、热等各类邪气壅滞肺气，导致肺气郁闭，肺宣肃失职，出现咳嗽、胸闷憋喘、气短、呼吸困难、咯血等症。因此，祛邪外出是肺系疾病治疗的关键。运用下法，疏通邪结，邪出则气机升降自如，肺复宣发之职、肃降之常，临床咳、喘之症已矣。若症状发展至重者，可出现临床常见的"肺胀"，西医学称之为慢性阻塞性肺疾病。对于肺胀，虽本病在肺，但基本病机是五脏皆虚，痰湿、瘀血壅于肺部，乃标实之证。现临床时采用大柴胡汤和解少阳兼通阳明治疗此病，取下法具有通降阳明、泻肺、祛痰平喘之功效。无论是"外感新病"，还是"久病、旧病"，凡属痰湿、瘀血、水饮肺部等标实之证者，均可运用下法，使邪结得通、郁闭得解，肺恢复其宣发肃降之功能，达到降逆止咳之目的。

（2）通泄肺腑：肺与大肠相表里，两者五行同属金气，行使肃降职能。唐宗海言："大肠之所以能传导者，以其为肺之腑。肺气下达，故能传导。"肺系疾病导致肺清肃失职，常可影响到大肠的传导功能，引起腑气不通，临床表现为大便秘结或大便不爽；反之，肠腑壅实又使阳明浊气上冲，进而影响到肺的肃降功能，使咳喘症状加剧。两者互为因果，相互影响，恶性循环，导致病情反复发作，缠绵不愈。临床上除有发热、口苦面赤、咳嗽气粗、痰黄稠等肺热症状外，还有午后高热、口渴、多饮、腹满便秘等阳明热盛燥实症。对于此种疾病，《温病条辨》提出肺与大肠同治。因此，诸多医家临证从大肠论治肺病，使便通邪去、火从下而清，起到了釜底抽薪之效。

3. 下法在肺系疾病中的运用特点　东汉著名医家张仲景所著《寒论》提出：下法有峻下、缓下、和下、润下、导下之别，方药性质有寒下、温下之别。治疗肺系疾病的常用方剂：苦寒泻下法以大承气汤、小承气汤和调胃承气汤为代表，润肠缓下法以麻子仁丸为代表，攻逐瘀血法以血府逐瘀汤为代表，攻逐水饮法以椒目瓜蒌汤为代表。

（1）苦寒泻下法：苦寒泻下法适用于各种原因所致的肺热、阳明腑实证。如：风温犯肺，治之不解，顺传于胃，不仅表现出发热、咳喘气粗、咯吐黄脓痰、鼻翼翕动、鼻息灼热、胸痛、头痛、口干口苦、咽痛咽干、面目红赤等肺热症，亦有午后高热、口渴多饮、腹满便秘或邪热下利、小便黄赤、脉洪数等阳明腑实证之表现，舌苔可见黄厚苔，脉象可为洪数。临床治疗在清热解毒的同时配以三承气汤，重用大黄泻下泻热、荡涤积滞痰热，配以瓜蒌、杏仁、石膏化痰通腑、宣肺清热，使肺复清肃、火不复炽，则诸症渐除。

（2）润肠缓下法：润肠缓下法适用于肺阴亏虚、阴津耗伤之证，如肺纤维化，即中医学的肺痿。肺疾的主要病机为肺脏虚损，津气严重耗伤，导致肺叶枯萎。因津伤肺燥，燥盛则干，患者常表现为大便干燥、努挣难解。《内经》曰：

"大肠主津所生病。"故临床治疗在补肺生津的同时，配以麻子仁丸润肠通便、畅通肺腑。麻子仁丸方中麻仁为君药，润肠通便；杏仁滋肺阴而降阳明，使气下行；芍药酸甘化阴，育阴液；大黄、厚朴泻热，祛痰浊、食积。诸药并蜂蜜成丸，缓缓润下，因蜂蜜亦入肺、胃、肠腑，可滋肺胃之阴，救大肠之燥，如此增阴液、润肺肠，使肺腑畅通。

（3）攻逐痰瘀法：攻逐痰瘀法适用于肺部顽疾形成的顽痰瘀滞证，如慢性阻塞性肺疾病，即中医学的"肺胀"。慢性阻塞性肺疾病常由慢性支气管炎、肺气肿、支气管哮喘等演变而成，病变过程日积月累，早期表现为肺失宣肃、气机升降失调，后期导致痰浊阻塞、气道不利、气滞血瘀。《血证论》言："内有瘀血，则阻碍气道，不得升降……气壅即水壅……水壅即为痰饮。"指出瘀血可导致气滞，瘀血乘肺导致咳逆喘促。明代方贤在《奇消良方》中提出瘀血可生痰，"气塞不通，血壅不流，凝血蕴里，津液凝涩，渗着不去而成痰"，痰、瘀两者互为因果。血府逐瘀汤为攻逐痰瘀的要方，可破胸中顽痰瘀滞，调畅气机。现代药理研究证实：活血化瘀类药物可降低肺动脉高压，减少心肌耗氧量，改善肺血运状态，降低肺血管阻力，从而达到改善心肺功能的作用。因此，通过活血化瘀可进一步阻断慢性阻塞性肺疾病向肺心病发展，改善微循环。

（4）攻逐水饮法：攻逐水饮法适用于水饮痰湿结于胸胁之证。肺主行水，为水之上源，有通调水道、下输膀胱之功能。内外之邪干肺，导致肺气闭塞，水液输布、排泄失司，或聚而为痰饮，或泛溢肌肤为肿，或无以下注膀胱而为癃。《金匮要略》曰："饮后水流在胁下，咳唾引痛，谓之悬饮。"即西医学的胸腔积液等系列疾病。《金匮要略》中有治疗悬饮的十枣汤，但用药多有毒性，其力峻猛，故临床常选用《医醇剩义》的椒目瓜蒌汤治疗悬饮因水流胁下、肝气拂逆、肺失清肃导致咳而引痛者。椒目瓜蒌汤方中椒目、瓜蒌、葶苈子、桑白皮逐水消饮；杏仁、枳壳顺气降逆；猪苓、冬瓜皮、泽泻、车前子利湿健脾，导水下行自小便而出；根据"治痰饮者，当以温药和之"，配以桂枝助阳化气。诸药合用，使痰湿、水肿、癃闭得解，则肺复通调之能和津液代谢之职。

4. 下法在肺系疾病治疗中的注意事项　中医下法在治疗肺系疾病中有其特长，也有其局限性。下法可以迅速祛除病邪，使邪祛而安正；然而，妄下也可伤及肺气阴液。因此，在运用下法的同时，要做到不伤正而能祛邪。以下几方面需要注意。

（1）在表邪未解，里实证不具备的情况下不宜使用。《伤寒论》第44条曰：

"太阳病,外证未解,不可下也,下之为逆。"若在还有表证的情况下误用下法,很容易使表邪内陷入里,从太阳经而入三阴经,引起诸多变证。若表邪未解而里实证已具时,宜先解表后攻里,或表里双解。

(2)对于年老体虚、肺癌后期、病后伤津、虚证等,不可专事攻邪;若必须用下法时,应配合益气、养血、养阴等药物并用。《难经·十四难》云:"损其肺者,益其气。"常用方剂有六君子汤、百合固金汤、补肺阿胶汤,常用中药有黄芪、党参、沙参、麦冬。

(3)下法峻猛,易损伤胃气,应得效即止。

(4)使用下法后,服药期间应忌食油腻和不易消化的食物,以防重伤胃气。

四、下法在肺病中的应用实践

(一)下法在支气管扩张咯血中的应用

支气管扩张病位在肺,《灵枢·经脉》记载:"肺手太阴之脉,起于中焦,下络大肠,还循胃口,上膈属肺……大肠手阳明之脉……下入缺盆络肺,下膈属大肠。"肺与大肠相表里,两者在生理病理上有着密切的联系。肺主宣发肃降,通调水道;大肠为传导之腑。肺藏魄,魄门(即肛门)为肺气之门户,肺失宣发,大肠失于濡润,肠内燥气太过而致便秘。肺肃降无权,可致大肠传导无力;反之,大肠热盛,肺气不通,热邪也可循经上蒸肺络。

中医学认为,血得热则行,热盛则妄行而不循常道,故溢于外。支气管扩张咯血系肺络受伤,血自肺而出。张景岳云:"咳血、嗽血皆自肺窍中出。"至于肺络受伤血溢之因,多为肺经热盛,或胃热上熏于肺,或肝火犯于肺,或阴虚、虚火上炎于肺。既知肺与大肠关系密切,支气管扩张咯血责之于热盛迫血妄行,故运用"下法通腑"可迅速有效的清泄肺热,使肺络得安,气血平和,咯血当止。学者通过临床观察发现,支气管扩张咯血,其血鲜红,或有时夹有紫暗痰血者,且多伴有舌苔黄、便秘等里热内盛的表现,虽有虚实之分,但热实证占大多数。

"下法"在支气管扩张咯血的治疗中起重要的作用,支气管扩张咯血的中医辨证分为肺胃热盛、肝火犯肺、阴虚火旺3型。根据不同证型,治疗时,可配以清肺胃、泻肝火、益气滋阴清火及止血化瘀之药物,配合"下法"调理。前两型为里热实证,大便燥结、血热妄行之咯血者,使用"下法"时多选用苦寒攻下之大黄、芒硝，或大黄、番泻叶冲水代茶，或用成方大小承气汤、大黄牡丹皮汤等。后一型为老年体虚、久病津亏、热病伤津等虚证，津血不足引起的便秘及习惯性便秘，治疗时多选用味甘性平、润肠通便的药物，如郁李仁、麻仁、当归、生首乌、西洋参；或选用麻子仁丸、五仁丸、济川煎等成方。还可配合艾灸、针刺穴位（如定喘、内关、足三里等）治疗。饮食方面应多选用清热、润肺、通便、滋阴之食物，如藕节汤、薏仁汤、红梨汁、西瓜汁、蜂蜜、香蕉、苹果汁等。总之，保证患者大便通畅，每日行1～2次，并给予安慰、鼓励，使其情绪安定、心情舒畅、睡眠充足、配合治疗。

在临床见舌苔黄、便秘、腹胀(或有压痛）者，即可采用"下法"。但在使用"下法"时应注意：①"下不厌早"既不宜迟，也不宜早，及时为要。②"中病即止"切忌过剂，以免耗伤正气。另外"下法"对年老体虚、伤津耗血之人慎用，必要时可攻补兼施，妇女孕期、经期禁用此法。

（二）下法在重症肺炎中的应用

1. 肺与大肠相表里是"从肠论治"重症肺炎的理论根源

（1）肺与大肠相表里理论的基本内容："肺与大肠相表里"理论首见于《灵枢》"肺合大肠，大肠者，传导之府""肺手太阴之脉，起于中焦，下络大肠，还循胃口，上膈属肺""大肠手阳明之脉，……下入缺盆，络肺下膈，属大肠"。

（2）"肺与大肠相表里"说明了肺与大肠在生理上的关系：首先，从经络循行方面，肺与大肠经络相通，互为表里，在功能上互相影响，互为因果。其次，从发病病机来看，两者相互传变，互相影响。其临床主要表现在如下两方面：①肺病及肠：《素问·咳论》曰："肺咳不已，则大肠受之。大肠咳状，咳而遗矢"。《素问要旨论·六气本病》曰："热气大来，火之胜也，燥金受邪，肺病生而流于大肠也"。《明医指掌·卷四》中曰："大肠为肺之腑，肺主清化，脾土受病则不能生金，而肺失清化之令，脏不受病而病其腑，故大肠受之"。可见无论外感、内伤所致肺病均可入里传于肠而成肠病。②肠病及肺：《灵枢·四时气》曰："腹中常鸣，气上冲胸，喘不能久立，邪在大肠"。《冯氏锦囊秘录杂症·大小合参》亦有"大肠为肺之腑，大肠既有湿热留滞，则肺家亦必有邪滞不清"。孙思邈注《华佗神方》时说："肺与大肠相表里，肺疾则大肠之力不足，故便不畅，或便后失力。上无感，下不应也。若大肠过疾，则肺之鼓动力受阻，故气常不舒，或增咳嗽。干不强，枝亦弱也"。可见肠疾亦影响肺的气机，导致肺疾的产生或缠绵不愈。从脏腑功能出发，肺与大肠关系主要表现在气机的调达通畅和气精的转化。《内经·灵枢集注》曰："大肠为肺之腑而主大便，邪痹于大肠，故上则为气喘争，故大肠之病，亦能上逆而反遗于肺"。《素灵微蕴》中讲："肺与大肠表里同气，肺气化精，滋灌大肠，则肠滑便易"；《医精经义》云："大肠所以能传导者，以其为肺之腑，肺气下达，故能传导"；《医经精义》云："肺气传输大肠，通调津液，而主制节，制节下行，则气顺而息安……大便调"。可见大肠传化功能的正常与否，有赖于肺主制节，肺气的下达及肺气化津的作用。而大肠受邪，腑气不降则上逆乘肺而加剧肺气壅滞，发为喘争。

（3）肺与大肠的病理关系及主要临床表现：《素问·五脏生成》曰："咳嗽上气，厥在胸中，过在手阳明、太阴"。《症因脉治》曰："肺气不清，下遗大肠，则腹乃胀"。《血证论》曰："肺移热于大肠则便结，肺气不降则便结"。清·陈士铎在《石室秘录》中言："大便闭结，人以为大肠燥甚，谁知是肺气燥乎？肺燥则清肃之气不能下行于大肠"。故两者病理关系可概括为：肺热壅盛，则大肠易燥结；肺阴不足，则肠枯便秘；肺气不足，大肠虚秘；肺气上逆，大肠气秘，大肠实热秘结，肺气不利则喘咳满闷。

2. 泻下法治疗重症肺炎是基于"肺与大肠相表里"理论的独特而有效的治疗方法

（1）泻下法治疗重症肺炎文献古已有之，是治疗温病的重要治则之一：重症肺炎多为外感温热邪毒，传里犯肺，炼液成痰，进而痰热壅遏肺气，肺失肃降而起，故邪正相争则临床见寒战、高热；气机上逆则成咳成喘；若热毒炽盛，陷于心包，扰乱神明，则见神昏。故重症肺炎可根据其某症的偏重表现可归于中医学"风温肺热""暴喘""昏迷"等范畴，多属于古之所谓"温病"的范畴。早在明清时期，薛生自即有以泻下法治疗温病的论述，如薛氏指出"肺胃大肠，一气相通，温热究三焦，以此一脏二腑为最要，肺开窍于鼻，吸入之邪，先犯于肺，肺经不解，则传于胃，谓之顺传，不但脏病传腑为顺，而自上及中，顺流而下，其顺也有不待言者，故温热以大便不闭者易治，为邪有出路也"（《温热经纬·薛生自湿热病》）。这不仅说明了温病中肺与大肠的传变关系，还说明了大便不闭者因其邪有出路而预后良好。另《感证辑要·伤寒戒下温热喜下》中亦有类似的表达，如"温热为阳邪，火必克金，故先犯肺。火性炎上，难得下行。若肺气清肃有权，移其邪由腑出，正是病之去路"。而吴又可在《温疫论·注意逐邪勿拘结粪》中提出"温病勿拘下不厌迟"，强调温病泻下须及早，及早通腑泄热能够有效地截断病势，防止逆传心包。

（2）泻下法：泻下法在重症肺炎的临床应用的主要目的应是泻下通便，通利腑气；在治疗手段上应包括针刺通络、中药内服及外治灌肠3个方面。①针刺通络主要是肺系疾病。在针刺基本肺系经络穴位的基础上，加刺其相表里阳明大肠经的穴位曲池，可以宣通肺气、通腑泄热而效果更佳。②中药内服是"泻下法"的经典应用。重症肺炎证属阳明腑实证，此时患者以高热、便闭为主，急用承气汤类药物泻下通便可导邪热外出。主方为宣白承气汤加减：生石膏40g，生大黄10g，黄芩15g，瓜蒌皮30g，杏仁10g，桃仁10g，枳实15g。每日1剂，入水煎至300ml左右，分2次口服。随证加减：化热明显者，加黄芩、金荞麦根等；气阳亏虚者，加生黄芪、熟附片；气阴不足者，加党参、麦门冬、五味子等；痰壅气滞者加紫苏子、瓜蒌仁等具通便作用之品。寒痰阻肺时加麻黄、厚朴、当归、玄参、甘草等。③灌肠法。灌肠法是对泻下法的变裁新用，防止了内服泻下峻猛之药对年老体弱者的伤害，又能有效地通邪腑气，达到导邪外出的目的，是泻下法在治疗重症肺炎的临床应用中最主要的手段。清吴师机认为"肺现络大肠，又与大肠相表里，肺咳不已，往往大肠受之，煎抹中焦，而更用导法，从魄门入大肠，升气于肺，表里可兼治"，并认为灌肠法可收汤液利而无贻害。急重症患者尤其是胃肠壅滞不通，积聚内生而阳明受累者，只有攻下以消积导滞才能邪去而正安。然而重病患者往往久病体弱，年龄偏大，内服攻下之品恐多药力太过而耗损正气，故临床多将内服药物改为保留灌肠泻下，以釜底抽薪之法攻邪自魄门出。在治疗方面既不伤正气，又能直达病所，是故"壅碍既夺，重积得减，则气血流通，而身自健"（张从正）。

第三节　汗法

一、汗法概述

汗法为"八法之首"，它通过宣发肺气、开泄腠理、调和气血、促进发汗，使邪气随汗而解。出汗可以祛除外感之邪，排出人体毒素，调节体温，平衡身体阴阳，使机体达到平衡状态，故而汗法并不局限于以人体汗出为目标，不仅仅用于表证的治疗，同样也可以广泛应用在内科杂病中，关键是机体出现腠理闭塞、营卫不通的病理状况。

（一）汗法的功效

1. 祛邪外出

（1）祛除外感之邪气：外来之邪必祛而散之，六淫、疫疠侵袭人体，理当祛除。汗法可以宣通腠理，恢复肺气宣降，使得津气正常运行，外邪随汗而解。《素问·阴阳应象大论》言："因其轻而扬之""其高者，因而越之""其有邪者，渍形以为汗；其在皮者，汗而发之"，都说明汗法可以祛除外感邪气。《素问·玉机真藏论》具体地指出用汗法以祛除风寒邪气："今风寒客于人，使人毫毛毕直，皮肤闭而为热。当是之时，可汗而发也。"张从正则总结更为详尽："风寒暑湿之气，入于皮肤之间而未深，欲速去之，莫如发汗。"

腠理遍布全身，是人体气津流通的道路，病理状况下则可能成为邪气相传的途径。外邪侵袭，若进一步相传，仍可以用汗法。如《素问·热论》："三阳经络，皆受其病，而未入于脏者，故可汗而已。"如果外邪留恋于皮肤、肌肉、关节、筋骨之间久而不去，同样可以用汗法以祛除邪气。如《素问·玉机真藏论》最早记载了用汤熨及火灸发汗治疗痹证："盛痹不仁肿病，当是之时，可汤熨及火灸刺而去之。"张从正亦言："凡风寒邪气，结于皮肤之间，藏匿于经络之内，留而不去，或走注疼痛，麻痹不仁，以及四肢肿痒拘挛，可用汗法。"汗法运用得当还可以祛除传入气分的温疫之邪。吴又可《温疫论》言："凡疫邪留于气分，解以战汗"。叶天士对"战汗透邪"的临床应用、作用机理作了明确的阐述："若其邪始终在气分流连者，可冀其战汗透邪……令邪与汗并，热达腠开，邪从汗出。"

（2）祛除内生之邪气：《儒门事亲》说："夫病之一物，非人身素有之也，或自外而入，或自内而生，皆邪气也。"正常生理情况下的气血津液等物质和功能，属于正气，若由于各种病因引起脏腑物质和功能不正常，导致气逆、气滞、津停、湿阻、血瘀等，即为邪气。正如张景岳《类经》说："气之在人，和则为正气，不和则为邪气。"腠理为气津通行的道路，在生理状况下腠理中气津通行，病理情况下气津流通失常，则可能为气滞、津停等，气滞还可能化热化火等。汗法可以宣通腠理，促使气化，使得腠理中气津运行恢复正常。气津运行通畅无阻，则人体便可恢复平和。

《灵枢·热病》有针刺发汗以治疗发热的记载："热病七日八日，脉口动喘而弦者，急刺之，汗且自出。"《千金》麻黄醇酒汤乃用单味麻黄宣通表里，祛除内生湿热以退黄；《医学正传》强调治疗黄疸使用汗法的重要性："湿热怫郁内甚，皆能令人发黄病也。……湿在上宜发汗，湿在下宜利小便，或二法并用，使上下分消其湿，则病无有不安者也"。

2. 宣布肺气　肺主皮毛，毛腠、皮腠、肤腠都是身体皮肤浅表的间隙，统属于"皮毛"，为一身之表。皮毛是人体抵御外邪的屏障，皮腠等则有分泌汗液、润泽皮肤、调节呼吸和抵御外邪等功能。肺通过其宣发作用将卫气和津液输布全身，温养肌肉皮毛，以维持人体正常生理功能。肺"司呼吸""主皮毛""通调水道"的生理功能，主要是通过肺气的宣散和肃降来完成。宣降正常，则肺气出入通畅，水道通调，呼吸调匀，水津下达。肺体清虚，喜宣通而恶壅塞。如因外邪束表而表腠郁闭，导致肺气郁；内因生理功能失调而升降受阻，导致肺气滞。肺之宣通畅达受碍，则发生种种肺气不宣的病症。

汗法能够宣通腠理，其作用发散而向外、向上，可以宣发肺气，使气机通畅，气津随之宣发，继而向全身布散。具体来讲，汗法宣布肺气主要表现在以下几个方面。第一，宣肺散邪。外邪可以使得肺气失宣，表腠郁闭，汗法既可以宣布肺气，使得肺气得以正常宣发，也可以散邪外出，使得外邪随汗而解。第二，宣肺平喘。汗法能够宣发肺气，而肺的宣发与肃降相反相成，所以汗法宣肺在一定程度上包含了肃降肺气的作用。因此，临床上汗法可以广泛用于风寒束表、肺气郁闭、痰饮内停所致的咳嗽气喘等病证。第三，宣肺行水。肺主"通调水道"，既可以向上向外布散津液，又可助水液"下输膀胱"。若肺气失宣、津液布散失常则成痰成饮，甚则外溢为肿。汗法有助肺气宣发，可以开通腠理恢复气化，使得水津四布，以消除停津留饮。汗法开宣肺气，促使气化，使得留饮化为汗液从表腠汗孔而出；同时宣发肺气有利于肺气肃降，使津液下及肾与膀胱，化为尿液而出。

3. 升阳助脾　汗法作用升浮而向上向外，察春夏之气有助脾阳之升腾。周学海释《读医随笔·升降出入论》中说："升阳或散发之剂，是助春夏之阳气令其上升。"可见发汗具助阳作用。汗法作用发散，达卫阳而助气化，可以鼓舞中阳，起到升阳助脾的作用。脾气运动的特点便是"升"，脾运化水谷精微必须通过"升"而将水谷精微上输心、肺和头目清窍。脾胃功能全在阳气的升腾、运化。

汗法能升发脾阳，还有调理升降的作用。脾居中焦，为气机升降中枢，人体气机运动，皆赖脾气，脾气升则浮，胃气降则沉。脏腑之气升降、交通、相济为用，全赖脾居中的斡旋作用。如肺的宣发，心火的温煦，肝胆的条达，肾水的滋养，都与脾主升清有关。汗法宣通腠理助脾升清，燮理升降，使中焦气滞之郁结不畅者得以开达舒畅，升降和调。

发汗药用于表证是发散，伸达卫阳；用于脾虚证是升阳，鼓舞中阳，病异用同。《儒门事亲·卷二》载用麻黄汤治愈飧泄日久的医案，且言："设若飧泄不止，日夜无度，完谷下出，发汗可也"。李杲在《脾胃论》中言："大法云：汗之者愈，下之者死。若用辛甘之药滋胃，当升当浮，使生长之气旺，言其汗非正发汗也，为助阳也。"

4. 布散津液　津液的布散运行，必须由气的推动作用才能完成，气能推动津液输布全身，并且通过气化作用将部分水液排出体外。全身腠理彼此相连，自成系统，是气津运行的道路。汗法通过宣通腠理，从而起到布散津液的作用。一方面，汗法可以宣通一身气机，使得气行则津行，加速津气的布散流通；另一方面，腠理为气化场所，汗法开通腠理以促进气化，将过多的水液通过汗液、尿液排出体外。

《素问·藏气法时论》言："开腠理致津液，通气也。"所以对于水饮停聚的一类病证，采用汗法，既可以开腠理通气行津液，使得停聚之水饮恢复布散，起到拨乱反正的目的；也可以将停聚的水饮从汗孔排出，起到逐邪外出的作用。如《金匮要略·水气病脉证并治》云："里水者，一身面目黄肿，其脉沉小便不利，故令病水……越婢加术汤主之"，《金匮要略·痰饮咳嗽病脉证并治》："病溢饮者，当发其汗，大青龙汤主，小青龙汤亦主之。"即是用发汗法因势利导，使得水津得以布散，饮邪得以祛除。

5. 宣通脏腑通道　腠理分布广泛，可以通行气津等精微物质，是人体气化的场所，在人体中起到沟通联系的作用。五脏六腑之间的联系，与腠理的作用是分不开的。腠理是气机升、降、出、入的通道，通过气化作用，使得脏腑之间的功能得以协调。若腠理开阖失常，必然导致脏腑通道受阻，脏腑功能协调失常。汗法能够宣通腠理，不仅能宣通肌表之腠理，亦可以宣通脏腑之腠理，从而宣通脏腑通道，恢复脏腑之间的协调功能。以肺与膀胱为例，肺属手太阴，膀胱属足太阳。肺主一身之气，卫气行于脉外，由肺散布于全身。太阳膀胱经气，统一身营卫，行于体表，所以，膀胱经气能助肺通行卫气于体表。膀胱为州都之官，贮藏津流气化则能出，与肺的生理功能分不开。肺气宣发肃降，通调腠理水道，津液才能下输膀胱。若外邪侵袭肺卫，肺气不宣，腠理水道不能通调，津液不能下输膀胱，则可出现尿少、尿闭的症状。此时，运用汗法治疗，使得肺气得宣，腠理得通，从而"通调水道，下输膀胱，水精四布，五经并行"。

（二）汗法的临床应用

汗法是临床中较为常用的治疗方法之一。汗法多用于邪在肌表的病证，临床中多用辛散的方药发汗进行治疗，使邪随汗解。但究其汗出之理与汗法愈病机制可知，汗法之用主要是宣通卫阳之气、开达腠理玄府，以使阴阳调和。

1. 汗法治疗表证　所谓表证，是指六淫外邪侵犯人体邪气尚未及深，未入脏腑，营卫失和所出现的一系列证候。张景岳曰："表证者，邪气之自外而入者也。凡风、寒、湿、火、燥，气有不正，皆是也。"

外邪袭表，则阳气郁闭，腠理或闭或泄，营卫循行失度。发汗解表则其治疗大法。故《素问·阴阳应象大论》治疗表证提倡因势利导，"其有邪者，渍形以为汗；其在皮者，汗而发之。"

（1）汗法治疗经脉之变：经脉乃人体调和阴阳，运行气血的主要通路，《内经》载有汗法治疗表证，首先治疗经脉之变，如《素问·热论》曰："三阳经络，皆受其病，而未入于脏者，故可汗而已。"原因是："巨阳者，诸阳之属也。其脉连于风府，故为诸阳主气也。"巨阳为太阳，太阳为三阳之经，其气旺盛，是防御外邪的有力保障，故太阳主表。张子和亦曰："诸风寒之邪，结搏皮肤之间，藏于经络之内，留而不去，或发疼痛走注，麻痹不仁及四肢肿痒拘挛，可汗而出之。"

《内经》论经脉之病变首先用针刺治疗。《灵枢·寒热病》云："热病始于臂者，先取手阳明、太阴而汗出，热病始头首者，先取项太阳而汗出，病始足胫者，先取足阳明而汗出。"这里的臂、头首、足胫，皆为受病部位，未言脏腑而中经脉者说明病位浅，属实证。故可直接针刺取汗。《灵枢·热病》亦云："热病三日，而气口静，人迎躁者，取之诸阳，五十九刺，以泻其热而出其汗。"

（2）汗法治疗温热之病：对于温热病治疗，《内经》提出"诸治热病，以饮之寒水乃刺之，必寒应之，居止寒处，身寒而止也。"（《素问·刺热论》），张仲景论温热之病的治疗，警戒后人勿用"汗下火劫"。对此，黄元御认为：虽岐伯治温热用汗泻，仲景治之戒汗下，"义若不同，而理实无殊，岐伯之示汗泻，补阴而泄阳也，仲景之戒汗下，泄阳而亡阴也，后世通岐伯之针刺，效仲景之汤丸，易麻桂之温燥，汗之以清凉之剂，变承气之荡涤，泄之以滋润之品，壮火既清，微阴续复，则悉得岐伯之遗法，而不犯仲景之明戒。"由此可见，治疗温病的法则，离不开汗法与泻法这两大法，但在临床用药的过程中要慎重使用"清凉滋润"之品。

汗法治疗温热病具体的治疗方法，后世医家多有发挥。当温邪犯表，侵犯卫分时，叶天士提出："在卫汗之可也。"治当透表。若病至气分，宜当清下，张锡纯曰："至传经已深，阳明热实，无论伤寒、风温，皆宜治以白虎汤，而愚用白虎汤时，恒加薄荷少许，或连翘、蝉衣少许。往往服后即可得汗。即但用白虎，亦恒有服后即汗者。"邪达营分时，此时热邪深陷郁闭气机，应加入轻清宣散之品以滋养营阴，故"调剂阴阳，听其自汗，非强发其汗也。"因此，温病之治不离汗法。

2. 汗法治疗杂病　疾病虽有外感内伤之分，但就病因而言，很多疾病的发生往往非单一因素所致，就病位而言，亦不拘于在表在里，对于这些复杂性疾病，治疗需要内外兼顾，其中汗法是重要的措施之一。

（1）汗法治疗水肿：水肿首见于《内经》，其名曰"水"，并根据不同的临床表现分为"风水""石水"等。《内经》明确提出了水肿的治疗原则，如《素问·汤液醪醴论》提出"开鬼门"即宣通玄府发汗利水的治疗方法。其后《金匮要略·水气病脉证并治》中提出"诸有水者，腰以下肿，当利小便，腰以上肿，当发汗乃愈"，提出发汗、利小便两大治疗原则的不同适应范围。《肘后备急方》中载："若止皮肤水，腹内未有者，服诸发汗药，得汗便差，然慎护风寒为急。"李东垣曰："宜以辛散之，以苦泻之，以淡渗利之，使上下分消其湿，正所谓开鬼门、洁净府。开鬼门者，谓发汗也；洁净府者，利小便也。"朱丹溪对水肿应用汗法治疗的症状特点进行了论述："目胞上下微起，肢体重着咳喘，怔忡，股间清冷，小便涩黄，皮薄而光，手按成窟，举手即满是也。治法：身有热者，水气在表，可汗；身无热，水气在里，可下。"李用粹在论治水之法时说："治水之法，行其所无事，随表里寒热上下，因其势而利导之。故宜汗宜下，宜渗宜清，宜燥宜温，六者之中，变化之中，变化莫拘。"说明尽管治疗水肿的方法非常丰富，但汗法居治水六法之首。张子和治疗水肿运用汗法与泄法同用，效果显著："南乡张子明之母极肥，偶得水肿，四肢不举。戴人令上涌汗而下泄之，去水三四解。初下药时，以草贮布囊，高支两足而卧。其药之行，自腰以上，水觉下行，自足以上，水觉上行，水行之状，如蛇走隧，如线牵，四肢森然凉寒，会于脐下而出。不旬日间，病大减。"可见，汗法是宣发阳气、运化津液以消除水肿的重要措施。

（2）汗法治疗痹证：《素问·痹论》云："风寒湿三气杂至，合而为痹也。"引起痹证的外因，以风寒湿为多见。外邪侵袭，凝闭营卫气血，则成痹证。因而，发汗散邪是治疗痹症的一大法门，仲景的三附子汤、桂枝芍药知母汤、麻杏苡甘汤等，乃是治痹的经典之方。发汗之法无非是通过药物振发阳气，调动卫气，开启玄府疏通经脉以驱邪外出。如《灵枢·寿夭刚柔》载有热敷发汗以治疗寒痹的方法。

（3）汗法治疗疮疡：汗法可以透散邪毒治外科疮疡。《素问·五常政大论》云："是以地有高下，气有温凉，高者气寒，下者气热，故适寒凉者胀，之温热者疮，下之则胀已，汗之则疮已，此腠理开闭之常，太少之异耳。"经文基于地域差异，提出因地制宜的治疗法则，引出可用发汗法治愈疮疡。因发汗之品多辛味之药，"能行、能散"，具有发散、活血行气的作用。辛则能发散以利气机畅达，通畅腠理与玄府，使病邪可从表外出，从而达到清热消痈之功效。如治疗阳热痈证的仙方活命饮，方中用防风、白芷；治阴疽证的阳和汤用麻黄等，组方中无不借用汗法，以辛散之，疏畅气机，令邪外达。

汗法治疗疮疡有一定的规矩，仲景就有"疮家不可发汗"之论。此处之"疮家"是指"表虚聚热，则生疮"，故"疮家身痛如伤寒，不可发汗，发汗则表气愈虚，热势愈甚，生风，故变痉也。"

（三）汗法的治疗措施

《内经》关于发汗法的治疗措施记载较为零散，但其基本治疗原则明确、措施丰富。后世医家对此多有发挥，张子和说："灸、蒸、熏、渫、洗、熨、烙、针刺、砭射、导引、按摩，凡解表者，皆汗法也。"

1. 针刺发汗　《内经》治病以针刺为主，针刺亦是发汗的重要手段。张子和曰："圣人之刺热五十九刺，为无药而设，皆所以开玄府而逐邪气，与汗同。然不若以药发之，使一毛一窍，无不启发之为速也。"指出针刺发汗效比药物要快。《素问·热病》载："热病七日八日，脉口动，喘而短者，急刺之，汗且自出，浅刺手大指间。"余伯荣注云："此即《伤寒论》之太阳病脉浮紧，无汗发热，身疼痛，八九日不解，表证仍在，麻黄汤主之。夫麻黄汤，即取手大指汗出之剂也。"针刺手大指荣穴可发汗治疗表实证，功同麻黄汤。《素问·热论》中载："其未满三日者，可汗而已；其满三日者，可泄而已。"此处所言亦为用针刺发汗泄热之法。

再如《灵枢·刺节真邪》谓："热于怀炭，外畏绵帛，衣不可近身，又不可近席，腠理闭塞则汗不出……取之于其天府大杼三痏，又刺中膂，以去其热，补足手太阴，以去其汗，热去汗稀，疾于彻衣。"此处指热病本虚标实者，因汗源不足，难以出汗，用针刺法资其化源，然后再发汗祛邪。《灵枢·热病》云："热病而汗且出，及脉顺可汗者，取之鱼际、太渊、大都、太白，泻之则热去，补之则汗出。"指出热病虽汗出而表证不解，因脉证相符，仍当汗解，故取手足太阴经之荥穴鱼际、大都，用泻法以泻热解表；取手足太阴经之原穴（阴经以俞代原）太渊、太白二穴，用补法以补脏腑之气，益汗之源。说明《内经》运用针刺发汗十分注重攻补结合，体现了注重正气的整体治疗思想。

《灵枢·热病》载有针刺发汗常用的五十九个穴位，即"热病三日，而气口静，人迎躁者取之诸阳，五十九刺，以泻其热而汗出。"即所谓"五十九刺"。

2. 药物发汗　《内经》虽载方不多，但明确提出了"以药泄汗"疾病防治措施（《素问·刺法论》）。《灵枢·邪客》对于因外邪所伤，营卫失调而致的失眠证，用半夏秫米汤治疗，服后则"故其病新发者，复杯则卧，汗出则已矣。"此法开后世药物发汗之先河。

《内经》还明确提出了选择发汗药物的基本原则。如《素问·阴阳应象大论》曰："辛甘发散为阳，酸苦涌泄为阴。"《素问·至真要大论》载："湿上甚而热，治以苦温，佐以甘辛，以汗为故止。"王冰释之："身半以上，湿气有余，火气复郁，郁湿相薄，则以苦温甘辛之药，解表流汗而祛之，故云以汗为除病之故而已也。"提出了选择辛甘苦温的药物来发汗愈疾。如后世即以麻黄、荆芥、防风等辛温类药物发汗以解表。

《灵枢·痈疽》在论述败疵的治疗时云："坐陵翘草根各一升，以水一斗六升煮之，竭为取三升，则强饮厚衣，坐于釜上，令汗出至足已。"张志聪注曰："坐陵乃水草，连翘也……盖水草能清热发汗，连翘能解毒也。"采用内服解毒发汗之药，外用热汤强令患者发汗，使邪从汗解。故"外热内寒宜辛温，外寒内热宜辛凉"。另外，《素问·阴阳应象大论》记载"其实者，散而泻之"，"因其轻而扬之"，"其在表者，汗而发之"等，其中"发""散""轻扬"等即包括汗法。故张锡纯亦提出："发汗原无定法，调补之；或当视其阴阳所虚之处，而调补之；或因其病机而利道之，皆能出汗，非比发汗之药始能汗也。"

3. 药熨发汗　指利用汤液浸渍、熏蒸形体肌肤取汗以驱邪外出之法。如《素问·阴阳应象大论》云："其有邪者，渍形以为汗。"西晋医家张苗曾使用蒸法治疗伤寒无汗："烧地铺桃叶蒸之，大汗立愈。"

4. 推拿导引发汗　《内经》在养生、治疗中常提到导引之术，因其"缓节柔筋而心和调者，可使导引行气"，故《素问·异法方异论》曰："其病多痿厥寒热，其治宜导引按跷。"张子和曰："平准所谓导引而汗者，华元化之虎、鹿、熊、猴、鸟五禽之戏，使汗出如傅粉，百疾皆愈。"在治疗过程中，运用导引之术，导引行气，可"逐客邪于关节"，增强卫气固外之功，从而祛邪外出。

（四）汗法的治疗禁忌

发汗可解表散热，然而过汗易损伤阳气、耗散津液。因此在临床应用的过程中，要掌握其汗法的法度和禁忌。

1. 五夺不可汗　《素问·五禁》曰："何谓五夺？……形肉已夺，是一夺也；大夺血之后，是二夺也；大汗出之后，是三夺也；大泄之后，是四夺也；新产及大血之后，是五夺也。此皆不可泻。"是谓因久病重病出现的五种气血津液耗损的情况。不论用针灸或药物治疗，"五夺"均禁止使用泻法。汗法因其能伤损正气，也不当用，应固护正气，保津液，留生机。

2. 夺血者无汗　《灵枢·营卫生会》云："血之于气，异名同类焉。故夺血者无汗，夺汗者无血，故人生有两死而无两生。"失血属于五夺之一，但由于"血汗同源"，津血已伤者，汗源不足尤不可发汗，即"阳盛阴虚，汗出而死"。其原理在于机体津液藏于脉中则化而为血，出于皮肤则为汗，故汗血同源。因此，汗出太过，必伤津，便可进一步引起血虚；大量失血者，亦会引起津亏。张景岳注为："血由化而赤，莫测其妙，故曰血者神气也。然血化于液，液化于气，本为同类，而血之于汗，亦非两种；但血主营，为阴为里，汗属卫，为阳为表，一表一里，无可并攻，故夺血者无取其汗，夺汗者无取其血。"仲景所谓"衄家不可发汗"，"亡血家不可发汗"即是据此而论。血虚者误用发汗，不但会导致阴血极亏，阳气也因无所依附而虚衰，发汗既伤阳气又耗阴液，即所谓"若表里俱脱，则不脱于阴，必脱于阳，脱阳亦死，脱阴亦死。"故当禁用发汗。若犯此戒，必致气血更虚，气虚无以温煦则寒战，血虚无以濡润，经脉失养则振摇。

3. 阴虚者无汗　《难经》云："阳虚阴盛，汗出而愈，下之即死；阳盛阴虚，汗出而死，下之即愈。"此处的"阳虚"是指人体阳气虚损，"阴盛"指的是入侵的寒气盛；"阳盛"是由风寒之邪引起的外感邪热盛，"阴虚"指人体的阴气虚，包括津液、精血等不足。尤在泾说："病在里而汗之，是竭其阴而动其血，故曰不可发汗。"阴精不足者感受外邪，最易从热而化，体内热邪一旦形成，又能进一步损耗阴液。此时，解表散邪须防太过伤阴，故当禁汗。

对于"不可汗"，后世医家多有发挥，除上文张仲景提出的"衄家""亡血家""疮家"不可发汗之外，李中梓有"无表证者，不可汗。脉沉不可汗。尺脉迟不可汗。脉微弱者，虽恶寒，不可汗。咽中闭塞者，不可汗。诸动气者，不可汗。"俱当随证定夺。

二、汗法在肺病中的应用

汗法在肺系病证中应用广泛。肺开窍于鼻，外合皮毛，故外感六淫易从口鼻、皮毛而入犯肺，从而引发肺部疾病。外邪干肺，肺气上逆则作咳，若咳嗽由外感风邪所引发，则我们可应用汗法疏散风邪，汗出风去则咳止。例如风寒袭肺，临床选用三拗汤加减；风热犯肺，临床选用桑菊饮加减；寒痰、热痰均可蕴藏于肺，壅阻气道，致使肺气升降失常，痰气相互搏结而致痰鸣哮喘。故临床可选用宣肺化痰之品，使得痰去肺宣、气道通畅则哮喘除。例如热哮证临床选用越婢加半夏汤加减；冷哮证临床选用小青龙汤加减；肺热咳喘临床选用麻黄杏仁甘草石膏汤。

第四节　吐法

吐法是指使用具有催吐作用的药物，将壅滞于胸膈、胃脘等处的痰涎、宿食或毒物等吐出的治疗方法。

一、吐法理论的源流

1. 吐法始源于《内经》　《素问·阴阳应象大论》"其高者，因而越之"，指出病位在高处，应采取因势利导，使病邪往上而出的方法而治之。也就是说当病邪在上部时，可运用具有涌吐之力的方药来进行治疗。首次提出了涌吐之法，并指明了吐法适用于病邪犯于上部之病证。又提到"气味，辛甘发散为阳，酸苦涌泄为阴。"指出了酸味和苦味药物具有涌吐和泻下的作用，对后世具体运用何类药物用于吐法具有一定指导意义。可见《内经》首次提出了吐法，并且指明了涌吐之法所适用药物归类以及相关的适应证。虽然《内经》并没有明确指出具体治则以及相应方药，但是《内经》吐法的提出将为后世的研究和发展开列先河，具有重要理论价值。

2. 历代医家对吐法的继承和发展

（1）汉代张仲景在《内经》的基础上，继续发展吐法理论，分析了比较具体的适应证，研究出了瓜蒂散等涌吐方剂，并对瓜蒂散进行药物分析，在此基础上明确了使用此方此法的禁忌证及注意事项，明确指出"唯诸亡血虚家，不可与瓜蒂散也。"使吐法理论得以进一步完善并应用到医学实践活动当中。并强调瓜蒂本身为有毒之物，瓜蒂散涌吐之力峻猛，如果应用得当则效果显著，反之则容易损伤脾胃之气，甚者危及生命。因此，在医疗实践当中使用吐法时，一定要按照其适应证施治，并且熟知其禁忌证及注意事项，切忌过量，得吐则止，不可尽剂。通过张仲景对《内经》的继承和发展，使得吐法成为有理论、有方药、有针对病证、有实践、有禁忌，可操作性较强的治法。

（2）宋代许叔微《普济本事方》载"治中风忽然昏若醉，形体昏闷，四肢不收，风涎潮于上膈，气闭不通。猪牙皂角（四挺，肥实不蠹者，去黑皮）晋矾（光明者，一两）上细末研匀，轻者半钱，重者三字匕，温水调灌下，不大呕吐，但微微冷涎出一二升便得醒，醒次缓而调治"。《圣济总录》中也有关于救急稀涎散的记载，指出用稀涎散涌吐可用于治疗中风症见痰涎壅盛、喉中痰声流流、气闭不通、心神瞀闷、四肢不收、或倒仆不省、口角歪斜、脉滑实等属闭证者。《太平圣惠方》载："发狂欲走，瓜蒂末，井水一钱，取吐即愈"，又载有盐汤探吐方。经后世医家不断发展，涌吐之方药逐渐增多，对某些急重病有着特殊疗效，吐法实用性大大提升。

（3）金代张子和在《儒门事亲》中提到"如引涎、流涎、嚏气、追泪。凡上行者，皆吐法也。"凡在上者皆可吐式，并概括了吐法可广泛应用于头痛、腹满、痰厥、眩晕、恶心、口臭、痹痛、头风、口噤不开、不省人事、疟疾、发狂、瘟疫等一系列病在上脘、胸中之属。《儒门事亲·三法六门》列了三圣散、瓜蒂散、稀涎散、郁金散、茶调散、独圣散、碧云散、常山散以及青黛散等9首吐方，其中瓜蒂散、三圣散、稀涎散、常山散在临床使用尤为频繁；子和尚有非药之吐法"撩痰者，以钗股、鸡羽等物刺激舌根咽喉部探吐；旋转取吐者，缚病人于车轮其上，使之伏卧，以棒搅之，转千百遭，使病人呕吐"。将吐法引申到广义范畴，丰富了吐法的应用范围。《儒门事亲·十形三疗三》"内积形"14个病案与"外积形"4个病案中，用到涌吐法的达13案。分别在"伤冷酒""心下沉积""茶癖""腹胀水气""胸膈不利""冷疾""积块""肥气积""停饮"等案中提到。张子和认为在上者皆宜吐，并有借助他物于喉间探吐而辅之，或将吐法与其他治法合用而治之，所治病证众多，临床收效颇佳，为擅用吐法之大家。

（4）刘河间对吐法研究有深入，他将吐法广泛用于邪在上之伤寒、头风痛致瞽、暴嗽风痰上壅咽喉不利、痫久不愈、癫狂、中风神昏喉有呴咽声、食生脍不化、噎食久不愈、伤食闷乱、瘕痛腹胀、胸膈满闷，妇人筋挛骨痛、肩背痛或臂痛、厉风或疮疡恶疮、厥气中风、半身不遂、破伤风角弓反张、掉眩强直，小儿惊风掣缩和小儿上喘潮热，在一定程度上又将吐法的临床应用范围有所扩充。吐法在临床的应用越来越广，涉及病种越来越多。

（5）元代朱震亨《丹溪心法·痰十三》中提到"痰清者属寒，二陈汤之类。胶固稠浊者，必用吐。"又有"痰在肠胃间者，可下而愈；在经络中，非吐不可。"又提出了益元散和参芦饮等涌吐之剂，说到"益元散吐湿痰。白汤入盐，方可吐。人参芦煎汤，吐虚病。"

（6）现代医家运用吐法，每先予小剂，不效则逐渐加量。可用大白萝卜切成条，加水煮软后用纱布包挤，取汁；或用大蒜、韭菜以及生姜等物捣碎取汁；或将食盐炒焦，开水溶化；或独取一味藜芦、芫花、苦参或常山等研末鼻饲或擦牙，令少量频频服用或外用；或用手指或鹅羽刺激咽部使之呕吐。现代临床亦有以旋覆花与活性炭催吐收效甚好的案例。

经过医家的不断继承和发展，涌吐药物早已不仅仅局限于张子和所列36味，使用吐法也不仅仅是局限于用药物涌吐，还增加了物理涌吐法。治疗范围涉及内、外、妇、儿、五官等科，病种达24种。涌吐法不管单用还是与他法合用，临床效用均显，是临床上非常重要的一大治法。总之，吐法在临床的应用范围颇为深广，意义重大，在中医治法中占有重要地位，对祖国医学的发展有着不可磨灭的贡献。

二、吐与脏腑精气的关系

吐与脏腑精气密切相关，呕吐机制的实现与完成离不开脏腑精气的配合与协同作用，脏腑气机运动实现了呕吐物的排出，反过来机体排出呕吐物的过程又对脏腑功能活动有一定的影响。

1. 吐与肺的关系　肺主气司呼吸，通过肺气的宣发肃降，实现机体与外界环境之间的气体交换，以维持人体的生命活动。肺气的宣发肃降推动和调节全身津液的输布和排泄。

肺气以肃降为顺，吐能够提升气机，当肺气的宣发与肃降功能失调，出现呼吸失常、津液代谢障碍及卫外不固等病证。使用吐法升提气机，升降协调，对于全身气机的调畅，气血的调和，起着重要作用。吐亦可条达气机，当肺气虚弱或壅塞，不能辅心行血，导致心血运行不畅，出现血脉瘀滞不通的病证，使用吐法可调其气血，去其瘀滞，通其脉道，从而逐渐恢复肺脏"朝百脉，主治节"之功能。

2. 吐与脾胃的关系　胃主受纳腐熟，脾主运化水谷，脾胃为后天之本，气血生化之源。脾主升清，胃主降浊，一升一降，相辅相成，脾胃为气机升降之枢纽。病之邪气或痰涎或食积或瘀血等从体内排出体外，都需经过中焦脾胃，抑或呕吐之物的顺利排出均离不开脾胃气机升降的协同作用。涌吐之后脾胃之气易伤。

脾胃为后天之本，气血生化之源，脾胃受损必定影响机体脏腑阴阳气血的正常有序进行。《景岳全书·脾胃》说："胃司受纳，脾主运化。"一运一纳，化生精气。脾失健运，胃不受纳则易出现纳少脘痞、腹胀泄泻等一系列脾胃纳运失调之证。人体之气由先天元气与后天宗气组合而成，而脾胃所化生的水谷之气又是后天宗气的重要组成部分。涌吐之法的实现需动用脾胃之气，借助脾胃之功，因此涌吐过后，脾胃之气易受损。脾胃耗伤，必定对机体后期恢复产生影响，因此，使用吐法祛除病邪之后，大多需在后期加以顾护脾胃之法以巩固疗效。反过来，当脾胃气机受阻，升降失职，壅滞中焦，又可使用涌吐之法，涌出脾胃积滞之邪气，畅通脾胃气机，使脾胃升降之性恢复正常运作。

3. 吐与肝的关系　肝为木脏，肝的主要生理功能为主疏泄与主藏血，而肝主疏泄的中心环节则为调畅气机。肝的气机的条达影响着全身气血和津液的运行与输布。

"木郁则达之"，张子和提到"吐之令其条达"，此处"令其条达"主要就是指令肝气条达也。《血证论·脏腑病机论》所说："木之性主于疏泄，食气入胃，全赖肝木以疏泄之，而水谷乃化。设肝之清阳不升，则不能疏泄水谷，渗泻中满之证在所不免。"肝失其条达则易出现渗泻中满之证，使用吐法吐其中焦满痞，畅通上下之气机，令肝气复达，则全身气机畅达，气血阴阳自和。

4. 吐与心肾的关系　心为五脏六腑之大主，其位居上，五行属火。肾为精之所处，其位居下，五行属水。心火在上宜下降于肾，以助肾阳，肾水居下宜上达于心，以滋心阴，水火既济，阴阳平衡。

当肾水不能上达于心，心火失于克制，阴不能升，阳不能降，则易引发一系列变证。《儒门事亲》载妇人月事不来之证，可以用茶调散吐之。吐讫，可选用玉烛散、当归散，或三和汤、桂苓白术散、柴胡饮子，量虚实选而用之。降心火，益肾水，开胃进食，分阴阳，利水道之药是也。又载可用独圣散吐讫冷痰，配合导水丸、禹功散、无忧散等泻下之剂，上下交通，治疗妇人无子。通过降心火、益肾水之药相配，既济之道，不数月而必有孕也。此所谓吐法可交通心肾耳。

5. 吐与津液的关系　津液，是机体一切正常水液的总称，津液是构成人体和维持机体生命活动的基本物质之一。

津液的主要生理功能有滋润濡养和充养血脉两个方面。当吐泻太过，津液受损，可致皮毛、肌肉、孔窍、关节、脏腑、经络等失于濡养，则易出现一系列干燥的病变。当机体骨髓、脑髓、脊髓等因津液不足失去滋养而生理活动受到影响，脏腑组织的生理结构也可能因失去濡养而遭受破坏。涌吐之法，多为涌出机体内之实邪物质，其中大多夹杂津液成分，津液随吐而丢，濡养滋润功能必定受损。因此，使用此法，后期应注意津液的补充，使机体归于滋润充养。

6. 吐与气血的关系　气与血是人体内的两大类基本物质，在人体生命活动中占有重要地位。《内经·素问·调经论》有云："人之所有者，血与气耳。"清·尤在泾《金匮要略·痰饮》说："吐下之余，定无完气。"津液为气的载体，气依附于津液得以运行，因而津液的输布代谢正常与气机调畅密切相关。涌吐过后，津液丢失，气必然受到损耗。机体内物质的运行与布散都离不开气的运动，气的运行能够促进涌吐机制的实现，而通过吐的上升作用又能提升气机，《丹溪心法》明确指出："关格，必用吐，提其气之横格，不必在出痰也。"又如治疗霍乱："内有所积，外有所感，致成吐泻，仍用二陈汤加减作吐以提其气。"

血和津液都由饮食水谷精微所化生，津血同源。津液是血液的重要组成部分，吐能损耗津液，从而影响血液的正常充养与活动。当津液不足，不能进入脉内以补充化生血液，从而导致血液的亏少或者血液浓稠，将会出现一系列血虚或血行不畅等病变。血液的充足与正常运行是保证人体各脏腑组织正常有序工作的重要保障，是涌吐机制实现的重要条件。

在临床上使用涌吐之法，应注意兼顾气血，有所节制，中病即止，切勿滥用而导致变证。

7. 吐与经络的关系　经络，乃运行气血、联系人体脏腑和体表各组织及全身各部的通道，是人体功能重要的调控系统。

《灵枢·经别》载："夫十二经脉者，人之所以生，病之所以成，人之所以治，病之所以起。"经络有"决生死，处百病，调虚实，不可不通"的特点。人体所生疾病均可在经络或穴位有其相关反应点，使用针灸、推拿、穴位点按、刮痧等相关手法辅助治疗，疏通经络对疾病转归有着重要意义。

吐与脏腑、气血密切相关，而经络则是联系脏腑，运行气血的重要通道。使用吐法祛除病邪，目的本在于调理脏腑气机，沟通上下气血，从而促进经络的通畅，保证全身各项功能的正常运作。而经络的通畅又是气血正常运行的重要保障，通过调畅经络之举，又能辅助吐法通其气血，增其效用。

临床上使用吐法也常常借助于穴位扎针、艾灸、刮痧、穴位点按等相关手法以通其经络，畅其气血，增强其功效。张锡纯在《医学衷中参西录》治疗痰饮方后，备有点天突、捏喉结等法，来刺激咽喉部，起到涌吐之功。

三、吐法治病机制

1. 复脾胃升降之性　张景岳对此法的剖析明确，他说："探吐以提其气，使气机升则水自降也。……开其上窍，则下窍必利，盖有升则有降，此理势之使然也。"脾胃位居中焦，一脏一腑，一升一降。脾主升，胃主降，为气机升降之枢纽。"饮入于胃，游溢精气，上输于脾"，胃为腑，以下降为顺，实而不能满，胃腑必须有规律地虚实交替，才能保障胃之通降、腐熟水谷功能的正常。一旦胃为饮食等壅滞，不能虚实交替，胃气下降，而升降相因则必然影响到脾气的上升。脾胃之气不能各随其性而升降，滞于中焦，则会产生中脘胀闷、疼痛，甚则拒按等症。施行吐法之后，阻滞中焦的有形实邪得以祛除，气之升降无碍，脾胃恢复其升降之权，脾升胃降，诸症消失。故张景岳在《家传吐法》篇中说："诸邪下陷者，吐有升举之功"。

2. 条达肝气　明朝医家王肯堂认为"木郁宜达，故探吐之。"王冰注"达谓吐之"。肝位下焦，主疏泄，其性升发条达。生理状态下，肝木克制脾土。脾土若为邪犯，脾气滞而不行，土壅则木郁，此谓反克，即土胜侮木，影响肝疏泄之职，抑其升发条达，出现肝经循行之两胁或胀或痛。一吐之后，壅滞脾胃之有形实邪得以祛除，脾胃之性复常。土疏则益于扶木，肝木抑郁得解，其条达之性通畅。

3. 宣降肺气　肺为华盖，居于上焦，主宣发肃降。肺之功能正常，宣发肃降有权，则能承接脾所散之精，进而通调水道，将水谷之精微洒陈于五脏六腑、四肢百骸，营养全身。若肺系为痰涎所阻，失其肃降之权，则为咳为喘，甚则肺萎而吐浊痰涎沫。张子和云："痰在胸膈之上，大满大实，非吐安能得出"。朱丹溪亦言痰病"脉浮当吐""胶固稠浊者，必用吐"，"喉中有物，咯不出，咽不下，此是老痰，重者吐之"。运用吐法祛除痰涎，则肺道通畅，宣降有权，自无咳喘、咳痰之患。吐痰蠲饮，以除脘膈之害，有荡涤之势，较其他方法功胜一筹。另外，因土能生金，若脾胃为实邪所壅，亦可影响肺之宣降失常，采用吐法，则为间接与直接相结合的一种综合疗法，即培土生金与宣降肺气相结合。

4. 交通心肾　心居上焦，肾位下焦，五行之中，心属火，肾属水。生理状态下，心火居上，宜下降于肾；肾水位下，宜上达于心。如此，心火居上，水火既济，自无病患之虞。若肾水不能上济于心而制心火，心火亢盛，炼津为痰，火热上扰心神，痰浊蒙闭心窍，则变证作矣。涌吐痰涎，具有显著的醒神定志的功效，是治疗痰蒙神迷诸疾的非常有效迅捷的方法。朱丹溪说："狂病宜大吐下则除之"。张景岳更冠誉吐法为"治狂之要也。"张子和曾治一妇人，因心火亢盛，痰浊阻窍，热扰心神而喜笑不休，半年有余，采用吐法使痰热吐出，不再上蒙清窍，并用黄连解毒汤清泻心火，使心火得降，心神不扰，故喜笑之证得平。可见吐法能交通心肾。

5. 现代医学认识　现代有学者对此从控制论系统角度作了较合理的解释，认为吐法并不是简单的"将邪排出"，而是系统调控的方法之一，目的在于打破顽固的病理稳态。不只是上焦、中焦阻塞且病情急迫的急症可以使用吐法，任何疑难杂症也能适用，吐法不只用瓜蒂、参芦一类的催吐药，也有人用二陈汤、或补中益气汤服后，再用手指或鹅翎探入喉中取吐，称为"因症用药、随药取吐"，也称为"探吐法"。仲景之用吐，主要是用瓜蒂剂，由口而涌吐。而张子和在"汗吐下三法该尽治病诠"中将吐之外延扩广，将"凡上行者"，如"引涎、漉涎、嚏气、追泪"等皆归于吐法。

四、吐法在肺系疾病中的应用

1. 吐法治疗咳嗽　咳嗽为肺部常见疾患之一，其病主要为外邪或内伤引起肺的宣发肃降功能失调，导致肺气不利而引起。中医临床上一般将咳嗽分为外感和内伤两大类，外感咳嗽主要有风寒、风热咳嗽等，内伤咳嗽包括痰热、痰湿、气虚和阴虚咳嗽等。

对于痰浊为患所致咳嗽，使用吐法涌吐痰涎临床疗效佳。《儒门事亲》曰："寒之嗽，有寒痰在上者，以瓜蒂散越之""一切涎嗽，是饮食厚味，热痰之致然也。先用独圣散吐之，吐讫可服人参散、通圣散加半夏，以此止嗽。"

2. 吐法治疗喘病　喘病是指呼吸喘促，甚则鼻翼翕动，张口抬肩，不能平卧为临床特征的一种肺系疾病。其病机常为外邪或饮食、劳倦、情志等因素引动伏痰，痰阻气道，导致肺气壅塞所致。中医认为哮喘专主于痰，发作期间的基本病理变化为"伏痰"遇感引触，痰随气升，气随痰阻，相互搏结，壅塞气道，肺管狭窄，通畅不利，肺气宣降失常，引动停积之痰喘，而致痰鸣如吼，气息喘促，《证治汇补·哮病》亦曰："哮即痰之久而常发者，内有壅塞之气，外有非时之感，膈有胶固之痰，三者相合，闭拒气道，搏击有声发为哮病"，由此可见，不论中西医，在对哮喘病的认识中都注意到"痰"的存在，其不仅是病理产物，且为致病因素。且这种膈间稠浊胶固之痰，泻不能去，必涌而出之，才能使上下交通，气机复常。由此可见，吐法在哮喘病的治疗中极具有用武之地，采用吐法，吐取宿伏之痰，虽言治标，亦为治本之法。在哮喘病的治疗中使用吐法，可达到疾病的一个综合的调理作用，正如《医学心悟》中言："一法之中，八法俱焉，八法之中，百法俱焉，病变虽多，而法归于一。"

《素问·经脉别论》言："饮入于胃，游溢精气，上输于脾，脾气散精，上归于肺，通调水道，下输膀胱，水精四布，五经并行，合于四时五脏阴阳，揆度以为常。"脾为气机升降与水液代谢的枢纽，又为生痰之源，而肺为贮痰之器，故在哮喘的治疗中应注意吐法与补脾法的配合使用。哮喘日久，往往累及肺、脾、肾虚。脾居中洲，后天之本，气血生化之源。津液代谢中，其本在肾，其标在肺，其制在脾。脾气虚弱，不能运化水谷，水液运行失常，停痰留饮，脾气健运，则上可润肺，下可滋肾。《冉雪峰医案》指出："未发治脾勿使痰生，已发治肺，勿使痰阻。"可见补脾在哮喘治疗中具有重要作用，故认为，在治疗哮喘中，不论已发与未发，冷哮与热哮，在使用吐法吐出伏痰同时，要重视健脾补脾。吐以决其塞，脾健以畅其流。有报道在用吐法治疗小儿哮喘持续状态时，在选取《圣济总录》救急稀涎散吐之以控制哮喘持续状态后，改用苓桂术甘汤合用六君子汤以运脾除湿，温化痰饮，疗效颇佳。可见，上吐"伏痰"，中健脾胃的联合运用在哮喘治疗中有重要意义。

酸苦涌泄为阴，张子和亦提出了瓜蒂、茶末、栀子、黄芩、郁金、常山……36味药物可用于吐法，但哮喘病的治疗中，则需据哮喘用药的基本病理特点，病情轻重，病性寒热的基础上进行合理的选择加减，辨证施用。哮喘专主于痰，病情稳定，则需缓吐，学者认为王正公老中医提出的用"莱菔子、桔梗、白前"等药作为治疗哮喘用药的基本方较为合适，且《本草纲目》李时珍语："莱菔子之功，长地利气，生能升，熟能降，生则吐风痰，熟则消积食。"且桔梗宣肺，前胡性平而祛风痰。在此三味药的基础上，若有外感者可加葱白、豆豉；肝郁气急者加郁金、川芎；热哮者加竹沥、黄芩、栀子等；寒哮者可选用乌头；若为哮喘持续状态，则应选用祛痰之品，救急稀涎散（皂角15g，白矾6g）可酌情选用，年老体弱者，宜可用参芦汤。

张从正指出："性情刚暴，好怒喜淫，信心不坚，病势临危，老弱气衰，自吐不止，亡阳血虚，诸种血证皆属禁吐。"并综合后人对吐法的发挥及临床使用经验的归纳，在哮喘中使用吐法应注意以下几点：把握病情虚实，标本缓急，吐法适用于邪实同时正气尚未虚；宜先小服，不效者渐加；中病即止，不可久服；密切注意观察呕吐的情况及患者反应，记录呕吐次数及呕吐物量、色、质，为进一步辨证提供依据；剧烈呕吐不止，应停服呕吐药，并据催吐药以相应解法，如因瓜蒂散者可调服麝香0.03～0.06g，或选用葱白或甘草贯众煎等；吐后气逆者，宜服大黄甘草汤或竹沥达痰丸，吐后头晕，可饮冰水解之，吐后口渴者，可用凉水、瓜果之类以解渴；吐后注意护理，保暖，避风，不可令再感外邪。

参考文献

［1］党海霞.吐法在哮喘治疗中应用探析［J］.辽宁中医学院学报，2002，4（1）：6-7.

［2］宫晓燕.呼吸病临床诊治（现代中医必备丛书）［M］.北京：科学技术文献出版社，2006.

［3］邵长荣.邵长荣实用中医肺病学［M］.北京：中国中医药出版社，2009.

［4］赵进喜，庞博.中医学"浊"的涵义及其临床意义［J］.中医杂志，2009，50（7）：581-584.

［5］朱枫."下法"在支气管扩张咯血治疗中的运用［J］.中医研究，2009，22（6）：5-6.

［6］王有奎.呼吸病中医诊治与调理［M］.北京：人民军医出版社，2010.

［7］于峥，莫婷婷，邢晓彤，等.肺之生理特性与功能探析［J］.河北中医药学报，2010，25（3）：9-11

［8］张卫华，刘舟.论汗法的功效［J］.南京中医药大学学报，2010，26（6）：407-409.

［9］张玉英，牛淑亮.呼吸病中医特色诊疗全书［M］.北京：化学工业出版社，2011.

［10］胡承军."八法"在《伤寒杂病论》中的运用研究［D］.南京中医药大学学位论文，2011.

［11］张伟，卢绪香.浅析"肺毒"［J］.中医学报，2012，27（175）：1556-1560.

［12］黎同明.呼吸病名方［M］.北京：中国医药科技出版社，2013.

［13］林琳，张忠德.专科专病中医临床诊治丛书 呼吸科专病中医临床诊治（第3版）［M］.北京：人民卫生出版社，2013.

［14］王庆胜，孔祥亮，何新慧.仲景下法论治肺系病证探析［J］.上海中医药杂志，2013，47（9）：31-33.

［15］卢绪香.论肺毒［D］.山东中医药大学学位论文，2014.

［16］吴焕林.名老中医治疗优势病种诊疗方案选［M］.北京：人民卫生出版

社，2014.

[17] 许光兰，陈平.呼吸内科中西医结合诊疗手册［M］.北京：化学工业出版社，2015.

[18] 李建生.中医临床肺脏病学［M］.北京：人民卫生出版社，2015.

[19] 荣妍，杨洁红.论中医汗法［J］.陕西中医药大学学报，2016，39（4）：13-14.

[20] 常雯茜，徐占兴.从"肺与大肠相表里"论泻下法在重症肺炎中的应用［J］.中国中医急症，2016，25（4）：647-649.

[21] 李建生，李成文.中医肺病方剂辞典［M］.北京：中国中医药出版社，2017.

[22] 卢绪香，贾新华，朱雪，等.从"肺毒"探析特发性肺纤维化［J］.北京中医药大学学报，2017，40（4）：350-352.

[23] 詹圆.从《儒门事亲》论吐法的理论及其临床应用［D］.广西中医药大学硕士学位论文，2017.

[24] 姜肖宏，张兴彩.试论中医下法在肺系疾病中的运用［J］.中医研究，2017，30（8）：5-7.

[25] 骆仙芳.实用方剂现代临床解惑［M］.北京：中国中医药出版社，2017.

[26] 吕晓东.中医肺病学临床研究［M］.北京：人民卫生出版社，2017.

[27] 段汝钦.吐法应用阐微.杭州：第三届肿瘤阳光论坛暨中华中医药学会肿瘤创新共同体第二届会议，2018.

[28] 田景振，侯林.抗病毒中草药的研究与应用［M］.济南：山东科学技术出版社，2019.

[29] 田景振，崔清华.抗病毒中成药的研究与应用［M］.济南：山东科学技术出版社，2019.

[30] 肖泓，韦衮政.中医肺病学［M］.北京：科学出版社，2019.

[31] 张伟.中医肺十法［M］.济南：山东科学技术出版社，2019.

[32] 王新陆."浊"与"血浊"［J］.天津中医药，2019，36（9）：833-838.

[33] 张璋，邱玏，王河宝，等.中医痰病吐法的探讨［J］.中华中医药杂志，2019，34（4）：1484-1486.

[34] 李建生，崔瑛.肺病中药学［M］.北京：中国中医药出版社，2020.

[35] 李建生，龙旭阳.肺病方剂学［M］.北京：中国中医药出版社，2020.